放射科住培专业基地递进式教学病例

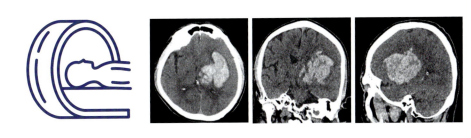

丁 可 黄瑞岁 / 主编

广西科学技术出版社
·南宁·

图书在版编目（CIP）数据

放射科住培专业基地递进式教学病例 / 丁可，黄瑞
岁主编 . -- 南宁：广西科学技术出版社，2025.6.
ISBN 978-7-5551-2372-9

Ⅰ . R81

中国国家版本馆CIP数据核字第2025BB2041号

放射科住培专业基地递进式教学病例

丁　可　黄瑞岁　主编

策划编辑：饶　江 　　　　　　　责任编辑：马月媛

装帧设计：韦娇林 　　　　　　　责任校对：吴书丽

责任印制：陆　弟

出 版 人：岑　刚 　　　　　　　出版发行：广西科学技术出版社

社　　址：广西南宁市东葛路 66 号 　　邮政编码：530023

网　　址：http://www.gxkjs.com

经　　销：全国各地新华书店

印　　刷：广西民族印刷包装集团有限公司

开　　本：889 mm × 1240 mm　　1/16

字　　数：1015.7 千字 　　　　　印　　张：34.5

版　　次：2025 年 6 月第 1 版 　　　印　　次：2025 年 6 月第 1 次印刷

书　　号：ISBN 978-7-5551-2372-9

定　　价：396.00 元

本专著获得以下项目资助：

广西壮族自治区临床重点专科建设项目、广西壮族自治区住院医师规范化培训重点专业基地建设项目、广西壮族自治区"劳模创新工作室"－全国职工创新补助资金、国家自然科学基金项目（81560278）、南宁市科技重大专项（20213122）、广西壮族自治区卫生健康委科研课题（Z-A20221157）。

鸣谢：

南宁市第二人民医院、南宁市放射影像专业医疗质量控制中心

编委会

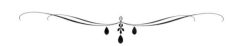

荣誉主编：唐 驰 梁 艺

主 　编：丁 可 黄瑞岁

副 主 编：黄海波 尹 华 韦 学 陈 炯

林 彬 黄建宁 陆善金 刘满荣

编 　委：南宁市第二人民医院

黄丽丰 覃雯祺 柴梦琪 覃 秘 莫国欢

李伟杰 彭丹丹 李秋萍 林家权 李 津

马后华 韦典君 刘宣含 黄兴旺 李丽娅

罗鹏飞 卢 辉 覃 万 唐华昊 蒙艳纯

赵沁萍 慕 鉴 欧阳子健 庞永川 赵晓英

唐甜恬 郑深锦 叶子铭 谭 红 韦晓玲

叶禹彤 韦静婷 韦连春 马程琳 杨梅霞

王大成 何 飞 韦卓太 唐丽娟

右江民族医学院附属医院

黄德尤 农海洋 岑永义

广西医科大学第二附属医院

夏振元

柳州市人民医院

张 卫

中山大学附属第一医院广西医院

范 淼 陈 琼

广西壮族自治区妇幼保健院

莫辉强

第一主编简介

丁可，医学博士，主任医师，广西医科大学教授、硕士研究生导师，留学美国回国人员，从事医学影像学的临床、教学与科研工作20余年，具有丰富的临床实践经验，擅长疾病的CT和MRI诊断。现任南宁市第二人民医院放射科主任及学科带头人，南宁市医学会副会长，兼任中国研究型医院学会放射学专业委员会常务委员、中国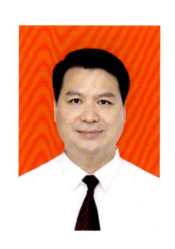研究型医院学会磁共振专业委员会常务委员、广西医学会放射学分会副主任委员、广西医师协会放射医师分会副主任委员、广西预防医学会放射学专业委员会副主任委员影像学分会名誉主任委员、广西抗癌协会肿瘤影像专业委员会副主任委员、广西中西医结合学会医学影像专业委员会副主任委员、南宁市放射学会主任委员、南宁市放射影像专业医疗质量控制中心主任；国家自然科学基金、广西科技厅项目评审专家，广西等级医院评审专家，广西本科高校教学指导委员会委员；"全国先进工作者""全国五一劳动奖章""广西先进工作者""广西五一劳动奖章"获得者，广西"新世纪十百千人才工程"第二层次人选，广西医学高层次骨干人才，南宁市拔尖人才；获评为中国好医生、全国住院医师规范化培训"优秀专业基地主任"。主持包括2项国家自然科学基金项目在内的10余项科研课题的研究，荣获广西科学技术进步奖三等奖、广西医药卫生适宜技术推广奖一等奖、南宁市青年科技奖、南宁市自然科学优秀论文一等奖等奖项，获得国家专利11项。在SCI收录期刊及《中华放射学杂志》等国内外医学期刊发表学术论文80余篇，主编及参编专著7部。

前　言

　　《住院医师规范化培训内容与标准（2022年版）》明确强调培养住院医师规范化培训（以下简称"住培"）学员的职业素养、专业能力、患者管理、沟通合作、教学能力、学习提升六大核心胜任力，并注重推行分层递进的培训模式。放射影像学是一门涉及面广、整体性强、发展迅速、独立而成熟的学科。放射科专业基地的住院医师规范化培训需遵循总则的要求，以六大核心胜任力为导向，住培学员培训结束时应具有相当于本专业高年资住院医师的水平，能独立、规范地承担本专业常见病、多发病的诊疗工作。为实现上述培训目标，放射科住院医师规范化培训采用分阶段递进模式，根据培训内容的难度按年度划分为三个阶段，并详细列出各个年度影像诊断报告应涵盖的疾病种类和例数要求。

　　然而，面对全身各系统纷繁复杂的疾病，广大住培学员往往感到茫然无措。如何有效贯彻落实"分层递进培训模式"，帮助住培学员逐年递进地全面掌握全身各系统疾病，是放射科住院医师规范化培训需要重点解决的问题。针对此问题，作为全国首批住院医师规范化培训放射科专业基地、广西壮族自治区住院医师规范化培训重点专业基地、广西壮族自治区临床重点专科以及南宁市放射影像专业医疗质量控制中心，南宁市第二人民医院放射科根据《住院医师规范化培训内容与标准（2022年版）》的放射科培训细则要求，对住培10年来的教学病例和工作经验进行归纳、分析和总结，形成这本《放射科住培专业基地递进式教学病例》，旨在使放射科住培学员在培训学习过程中有章可循。本书涵盖了头颈部与中枢神经系统、呼吸与循环系统、消化系统、泌尿生殖系统、骨骼肌肉系统等全身各系统的数百种疾病，每种疾病均按照"疾病概述及放射科住培要求＋疾病典型影像学特点及示例"进行编排，并介绍了部分疾病不典型的影像学征象。总之，本书图文并茂，资料翔实，条理清晰，实用性强，充分体现了逐年递进的培训特点，对于放射科住培学员全面系统地掌握全身各系统疾病具有重要指导价值，对于放射科医师、临床医师和医学生的专业素质培养亦具有重要参考价值。

　　由于编者知识有限且编写时间仓促，难免存在一些问题和不足，希望广大同行及读者在参阅时批评指正。

《放射科住培专业基地递进式教学病例》编委会

2024年8月

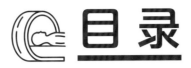# 目录

第二篇　放射科住院医师规范化培训第二年需要掌握的病例

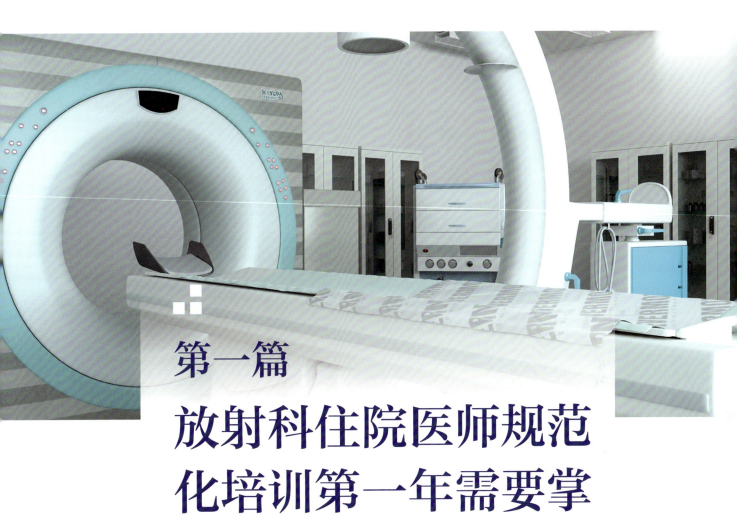

第一篇

放射科住院医师规范化培训第一年需要掌握的病例

第一章　中枢神经系统疾病（以CT和MRI检查为主）

第一节　脑血管病：脑出血

一、脑出血概述及放射科住培要求

脑出血是指脑血管破裂，导致血液从破裂口流出聚集在脑实质内或破入脑室或蛛网膜下腔的一种常见且难治的疾病。因脑出血具有发病进展迅速、神经功能容易出现恶化的特点，其致残率和致死率高于脑梗死。所以，对此疾病作出快速诊断和及时评估至关重要。通常脑出血按部位分为脑实质出血、脑室内出血、硬膜外出血、硬膜下出血及蛛网膜下腔出血。病因有外伤性和非外伤性，非外伤性又称自发性或原发性，目前所说的脑出血主要是指自发性脑出血。影像上，CT和MRI检查均可对脑出血作出诊断，并能为临床进行病情评估和制订治疗方案提供重要依据。

脑出血是放射科住培学员第一、第二年都需要掌握的疾病，困难程度逐渐递增。住培第一年掌握脑出血的CT基本影像表现，第二年进一步掌握脑出血血肿增大的CT征象和脑出血各个时期的MRI表现。

二、脑出血的CT影像特点及示例

CT检查因用时短，对急性期脑出血敏感，是急诊首选检查手段。而MRI在区分脑出血血肿的各个时期较CT检查有明显优势。MRI检查由于用时较长，对患者配合度的要求高于CT，一般不用于急诊检查。典型脑出血的CT表现如下。

（1）急性脑出血CT平扫呈高密度，形态可表现为不规则形、球形、类球形、铸形，CT值一般为50—80HU。

（2）急性期血肿周围水肿轻，亚急性期水肿明显。占位效应程度依出血量的多少、出血部位、灶周水肿程度而有所不同，表现为邻近脑室受压、变形、移位，脑沟、脑裂变浅、消失。

（3）调节适当的窗宽（一般为150—250HU），有助于区别靠近颅骨的小血肿与致密的骨质边缘。

（4）血肿可破入脑室、蛛网膜下腔，并可出现脑室系统积水扩张。

（5）亚急性期血肿开始吸收，由外周向中心发展，密度逐渐减低，边缘模糊，增强呈环状强化。

（6）慢性期血肿密度减低、囊变、再出血、与脑室穿通、钙化、负占位效应及无后遗改变均可出现。

示例 1　男，56 岁，神志不清半小时，行头颅 CT 平扫检查。图像如图 1–1。

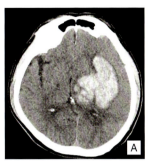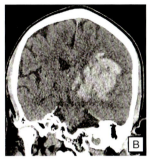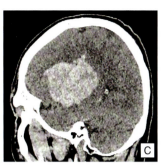

A 为脑窗轴位，B 为脑窗冠状位重建，C 为脑窗矢状位重建。左侧丘脑 – 基底节 – 岛叶区域见团片状高密度影，大小约 7.0cm×5.6cm×5.0cm，边界可辨，CT 值约 68HU，内密度不均匀，周围见环状低密度带；团片状高密度影旁尚见数个分离的小斑片状高密度影。病灶占位效应明显，左侧脑室受压变窄，左侧大脑半球脑沟变浅，中线结构向右侧偏移约 1.2cm。脑室系统未见高密度积血。

图 1–1　左侧丘脑 – 基底节 – 岛叶区域脑出血（急性期，出血量约 102mL），头颅 CT 平扫图像

示例 2　女，66 岁，被发现意识障碍 1h 余，行头颅 CT 平扫检查。图像如图 1–2。

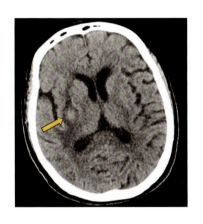

右侧基底节区见斑片状稍高密度影，病灶中心密度较高，边缘密度相对稍高，边界不清，CT 值约 44HU，周围见低密度水肿带环绕，右侧脑室略受压变窄，中线结构未见偏移。两侧脑室旁脑白质区显示对称性片状稍低密度影，边界欠清。脑沟、脑裂略增宽。

图 1–2　右侧基底节区脑出血（亚急性期），头颅 CT 平扫（CT 脑窗轴位）图像

第二节　脑血管病：脑梗死

一、脑梗死概述及放射科住培要求

脑梗死又称缺血性卒中，是由于颈动脉及颅内血管严重狭窄或闭塞导致相应供血区域脑血流灌注量下降，从而引起相应脑组织缺血、缺氧，最终导致局限性脑组织死亡。调查报告显示，脑血管病已成为国民死亡原因之首，其中脑卒中是单病种致残率最高的疾病。影像上一般按照颈内动脉系及椎 – 基底动脉系供血区进行分类，分为前循环脑梗死及后循环脑梗死。诊断报告按照责任血管供血区的解剖部位进行描述。

脑梗死是放射科住培学员第一、第二年都需要掌握的疾病，其中第一年应掌握脑梗死的 CT、MRI 表现，同时要求对急性脑梗死进行初步的定量评分。一般采用 ASPECTS（Alberta 卒中项目早期 CT 评分）进行量化评分，是反映 24h 内缺血性卒中 CT 所呈现的缺血表现。

二、脑梗死的影像特点及示例

脑梗死检查模式有 CT 检查模式和 MRI 检查模式，其中 CT 和 MRI 平扫的目的是排除外脑出血和其他非缺血性病变，并初步判断是否有新鲜梗死灶及其部位和范围。多模态影像检查可识别梗死核心和缺血半暗带，明确责任血管，同时对侧支循环进行评估，为临床治疗决策提供影像支持。

1. 典型脑梗死的 CT 表现及示例

（1）超急性期（＜6h）：阴性。

（2）急性期（6—24h）：通常表现为阴性，可有早期脑梗死征象——动脉高密度征、岛带征、豆状核模糊征、脑回肿胀征、低密度征和灰白质界限模糊。

（3）亚急性期（2—14 天）：低密度灶和脑水肿表现，可有占位效应，脑沟、脑裂变浅，脑室系统变窄，严重者可形成脑疝。增强示脑回状强化。

（4）慢性期（15 天后，可持续数月到数年）：小梗死灶吸收后形成瘢痕；大梗死灶形成囊变，边界清晰，CT 表现为低密度，病灶萎缩塌陷，可有负占位效应。

（5）CTA 显示责任血管，表现为血管狭窄或闭塞。

（6）急性期计算 ASPECTS 评分。

示例　男，71 岁，昏迷、失语 4h，行"一站式"CT 检查。图像如图 1-3。

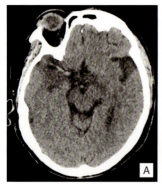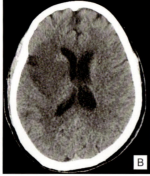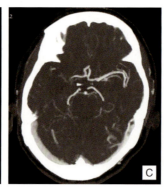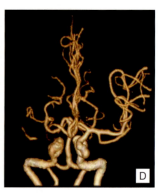

A、B 分别为不同层面 CT 平扫轴位，C 为 CTA 的 MIP 重建，D 为 CTA 的 VR 重建。CT 平扫右侧大脑中动脉 M1 段见管状高密度影，CT 值约 55HU。右额叶、颞叶、岛叶及右基底节区见大片状低密度影，边界不清，右侧额颞叶脑沟、脑裂变浅，右侧脑室受压变窄，中线结构未见移位。CTA：右侧颈内动脉 C7 段及右侧大脑中动脉未见显示。

图 1-3　右大脑中动脉 M1 段血栓形成并右额、颞、岛叶及右侧基底节脑梗死（ASPECTS 评分：6 分），CT 平扫及 CTA 图像

2. 典型脑梗死的 MRI 表现及示例

（1）超急性期：细胞毒性水肿，此时 DWI 最敏感，呈高信号，ADC 图低信号，为扩散受限表现；T1WI 等/稍低信号，T2WI 及 FLAIR 高信号（时间＜4h 者可呈等信号）。

（2）急性期：T1WI 低信号，T2WI 及 FLAIR 高信号；DWI 明显高信号，ADC 低信号。增强可见血管内或脑膜强化。

（3）亚急性期：T1WI 低信号，T2WI 明显高信号，FLAIR 高信号；DWI 高信号，ADC 图信号有改变，呈稍低/等信号。增强脑实质脑回样强化。

（4）慢性期：形态呈萎缩塌陷表现，T1WI 低信号，T2WI 高信号，FLAIR 中央低信号，周围可见高信号胶质增生；DWI 逐渐演变成低信号，ADC 高信号。

（5）MRA 明确责任血管，责任血管狭窄或闭塞，若为心源性栓子，颅内大血管可表现正常。

（6）波谱（MRS）：NAA 峰减低，Lac 峰升高。

（7）计算超急性期、急性期脑梗死 ASPECTS 评分，MRI 的 FLAIR、DWI、PWI 均可计算，结果需要注明使用哪一种方法进行评分。

示例1 男，45岁，醒后发现左侧肢体无力 2h，行头颅 MRI 平扫+DWI+MRA 检查。图像如图 1-4。

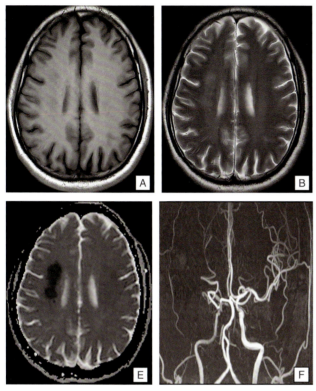
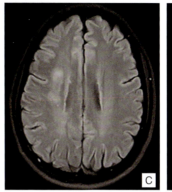
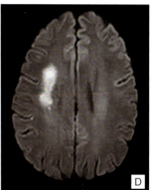

A 为 T1WI 轴位，B 为 T2WI 轴位，C 为 T2-FLAIR 轴位，D、E 分别为 DWI 及 ADC 轴位，F 为 MRA。右侧放射冠区见片状 T1WI 稍低、T2WI 稍高信号灶，FLAIR 为稍高信号，DWI（b=1000）呈明显高信号，相应 ADC 图呈明显低信号；其余脑实质未见异常信号影。脑室系统及脑沟、脑裂未见增宽，中线结构居中。MRA：右侧大脑中动脉 M1 段以远未见显影。

图 1-4 右侧放射冠脑梗死（急性期，DWI-ASPECTS：9分），右侧大脑中动脉 M1 段闭塞，头颅 MRI 平扫+DWI+MRA 扫描图像

示例2 男，85岁，四肢无力、言语不清 2 天余，现治疗 4 天后复查，行头颅 MRI 平扫+ DWI+MRA 检查。图像如图 1-5。

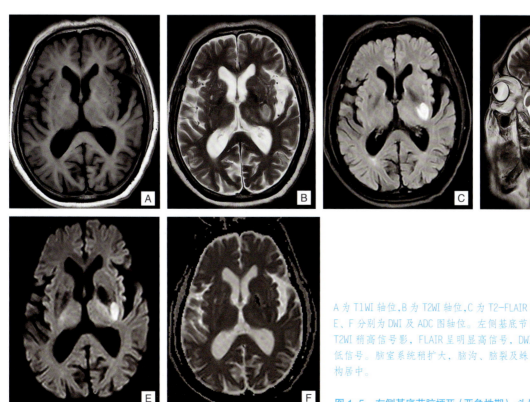

A 为 T1WI 轴位，B 为 T2WI 轴位，C 为 T2-FLAIR 轴位，D 为 T2WI 矢状位，E、F 分别为 DWI 及 ADC 图轴位。左侧基底节区见团片状 T1WI 稍低、T2WI 稍高信号影，FLAIR 呈明显稿信号，DWI 为高信号，ADC 等/稍低信号。脑室系统稍扩大，脑沟、脑裂及蛛网膜下腔增宽，中线结构居中。

图 1-5 左侧基底节脑梗死（亚急性期），头颅 MRI 平扫+ DWI 图像

示例3 女，61岁，头晕半年，再发半天，行头颅 MRI 平扫 +DWI+MRA 检查。图像如图 1-6。

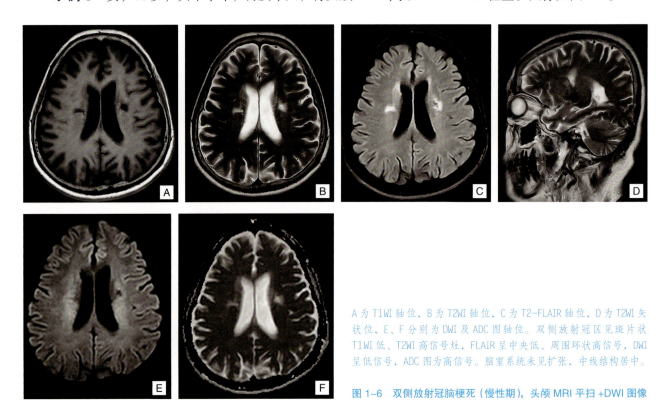

A 为 T1WI 轴位，B 为 T2WI 轴位，C 为 T2-FLAIR 轴位，D 为 T2WI 矢状位，E、F 分别为 DWI 及 ADC 图轴位。双侧放射冠区见斑片状 T1WI 低、T2WI 高信号灶，FLAIR 呈中央低、周围环状高信号，DWI 呈低信号，ADC 图为高信号。脑室系统未见扩张，中线结构居中。

图 1-6 双侧放射冠脑梗死（慢性期），头颅 MRI 平扫 +DWI 图像

第三节 脑肿瘤：胶质瘤

一、脑胶质瘤概述及放射科住培要求

脑胶质瘤起源于神经胶质细胞，约占颅内原发性肿瘤的 60%，可发生于中枢神经系统（CNS）任何部位，具有预后差、侵袭性强、易复发等特点。临床表现主要为颅内高压及肿瘤发生部位引起的神经功能障碍、认知功能障碍、癫痫发作三大类。2007 年版世界卫生组织（WHO）对脑胶质瘤以组织学表型为依据进行分类；2016 年版中枢神经系统肿瘤分类更新，胶质瘤根据组织学表型和基因学特征进行分类；2021 年 6 月，WHO 发布第 5 版中枢神经系统肿瘤分类（WHO CNS5），WHO CNS5 将 CNS 肿瘤的分级向非 CNS 肿瘤分级靠拢，对 CNS 肿瘤分级有两个具体改变，使用阿拉伯数字（非罗马数字）和肿瘤按类型（不是跨不同肿瘤类型）分级。WHO CNS5 将脑胶质瘤分为 1—4 级，1、2 级为低级别脑胶质瘤，3、4 级为高级别脑胶质瘤。相较于旧版的组织学诊断，WHO CNS5 加入了肿瘤临床、分子生物学和分子遗传学等信息，命名上新版尽可能简化，仅使用具有重要临床价值的位置、年龄或基因分型来命名，比较大的修改如病理分类分级中不再有"间变性或间变型"肿瘤名称出现；如胶质母细胞瘤（GBM）仅用于 IDH- 野生型。目前，由于大多数医院无法单独开展基因及分子检测，本章节所收集的病例依旧是以旧版的分类为主来展示脑胶质瘤 1—4 级的影像表现。

CT 及 MRI 检查对脑胶质瘤的诊断及疗效评估具有重要作用，CT 主要显示脑胶质瘤病变组织与正常脑组织的密度差，特征性密度表现如钙化、出血及囊性变等，病变累及的部位、水肿状况及占位效应等；

常规 MRI 主要显示脑胶质瘤出血、坏死、水肿组织等的不同信号强度差异及占位效应，并且可以显示病变的侵袭范围；多模态 MRI 不仅能反映脑胶质瘤的形态学特征，还可以体现肿瘤组织的功能及代谢状况。

一般低级别脑胶质瘤在 MRI 上呈 T1WI 低信号、T2WI 高信号，边界不清，瘤周水肿及占位效应轻的特点。而高级别胶质瘤在 MRI 上信号明显不均匀，T1WI、T2WI 呈混杂信号，周边水肿明显指状；占位效应明显，邻近脑室受压变形，中线结构移位，脑沟、脑池受压；增强扫描呈明显花环状及结节样异常强化影。

脑胶质瘤是放射科住培学员第一、第二年都需要掌握的疾病，难度逐年递进，第一年掌握常见低级别胶质瘤（WHO 1、2 级）病例，第二年掌握常见高级别胶质瘤（WHO 3、4 级）病例。

二、较低级别胶质瘤——弥漫性星形细胞瘤的影像特点及示例

CT、MRI 是脑胶质瘤的重要影像检查方法，可以很好地观察肿瘤所在的部位、内部结构、占位效应、肿瘤轮廓、瘤周水肿及对周围组织结构的侵犯 / 破坏等诸多情况。

弥漫性星形细胞瘤（diffuse astrocyt toma，DA）占星形细胞肿瘤的 10%—15%，属于 2 级胶质瘤，但多呈浸润性、缓慢性生长。DA 好发峰值年龄为 30—40 岁，男性略多。成人好发于幕上（以额叶、颞叶多见，顶叶次之），儿童好发于幕下（小脑多见，脑干次之）。肿瘤细胞分化良好，呈弥漫性生长，偏良性者多位于脑灰质区；恶性者（有向间变性星形细胞瘤和胶质母细胞瘤转变的倾向）多位于脑白质区。

（一）弥漫性星形细胞瘤的 CT 表现

（1）CT 平扫：脑内均匀或不均匀稍低密度肿块，瘤内可囊变，较少出血及钙化，多数病灶周围无水肿带，占位效应轻。

（2）CT 增强扫描：一般注射对比剂后不强化或轻度强化。

（二）弥漫性星形细胞瘤的 MRI 表现

（1）MRI 平扫：脑内 T1WI 低信号、T2WI 高信号肿块，信号较均匀，瘤周未见水肿或轻微水肿，占位效应轻。

（2）T2-FLAIR 错配征：可预测较低级别胶质瘤，为肿瘤瘤体在 T2WI 序列上呈完全或接近完全均匀的高信号，相应部分在 FLAIR 序列上信号抑制呈相对低信号，外周可见高信号环。错配征特异性较高，但敏感度较低。

（3）DWI：未见扩散受限（ADC 值的测量有助于评估肿瘤的分级，ADC 值越低提示肿瘤恶性程度越高）。

（4）MRI 增强扫描：肿瘤一般不强化，若出现轻中等强度 （小片状、环状及结节状强化，伴囊变患者多可见不规则环形强化代表肿瘤间变区）提示可能存在恶变倾向，有转化为高级别星形细胞瘤风险。

（5）PWI：肿瘤区域低灌注 / 无灌注。

（6）MRS：典型表现为 Cho 峰高，NAA 峰低，但无特异性。

示例　男，40 岁，发作性肢体抽搐 3h 余，行头颅 CT 平扫及 MRI 平扫 + 增强扫描 +DWI+PWI+MRS。图像如图 1-7。

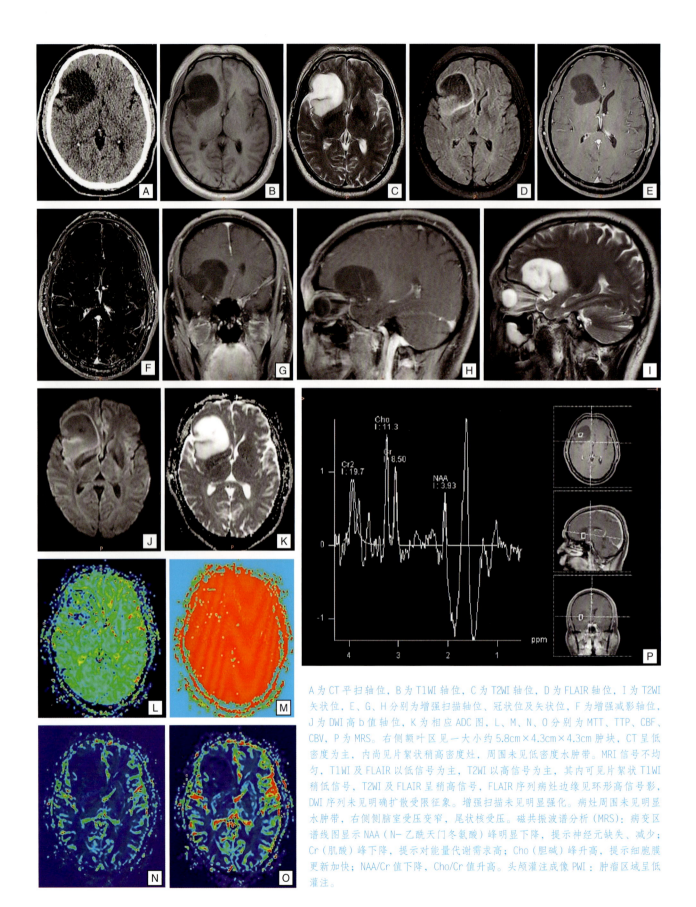

A 为 CT 平扫轴位，B 为 T1WI 轴位，C 为 T2WI 轴位，D 为 FLAIR 轴位，I 为 T2WI 矢状位，E、G、H 分别为增强扫描轴位、冠状位及矢状位，F 为增强减影轴位，J 为 DWI 高 b 值轴位，K 为相应 ADC 图，L、M、N、O 分别为 MTT、TTP、CBF、CBV，P 为 MRS。右侧额叶区见一大小约 5.8cm×4.3cm×4.3cm 肿块，CT 呈低密度为主，内尚见片絮状稍高密度灶，周围未见低密度水肿带。MRI 信号不均匀，T1WI 及 FLAIR 以低信号为主，T2WI 以高信号为主，其内可见片絮状 T1WI 稍低信号，T2WI 及 FLAIR 呈稍高信号，FLAIR 序列病灶边缘见环形高信号影，DWI 序列未见明确扩散受限征象。增强扫描未见明显强化。病灶周围未见明显水肿带，右侧侧脑室受压变窄，尾状核受压。磁共振波谱分析（MRS）：病变区谱线图显示 NAA（N- 乙酰天门冬氨酸）峰明显下降，提示神经元缺失、减少；Cr（肌酸）峰下降，提示对能量代谢需求高；Cho（胆碱）峰升高，提示细胞膜更新加快；NAA/Cr 值下降，Cho/Cr 值升高。头颅灌注成像 PWI：肿瘤区域呈低灌注。

图 1-7　右侧额叶弥漫性星形细胞瘤，CT 平扫及 MRI 平扫 +MRI 增强 +DWI+PWI+MRS 检查图像

三、较低级别胶质瘤——少突胶质细胞瘤的影像特点及示例

少突胶质细胞瘤发生于幕上额叶最常见，极少数发生于幕下。按 WHO CNS5 分类，少突胶质细胞瘤属于弥漫性胶质瘤，WHO 2 级，诊断需要满足 IDH 突变、1p / 19q 共缺失两个指标，组织学与分子生物学冲突时，以分子生物学为准。CT 对观察钙化有明显优势，CT 和 MRI 对瘤周水肿和占位效应均可很好辨识。

（一）少突胶质细胞瘤的 CT 表现

（1）CT 平扫：密度不均匀，可为类圆形混杂密度（等 / 低密度），边界不清。钙化常见，可为结节状、脑回状或不规则团块状。瘤内囊变多见，出血少见，瘤周水肿不明显，占位轻。邻近颅骨可扩大、侵蚀。但间变性更易发生水肿，且占位效应明显。

（2）CT 增强：一般无强化或轻度强化。

（二）少突胶质细胞瘤的 MRI 表现

（1）MRI 平扫：T1WI 呈等、低信号，T2WI 不均匀高信号（钙化或囊变所致），FLAIR 不均匀高信号。DWI 扩散不受限或轻度受限。梯度回波（GRE）或磁敏感加权成像（SWI）序列可显示低信号钙化灶。

（2）MRI 增强：无强化或轻度强化。若未强化区出现信号强化，提示存在恶性进展。

（3）PWI：相对脑血容量（rCBV）增高。

（4）MRS：Cho 峰升高，NAA 峰降低，Lip / Lac 峰缺乏（有助于与间变性少突胶质细胞瘤鉴别）。

示例 男，42 岁，无明显诱因下出现头晕，伴右上肢抽搐，能自行缓解。行头颅 CT 平扫、MRI 平扫 + 增强扫描 +DWI+MRS 检查。图像如图 1-8。

四、较低级别胶质瘤——毛细胞型星形细胞瘤的影像特点及示例

毛细胞型星形细胞瘤（pilocytic astrocytoma，PA）属于其他星形细胞瘤，为非弥漫性胶质细胞瘤。儿童常见，好发于小脑、视神经通路和下丘脑，幕上少见。肿瘤分为实性、囊实性和囊性，以囊实性最常见。增强后囊壁及实性部分强化。典型表现 CT 和 MRI 诊断不难。

（一）毛细胞型星形细胞瘤的 CT 表现

CT 平扫：表现为低密度肿块，增强后囊壁及壁结节强化，瘤周一般无水肿或水肿较轻。

（二）毛细胞型星形细胞瘤的 MRI 表现

（1）MRI 平扫：T1WI 低信号、T2WI 高信号，囊实性常见，囊内可有分隔。DWI 呈等 / 低信号，ADC 呈等 / 高信号。瘤周无水肿或水肿轻，占位效应轻。

（2）"双相征"：是毛细胞型星形细胞瘤的特征性表现，T2WI 等信号和高信号区分别对应病理上的双极细胞致密区和多极细胞致密区，相应 DWI 表现为等信号、低信号。

（3）MRI 增强：典型强化方式为囊壁、分隔和实性成分明显强化。强化机制多样，如肿瘤血管内皮细胞为有孔内皮、无血脑屏障，或肿瘤微血管增生及管壁玻璃样变性，均可导致对比剂外漏，出现强化。常见强化模式为：①T2WI 高信号区明显强化，当毛细胞型星形细胞瘤组织相对疏松，尤其以多极细胞疏松区为主时，表现为 T2WI 极高 / 高信号，强化明显。T2WI 极高 / 高信号区比 T2WI 等 / 稍低信号强化更明显反映黏液基质对于对比剂的亲嗜性，在脑内肿瘤中一般见于毛细胞型星形细胞瘤或脊索样胶质瘤。②"毛玻璃 - 线状强化征"或"青椒切面征"，此征象类似高级别胶质瘤由线状及"磨玻璃样"强化构成的"磨玻璃 - 线样"强化，结合 DWI 等 / 低信号，要考虑毛细胞型星形细胞瘤可能。③不强化或轻微强化，当肿瘤的血管内皮细胞以连续内皮为主时，形成血脑屏障，表现为不强化。

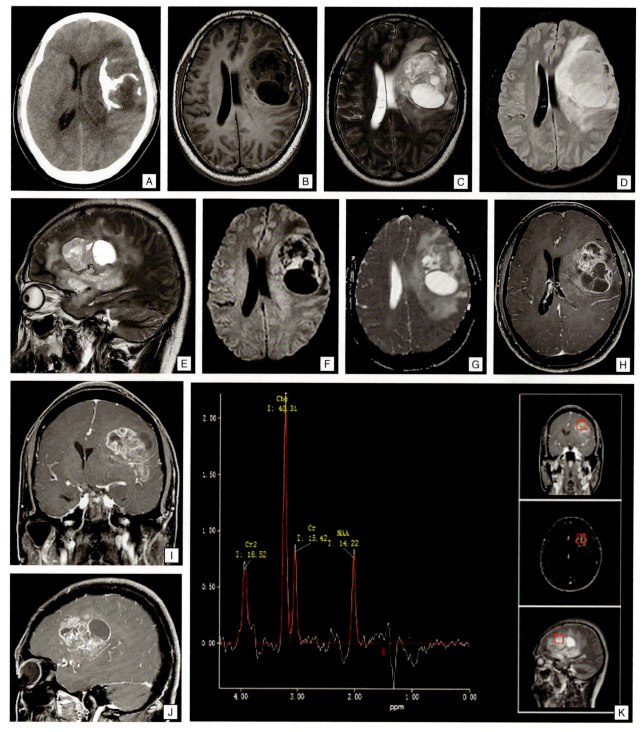

A 为 CT 平扫轴位，B 为 T1WI 轴位，C 为 T2WI 轴位，D 为 FLAIR 轴位，E 为 T2WI 矢状位，F 为 DWI（b=1000）轴位，G 为 ADC 图，H、I、J 分别为增强扫描轴位、冠状位及矢状位，K 为 MRS。CT 平扫：左侧额叶见团片状不规则混杂密度肿块，大小约 8.0cm×4.3cm×5.5cm，边界不清，肿块内见"条带""团块状"致密钙化灶，外侧尚见更低密度区；肿块周围可见环状稍低密度水肿带，占位效应明显，左侧脑室受压变窄，中线结构向右侧偏移约 0.9cm。MRI：左侧额叶见不规则形肿块，边界不清，大小约 5.7cm×4.7cm×4.3cm，信号混杂，以 T1WI 等/低信号、T2WI 等/高信号为主，后缘见大小约 3.7cm×2.5cm 的 T2WI 高信号区，DWI 肿块内见斑片状稍高信号，相应 ADC 呈等/稍低信号。增强后明显呈不均匀花环状强化，皮层缘侧边界清，中线侧边界模糊。肿块周围见大片状 T1WI 低信号、T2WI 及 FLAIR 高信号水肿带，占位效应明显，左侧脑室受压，中线结构向右侧偏移约 0.8cm。MRS 提示：病变区 NAA 峰及 Cr 峰明显下降，Cho 峰升高，Cho/Cr 值升高，Lip/Lac 峰缺乏。

图 1-8　左侧额叶少突胶质细胞瘤，CT 平扫及 MRI 平扫 + 增强扫描 +DWI+MRS 检查图像

（4）PWI：一般低灌注。

（5）MRS：Cho 峰升高，NAA 峰下降，Cho/NAA 值升高。

示例　男，25岁，反复抽搐2年余，院外发现颅内占位。行头颅MRI平扫+增强扫描检查。图像如图1-9。

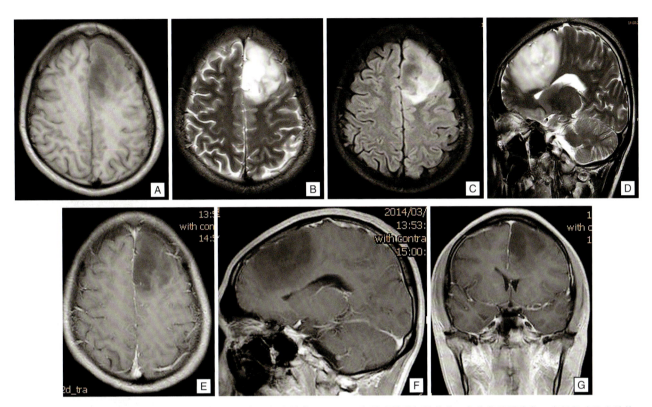

A为T1WI轴位，B为T2WI轴位，C为FLAIR轴位，D为T2WI矢状位，E、F、G分别为增强扫描轴位、矢状位及冠状位。左侧额叶巨大肿块，T1WI低信号、T2WI高信号，大小约5.5cm×4.5cm×6.3cm，肿块中线侧见T2WI高信号囊变区，周围见少许环状FLAIR稍高信号水肿带，胼胝体体部及左侧脑室前角受压变形，中线结构未见偏移。增强扫描肿块未见明显强化。

图1-9　左侧额叶毛细胞型星形细胞瘤，MRI平扫+增强扫描检查图像

第四节　脑肿瘤：脑膜瘤

一、脑膜瘤概述及放射科住培要求

脑膜瘤（meningioma）是最常见的脑膜起源肿瘤，占原发颅内肿瘤的15%—20%，仅次于神经上皮性肿瘤；好发于成年女性，成年女性发病率约为成年男性的2倍，儿童罕见。脑膜瘤起源于蛛网膜粒帽状细胞，宽基底与硬脑膜相连，所以好发部位与蛛网膜颗粒分布一致，以颅内脑外常见，偶可发生于脑室内，颅外（如眶内、鼻窦内或颅骨内）罕见，多为单发，偶为多发。脑膜瘤一般不浸润脑实质，易引起邻近颅骨增厚、破坏或变薄，甚至穿破颅骨向外生长。按WHO CNS5分类，脑膜瘤被认为是单一类型，其共有15个亚型，各个亚型反映了广泛的形态学谱，影像表现有所差别，现在强调定义不典型或间变性的标准适用于任何潜在亚型。

脑膜瘤生长缓慢、病程长，早期常没有明显症状，晚期由于肿瘤进展、增大可引起不同程度颅内高压、癫痫、相应功能区的神经功能障碍等临床症状。

放射科住培学员第一年需要掌握脑膜瘤的典型CT及MRI表现。

二、脑膜瘤的影像特点及示例

CT、MRI 是脑膜瘤的重要影像检查方法。CT 能够更好地显示肿瘤占位效应、肿瘤轮廓和低密度，清晰显示瘤周水肿；而 MRI 对肿瘤部位、内部结构和脑膜尾征的检查诊断更具优势。

（一）脑膜瘤的典型 CT 表现

（1）CT 平扫：病变与硬脑膜广基底相连，呈均匀稍高密度（占 75%）、等密度（占 25%）、低密度（占 1%）；瘤内可见高密度钙化（小点样/小片样/整个肿瘤完全钙化）；瘤内可见低密度（坏死、囊变、脂质成分）；瘤内亦可见高密度（出血）；瘤周可出现水肿低密度环绕；肿瘤压迫可出现脑白质塌陷征及脑灰质受压，严重者可继发脑疝；骨窗可见邻近骨质异常改变，如邻近颅骨增厚、破坏或变薄等。

（2）CT 增强扫描：大多数病变可见脑膜尾征，即在邻近肿瘤的脑膜上发生鼠尾状改变，该征象对确定病变来源于脑膜具有特征性意义；实性肿瘤呈中度–明显均匀强化，肿瘤贴近脑面的部分出现比肿瘤其他部分更显著的宽约 2mm 的强化带（瘤脑面重度强化带）。

示例 男，62 岁，反复头晕、眼花 16 年余。行 CT 平扫 + 增强扫描检查。图像如图 1–10。

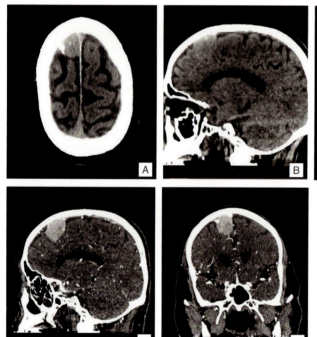
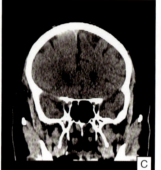
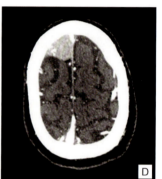

A—C 分别为平扫轴位、矢状位、冠状位，D—F 分别为增强扫描轴位、矢状位、冠状位。右侧额骨内板下大脑镰旁下可见大小约 2.1cm×2.2cm×2.8cm 稍高密度影，边界清晰，密度较均匀，边缘见结节状钙化灶，邻近额叶受压；增强扫描病灶呈明显强化，病灶宽基底与额部脑膜相连，外缘可见脑膜尾征，邻近硬脑膜稍增厚、强化，可见瘤脑面重度强化带，邻近大脑镰及颅骨内板未见异常。

图 1–10 右侧额部脑膜瘤，CT 平扫 + 增强扫描图像

（二）脑膜瘤的典型 MRI 表现

（1）MRI 平扫：肿瘤实质 T1WI 呈均匀等或稍低信号，T2WI 呈均匀等或稍高信号；瘤内出现囊腔者，囊腔表现为 T1WI 均匀低信号、T2WI 均匀高信号；瘤内出现钙化者，钙化区 T1WI/T2WI 均呈低信号；瘤内发生出血者，则表现为相应出血时期的信号改变；瘤周可出现水肿。

（2）MRI 增强扫描：肿瘤实质呈现明显强化，少数因瘤内存在囊腔而呈现环形强化，囊腔无强化，部分囊壁可见强化。肿瘤贴近脑面的部分可见明显强化带，肿瘤附着处可见典型的硬脑膜尾征。

示例 女，57 岁，反复头晕、疼痛伴右侧眼视力下降 3 年余，发作性肢体抽搐 1 年余。行 MRI 平扫及增强扫描检查。图像如图 1–11。

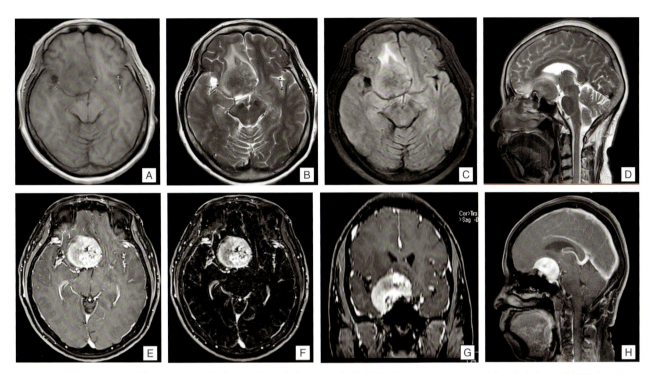

A为T1WI轴位，B为T2WI轴位，C为FLAIR轴位，D为T2WI矢状位，E、G、H分别为T1WI增强轴位、冠状位及矢状位，F为增强减影轴位。右侧鞍旁－鞍上见类球形肿块，T1WI、T2WI均为等信号，信号不均，内混杂斑片状T1WI稍低、T2WI稍低/稍高信号，边界清，宽基底附着于右前中颅底，大小约4.1cm×3.5cm×2.9cm，瘤周可见水肿带；增强扫描肿瘤呈不均匀明显强化，可见瘤脑面明显强化带，相邻硬脑膜可见脑膜尾征；具有占位效应，颞叶及右侧颞叶受压推移，中线结构局部向左移位约0.9cm，垂体及垂体柄稍受压。

图1-11　右侧鞍旁－鞍上脑膜瘤，MRI平扫及增强扫描图像

第五节　脑外伤：颅骨骨折

一、颅骨骨折概述及放射科住培要求

颅骨骨折（skull fracture）指颅骨受暴力作用所致的骨结构改变，占颅脑损伤的15%—20%、重型颅脑损伤的70%。颅骨骨折可发生于颅骨任何部位，以顶骨最多，额骨次之，颞骨及枕骨相对较少。颅骨骨折按部位可分为颅盖骨折、颅底骨折，按骨折形态可分为线性骨折、凹陷性骨折、粉碎性骨折、儿童生长性骨折（随年龄增长而骨折线增宽），按骨折是否与外界相通分为闭合性骨折、开放性骨折。颅骨骨折的重要性不在于骨折本身，而在于骨折后继发脑膜、脑组织、脑血管及脑神经损伤并因此造成神经功能障碍。

颅骨骨折是颅脑外伤中的一种，是放射科住培学员第一年需要掌握的疾病。

二、颅骨骨折的影像表现及示例

头颅平片适用于轻型颅脑损伤患者颅骨骨折的初步筛查，具有时间短、费用低的优势，但对细微骨折及脑实质病变显示困难。CT是颅骨骨折的主要检查方法，因其密度分辨力高，在诊断隐匿性骨折及脑实质病变上具有明显优势，故为首选的影像检查方法。MRI检查对骨折不敏感，一般不用于颅骨骨折诊断。颅骨骨折的CT表现如下。

（1）CT 平扫表现为骨皮质连续性中断、移位、凹陷。颅缝分离为颅骨骨折的特殊表现，需要双侧对比，双侧颅缝相差 1mm 以上、单侧缝间距成人大于 1.5mm、儿童大于 2mm 可诊断。

（2）颅内积气，高度提示颅骨骨折。

（3）可合并硬膜外血肿、硬膜下血肿、脑挫裂伤、受力点附近出现蛛网膜下腔出血。

（4）颅底骨折可合并脑脊液耳漏和（或）鼻漏。

（5）受力点附近头皮软组织肿胀。

示例 1 男，32 岁，外伤后意识不清 2h，行头颅 CT 平扫检查。图像如图 1-12。

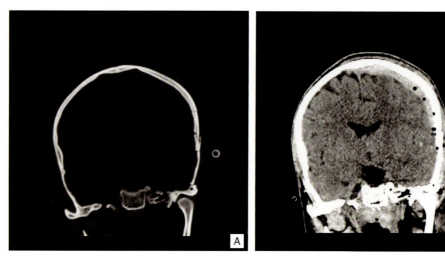

A、B 分别为 CT 平扫骨窗、脑窗冠状位。骨窗示左侧颞、顶骨见多发线状透亮影。脑窗示左侧额颞顶部颅骨内板下见弧形高密度影，内散在低密度气体影；左颞叶见散在小斑片状高密度影；左侧颞顶部头皮肿胀。

图 1-12 左侧颞顶骨线性骨折伴左侧额颞顶部硬膜下血肿、左颞叶脑挫裂伤、气颅，CT 平扫图像

示例 2 男，24 岁，头部外伤 17h，行头颅 CT 平扫检查。图像如图 1-13。

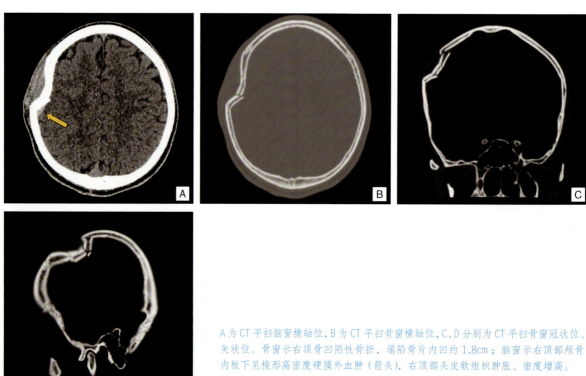

A 为 CT 平扫脑窗横轴位，B 为 CT 平扫骨窗横轴位，C、D 分别为 CT 平扫骨窗冠状位、矢状位。骨窗示右顶骨凹陷性骨折，塌陷骨片内凹约 1.8cm；脑窗示右顶部颅骨内板下见梭形高密度硬膜外血肿（箭头），右顶部头皮软组织肿胀、密度增高。

图 1-13 右顶骨凹陷性骨折伴右顶部硬膜外少量血肿，CT 平扫图像

第六节　脑外伤：硬膜外血肿

一、硬膜外血肿概述及放射科住培要求

硬膜外血肿（epidural hematoma，EDH）是指出血血肿积聚于颅骨与硬脑膜之间，占颅脑损伤的2%—3%，占全部颅内血肿的25%—30%。其中急性硬膜外血肿约占85%，亚急性硬膜外血肿约占12%，慢性硬膜外血肿约占3%。常见病因为颅脑外伤，常合并颅骨骨折，为脑膜中动脉损伤所致。

硬膜外血肿是放射科住培学员第一年就需要掌握的疾病。

二、硬膜外血肿的影像特点及示例

CT和MRI是硬膜外血肿的重要影像检查方法，均可明确诊断，其中CT更有利于急性硬膜外血肿的诊断，MRI对于亚急性及慢性期血肿的显示更佳。

（一）急性硬膜外血肿的CT表现

（1）CT平扫表现为颅骨内板下方双凸形或梭形高密度影，边界锐利，密度多均匀。

（2）血肿较局限，不跨越颅缝，但矢状窦破裂引起的血肿可跨越颅缝。

（3）占位效应取决于血肿大小，一般无占位效应或有轻度占位效应，若出血血肿较大则会出现明显占位效应。

（4）压迫邻近脑血管，可出现脑水肿或脑梗死，表现为血肿周围脑实质局限性低密度区。

（5）常伴有骨折。

（6）增强扫描血肿内缘包膜强化。

示例　男，27岁，外伤致头部疼痛3天，行头颅CT平扫检查。图像如图1-14。

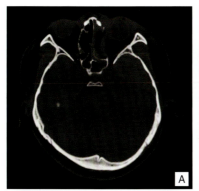
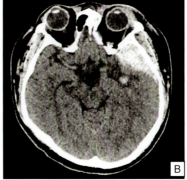
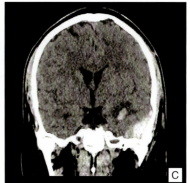
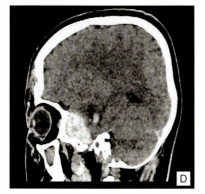

A为CT平扫骨窗横轴位，B为CT平扫脑窗横轴位，C、D分别为CT平扫脑窗冠状位、矢状位。骨窗示左侧筛窦实壁、眼眶内侧壁、鼻中隔多发骨质断裂，断端分离移位、凹陷，左侧颞骨线状骨皮质中断。脑窗示左侧颞部颅骨内板下梭形高密度影，边界锐利，邻近脑组织受压；左侧颞叶见斑片状高密度出血，周围伴有斑片状低密度影。

图1-14　左侧颞部硬膜外血肿伴左颞叶脑挫裂伤，CT平扫图像

（二）硬膜外血肿的 MRI 表现

（1）MRI 形态表现与 CT 的相似，呈双凸形或梭形，边界锐利。

（2）血肿信号特点与血肿的形成时间及检查设备的磁场强度有关。①急性期 T1WI 呈等信号（与脑实质相仿），T2WI 为低信号。②亚急性期血肿 T1WI 及 T2WI 均呈高信号。

（3）慢性期常表现为 T1WI 低信号、T2WI 高信号。

（4）硬膜外血肿与脑实质间可见低信号影（代表硬脑膜）。

示例 男，27 岁，外伤致头部疼痛 3 天，行头颅 MRI 平扫检查。图像如图 1-15。

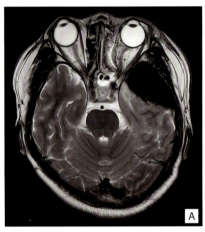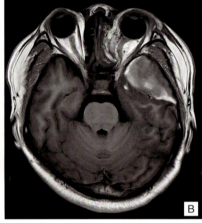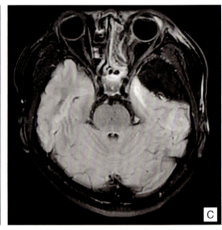

A、B、C 分别为 T2WI、T1WI、FLAIR 横轴位。左侧筛窦窦壁、眼眶内侧壁、鼻中隔多发骨质断裂，断端分离移位、凹陷；左侧眼内直肌肿胀；筛窦内见 T2WI 高信号影。左侧颞部颅骨内板下见梭形 T1WI 不均匀等/高信号、T2WI 及 FLAIR 低信号影，邻近脑组织受压；左侧颞叶见小斑片状 T1WI 高信号、T2WI 及 FLAIR 不均匀稍低信号影，周围可见水肿带。

图 1-15 左侧颞部硬膜外血肿伴左颞叶脑挫裂伤（急性期），MRI 平扫图像

第七节 脑外伤：硬膜下血肿

一、硬膜下血肿概述及放射科住培要求

硬膜下血肿（subdural hematoma，SDH）是血液积聚于硬脑膜与蛛网膜之间的潜在腔隙（硬膜下腔）所致，占颅脑损伤的 5%—6%，占全部颅内血肿的 50%—60%。可按病程发展缓急进行分期：急性期（3 天以内）、亚急性期（3 天至 2 周）、慢性期（2 周以上）。硬膜下血肿是放射科住培学员第一年就需要掌握的疾病。

二、硬膜下血肿的影像特点及示例

CT 是硬膜下血肿的初步筛选方法，冠状位及矢状位有利于发现小的硬膜下血肿；由于血肿在 MRI 的异常信号表现，MRI 对慢性硬膜下血肿的诊断更有独特优势。

（一）硬膜下血肿的 CT 表现及示例

（1）硬膜下血肿因不受颅缝限制，范围较广泛；常合并脑挫裂伤；占位效应较硬膜外血肿更为明显。

（2）急性硬膜下血肿表现为脑实质外或颅骨内板下方新月形高密度影，少数呈混杂密度（与血清渗出或脑脊液进入血肿有关）。

（3）亚急性、慢性硬膜下血肿可表现为颅骨内板下方新月形高、等、低或混杂密度影；少数慢性硬膜下血肿由于血肿机化粘连，可形成分隔。

示例　男，84岁，外伤致头痛8天，行CT平扫检查。图像如图1-16。

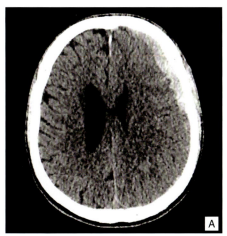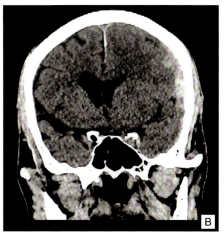

A为脑窗轴位，B为脑窗冠状位。左侧额颞顶部颅骨内板下方见新月形高密度影，邻近脑实质受压，左侧侧脑室及脑沟、脑裂受压变窄，中线结构局部向右侧偏移。

图1-16　左侧额颞顶部硬膜下血肿，CT平扫图像

（二）硬膜下血肿的MRI表现及示例

（1）硬膜下血肿的MRI形态表现与CT的相同。

（2）急性硬膜下血肿MRI表现为T1WI等信号、T2WI低信号。

（3）亚急性硬膜下血肿在早期和晚期T1WI均可呈高信号；T2WI早期低信号，晚期高信号。

（4）慢性硬膜下血肿在T1WI上信号低于亚急性期，但仍高于脑脊液，T2WI呈高信号。

示例　男，38岁，无明显诱因下头晕头痛6天，行MRI平扫检查。图像如图1-17。

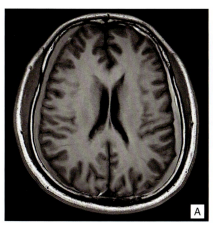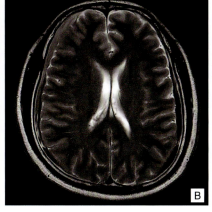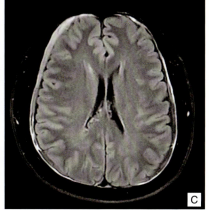

A、B、C分别为T1WI、T2WI、FLAIR横轴位。双侧额颞顶枕部颅骨内板下方见广泛窄带状T1WI稍高信号、T2WI稍低信号、FLAIR稍低/稍高信号影，边界清晰，信号不均匀。

图1-17　双侧额颞顶枕部硬膜下血肿（亚急性早期），MRI平扫图像

第八节　脑外伤：蛛网膜下腔出血

一、蛛网膜下腔出血概述及放射科住培要求

蛛网膜下腔出血（subarachnoid hemorrhage，SAH）是颅内血管破裂血液进入蛛网膜下腔的统称，是常见的出血性脑血管疾病。SAH包括外伤性和自发性，其中自发性原因以颅内动脉瘤（51%）、高血压动脉硬化（15%）、动静脉畸形（6%）最多见。临床上主要典型表现为剧烈头痛，伴恶心、呕吐、意识障碍等。

蛛网膜下腔出血是放射科住培学员第一年就需要掌握的疾病。

二、蛛网膜下腔出血的影像特点及示例

根据 CT、MRI 的典型表现及临床症状可明确诊断 SAH；急性 SAH 在 CT 上敏感性高于 MRI，亚急性及慢性期 SAH 在 MRI 上敏感性则高于 CT。

（一）蛛网膜下腔出血的 CT 表现及示例

（1）SAH 的直接征象是脑沟、脑裂及脑池内铸形高密度影。

（2）SAH 的间接征象包括脑积水、脑水肿、脑梗死、脑内血肿、脑室内出血、脑疝等。

（3）外伤性 SAH 常伴有脑挫裂伤、硬膜下或硬膜外血肿、颅骨骨折等。

（4）动脉瘤破裂出血所致 SAH，两侧脑沟、脑裂宽度不对称，在动脉瘤侧脑沟或脑裂较对侧稍宽，密度稍高。

（5）流入脑室内沉降于侧脑室后角形成液平面，出血量大者填充侧脑室。

（6）自发性 SAH 需要行 CTA 检查排除动脉瘤或动静脉畸形。

示例　男，84 岁，突发头晕头痛 1h 余，行头颅 CT 检查。图像如图 1-18。

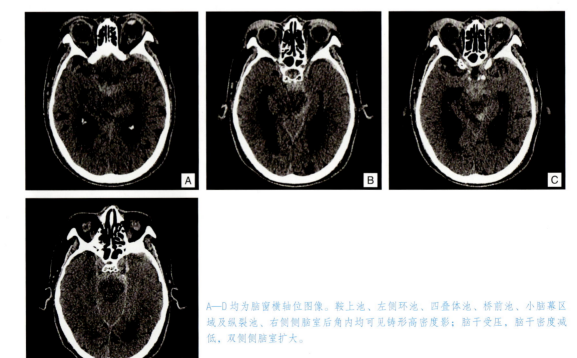

A—D 均为脑窗横轴位图像。鞍上池、左侧环池、四叠体池、桥前池、小脑幕区域及纵裂池、右侧侧脑室后角内均可见铸形高密度影；脑干受压，脑干密度减低，双侧侧脑室扩大。

图 1-18　蛛网膜下腔出血，CT 平扫图像

（二）蛛网膜下腔出血的 MRI 表现及示例

（1）急性期SAH，在T1WI上较脑脊液呈稍高信号影，在T2WI上较脑脊液呈稍低信号；亚急性期SAH在T1WI上呈高信号影；慢性期因含铁血黄素沉积，在T2WI上表现为清晰低信号影，在T2*WI及SWI上为低信号。

（2）FLAIR 序列对急性 SAH 有特异性，呈高信号。

（3）因蛛网膜粘连，出现交通性脑积水。

示例　男，80岁，外伤致意识不清2h余。行头颅MRI平扫及SWI检查。图像如图1-19。

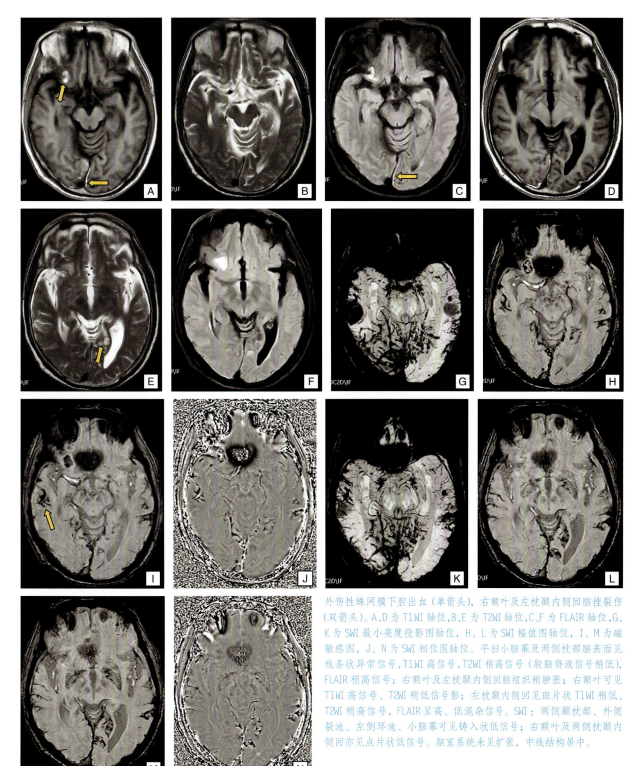

外伤性蛛网膜下腔出血（单箭头），右额叶及左枕颞内侧回脑挫裂伤（双箭头）。A、D为T1WI轴位，B、E为T2WI轴位，C、F为FLAIR轴位，G、K为SWI最小亮度投影图轴位，H、L为SWI幅值图轴位，I、M为磁敏感图，J、N为SWI相位图轴位。平扫小脑幕及两侧枕部脑表面见线条状异常信号，T1WI高信号，T2WI稍高信号（较脑脊液信号稍低），FLAIR稍高信号；右额叶及左枕颞内侧回脑组织稍肿胀；右额叶可见T1WI高信号、T2WI稍低信号影；左枕颞内侧回见斑片状T1WI稍低、T2WI稍高信号，FLAIR呈高、低混杂信号。SWI：两侧颞枕部、外侧裂池、左侧环池、小脑幕可见铸入状低信号；右额叶及两侧枕颞内侧回亦见点片状低信号。脑室系统未见扩张，中线结构居中。

图 1-19　外伤性蛛网膜下腔出血，MRI 平扫及 SWI 检查图像

第九节 附加：脑血管病 – 脑小血管病

一、脑小血管病概述及放射科住培要求

脑小血管病（cerebral small vessel disease，CSVD）是指各种病因影响脑内小动脉及其远端分支、微动脉、毛细血管、微静脉和小静脉所导致的一系列临床、影像、病理综合征。常和年龄、高血压相关，是老年人群常见的脑血管疾病，临床表现为脑卒中、认知功能障碍和痴呆、步态异常等。由于起病隐匿，CSVD 容易被患者甚至临床医师忽视，近年来随着 MRI 的普及和研究的进步，CSVD 的诊断率和关注度显著提升。CSVD 的病因分有 6 型：Ⅰ 型，小动脉硬化；Ⅱ 型，散发性或遗传性脑淀粉样血管病；Ⅲ 型，其他遗传性 CSVD；Ⅳ 型，炎症或免疫介导的小血管病；Ⅴ 型，静脉胶原病；Ⅵ 型，其他小血管病。病理改变为小动脉硬化、脂质透明样变性、纤维素样坏死、淀粉样变性、血管周围间隙（PVS）扩大、微小动脉瘤、血脑屏障破坏、血管炎等。由于现有的检查手段不能对脑小血管管壁损害进行直观评价，继发于 CSVD 相关脑组织损伤的影像表现常被作为 CSVD 的临床诊断依据。

本书将脑小血管病列为放射科住培学员第一年需要掌握的疾病。

二、脑小血管病的影像特点及示例

由于 CT 的敏感度和显示病变范围的能力有限，因此，CSVD 不以常规 CT 检查为诊断依据。CSVD 的影像检查首选 MRI，常规 MRI 检查序列应当包括 T1WI、T2WI、FLAIR、DWI、T2*-GRE 或 SWI。由于 CSVD 是临床、影像、病理的综合征，MRI 不能直接诊断 CSVD，所以国内的影像诊断不完全统一，有用脑白质疏松、脑白质脱髓鞘、脑白质高信号等诊断。对于 MRI 表现，认为使用"脑白质高信号"进行描述性诊断更合适，而且推荐使用 Fazekas 分级系统对 CSVD 的严重程度进行量化评级。

（一）典型脑小血管病的 CT 表现及示例

（1）腔隙及腔隙性脑梗死：均表现为斑点状低密度影，腔隙的密度更低，与脑脊液密度相仿，边界清，为陈旧性表现；而腔隙性脑梗死密度稍低，边缘模糊。

（2）脑白质疏松：侧脑室周围及放射冠、半卵圆中心脑白质区对称性斑片状低密度灶，可融合成大片状，边缘模糊；常有侧脑室扩大和脑萎缩改变；脑干尤其是脑桥中上部、中央部受累，延髓、中脑、小脑及大脑皮质下弓形纤维和胼胝体较少受累。

（3）脑微出血：CT 难以显示。好发部位为白质、深部灰质及幕下。

（4）血管周围间隙扩大：CT 难以显示。与腔隙相仿，均为低密度，与脑脊液密度相仿，但形态更饱满，较腔隙有张力。多见于半卵圆中心、基底节及海马区。

示例 男，80 岁，反复头晕 1 年余，再发加重 1 个月。行头颅 CT 平扫。图像如图 1-20。

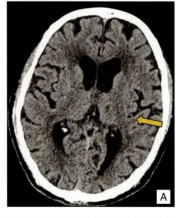
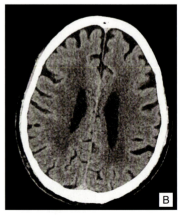

左侧丘脑腔隙性脑梗死；脑白质疏松，脑萎缩。头颅 CT 平扫：左侧丘脑见斑片状低密度灶，边界清晰；两侧脑室旁脑白质区显示对称性片状稍低密度影，边界模糊；脑室系统对称性扩大，脑池、脑沟增宽，中线结构居中。

图 1-20　左侧丘脑腔隙性脑梗死，头颅 CT 平扫图像

（二）典型脑小血管病的 MRI 表现及示例

（1）近期皮质下小梗死（recent small subcortical infarct，RSSI）：位于穿支动脉供血区的小梗死（轴位最大径＜20mm），多见于内囊后肢、半卵圆中心、丘脑前外侧、幕下的脑干及小脑；表现为斑点状 T1WI 低信号、T2WI 及 FLAIR 高信号，DWI 呈高信号。由脉络膜前动脉闭塞所致的尾状核头梗死，归入此类；而基底节区和内囊直径＞20mm 的病灶不归入此类，因为其由多支穿支动脉同时闭塞所致。

（2）腔隙：皮质下圆形或卵圆形类脑脊液信号，T1WI 低信号，T2WI 高信号，FLAIR 呈中心低信号伴周边高信号，边界清晰。

（3）脑白质高信号（white matter hyperintensity，WMH）：侧脑室旁及脑白质区 T1WI 等/低信号，T2WI 和 FLAIR 高信号。

（4）脑微出血（cerebral microbleed，CMB）：MRI 常规序列不显示，T2*-GRE 和 SWI 表现为小圆形或卵圆形低信号灶，边界清晰，直径 2—5mm，最大可达 10mm。

（5）血管周围间隙（perivascular space，PVS）：亦称为 VR 间隙，好发于基底节、皮质下、脑干等部位，表现为 T1WI 和 FLAIR 低信号、T2WI 序列高信号，直径一般＜3mm。

（6）脑萎缩：表现为脑体积减小，脑室扩大，脑沟、脑裂增宽。

其中，脑白质高信号（WMH）的 Fazekas 量表评分在 FLAIR 序列上进行。评分部位分别为脑室旁（A）和深部脑白质（B），总共 6 分，先是对脑室旁（A）和深部脑白质（B）各自评分，再汇总评分后计算得出总分。脑室旁（A）高信号评分标准：无病变，0 分；帽状以及铅笔样薄层病灶，1 分；病灶呈光滑晕圈，2 分；不规则的脑室旁高信号，延伸到深部脑白质，3 分。深部脑白质（B）高信号的评分标准为：无病变，0 分；点状病变，1 分；病变部分融合，2 分；病变融合成大片状，3 分。汇总得到总分：1—2 分者为 1 级，3—4 分者为 2 级，5—6 分者为 3 级。实际工作中多采用目视改良 Fazekas 进行评级：1 级为斑点样高信号；2 级为斑块样（病灶斑点状聚集）高信号；3 级为片状（病灶融合成片）高信号。

示例 1　男，62 岁，反复头晕半年余，加重伴双下肢乏力 14 天。行头颅 MRI 平扫 +DWI 检查。图像如图 1-21。

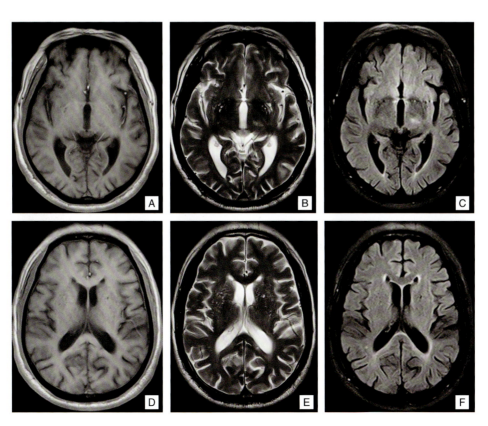

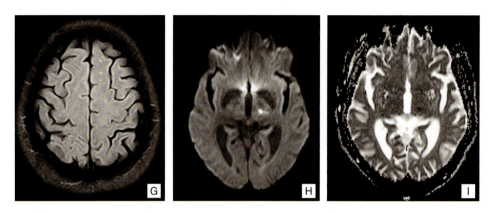

左侧丘脑急性腔隙性脑梗死，两侧基底节 VR 间隙，脑白质高信号（Fazekas 1 级）。A、D 为不同层面 T1WI 轴位，B、E 为不同层面 T2WI 轴位，C、F、G 为不同层面 T2-FLAIR 轴位，H、I 为 DWI 及 ADC 图轴位。左侧丘脑见斑点状 T1WI 稍低、T2WI 及 FLAIR 稍高信号影，DWI 呈高信号，相应 ADC 图为低信号。两侧基底节见多发斑点状 T1WI 及 FLAIR 低信号、T2WI 高信号，DWI 未见扩散受限。两侧脑室旁白质区见对称性帽状 T1WI 稍低、T2WI 稍高信号，FLAIR 呈高信号（1 分）；左侧额叶及右侧脑室后角旁见散在斑点状 T1WI 稍低、T2WI 稍高信号，T2-FLAIR 呈高信号（1 分）；余脑实质未见异常信号病灶。脑室系统及脑沟、脑裂未见增宽，中线结构居中。

图 1-21　左侧丘脑急性腔隙性脑梗死，头颅 MRI 平扫 +DWI 检查图像

示例 2　男，60 岁，言语不清 1 天。行头颅 MRI 平扫 +DWI+MRA 检查。图像如图 1-22。

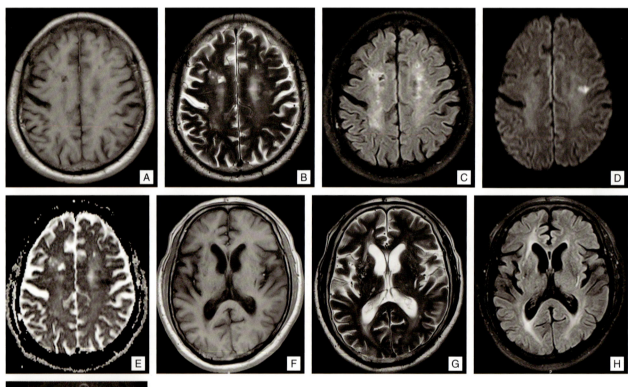

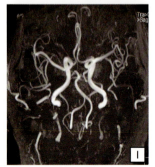

左额叶急性腔隙性脑梗死；两侧半卵圆中心及左侧基底节腔隙；右侧基底节及丘脑 VR 间隙；脑白质高信号（Fazekas 2 级），脑萎缩；左侧完全胚胎型大脑后动脉。A、F 分别为半卵圆中心层面、基底节层面 T1WI 轴位，B、G 分别为半卵圆中心层面、基底节层面 T2WI 轴位，C、H 分别为半卵圆中心层面、基底节层面 T2-FLAIR 轴位，D、E 为 DWI 及 ADC 图轴位，I 为 MRA。左额叶皮层下见小斑片状 T1WI 稍低信号、T2WI 及 FLAIR 稍高信号影，DWI（b=1000）呈高信号，相应 ADC 图为低信号；左侧基底节区、两侧半卵圆中心见多发散在斑点、斑片状 T1WI 低、T2WI 高信号，FLAIR 呈外高内低信号；右侧基底节及右侧丘脑见斑点 T1WI 低信号、T2WI 高信号，其 FLAIR 为低信号。两侧侧脑室周围见光滑晕状 T1WI 稍低、T2WI 稍高信号影，FLAIR 呈高信号（2 分）；半卵圆中心脑白质区域见多发散在斑片状 T1WI 稍低、T2WI 稍高信号影，FLAIR 呈高信号（2 分）。脑室系统及脑沟、脑裂稍增宽，中线结构居中。头颅 MRA：两侧颈内动脉虹吸段管壁尚光整，管腔未见狭窄；左侧完全胚胎型大脑后动脉，两侧大脑前、中、后动脉显影良好，走行未见异常，未见狭窄及扩张，未见畸形血管团及受压移位征象。

图 1-22　左额叶急性腔隙性脑梗死，头颅 MRI 平扫 +DWI+MRA 检查图像

示例 3 男，80 岁，反复头晕 1 年余，再发加重 1 个月。行头颅 MRI 平扫。图像如图 1-23。

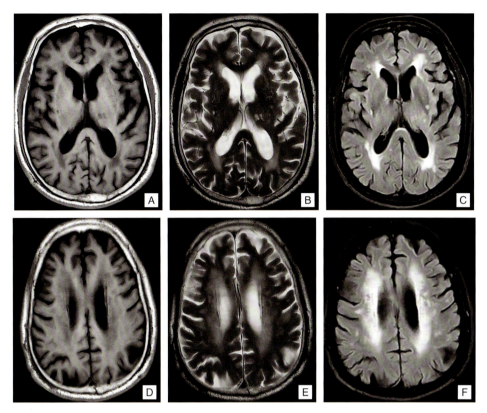

脑白质高信号（Fazekas 3 级），脑萎缩。A、B、C 分别为经室间孔层面 T1WI、T2WI、FLAIR 平扫轴位，D、E、F 分别为经侧脑室及半卵圆中心层面 T1WI、T2WI、FLAIR 平扫轴位。两侧基底节区及侧脑室旁、左侧丘脑见斑片状 T1WI 低、T2WI 高信号影，FLAIR 呈中心低信号伴周边高信号，边界清晰（腔隙）。双侧侧脑室周围及半卵圆中心见对称性片状 T1WI 稍低、T2WI 稍高信号影，其 FLAIR 呈高信号（6 分）。脑沟、脑裂增宽，脑室系统稍扩大，中线结构居中。

图 1-23 脑萎缩，头颅 MRI 平扫图像

第二章　呼吸循环系统疾病
（以 X 线平片和 CT 检查为主）

第一节　肺部感染：肺炎概论

一、肺部感染概述及放射科住培要求

肺部感染是由病原微生物所致的肺部炎症，是肺部炎性病变的一类，也是肺部炎症的主要病因。而肺炎是指终末气道、肺泡和肺间质的炎症，可由病原微生物、理化因素、免疫损伤、过敏及药物损伤所致。细菌性肺炎是感染性肺炎的主要类型，也是经气道感染的常见肺部炎性疾病，患者常有发烧、咳嗽、呼吸困难等典型表现。

肺部感染的基础理论及发病机制是放射科住培学员第一年需要掌握的主要内容。

二、肺炎分类

按病原体分类：细菌性肺炎、病毒性肺炎、真菌性肺炎等。

按病变累及部位分类：肺泡性肺炎、间质性肺炎、小气道性肺炎。

按累及范围及区域分类：大叶性肺炎、小叶性肺炎、间质性肺炎。

按时间分类：急性（渗出性）肺炎、慢性（肉芽肿性）肺炎。

三、影像检查方法

X 线平片是肺部感染首选的影像检查方法，具有操作简便、经济实惠的优势，对于典型病例，影像结合临床即可作出诊断；而对于难以吸收的肺炎，CT 检查有利于诊断及鉴别诊断；薄层和高分辨率 CT（HRCT）对于肺部弥漫性感染性病变的分布、形态显得更清晰，是重要的影像检查手段；对于诊断困难且无禁忌证的患者可采用 CT 增强检查，能直观显示病灶的强化特点、坏死情况及血管破坏情况。

四、肺部感染的病原体与临床表现

肺部感染的常见病原体有细菌、病毒、真菌、支原体、衣原体等。细菌性肺炎往往表现为全身症状重，高热、咳痰，白细胞（WBC）及中性粒细胞增多，C- 反应蛋白升高。病毒性肺炎主要表现为上、下呼吸道感染的症状，上呼吸道感染表现为发热、鼻塞、流涕、喷嚏；下呼吸道感染症状为干咳、呼吸困难；白细胞常正常或偏低，淋巴细胞比例增高。支原体肺炎则起病缓慢，初期症状轻，后逐渐加重，主要表现为发热、咽痛、咳嗽，WBC 多正常，偶有增高；冷凝集试验一般大于或等于 1：32。

五、肺部感染的影像诊断原则

（1）肺部感染的首要临床表现：新出现的呼吸系统症状和发热。

（2）肺部出现病变阴影，且有发热症状，应首先考虑肺部感染性病变。

（3）影像诊断需密切结合临床和实验室检查，常常在排除非感染性病变后，获得肺部感染的诊断。

注：各种类型肺部感染的影像表现将在第二、第三年的各论中讲述。

第二节　肺部感染：肺结核

一、肺结核概述及放射科住培要求

肺结核（pulmonary tuberculosis，PTB）是由结核分枝杆菌感染引起的严重危害人们健康的肺部慢性传染病。全球每年仍有近千万人感染结核，中国是全球结核病高负担国家之一，位居第二。肺结核延误诊治会导致大量具有传染性的肺结核患者成为新的传染源，从而使其发病率又进一步提高，形成恶性循环。早期精准诊断和及时治疗可明显减少肺结核的传播并降低患者发病率和死亡率。影像作为肺结核诊断的重要组成部分，是临床上诊断、鉴别诊断、疗效评价及肺结核筛查的主要和常用手段。

肺结核是放射科住培学员第一、第二年都需要掌握的疾病，难度逐年递进，第一年掌握肺结核分型及各型典型影像表现，第二年掌握继发性肺结核表现，逐年递进、深入系统地掌握肺结核的影像诊断。

二、肺结核分型、影像特点及示例

X线胸片是肺结核筛查或治疗后疗效评估的常用手段。CT是诊断肺结核的主要手段，CT还能准确评估气管、肺门及纵隔淋巴结情况，一般行常规平扫，病变呈块状需要与其他疾病鉴别时，进一步行增强检查。怀疑血行播散性肺结核时，行HRCT可精确评估粟粒结节的分布情况。肺结核的临床分型包括：原发性肺结核、血行播散性肺结核、继发性肺结核、气管支气管结核、结核性胸膜炎。

（一）原发性肺结核的影像表现

原发性肺结核主要表现为肺内原发病灶、结核性淋巴管炎及胸内淋巴结肿大，呈"哑铃征"改变，或单纯胸内淋巴结肿大。儿童原发性肺结核也可表现为空洞、干酪性肺炎以及由支气管淋巴瘘导致的支气管结核。

示例1　男，7岁，咳嗽、咳痰1周，行胸部X线正侧位平片检查。图像如图2-1。

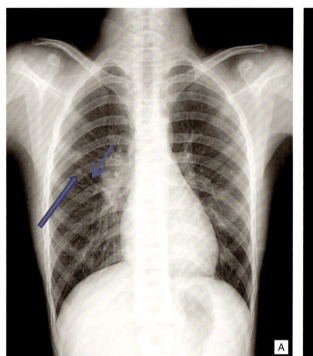
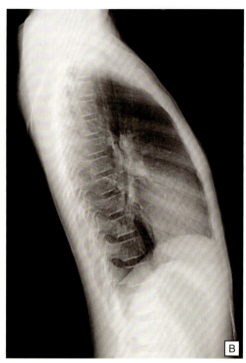

A 为 X 线胸部正位片，右侧第 3 肋间见结节状高密度影（粗箭头），右肺门增大、增浓，结节影与肺门间见条索状高密度影（细箭头），病变呈 "哑铃征"；B 为 X 线胸部侧位片，显示肺门重叠区增大、增浓。

图 2-1　原发性肺结核示例 1，胸部 X 线正侧位平片图像

示例 2　男，6 岁，咳嗽、咳痰 1 周，行胸部 X 线正侧位平片检查。图像如图 2-2。

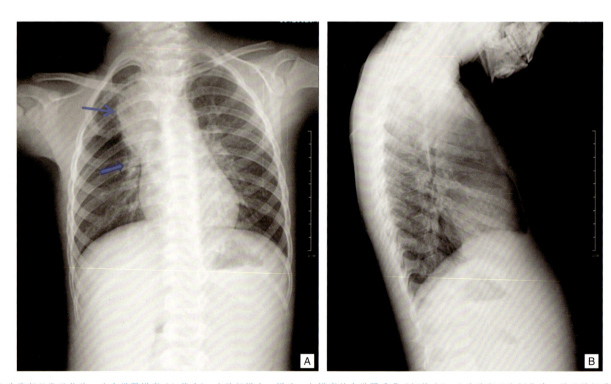

A 为胸部 X 线正位片，右上纵隔增宽（细箭头），右肺门增大、增浓，与增宽的上纵隔重叠（粗箭头）；B 为胸部 X 线侧位片，显示肺门重叠区及其以上增大、增浓。

图 2-2　原发性肺结核示例 2，胸部 X 线正侧位平片图像

（二）血行播散性肺结核的影像表现

（1）急性血行播散性肺结核表现为两肺弥漫分布微小结节，直径 3mm 以下，称为粟粒样结节，分布均匀、大小一致、密度均匀，即呈"三均匀"改变。

（2）HRCT 肺窗两肺粟粒结节具有肺部血源性病变特点，病灶随机分布，在血管束、细支气管分支、小叶间隔、叶间裂及胸膜下均能检出微小结节。

（3）亚急性或慢性血行播散性肺结核的弥漫病灶，多分布于两肺的上中部，分布不均，大小不一，密度不等，可有融合，呈"三不均匀"改变。儿童急性血行播散性肺结核有时仅表现为磨玻璃样影，婴幼儿粟粒病灶周围渗出明显，边缘模糊，易于融合。

示例 1　男，8 岁，咳嗽、咳痰 2 周余，行胸部 X 线正侧位片检查。图像如图 2-3。

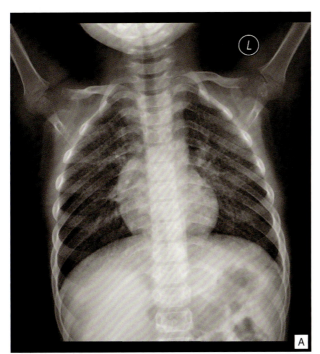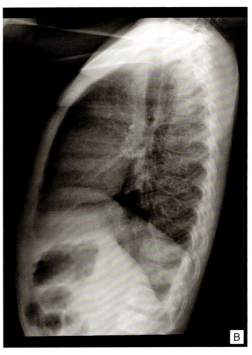

两肺见弥漫性粟粒样微小结节，分布均匀，密度均匀，大小一致。

图 2-3　两肺急性血行播散性肺结核示例 1，胸部 X 线正侧位平片图像

示例 2　男，49 岁，咳嗽、咳痰 1 周余，行胸部 CT 平扫检查。图像如图 2-4。

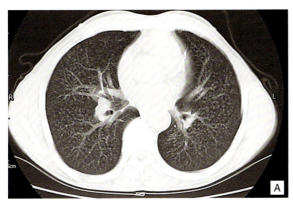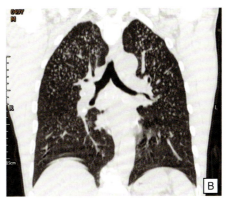

A 为肺窗横断位图像，B 为肺窗冠状位图像，两肺弥漫均匀分布粟粒样微小结节，分布于血管束、小叶间隔、叶间裂，具有肺部血源性病变特点，而且大小一致、密度均匀。

图 2-4　两肺急性血行播散性肺结核示例 2，胸部 CT 平扫图像

示例 3　男，50 岁，咳嗽、咳痰数月余，行胸部 X 线平片检查。图像如图 2-5。

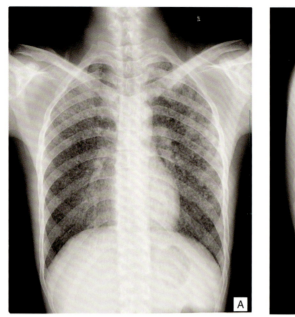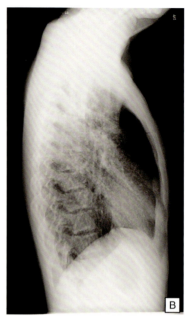

两肺弥漫分布大小不一的结节状、条索状、团片状高密度影，分布欠均匀，以两中上肺野为著，密度不均匀。

图 2-5　两肺亚急性血行播散性肺结核示例 3，胸部 X 线正侧位平片图像

（三）继发性肺结核的影像表现

继发性肺结核的胸部影像表现多样。轻者主要表现为斑片、结节及索条影，或表现为结核瘤或孤立空洞；重者可表现为大叶性浸润、干酪性肺炎、多发空洞形成和支气管播散等；反复迁延进展者可出现肺损毁，损毁肺组织体积缩小，其内多发纤维厚壁空洞、继发性支气管扩张，或伴有多发钙化等，邻近肺门和纵隔牵拉移位，胸廓塌陷，胸膜增厚粘连，其他肺组织出现代偿性肺气肿和新旧不一的支气管播散病灶等。

示例　男，65 岁，既往肺结核并规范治疗后，行胸部 CT 平扫检查。图像如图 2-6。

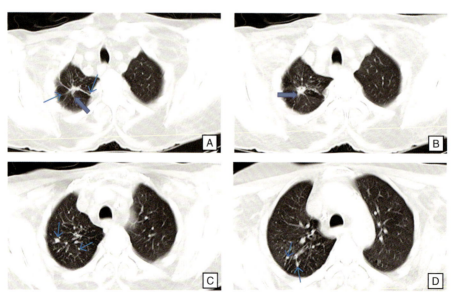

A、B 右肺尖见结节（粗箭头），密度欠均匀，边界清晰，边缘见长毛刺（细长箭头），邻近胸膜受牵拉；C、D 右肺上叶尖、后段见散在多个大小不一的结节（细短箭头）。

图 2-6　右肺上叶继发性肺结核，胸部 CT 平扫肺窗图像

（四）气管支气管结核的影像表现

气管支气管结核主要影像表现为气管或支气管壁不规则增厚、管腔狭窄或阻塞，狭窄支气管远端肺组织可出现继发性不张或实变、支气管扩张及其他部位支气管播散病灶等。

示例　男，71岁，全身肌肉疼痛2个月余，下肢水肿1个月余，咳嗽、咳痰1周。行胸部CT平扫+增强扫描检查。图像如图2-7。

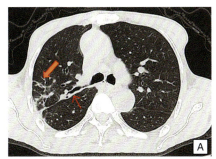
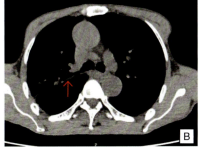
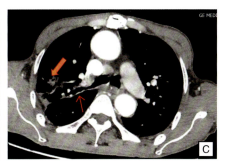
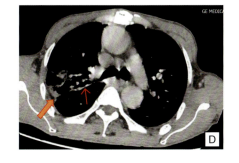

A为肺窗横轴位，B为纵隔窗横轴位，C为增强动脉期横轴位，D为增强静脉期横轴位。右肺上叶后段支气管管壁不均匀增厚（细箭头），增强扫描可见轻度均匀强化，管腔狭窄伴扩张，周围部分肺组织见斑片、条索状病灶（粗箭头）。

图2-7　右肺上叶后段及下叶背段支气管结核，胸部CT平扫+增强扫描横轴位图像

（五）结核性胸膜炎的影像表现

结核性胸膜炎分为干性胸膜炎和渗出性胸膜炎，可合并有肺部结核病灶。干性胸膜炎为胸膜的早期炎性反应，通常无明显的影像表现；渗出性胸膜炎主要表现为胸腔积液，且胸腔积液可表现为少量或中大量的游离积液，或存在于胸腔任何部位的局限积液，吸收缓慢者常合并胸膜增厚粘连，也可演变为胸膜结核瘤及脓胸等。

示例　男，26岁，左胸部不适半个月，咳嗽、咳痰3天，行胸部CT平扫检查。图像如图2-8。

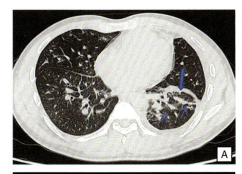
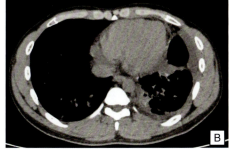
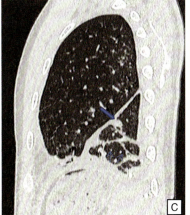
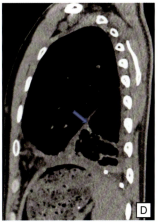

A、C分别为肺窗横轴位、矢状位，显示左肺间质（细箭头）、叶间裂增厚（粗箭头），左侧胸腔少量积液；B、D分别为纵隔窗横轴位、矢状位，显示左侧胸膜增厚，密度增高，边缘欠光整，左侧胸腔少量积液。

图2-8　左胸结核性胸膜炎，胸部CT平扫图像

第三节　肺部肿瘤：肺癌

一、肺癌概述及放射科住培要求

肺癌（lung cancer）是原发性支气管肺癌的简称，是肺部最常见的恶性肿瘤，其发病率与死亡率均居全国首位。肺癌是由肺组织、支气管上皮细胞或肺泡上皮细胞恶变后形成癌细胞，并增殖扩大形成结节或肿块。肺癌的常见组织病理学类型包括腺癌、鳞癌、小细胞癌及大细胞癌；病理类型还可将肺癌分为非小细胞肺癌与小细胞肺癌两大类，其中非小细胞肺癌占肺癌的 80%—85%，包括常见的肺腺癌和鳞癌等。肺癌根据其发病的解剖部位可分为中央型肺癌与周围型肺癌：中央型肺癌是发生在段及段以上支气管的肺癌，周围型肺癌是发生在段以下支气管及肺组织的肺癌。

中央型肺癌与周围型肺癌的影像诊断是放射科住培学员第一年要掌握的疾病。

二、肺癌的典型影像表现及示例

肺癌的影像检查主要包括 X 线平片、CT、MRI 及超声检查，其中 X 线平片和 CT 检查是目前最常用的影像检查方法；由于受肺部气体干扰，图像质量差，超声检查常常不被采用；MRI 由于成像时间长及呼吸运动影响等原因很少被临床采纳，但随着 MRI 技术及计算机技术的不断发展，MRI 应用于肺部的检查具有比较大的潜力。

（一）中央型肺癌的典型影像表现

直接征象：肺门肿块、密度增高，支气管狭窄、中断或阻塞。

间接征象即"三阻征"：阻塞性肺气肿、阻塞性肺炎及阻塞性肺不张；其中阻塞性肺不张位于右肺上叶时，上移的水平裂与肺门肿块形成反"S"征，有一定的特征性。

示例　女，77 岁，咳嗽伴咯血 2h 入院。行胸部 CT 平扫及增强扫描检查。图像如图 2-9。

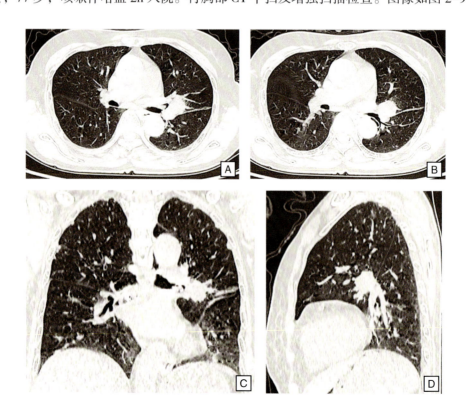

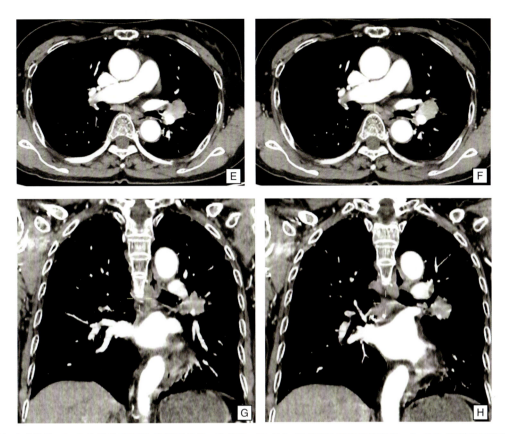

A、B 为 CT 平扫肺窗轴位，C、D 分别为 CT 平扫肺窗冠状位、矢状位，E、F 为 CT 增强扫描纵隔窗轴位，G、H 为 CT 增强扫描纵隔窗冠状位。左肺上叶舌段支气管开口处可见分叶状实性结节，浅分叶，边缘清楚，可见少许短毛刺，舌段支气管开口截断，增强扫描结节呈轻－中度强化，邻近支气管壁不均匀增厚并强化。

图 2-9　左肺上叶中央型肺癌，胸部 CT 平扫及增强扫描检查图像

（二）周围型肺癌的典型影像表现

周围型肺癌大多发生于具有膜性结构的小支气管以下的肺组织，生长不容易受周围结构的限制，一般在肺实质内形成结节或肿块，其生长方式为实体性生长或浸润性生长。根据结节或肿块边缘及内部密度特点，周围型肺癌典型影像表现归纳如下。

分叶征：是肿瘤向各个方向生长速度不一致或受周围结构如支气管、血管等间质结构阻挡所形成的脐样切迹，是恶性肿瘤的较可靠的征象。

毛刺征：是结节或肿块边缘向肺实质伸展的长短不一、远近端差异不大无分支的线条影，一般分为短毛刺、长毛刺，短毛刺短而细，长 1—7mm，宽 1mm；长毛刺长而粗，数目不等，长 1—3cm，宽 1—2mm，密集呈放射状如毛刷。毛刺征多见于周围型肺癌，且以短毛刺多见；有时可见于良性结节，如结核球，多为长毛刺，可有扭曲。

支气管气相（小泡征）：系癌组织在细支气管或肺泡组织内生长而未完全填充管腔的表现，影像上表现为瘤体内小气泡状或细小支气管含气征。此征象多见于小肺癌或细支气管肺泡癌。

胸膜凹陷征：主要为瘤体内的纤维成分收缩牵拉，引起邻近脏层胸膜受牵拉而形成的三角形状、尖端指向瘤体的结构，三角形内一般填充液体。

血管集束征：主要因肿瘤反应性纤维结缔组织增生显著，把周围血管牵拉向肿块或将其卷入肿块或结节内。

示例 女，77岁，头晕、呕吐1个月余，行胸部CT平扫及增强扫描检查+颅脑MRI增强检查。图像如图2-10。

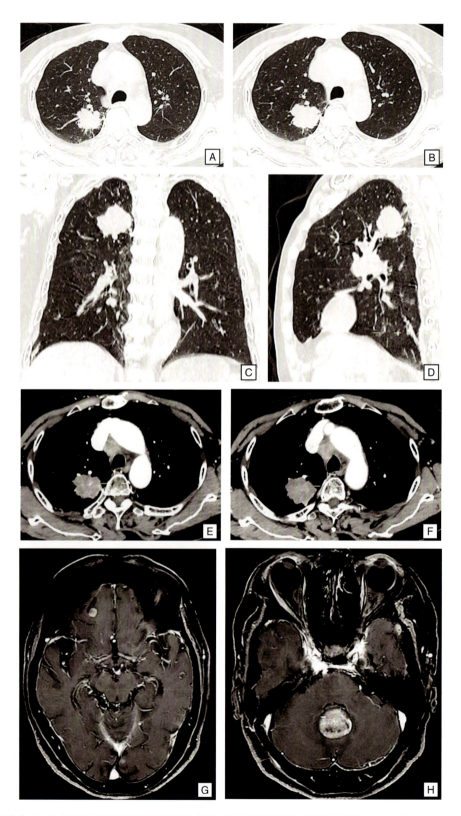

A、B为CT平扫肺窗轴位，C、D分别为CT平扫肺窗冠状位和矢状位，E、F为CT增强扫描纵隔窗轴位，G、H为颅脑MRI-T1WI增强扫描轴位。右肺上叶后段可见不规则分叶状实性肿块，大小约3.3cm×3.2cm，边缘可见细短毛刺，邻近局部胸膜凹陷；增强扫描病灶呈不均匀中度强化，其内可见边缘模糊的小血管；纵隔内气管前、腔静脉后可见肿大淋巴结。颅脑MRI增强扫描右侧额叶、左侧枕叶及小脑蚓部可见多发结节状明显强化病灶。

图2-10 右肺上叶周围型肺癌并脑转移，胸部CT平扫及增强扫描头颅MRI图像

第四节　气道病变：支气管扩张

一、支气管扩张概述及放射科住培要求

支气管扩张（bronchiectasis）是由感染、免疫反应等导致的支气管壁结构破坏，出现支气管不可逆扩张、变形的慢性炎症性疾病。支气管扩张的诊断有赖于影像检查，其中高分辨率CT（HRCT）是支气管扩张的首选影像检查方法。

支气管扩张是放射科住培学员第一年就需要掌握的疾病。

二、支气管扩张的影像特点及示例

CT是支气管扩张首选的影像检查方法，尤其HRCT对诊断该病具有重要意义；X线可作为筛查手段，具有简单便捷、经济实惠的优势。

（一）支气管扩张的典型X线表现及示例

（1）肺野内出现囊状、柱状、串珠状、葡萄串状、蜂窝状等含有支气管壁的无肺纹理透亮区，合并感染时扩张的支气管内可见气液平面。

（2）支气管壁增厚（支气管内径＜80%外径）。

（3）可伴肺部感染或肺不张。

示例　女，56岁，既往有30余年咯血病史，10余年前行"左下肺部分切除术"，行胸部X线平片检查。图像如图2-11。

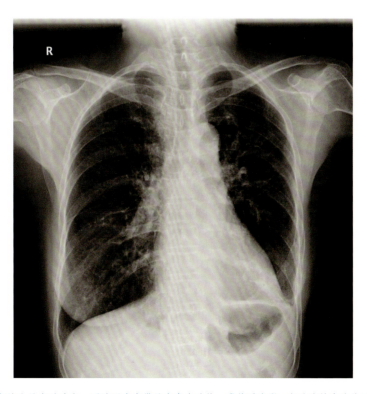

左侧胸廓略塌陷，左下肺体积缩小呈术后改变。两肺野内中带见多发串珠状、囊状透亮影，部分病灶内隐约可见气液平面，相应支气管管壁增厚；两下肺见散在斑片状高密度影；左侧膈面抬高、左侧肋膈角变钝。

图2-11　两肺多发支气管扩张伴感染及左下肺部分切除术后改变，胸部DR正位片图像

（二）支气管扩张的典型 CT 表现及示例

（1）扩张支气管呈柱状、囊状、串珠状、葡萄串状、蜂窝状等（当 CT 扫描层面与支气管平行时，扩张的支气管呈"双轨征"或"串珠状"；当 CT 扫描层面与支气管垂直时，扩张的支气管呈环形或厚壁环形透亮影，与伴行动脉形成"印戒征"）。

（2）支气管壁增厚（支气管内径＜ 80% 外径）。

（3）管腔内可见气液平面。

（4）可伴肺部感染或肺不张。

（5）呼气相可发现"马赛克征"或"气体陷闭"。

示例　男，81 岁，因反复咳嗽、咳痰就诊，行胸部薄层 CT 平扫检查。图像如图 2-12。

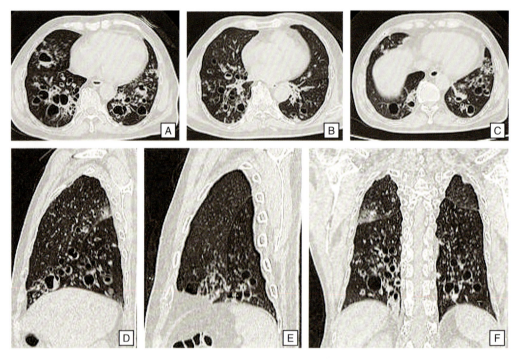

A—C 为 CT 平扫肺窗轴位，D、E 为 CT 平扫肺窗矢状位，F 为肺窗冠状位。右肺上、中、下叶及左肺下叶各段支气管呈囊状扩张，扩张支气管管径明显超过伴行肺动脉直径，部分管腔内可见气液平面，相应管壁增厚，扩张支气管周围肺实质见小叶中心结节及"树芽征"；气管及其余分支走行通畅，未见阻塞征象。

图 2-12　两肺支气管扩张合并感染，胸部 CT 平扫图像

第五节　气道病变：气管、支气管异物

一、气管、支气管异物概述及放射科住培要求

气管、支气管异物为儿童及老年人常见意外伤害之一。按异物的性质，可分为植物性异物（如花生米、瓜子、豆类等）、动物性异物（如骨头、肉类）和其他异物（如金属丝、塑料笔帽等）。异物的大小决定了异物的位置，综合文献报道，气管异物占呼吸道异物的 10.6%—18%，右侧支气管异物约占 45%，左侧支气管异物约占 36%，双侧支气管异物约占 1%。

气管、支气管异物是放射科住培学员第一年需要掌握的疾病。

二、气管、支气管异物的影像特点及示例

常规 X 线检查是气管、支气管异物的基本检查方法，可发现部分气道异物的直接征象及间接征象，但不利于获取透 X 线异物的位置、大小等信息。CT 是气管、支气管异物的首选影像检查方法，结合多平面重建、支气管三维重建等后处理技术，可以准确评估异物的位置、大小、形态、密度等，有利于发现可透 X 线异物。一旦发现气管、支气管异物，要遵照放射科的危急值项目进行及时处理。

（一）气管、支气管异物的典型 X 线表现

（1）根据吸入异物的种类不同，对于不透 X 线的异物可直接观察其位置、大小、形态、密度；其中气管内扁圆形异物（如硬币）在正位片显示纵形条状影，侧位片显示异物宽面，这与气管软骨"C"形结构有关。

（2）透 X 线异物主要依据间接征象观察，如患侧的阻塞性肺不张、阻塞性肺气肿、肺部炎症、气胸、纵隔或皮下气肿等，X 线透视检查可见纵隔摆动。

（二）气管、支气管异物的典型 CT 表现

（1）可直观显示异物的数量、位置、大小、形态、密度。

（2）异物周围可出现阻塞性肺不张、阻塞性肺气肿、阻塞性肺炎、气胸、纵隔或皮下气肿。

示例 1　男，2 岁，进食后呛咳 3h，行胸部 CT 平扫检查。图像如图 2-13。

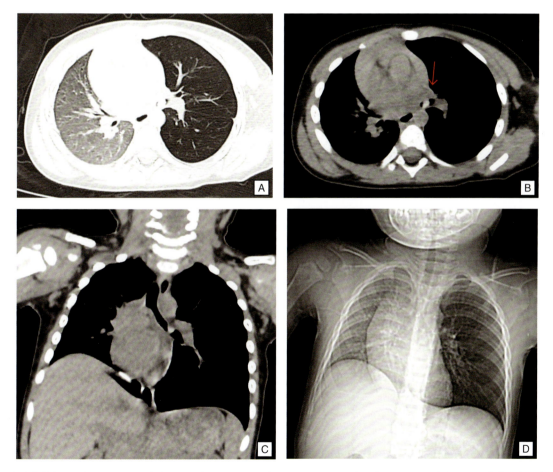

A 为 CT 平扫肺窗轴位，B 为 CT 平扫纵隔窗轴位，C 为 CT 平扫纵隔窗冠状位，D 为 CT 定位像。左主支气管内见一小结节状高密度影，形态规则，边界清晰，大小约 0.5cm×0.6cm×0.5cm，CT 值约 98HU。左肺体积增大，透亮度增高，左侧肋间隙增宽、横膈下移；纵隔及心脏大血管向右侧移位。余气管及其分支走行通畅，未见阻塞征象。

图 2-13　左主支气管异物伴左肺阻塞性肺气肿，胸部 CT 平扫图像

示例 2 女，62岁，1个月前食用猪骨头后出现咳嗽、咳痰，行胸部 CT 平扫 + 三维重建检查。图像如图 2-14。

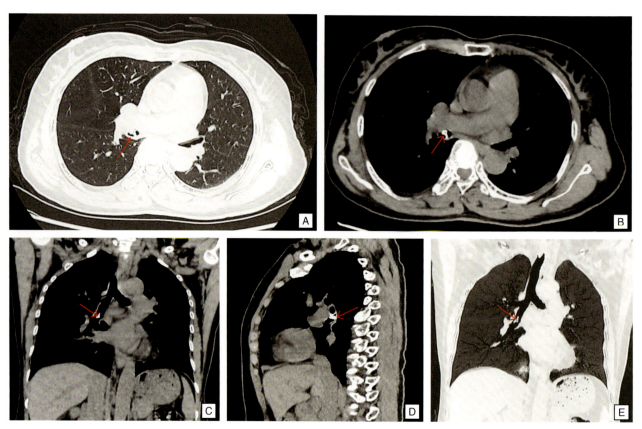

A 为 CT 平扫肺窗轴位，B 为 CT 平扫纵隔窗轴位，C、D 分别为 CT 平扫纵隔窗冠状位和矢状位，E 为最小密度投影图像。右肺中间段支气管内见一致密影，形态不规则，边界清晰，大小约 0.5cm×0.8cm×0.9cm，CT 值约 254HU，余气管及其分支走行通畅，未见阻塞征象。两肺未见异常密度影。心脏大小、形态正常，心包内未见异常密度影；纵隔及大血管旁未见肿大淋巴结。所见各肋骨骨质结构完整。

图 2-14　右肺中间段支气管异物，胸部 CT 平扫图像

第六节　胸膜病变：气胸

一、气胸概述及放射科住培要求

气胸（pneumothorax）是指气体异常进入胸膜腔造成积气的状态。按病因可分为三类：第一类是自发性气胸，根据有无原发疾病可进一步分为原发性气胸（无明显肺疾病，气胸由胸膜下气肿泡破裂形成）和继发性气胸（继发于慢阻肺、肺结核等胸膜及肺疾病）；第二类是外伤性气胸，通常是由直接损伤如暴力击打、肋骨骨折等导致壁层胸膜破损，使气体进入胸膜腔内；第三类是医源性气胸，多由针灸、活检、内镜、胸部手术等医疗操作所致。

气胸是放射科住培学员第一年就需要掌握的疾病。

二、气胸的影像特点及示例

X 线平片是气胸首选的影像筛查方法，具有简单便捷、经济实惠的优势；如需准确评估肺、软组织、肋骨等病变，则需行 CT 平扫进一步检查；当一侧肺压缩比例大于 50% 时，需要遵照放射科危急值项目进行及时报告。

（一）气胸的典型 X 线表现及示例

（1）肺外围异常透亮区，内无肺纹理结构，形态为条带状、大片状或局限包裹状。

（2）气胸对肺组织压缩程度的 X 线计算方法尚无统一标准，结合临床实际，目前常采用两种方法进行估算。

Kircher 方法：在气胸侧以横突外缘至胸壁内缘为基准范围（为整个一侧肺野），①当肺野外侧受压至上述范围的 1/4 时，肺组织大约受压 35%；②当受压至 1/3 时，肺组织受压约 50%；③当受压 1/2 时，肺组织受压约 65%；④当受压至 2/3 时，肺组织受压约 80%；⑤当肺组织全部被压缩至肺门呈软组织密度时，肺组织受压约 95%。

"九分格"评估方法：于第 2、第 4 前肋下缘各画一条水平线得到上、中、下肺野，并将肺野平分为外、中、内带，从而得到九分格，每个分格约占 11%，将气胸所占的分格数进行累加即可对肺组织被压缩程度进行初步评估。

（3）观察肺内有无肺结核、慢性支气管炎肺气肿、肺大疱、肺恶性肿瘤等；被压缩的肺组织可见清晰的高密度弧线样边缘（气胸线），密度高于正常肺组织并向肺门方向收缩。

（4）重视其他间接征象的观察，如胸廓扩大、肋间隙增宽、有无纵隔及皮下气肿、肋骨骨折等。

示例 男，24 岁，右侧胸部不适 2h，行胸部 X 线平片检查。图像如图 2-15。

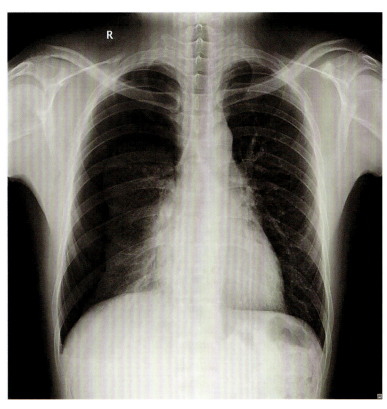

右侧胸廓饱满、肋间隙增宽，右肺外围见大片状无肺纹理异常透亮区，右肺组织压缩程度约为 75%，被压缩肺组织密度稍增高并向肺门方向收缩。左肺内未见异常密度影。未见纵隔及皮下气肿，胸廓诸骨未见异常。

图 2-15 右侧气胸，胸部 DR 正位片图像

（二）气胸的典型 CT 表现及示例

（1）肺外围异常透亮区，内无肺纹理结构，形态为条带状、大片状或局限性包裹状。

（2）目前气胸压缩量的 CT 评估尚无统一标准，临床可结合实际工作选择相应合适的方法，以下为 CT 气胸肺压缩程度估算方法之一：根据腋中线层面的冠状位图像计算肺压缩程度，其计算公式左肺为 $Y=0.951–0.846X$，右肺为 $Y=0.936–0.808X$，$X=hwd/HWD$。其中，Y 为肺组织压缩程度，H 为经腋中线处的冠状位图像测量肺尖部到膈顶的垂直距离，W 为上叶支气管下壁层面测量胸腔的左右径，D 为前后径，h 为相同层面压缩肺的上下径，w 为左右径，d 为前后径。

（3）观察肺内有无肺结核、慢性支气管炎肺气肿、肺大疱、肺恶性肿瘤等，如为肺大疱破裂所致则需提示肺大疱破口位置及大小；被压缩的肺组织可见清晰的脏层胸膜线呈弧形细线样软组织影，与胸壁平行并向胸壁方向凸出。

（4）重视其他间接征象的观察，如胸廓扩大、肋间隙增宽、有无纵隔及皮下气肿、肋骨骨折等。

示例 男，21 岁，胸闷痛 2 个月余，呼吸困难半天，行胸部 CT 平扫检查。图像如图 2–16。

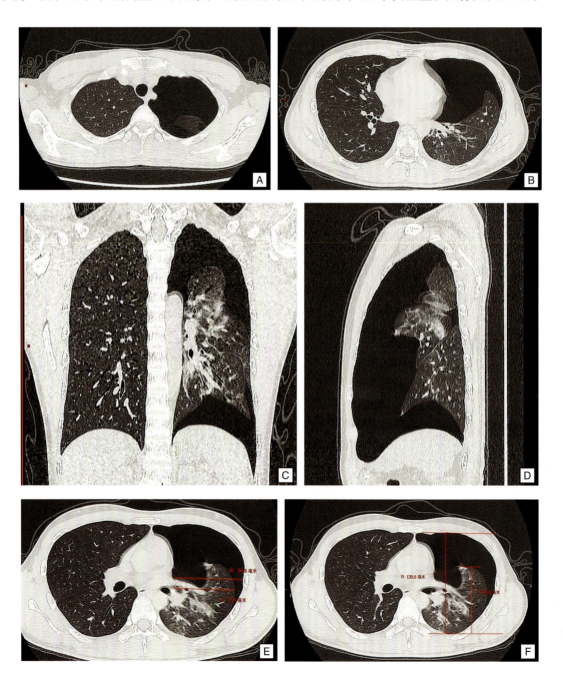

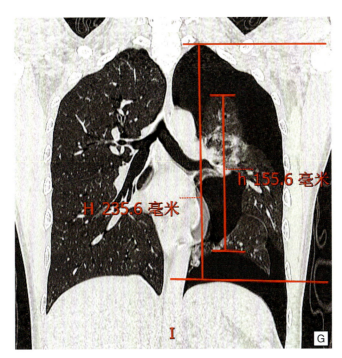

A、B 为 CT 平扫肺窗轴位，C、D 分别为 CT 平扫肺窗冠状位、矢状位，E—G 为胸廓和压缩肺径线测量示意图。左侧胸廓饱满，相应肋间隙稍增宽。左肺外围可见大片状异常透亮区，内无肺纹理结构，并可见压缩的肺组织边缘，左肺组织压缩程度约为 62%（计算公式为左肺 $Y=0.951-0.846X$，$X=hwd/HWD$），相应左肺体积缩小、部分实变。另左肺上叶尖段见少许小囊状透亮影（肺大疱）。纵隔稍偏向右侧偏移，气管及其分支走行通畅，未见阻塞征象；右肺未见异常密度影。心脏大小、形态正常，心包未见积液。纵隔及两肺门区未见肿大淋巴结。所示肋骨骨质结构完整，未见纵隔及皮下积气。

图 2-16　左侧气胸，胸部 CT 平扫图像

第七节　胸膜病变：胸腔积液

一、胸腔积液概述及放射科住培要求

胸膜腔正常情况下含有 1—5mL 少量液体，其产生和吸收保持动态平衡，任何病理原因均可使液体产生过多或吸收减少，从而产生胸腔积液（pleural effusion）。胸腔积液可分为游离性胸腔积液和包裹性胸腔积液。少量胸腔积液时，无明显体征；中-大量胸腔积液时，患侧胸廓饱满，可伴有纵隔、气管、心脏向健侧移位；早期少量胸腔积液或部位不典型的胸腔积液，临床诊断存在困难，需要借助影像检查明确诊断。

胸腔积液是放射科住培学员第一年就需要掌握的疾病。

二、胸腔积液的影像特点及示例

X 线胸片可以判断有无胸腔积液，诊断敏感性与胸腔积液量、是否存在包裹或粘连有关。胸部 CT 或胸腔超声可准确评估有无胸腔积液，鉴别少量胸腔积液与胸膜增厚。胸部 CT 还可以显示肺内、胸膜、膈肌、肺门和纵隔等部位的病变，有助于病因诊断。与 X 线胸片相比，胸腔超声检查探测胸腔积液的敏感度更高，同时可以测量胸腔积液深度，便于诊断性胸腔穿刺。因此，临床上常推荐行胸部 CT 和（或）胸腔超声检查，以明确有无胸腔积液。

（一）典型游离性胸腔积液的 X 线、CT 表现及示例

（1）X 线表现：肋膈角变钝是最早出现的征象，主要表现为下肺野密度均匀、上缘呈外高内低的弧形高密度影；少量胸腔积液最高位置在第 4 前肋水平以下；中等量胸腔积液最高位置在第 2 至第 4 前肋水平之间；大量胸腔积液最高位置在第 2 前肋水平以上，可占据患侧胸腔全部或除肺尖以外的大部分位置，呈均匀一致的高密度影，常使纵隔向对侧移位。

（2）CT 表现：为胸膜下弧形水样密度影（血性积液则表现为高密度影），增强扫描未见强化；邻近肺组织出现不同程度受压现象。

示例 男，67 岁，胃窦低分化腺癌综合治疗后，行 X 线胸片及胸部 CT 平扫检查。图像如图 2-17。

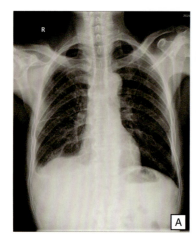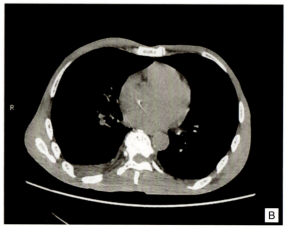

A 为 X 线胸部正位片，示右侧肋膈角变钝。B 为胸部 CT 平扫纵隔窗轴位，示右侧胸腔背侧胸膜下弧形水样密度影。

图 2-17　右侧游离性胸腔积液，X 线胸片及胸部 CT 平扫检查图像

（二）典型包裹性胸腔积液的 X 线、CT 表现及示例

（1）X 线：局限于胸腔某一部位的均匀一致的梭形高密度影，边界清晰。

（2）CT：胸膜下均匀梭形水样密度影；增强扫描可见胸膜强化，其中炎性胸膜病变多呈均匀一致的强化，恶性胸膜病变可见厚薄不一的多个结节呈不均匀明显强化。

示例 男，43 岁，反复咳嗽、咳痰 2 个月，再发伴胸闷 1 个月，行 X 线胸片及胸部 CT 平扫检查。图像如图 2-18。

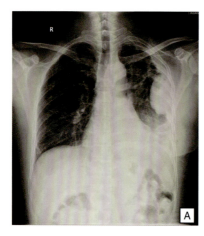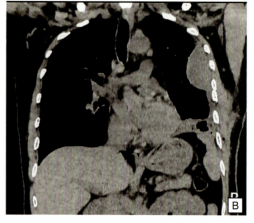

A 为 X 线胸部正位片，示左上胸腔见一梭形高密度影，边缘光滑，邻近胸膜增厚；B 为胸部 CT 平扫纵隔窗冠状位，示左上胸膜下见一梭形水样密度影，边界清晰，邻近胸膜不均匀增厚，左侧横膈抬高。

图 2-18　左侧包裹性胸腔积液，X 线胸片及胸部 CT 平扫检查图像

第八节　心包疾病：心包积液

一、心包疾病概述及放射科住培要求

心包疾病（pericarditis disease）是脏层和壁层心包的一组病变，分为原发性和继发性，以继发性病变较为多见。

根据《住院医师规范化培训内容与标准（2022年版）》，心包疾病是放射科住培学员第一、第二年均需要掌握的疾病，其中第一年掌握心包积液，第二年掌握缩窄性心包炎。

二、心包积液的影像特点及示例

心包积液的病因有结核、病毒、化脓性感染、风湿性疾病等引起的继发性改变，积液性质多为渗出性，可表现为血性、脓性、纤维蛋白性等。X线可以观察心影大小的改变；CT和磁共振可观察心包积液的量，一定程度上还可鉴别积液性质。

（一）心包积液的X线表现及示例

（1）心包积液小于300mL，心影大小及形态可无明显改变。

（2）中等量及以上心包积液，从心包腔最下部分向两侧扩展，心影普遍增大，正常弧度消失，呈烧瓶状或球形。

（3）上纵隔影变短、增宽。

图像如图2-19。

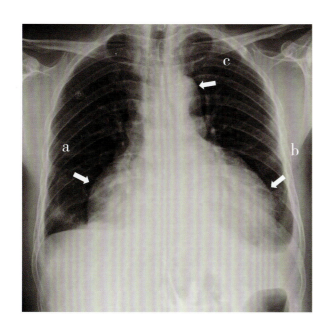

a、b箭头：心包腔最下部分向两侧扩展，心影普遍增大，正常弧度消失，呈烧瓶状；c箭头：上纵隔影变短。

图2-19　心包积液的X线表现示例

（二）心包积液的CT表现及示例

（1）沿心脏轮廓分布的环形异常密度影，多数呈低密度，出血时呈高密度。

（2）定量评估：

等级	积液量（mL）	舒张期心包脏壁层间距（mm）
少量	< 100	5—14
中等量	100—500	15—25
大量	> 500	> 25

图像如图 2-20。大量心包积液，心包脏壁层间距 5.43cm，CT 值约为 16HU。

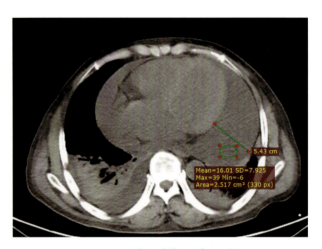

图 2-20　心包积液的 CT 表现示例

（三）心包积液的磁共振表现及示例

（1）磁共振积液定量同 CT。

（2）磁共振对心包积液最大的意义在于定性。

①T1WI 上，积液的成分不同其信号强度有所不同。

　　浆液性：均匀低信号；

　　炎性：不均匀高信号（蛋白含量高）；

　　血性：高信号；

　　肿瘤性：不均匀混杂信号。

②在 T2WI 序列上呈等或高信号。

中等量心包积液，T2WI 为高信号。图像如图 2-21。

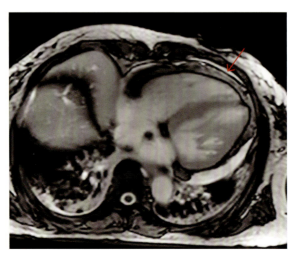

图 2-21　心包积液的磁共振表现示例

第三章　消化、泌尿系统疾病（以CT和X线造影检查为主）

第一节　急腹症：消化道穿孔

一、急腹症概述及放射科住培要求

急腹症（acute abdomen）是腹部急性疾病的总称，病种广泛，涉及消化、泌尿生殖、血管等系统。急腹症病情急，需在短时间内明确诊断，以便临床及时处理，避免延误治疗。影像学在急腹症的诊断中起重要作用，以往首选超声检查。腹部CT成像速度快、不受重叠影响、可行多平面重建，近年来在急腹症的诊断中应用越来越广泛，对于绝大部分的急腹症CT平扫即可明确诊断，对于一些诊断不明确的（如动静脉栓塞及夹层等）可行CT增强扫描检查。

根据《住院医师规范化培训内容与标准（2022年版）》，本书中急腹症章节的内容包括消化系统和腹部血管的急腹症，常见的有胃肠道穿孔、肠梗阻、腹部脏器外伤、阑尾炎、肠系膜血管栓塞、肠扭转等，涉及泌尿生殖系统的急腹症则安排在其他非急腹症章节中叙述。急腹症是放射科住培学员第一、第二、第三年均需要掌握的疾病，难度逐年递进，其中第一年掌握典型胃肠道穿孔、肠梗阻、腹部脏器外伤的影像诊断，第二年掌握隐蔽胃肠道穿孔及其病因、分析肠梗阻原因、腹部脏器外伤分级，第三年掌握阑尾炎、肠系膜血管栓塞、肠扭转等。通过逐年递进深入、系统地掌握急腹症的影像诊断。

二、胃肠道穿孔概述、影像特点及示例

胃肠道穿孔（gastrointestinal perforation）是指胃肠道管壁全层破裂，胃肠道内容物进入腹腔；可发生在胃肠道的任何部位，常见原因有消化性溃疡、创伤、肿瘤等。主要临床表现为剧烈腹痛和压痛等。影像表现为气腹、腹水、积血等。立位腹部平片可显示一侧或双侧膈下新月形气体影，合并积液积血者可见气液平面。需要注意的是，当气腹量较少时，立位腹部平片可为阴性，需要复查或行CT进一步检查，以免漏诊。腹部CT平扫是目前最敏感和最准确的检查方法，除了可以诊断气腹外，还可以发现引起气腹的原因、显示周围组织器官的受累情况，少数可显示穿孔部位；但需要注意的是，观察腹部CT图像时，务必调整多种窗宽和窗位（比如脂肪窗、软组织窗等）进行观察分析，避免漏诊腹腔内的少量游离气体影。CT扫描可见以下征象：①游离或局限性气体影，②游离液体影，③壁内气体影，④壁外软组织结节，⑤邻近器官粘连或炎症反应，⑥邻近血管侵袭或出血等。放射科住培学员第一年需掌握典型胃肠道穿孔病例。

示例　男，37岁，突发上腹痛10h入院。行立位腹部平片及腹部CT平扫检查。图像如图3-1。

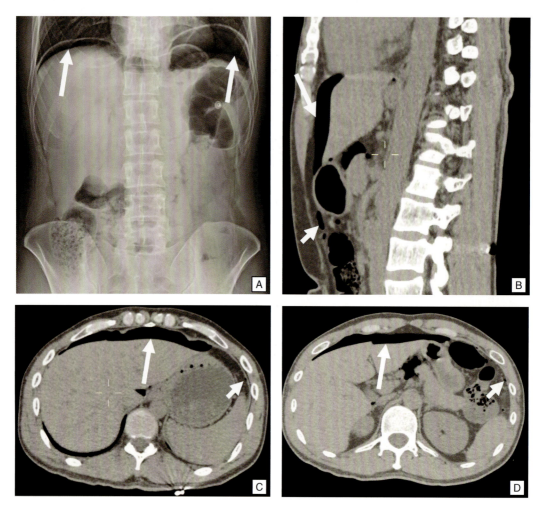

A 为立位腹部平片,B 为 CT 矢状位,C—D 为 CT 轴位。立位腹部平片示两侧膈下新月形游离气体影;CT 示肝前方腹腔内弧形带状游离气体影,腹腔内尚可见多发散在小气泡影。

图 3-1　气腹（手术证实胃窦壁穿孔），立位腹部平片及上腹部 CT 平扫图像

第二节　急腹症：肠梗阻

一、急腹症概述及放射科住培要求

详见本章第一节的"急腹症概述及放射科住培要求"。

二、肠梗阻概述、影像特点及示例

肠梗阻（ileus）的病因多种多样，机械性肠梗阻主要病因为肠腔内外病变及肠壁病变；麻痹性肠梗阻少见，其本身并无器质性病变，常见于急性弥漫性腹膜炎、低钾血症、手术患者；血运性肠梗阻主要是由于肠管局部血供障碍导致胃肠功能紊乱，常见于肠系膜血管栓塞。肠梗阻在立位腹部平片表现为肠管扩张、拱形肠管影、宽大的气液平面，绞窄性肠梗阻可见假肿瘤征、咖啡豆征，可根据影像表现初步判断肠梗阻的位置和类型。CT 检查不仅能诊断肠梗阻，还可显示肠梗阻部位并明确病因。对于机械性肠梗阻，CT 可显示梗阻位置的肠壁不规则增厚或肿块（肿瘤）等。当然，粘连性肠梗阻的影像学检查除显示肠管

扩张、气液平面外，大多数病例无其他阳性发现，少数可见梗阻位置旁的纤维黏膜系带。

放射科住培学员第一年需要掌握典型的肠梗阻病例。

示例1　女，27岁，腹痛2天，行立位腹部平片检查。图像如图3-2。

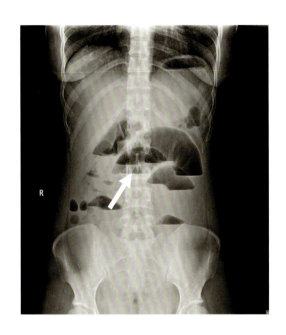

小肠肠管扩张，较宽约3.2cm，可见数个跨拱形扩张小肠影，肠腔内见多个宽窄不等气液平面，宽2—6cm，呈阶梯状排列；结肠未见扩张，两侧膈下未见游离气体。

图3-2　机械性小肠梗阻，立位腹部平片图像

示例2　女，71岁，腹痛腹胀并肛门停止排便4天，行腹部CT平扫及增强扫描检查。图像如图3-3。

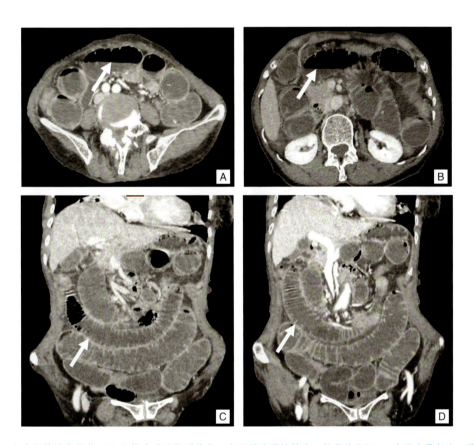

A为动脉期轴位，B为门静脉期轴位，C、D均为动脉期冠状位。空回肠弥漫性扩张，较宽约3.1cm，内见大量积液，局部见宽液气平面；各肠管未见肿块影，肠壁无增厚或水肿，增强扫描未见异常强化灶；结肠未见扩张。

图3-3　低位机械性、单纯性小肠梗阻，腹部CT增强扫描图像

第三节　急腹症：腹部外伤

一、急腹症概述及放射科住培要求

详见本章第一节的"急腹症概述及放射科住培要求"。

二、腹部外伤概述、影像特点及示例

腹部外伤（abdominal trauma）是指各种原因导致的腹部器官或血管损伤。开放性损伤是指腹壁有创口，如刀具、枪弹等造成的损伤；闭合性损伤是指腹壁无明显创口，如撞击、挤压等造成的损伤。常见的受损器官有肝、脾、肾等。腹部外伤的严重后果有大出血、感染和器官功能障碍等，可能危及生命。腹部外伤的及早诊治对挽救患者生命、降低并发症、提高预后具有重要意义。腹部外伤诊断首选 CT 检查，CT 检查可以明确内脏器官和血管的损伤程度和范围等情况。

放射科住培学员第一年需掌握腹部外伤的典型病例，第二年需掌握腹部外伤的分级。

CT 表现： ①实质内血肿，呈圆形或椭圆形，边缘清晰或模糊，呈稍高/高密度影，增强扫描时无强化或可轻度强化。②包膜下血肿，常表现为新月形，包绕脏器，呈低密度，边缘清晰，与正常组织有明显的密度差异，血肿内可见高密度区，血肿密度随时间延长逐渐降低，最终可完全吸收或形成囊性变。③实质裂伤，脏器体积增大或变形，表面出现不规则的低密度区或高密度区，与邻近结构界限模糊，周围出现液性或气性密度影。④ CT 增强扫描失活的脏器组织无强化，血管损伤时可见对比剂外渗，完全撕脱时连续性中断，CT 平扫难以发现的小挫裂伤可表现为相对低强化或无强化。

示例　女，51 岁，外伤致腹部疼痛 1h 入院，行急诊 CT 平扫及增强扫描检查。图像如图 3-4。

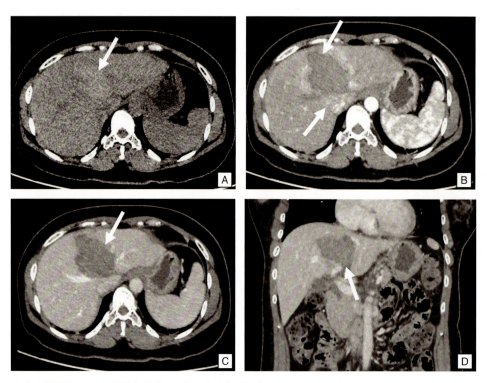

A 为平扫轴位，B 为动脉期轴位，C 为门静脉期轴位，D 为门静脉期冠状位，肝 S4 见大小约 6cm×7.5cm×7cm 的团块状稍高密度影，增强扫描动脉期、门静脉期病灶均无强化，边界较平扫清楚，其中动脉期病灶周围见一过性异常灌注。

图 3-4　肝 S4 挫裂伤，上腹部 CT 平扫及增强扫描图像

第四节　肝脏病变：脂肪肝

一、脂肪肝概述及放射科住培要求

脂肪肝（fatty liver）是各种原因引起脂质代谢异常，进而导致甘油三酯在肝细胞内过度沉积，促使肝细胞脂肪变性的现象。肝脏脂肪含量超过 5% 即可诊断脂肪肝。脂肪肝根据分布情况分为弥漫性均质脂肪肝、弥漫性不均质脂肪肝、局灶性脂肪肝；根据脂肪变性程度分为轻、中、重度脂肪肝，对应的脂肪含量分别为 5%—10%、10%—25%、25% 及以上。

脂肪肝是放射科住培学员第一年就需要掌握的疾病。

二、脂肪肝的影像表现及示例

目前临床上对脂肪肝类型及程度的评价主要依赖于超声、CT 以及 MRI 检查。超声为脂肪肝首选的影像检查方法，但是目前尚无法对其进行准确的定量分析。脂肪肝典型的 CT 及 MRI 表现为：①肝脏形态多饱满，肝边缘圆钝；② CT 显示肝实质密度不同程度降低（与脾实质密度或肝内血管密度相比较）；③ MRI 显示 T1WI 反相位信号衰减；④异常密度或信号区域有肝内正常血管或胆管穿行；⑤增强扫描显示与正常肝实质强化平行。

脂肪肝脂肪变性程度的评估在 CT 上采用肝脏密度与脾脏密度的比值表示：$Y=$ 肝脏密度 / 脾脏密度，轻度：$0.7 < Y \leqslant 1$，中度：$0.5 < Y \leqslant 0.7$，重度：$Y \leqslant 0.5$。

示例 1　脂肪肝的示例图像如图 3-5。

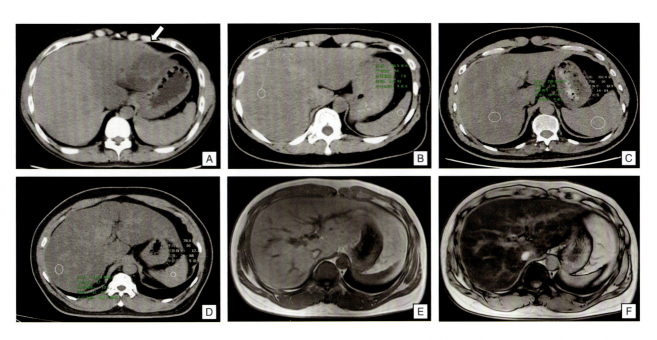

A 为病例 1：肝左叶局灶性不均质脂肪肝；B 为病例 2：弥漫性脂肪肝（轻度，$Y=0.79$）；C 为病例 3：弥漫性脂肪肝（中度，$Y=0.56$）；D 为病例 4：弥漫性脂肪肝（重度，$Y=0.30$）；E、F 为病例 5：E 为 T1WI 同相位，F 为 T1WI 反相位，反相位肝实质信号较同相位明显降低。

图 3-5　脂肪肝 5 个病例的影像表现图像

示例2 女，79岁，呕吐、腹胀8天。行CT平扫+增强扫描检查。图像如图3-6。

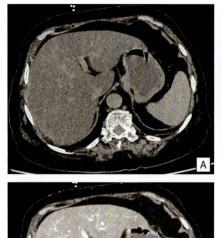
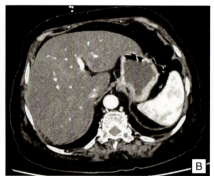
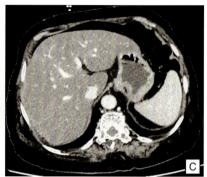
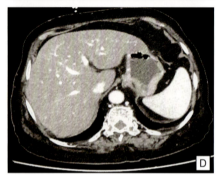

A为平扫轴位，B为动脉期轴位，C为门静脉期轴位，D为平衡期轴位。肝脏稍大，边缘圆钝，左右叶比例协调，肝裂不宽；肝实质密度弥漫性减低（CT值约22HU），明显低于脾脏密度（CT值约58HU），肝/脾密度比值约0.4。增强扫描肝实质强化程度减弱，可见肝脏血管正常穿行且显示十分清晰。

图3-6　弥漫性均质脂肪肝（重度），上腹部CT平扫及多期增强扫描图像

第五节　肝脏病变：肝硬化

一、肝硬化概述及放射科住培要求

　　肝硬化（liver cirrhosis）是由于各种病因使得肝细胞出现弥漫性变性、坏死，进一步发生纤维组织增生和肝细胞结节状再生，最终肝小叶结构紊乱、变形，肝内血液循环途径受损、改建，导致肝变形、变硬，进而引起血流阻力增大、压力增高，同时肝功能受损。目前常见的病因有HBV和HCV感染、酗酒、寄生虫感染及自身免疫性疾病等。主要临床表现：早期多无明显症状，偶有恶心、纳差等；晚期肝硬化主要表现为肝功能受损及门静脉高压引起的一系列并发症，如纳差、乏力、腹胀、腹痛、黄疸、牙龈出血、呕血等。

　　肝硬化是放射科住培学员第一年就需要掌握的疾病。

二、肝硬化的影像特点及示例

　　不同原因引起的肝硬化影像表现不尽相同，共同的影像表现主要有以下几点。①肝脏外形的改变：肝脏增大或缩小，各叶比例失调，常见肝左叶或尾状叶增大，肝右叶缩小；肝表面凹凸不平，呈"锯齿状""波浪状"改变；肝裂增宽。②肝实质改变：主要表现为弥漫的再生结节或网格状纤维化，CT显示较为困难，较大的再生结节表现为稍高密度结节；MRI显示较为清楚，再生结节显示为T1WI等或略高信号，T2WI等或稍低信号，增强扫描显示结节强化与正常肝实质相似，或表现为无明显强化；网格状纤维化在CT上显示较为困难，在MRI表现为T1WI混乱、网格状低信号，T2WI呈稍高信号，增强延迟期纤维化可见延迟强化。③肝内及肝周围血管改变：肝内动静脉纤细，门静脉及其分支增宽、增粗（常表现为主干直径＞ 1.3cm，脾静脉主干直径＞ 0.8cm），回流静脉曲张、侧支循环形成（食管下段、胃底、肝门区、脾门区、腰旁静脉等）；脾大（脾脏外缘大于 5 个肋单元或者脾脏下缘低于肝脏下缘，前缘超过左侧锁骨中线）。④其他继发改变：腹水、胸腔积液等。

示例 1　女，86 岁，呕血 3h 入院，行上腹部 CT 平扫 + 增强扫描检查。图像如图 3-7。

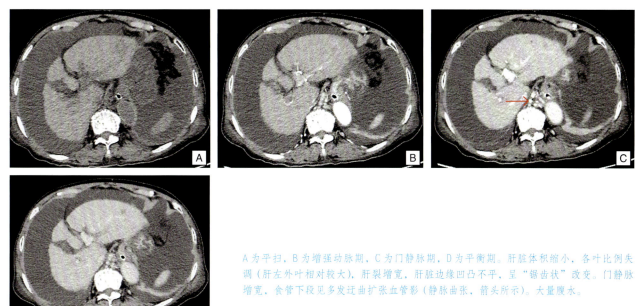

A 为平扫，B 为增强动脉期，C 为门静脉期，D 为平衡期。肝脏体积缩小，各叶比例失调（肝左外叶相对较大），肝裂增宽，肝脏边缘凹凸不平，呈"锯齿状"改变。门静脉增宽，食管下段见多发迂曲扩张血管影（静脉曲张，箭头所示）。大量腹水。

图 3-7　肝硬化并腹水、食管下段静脉曲张，上腹部 CT 平扫 + 增强各期轴位图像

示例 2　男，59 岁，腹胀、腹痛 1 个月余，行肝胆胰 MRI 平扫 + 增强（特异性对比剂）扫描检查。图像如图 3-8。

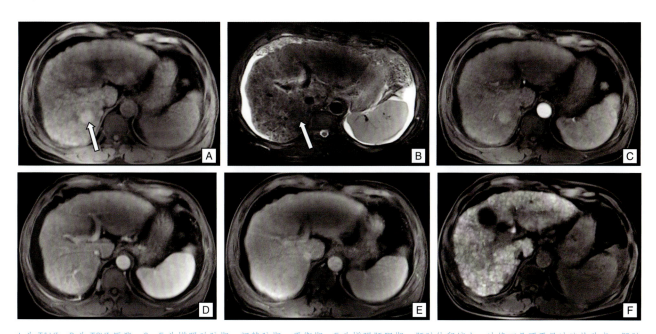

A 为 T1WI，B 为 T2WI 压脂，C—E 为增强动脉期、门静脉期、平衡期，F 为增强肝胆期。肝脏体积缩小，边缘凹凸不平呈波浪状改变；肝脏 T2WI 压脂呈网格样改变；肝实质信号不均匀，见多发大小不等结节状 T1WI 稍高、T2WI 稍低信号（箭头），增强扫描动脉期结节强化欠均匀，门静脉期强化较均匀，平衡期呈相对稍低信号，肝胆期可见对比剂摄取（与肝实质呈同等高信号）。脾脏体积增大，超过 5 个肋单元。门静脉主干及其分支增粗，主干管径约 1.5cm，未见充盈缺损；食管胃底见增粗、迂曲血管影。肝周及脾周见腹水。

图 3-8　肝硬化多发再生结节并脾大、食管下段 - 胃底静脉曲张、腹水，上腹部 MRI 平扫 + 增强扫描各期轴位图像

第六节 肝脏病变：肝囊肿

一、肝囊肿概述及放射科住培要求

肝囊肿（hepatic cyst）多见于 30—50 岁，可单发或多发，常在体检时发现。小囊肿无症状；较大的囊肿（>5cm）可出现上腹饱胀、隐痛和餐后饱胀等症状，可有肝囊肿破裂或合并感染等并发症。肝囊肿壁较薄，内衬上皮细胞，囊内为液体。肝多发囊肿需注意与多囊肝鉴别。

肝囊肿较为常见，是放射科住培学员第一年就需要掌握的疾病。

二、肝囊肿的影像特点及示例

超声、平扫 CT 或 MRI 检查时偶然发现肝囊肿，可了解其位置及病灶数目，少数不典型囊肿病灶需要进行 CT 或 MRI 增强扫描。

（一）典型肝囊肿的 CT 表现

（1）平扫表现为类圆形、边界清晰的低密度灶，呈水样密度。

（2）若合并出血，囊肿密度可增高。

（3）多期增强扫描囊肿始终未见强化。

（4）若合并感染，增强扫描囊壁可见强化。

（5）肝内多发囊肿需与多囊肝鉴别，多囊肝常合并多囊肾。

示例 女，73 岁，确诊小细胞肺癌 8 个月，超声发现肝占位，行上腹部 CT 平扫＋增强扫描检查。图像如图 3-9。

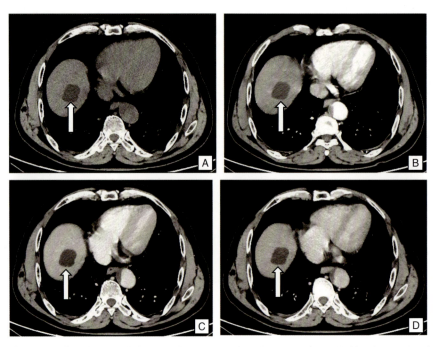

A—D 分别为 CT 平扫、动脉期、门静脉期、平衡期轴位。平扫肝 S8 见一直径约 3.2cm 的类圆形水样密度影，边界清晰，密度均匀，CT 值约 5HU，增强扫描各期均未见强化。

图 3-9 肝 S8 囊肿，上腹部 CT 平扫及增强扫描各期图像

（二）典型肝囊肿的 MRI 表现

（1）平扫：T1WI 呈明显低信号，T2WI 呈明显高信号，边界清晰；随着 b 值升高，DWI 信号减低，ADC 图呈高信号。

（2）多期增强扫描囊肿始终未见强化，肝胆特异期呈低信号。

（3）肝内多发囊肿需与多囊肝鉴别，多囊肝常合并多囊肾。

示例　女，66 岁，结肠癌术后 1 年余，超声发现肝占位，行肝脏 MRI 平扫 + 增强（特异性对比剂）扫描检查。图像如图 3–10。

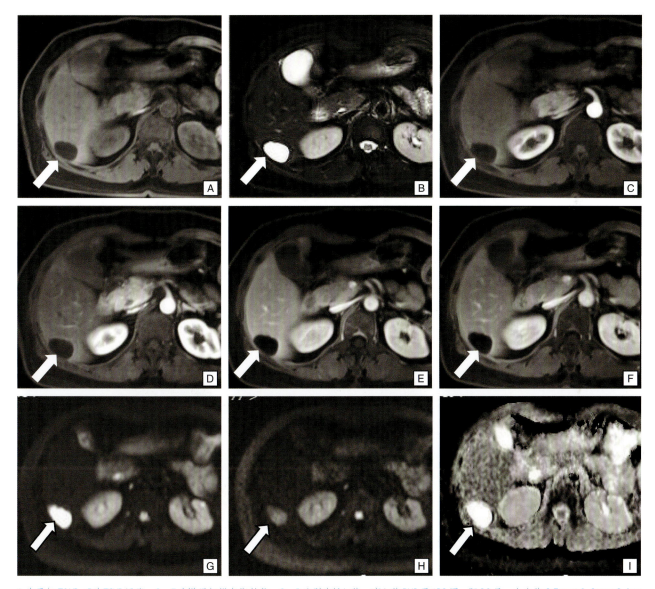

A 为平扫 T1WI，B 为 T2WI 压脂，C—F 为增强扫描各期轴位，G—I 分别为低 b 值、高 b 值 DWI 及 ADC 图。肝 S6 见一大小约 2.7cm×1.6cm×2.4cm 的椭圆形病灶，边界清晰，信号均匀，T1WI 呈明显低信号、T2WI 压脂呈明显高信号；随 b 值升高，DWI 信号减低，但相应 ADC 图呈高信号；增强扫描各期均未见强化。

图 3–10　肝 S6 囊肿，上腹部 MRI 平扫及增强扫描各期、DWI 图像

第七节　肝脏病变：肝血管瘤

一、肝血管瘤概述及放射科住培要求

肝血管瘤（hepatic hemangioma）是肝脏最常见的良性肿瘤之一，女性多见。临床上可无任何症状，多为体检时发现；直径超过 5cm 者为巨大血管瘤，可表现为右上腹痛或不适，可引起破裂出血。肝血管瘤可单发，亦可多发。通常认为肝血管瘤是血管过度发育或分化异常导致的血管畸形，内可见扩张的异常血窦，内衬单层血管内皮细胞，病灶内可出现血栓、钙化，非真正的肿瘤。CT 增强、MRI 增强检查均可通过"早出晚归"的强化方式检出，能明确病灶的位置和性质。

肝血管瘤是放射科住培学员第一年就需要掌握的肝脏良性病变。

二、肝血管瘤的影像特点及示例

多期增强 CT 或 MRI 检查可对肝血管瘤进行准确定位和定性诊断，同时观察病灶与肝内血管的关系。

（一）典型肝血管瘤的 CT 表现

（1）平扫为肝实质内边界清晰的类圆形稍低密度灶。

（2）典型多期增强扫描表现：动脉期病灶边缘见结节状明显强化，强化程度接近同层面主动脉的强化密度，门静脉期强化灶逐渐融合并向病灶中心渐进性扩展，平衡期或延迟期强化范围进一步扩大并趋向均匀，较周围肝实质强化程度高或等强化，多期增强扫描过程呈"早出晚归"的强化表现。

（3）部分肝血管瘤病灶中心可有血栓或纤维化，延迟期仍未见其强化。

（4）部分肝血管瘤病灶内可见钙化。

示例　女，65 岁，腹痛、腹胀 10 余天，行上腹部 CT 平扫及增强扫描检查。图像如图 3-11。

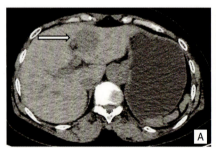
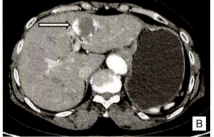
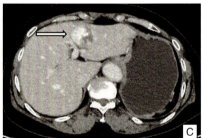
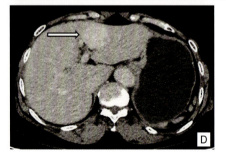

A 为 CT 平扫，B—D 分别为增强动脉期、门静脉期、平衡期轴位。肝 S3 见一直径约 3.0cm 的类圆形稍低密度灶，边界清晰，增强扫描动脉期病灶边缘见结节状明显强化，门静脉期强化向病灶中心填充，平衡期整个病灶完全强化，呈"早出晚归"表现。

图 3-11　肝 S3 血管瘤，上腹部 CT 平扫及增强扫描各期图像

（二）典型肝血管瘤的 MRI 表现

（1）平扫：T1WI 表现为类圆形、均匀低信号灶；T2WI 表现为明显高信号，在肝实质低信号背景衬托下，呈现"灯泡征"。

（2）多期增强扫描呈现与CT类似的"早出晚归"表现，肝胆特异期未见对比剂摄取，呈低信号。

示例　女，29岁，体检发现肝占位，行肝脏MRI平扫+增强（特异性对比剂）扫描检查。图像如图3-12。

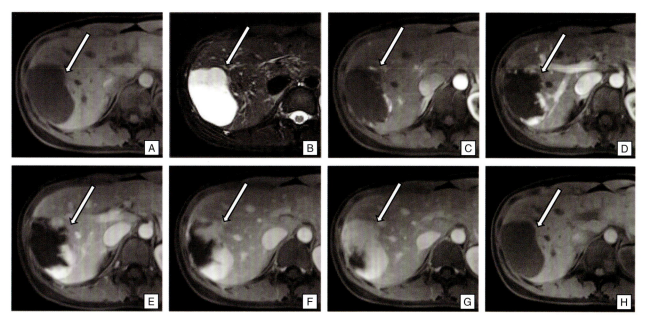

A为MR平扫T1WI轴位，B为T2WI压脂轴位，C—G分别为增强动脉早期、动脉晚期、门静脉期、平衡期、延迟期轴位，H为肝胆特异期轴位。肝右叶见一大小约7.4cm×4.1cm×6.5cm的椭圆形病灶，边界清晰，信号均匀，T1WI为低信号、T2WI压脂呈均匀明显高信号；增强扫描各期由边缘结节状明显强化逐渐向病灶中心填充，肝胆特异期病灶不摄取对比剂，呈低信号。

图3-12　肝右叶巨大血管瘤，上腹部MRI平扫及增强扫描图像

（三）几种特殊情况

（1）脂肪肝背景下，肝血管瘤病灶CT平扫呈相对高密度，增强扫描各期仍可表现为"早出晚归"的强化特征。

（2）病灶较小时动脉期即可出现全瘤强化而无逐渐填充的强化过程。

示例　肝S8血管瘤，图像如图3-13。

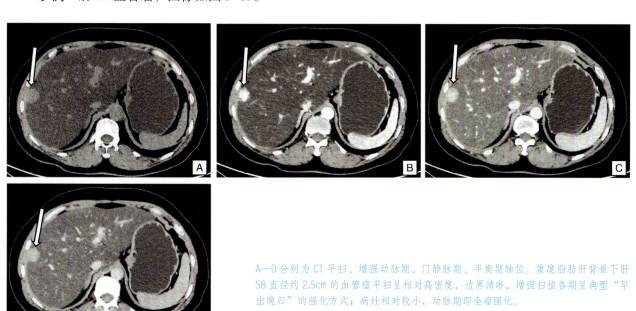

A—D分别为CT平扫、增强动脉期、门静脉期、平衡期轴位。重度脂肪肝背景下肝S8直径约2.5cm的血管瘤平扫呈相对高密度，边界清晰，增强扫描各期呈典型"早出晚归"的强化方式；病灶相对较小，动脉期即全瘤强化。

图3-13　上腹部CT平扫及增强扫描图像

（3）多发性肝血管瘤。

示例 多发性肝血管瘤，图像如图 3-14。

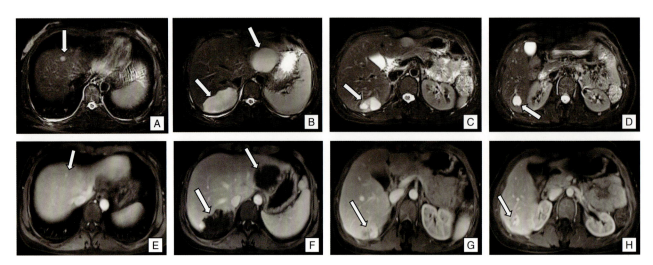

A—D 为 MRI 平扫 T2 压脂轴位，E—H 为增强扫描轴位。肝 S2、S4、S6、S7 见多发大小不等的血管瘤，较大病灶呈"早出晚归"、逐渐填充强化，较小病灶动脉期即呈明显全瘤强化。

图 3-14　上腹部 MRI 平扫及增强扫描图像

第八节　肝脏病变：肝细胞癌

一、肝细胞癌概述及放射科住培要求

肝细胞癌（hepatocellular carcinoma，HCC）是原发性肝癌最常见的病理类型，是我国最常见的恶性肿瘤之一。好发于中老年男性，患者常有甲胎蛋白（AFP）增高和肝炎、肝硬化病史，肝区疼痛、消瘦乏力及黄疸为常见临床症状。HCC 大体上分为巨块型（直径 ≥ 5cm）、结节型（直径 < 5cm）、弥漫型（直径 < 1cm，弥漫分布）。小肝癌是指单个癌结节直径 ≤ 3cm 或者 2 个 HCC 直径之和 ≤ 3cm。

HCC 是放射科住培学员第一年就需要掌握的疾病。

二、肝细胞癌的影像特点及示例

超声是肝脏疾病首选的影像筛查方法，具有操作简便、经济实惠的优势；可疑 HCC 的病例需要进行 CT 或 MRI 平扫及增强扫描进一步检查，尤其是多模态 MRI 成像对于肝硬化结节恶变/早期肝癌具有独特的诊断优势，建议作为肝硬化患者筛查 HCC 的首选影像检查方法；血管造影既能诊断 HCC，又能治疗中晚期 HCC，还能为手术切除 HCC 提供血运评估。

（一）典型 HCC 的 CT 表现及示例

（1）平扫表现为类圆形或不规则形低密度，膨胀性生长，边缘模糊或清晰（有假包膜时边缘清晰），密度多不均匀（瘤内坏死、囊变区密度降低，出血表现为高密度影）。

（2）增强扫描动脉期病灶呈不均匀明显强化且高于正常肝组织，随后密度迅速降低，在门静脉期、平衡期表现为低密度，呈"快进快出"型强化。

（3）HCC 周围可见更低密度假包膜，增强扫描呈延迟强化。

（4）可发生门静脉、肝静脉、下腔静脉侵犯/癌栓，极少数可发生肝动静脉瘘。

（5）可发生其他器官和（或）淋巴结转移。

（6）可合并肝硬化等慢性肝病表现。

示例　男，44 岁，上腹部胀痛 1 个月余，行上腹部 CT 平扫及增强扫描检查。图像如图 3-15。

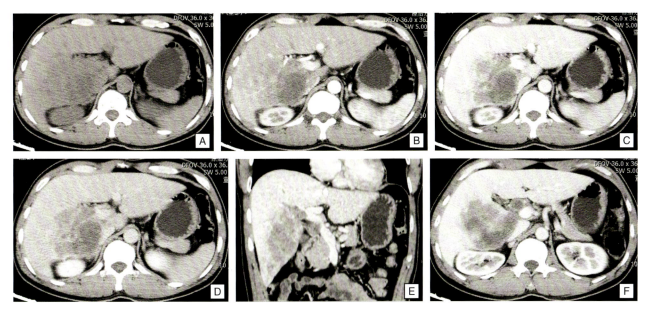

A 为 CT 平扫轴位，B 为 CT 增强动脉期轴位，C、F 为 CT 增强门静脉期轴位，D 为 CT 增强平衡期轴位，E 为 CT 增强门静脉期冠状位。S5—S6 段见一不规则形稍低密度肿块影，边缘模糊不清，大小约 10.2cm×7.9cm×13.0cm，密度不均匀；增强扫描动脉期肿块呈不均匀明显强化，可见肝动脉供血，门静脉期强化迅速减退，平衡期密度进一步降低，呈"速升速降"型强化。门静脉右支受侵，其内可见条状充盈缺损。肝门区见肿大淋巴结，最大约 1.7cm×1.5cm，增强扫描呈边缘环状强化。胆道系统未见异常。扫描所及脏器未见转移征象。未见门静脉高压表现，腹膜腔未见积液。

图 3-15　肝 S5-6 段 HCC，CT 平扫及多期增强扫描图像

（二）典型 HCC 的 MRI 表现及示例

（1）T1WI 多数呈稍低或中等信号，肿瘤出血、脂肪变表现为高信号，坏死、囊变者出现低信号；T2WI 多表现为稍高信号，信号均匀或不均匀；DWI 呈高信号，ADC 图为低信号（ADC 值降低）；无假包膜的 HCC 边缘多不清晰。

（2）增强扫描动脉期病灶呈不均匀明显强化且高于正常肝组织，门静脉期强化迅速减退，平衡期病灶信号进一步减低，呈"快进快出"型强化。

（3）假包膜在 T1WI 表现为肿瘤周边的环形低信号，增强扫描呈延迟强化。

（4）可发生门静脉、肝静脉、下腔静脉侵犯/癌栓，极少数可发生肝动静脉瘘。

（5）可发生淋巴结和（或）其他器官转移。

（6）可合并有肝硬化等慢性肝病表现。

示例　男，52 岁，乏力、腹胀、厌油腻 1 个月余，行上腹部 MRI 平扫及肝特异性对比剂增强扫描检查。图像如图 3-16。

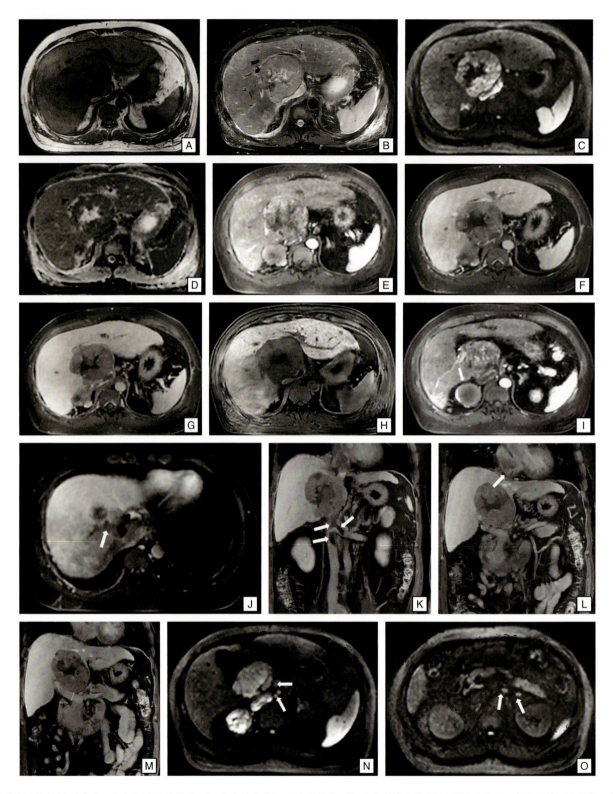

A 为 MRI 平扫 T1WI 轴位，B 为 T2WI 压脂轴位，C、D 分别为 DWI、ADC 图轴位，E—H 分别为 MRI-T1WI 增强动脉期、门静脉期、平衡期、肝胆特异期轴位，I 为 T1WI 增强动脉晚期轴位，J—M 为 MRI 增强门静脉期轴位和延迟期冠状位，N、O 为 DWI 图轴位。S1 段见一类圆形肿块，形态规整，部分边界模糊不清，大小约 8.9cm×8.9cm×8.0cm，肿块呈 T1WI 等低混杂信号、T2WI（稍）高信号，DWI 肿块周边实质部分扩散受限，肿块边缘可见不完整假包膜，表现为 T1WI 低信号；增强扫描动脉晚期肿块呈不均匀明显强化，门静脉期强化迅速减退，平衡期强化程度进一步降低，呈"速升速降"型强化，并可见延迟强化的不完整假包膜，20min 后肝胆特异期肿块呈低信号表现。肝右静脉受侵犯，肝右静脉、下腔静脉、左肾静脉、右心房见癌栓形成，呈不规则条状、团片状充盈缺损。右侧肾上腺可见转移灶，大小约 4.7cm×4.6cm×4.7cm。肝门区、腹主动脉旁多发淋巴结显示，最大约 1.0cm×0.8cm，DWI 可见扩散受限，增强扫描强化明显。肝内胆管轻度扩张；肝硬化背景，肝周、脾周少量积液，门静脉高压。扫及层面两侧背阔肌水肿改变。

图 3-16　肝 S1 段 HCC 并肝右静脉、下腔静脉、左肾静脉、右心房癌栓，右侧肾上腺转移瘤，肝门区、腹主动脉旁淋巴结转移可能；
MRI 多模态平扫及多期增强扫描图像

附：HCC 的形态学类型。图像如图 3-17。

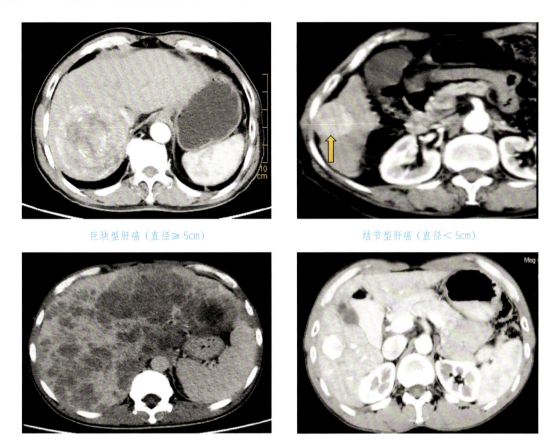

巨块型肝癌（直径≥5cm）　　　　结节型肝癌（直径＜5cm）

弥漫型肝癌（癌结节弥漫分布）　　　　小肝癌（直径≤3cm）

图 3-17　HCC 的形态学类型图像

第九节　胆系病变：胆系炎症与结石

一、胆系炎症与结石概况及放射科住培要求

胆道结石是胆道系统常见疾病，胆固醇代谢失调及胆汁淤积是结石形成的主要原因，主要包括胆囊结石、胆总管结石、左右肝管及肝总管结石、肝内胆管结石，可单独存在，也可合并发生。胆囊结石合并胆总管结石属于胆道结石中的复杂类型，且易引起胆囊炎、胰腺炎等，通常临床上建议尽早清除结石，以促使胆汁顺畅流通。常规的内科疗法难以避免结石残留，需采取手术治疗。术前应明确结石分布情况、胆道系统病变及肝实质病变。

胆系炎症与结石是放射科住培学员第一、第二年都需要掌握的疾病，其中第一年掌握典型病例，第二年掌握不典型病例。

二、胆系炎症与结石的影像特点及示例

目前超声、CT、MRI 已成为本病临床主要检查手段，超声检查具有操作方便、费用低、非侵袭性、可重复检查等优点，但其诊断准确性容易受到医生的操作水平和肠气等因素的影响。在决定行外科手术治

疗前，需要行其他影像检查。CT可全面显示结石分布、胆管系统扩张、肝脏实质病变，与超声联合应用能提供可靠诊断依据。MRI+MRCP可全面显示结石的分布、肝实质的病变、胆管狭窄及扩张，是无创性胆道系统成像方法，兼具断层扫描及胆道成像的优点。所以，影像诊断报告要对胆道结石进行全面描述，再作出定性诊断，可为临床选择诊疗方案提供重要依据。

（一）胆系炎症与结石的CT表现

胆囊结石：高密度、等密度、低密度。

（1）典型 – 高密度结石：单发或多发，圆形、多边形或泥沙状高密度影。

（2）不典型 – 等、低密度结石：平扫不易分辨，增强CT表现为胆囊内的充盈缺损，其位置可随体位变换而改变。

胆管结石：高密度结石多见。

（1）肝内胆管结石：点状、结节状，与肝内胆管走行一致，周围胆道扩张。

（2）胆总管结石：胆总管结石可见上部胆管扩张，扩张的胆总管直径＞1.0cm。在结石部位层面，可见扩张的胆管截断性消失，同时见到高密度或等密度的结石呈"靶征"或"半月征"。

胆道炎症：表现为胆道壁环形均匀增厚，增强扫描呈持续均匀强化，可有胆管狭窄，可伴胆道积气。

（二）胆系炎症与结石的MRI表现

（1）胆道结石：胆囊或胆管结石在T1WI、T2WI上均呈无信号或低信号。在T2WI上，高信号的胆囊及胆管内可清晰显示低信号的充盈缺损。MRCP可更好地显示低信号的结石及其所在部位、数目、形态、大小等，又能清晰显示胆管扩张及其程度。

（2）胆囊炎：表现为胆囊增大，胆囊壁增厚；增厚的胆囊壁因水肿而出现T1WI低信号，T2WI高信号。

（3）胆道炎症：表现为胆道壁环形均匀增厚，增强扫描呈持续均匀强化，可有胆管狭窄，可伴胆道积气。

示例　女，74岁，上腹疼痛2个月余，再发2天，行上腹部CT平扫＋增强扫描、上腹部MRI平扫＋增强扫描+MRCP检查。图像如图3-18、图3-19。

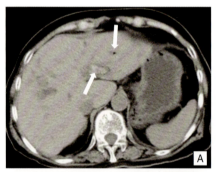
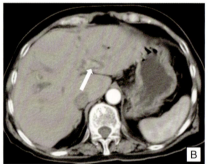
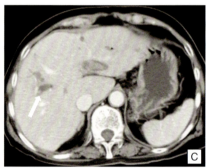
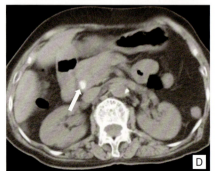

A、D为平扫轴位，B为动脉期轴位，C为门静脉期轴位。胆总管下端见大小约1.0cm×1.0cm×1.0cm结节样致密影，边界清晰锐利；肝内胆管见多发颗粒、结节状高密度影，肝内外胆管扩张；左侧肝内胆管见少量积气。

图3-18　胆总管、肝内胆管多发结石合并胆管扩张、胆管炎、胆道少量积气，CT平扫及多期增强扫描图像

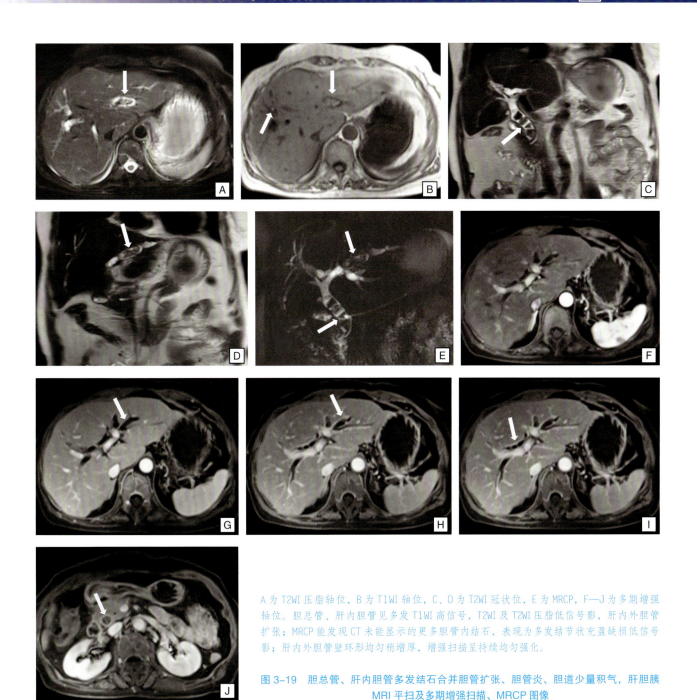

A 为 T2WI 压脂轴位，B 为 T1WI 轴位，C、D 为 T2WI 冠状位，E 为 MRCP，F—J 为多期增强轴位。胆总管、肝内胆管见多发 T1WI 高信号，T2WI 及 T2WI 压脂低信号影，肝内外胆管扩张；MRCP 能发现 CT 未能显示的更多胆管内结石，表现为多发结节状充盈缺损低信号影；肝内外胆管壁环形均匀稍增厚，增强扫描呈持续均匀强化。

图 3-19　胆总管、肝内胆管多发结石合并胆管扩张、胆管炎、胆道少量积气，肝胆胰 MRI 平扫及多期增强扫描、MRCP 图像

第十节　胆囊病变：胆囊炎症与结石

一、胆囊炎症与结石概述及放射科住培要求

　　胆囊结石（gallstone）是胆道系统常见疾病，病因多与家族史、油腻饮食、血脂增高、饮酒等因素有关，分为胆色素型、胆固醇型和混合型。胆囊结石易引起胆囊炎，多由结石嵌顿于胆囊颈、胆囊管或细菌感染引起，病理可分为：①急性单纯性胆囊炎，②急性化脓性胆囊炎，③急性坏疽性胆囊炎，④气肿性胆囊炎。治疗上应尽早清除结石，以促使胆汁顺畅流通，常规的内科疗法难以避免结石残留，需采取手术治

疗。术前应明确结石分布情况、胆道系统病变及肝实质病变。

胆囊炎症与结石作为胆系炎症与结石的补充内容，被列为放射科住培学员第一年需掌握的疾病。

二、胆囊炎症与结石的影像特点及示例

影像检查为本病主要检查手段，超声检查具有操作方便、费用低、无创、可重复检查等优点，但其诊断准确性容易受到医生的操作水平和肠气等因素的影响。CT 可全面显示结石分布、胆管系统扩张、肝脏实质病变，与超声联合应用能为临床提供可靠诊断依据。MRI+MRCP 可全面显示胆囊结石分布、肝实质病变、胆管狭窄及扩张，是无创性的影像检查方法。针对坏疽性胆囊炎、气肿性胆囊炎等特殊类型胆囊炎，推荐首选腹部 CT、增强 CT 或 MRI 等检查。

（一）典型胆囊炎症与结石的 CT 表现及示例

胆囊内单发或多发的柱状、圆形、多边形、泥沙状异常密度影，胆色素型结石为致密影（最常见），胆固醇型结石为脂肪密度影，混合型结石为混杂密度影，其位置可随体位变换而改变。合并急性胆囊炎则胆囊增大，横径大于 5cm，胆囊壁弥漫性、向心性增厚，壁厚＞3mm，并有明显均匀持续强化，胆囊周围有环形低密度水肿带或液体潴留。

示例 男，48 岁，反复腹部疼痛 8 天余。行上腹部 CT 平扫 + 增强扫描检查。图像如图 3-20。

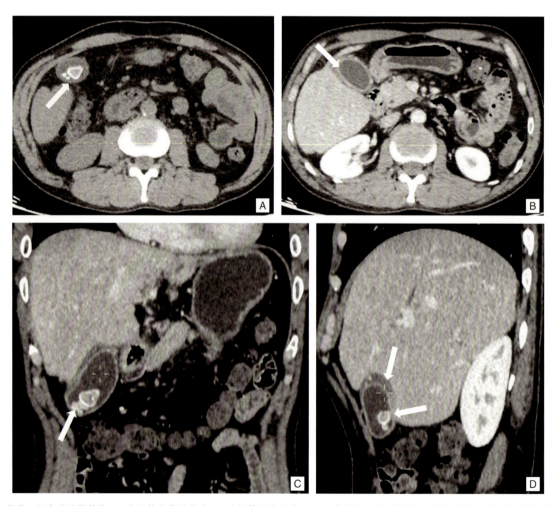

A 为平扫轴位，B 为动脉期轴位，C 为门静脉期冠状位，D 为门静脉期矢状位。胆囊饱满、壁稍增厚、毛糙，增强扫描明显均匀持续强化；内见多发结节状致密灶，最大者呈边缘环状更高密度，大小约 1.9cm×1.1cm；胆囊窝可见少量积液，周围脂肪间隙稍模糊。

图 3-20　胆囊多发结石合并胆囊炎，CT 平扫及多期增强扫描图像

附　需注意胆囊胆固醇结石，易被误认为胆囊积气。图像如图 3-21。

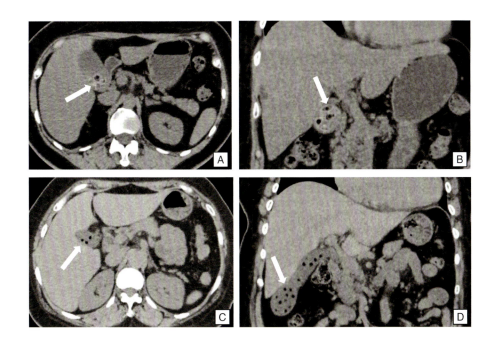

A、B 为病例 1：胆囊多发混合型结石，胆囊腔内多发类圆形混杂密度影，中央为脂肪低密度，边缘见环形高密度影。

C、D 为病例 2：胆囊多发胆固醇结石，胆囊腔内多发类圆形低密度影，测量 CT 值为脂肪密度。

图 3-21　胆囊胆固醇结石，CT 平扫图像

（二）典型胆囊炎症与结石的 MRI 表现及示例

MRI 表现：胆囊结石在 T1WI、T2WI 上均呈无信号或低信号。在 T2WI 上，高信号的胆囊内可清晰显示低信号的充盈缺损。MRCP 可更好地显示低信号的结石及其部位、数目、形态、大小等，又能清晰显示胆管扩张及其程度。胆囊炎可见胆囊增大，胆囊壁增厚，增厚的胆囊壁因水肿而表现为 T1WI 稍低信号、T2WI 稍高信号。

示例　男，40 岁，4h 前进食油腻食物后胸腹痛，行上腹部 CT 平扫、上腹部 MRI 平扫 + 增强扫描检查。图像如图 3-22。

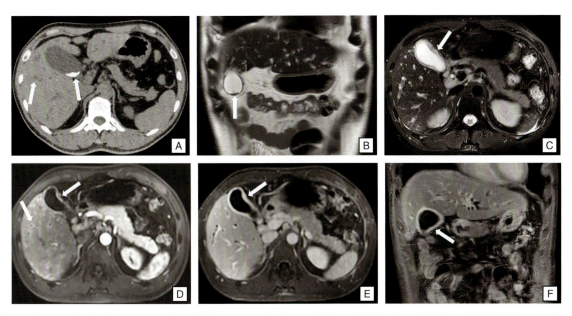

A 为 CT 平扫轴位，B 为 T2WI 冠状位，C 为 T2WI 压脂轴位，D 为 MR 增强扫描动脉晚期轴位，E 为 MR 增强扫描门静脉期轴位，F 为 MR 增强扫描延迟期冠状位。CT 平扫示胆囊内多发小点状致密影聚集，肝内胆管轻度扩张；MRI 示胆囊腔内数个小点状 T2WI 低信号影，胆囊壁水肿增厚，增强扫描胆囊壁环形增厚且明显持续强化，肝内胆管广泛轻度扩张，胆管壁增厚并环形强化。

图 3-22　胆囊多发结石合并胆囊炎，肝内胆管轻度扩张、胆管炎，上腹部 CT 平扫及 MRI 平扫 + 多期增强扫描图像

第十一节　胰腺病变：胰腺炎

一、胰腺炎概述及放射科住培要求

急性胰腺炎（acute pancreatitis，AP）是常见的胰腺疾病，主要是由胆系疾病或酗酒、外伤等导致胰管阻塞，胰液释放入间质，激活胰酶，引起胰腺及胰周组织的非特异性炎症，病情轻重不一，重症胰腺炎可危及生命。急性胰腺炎起病急，主要临床症状有恶心、呕吐、呕吐后不缓解、腹胀等胃肠道症状，急性发作的上腹部持续剧烈疼痛，常向胸背部放射，部分患者可以出现心动过速、低血压、少尿、休克。急性胰腺炎的病理分类：①急性间质性胰腺炎也称急性水肿性胰腺炎（占 70%—80%），表现为胰腺增大、水肿，正常脂肪小叶结构消失，胰周脂肪模糊、水肿，胰周可伴有急性胰周液体积聚，多数积液能自行吸收，如未吸收则演变为假性囊肿。②急性坏死性胰腺炎（占 20%—30%），以胰腺坏死、出血为特征，急性坏死物积聚多发生在坏死性胰腺炎发病 4 周后，可同时累及胰腺和胰周，也可仅累及胰腺或胰周，急性坏死物积聚含有坏死物碎片、脂滴等成分，继续进展可形成成熟的囊壁，称为包裹性坏死，与胰腺假性囊肿的区别是囊内含有坏死组织或胰腺组织，合并感染时出现气体。急性炎症反复发作、长期酗酒可导致慢性胰腺炎。

胰腺炎是放射科住培学员第一、第二、第三年均需要掌握的疾病，难度逐年递进，第一年掌握急性胰腺炎、慢性胰腺炎的典型征象；第二年进一步掌握比较复杂的胰腺炎，例如胰腺癌合并胰腺炎；第三年则需掌握特殊类型胰腺炎，如自身免疫性胰腺炎。

二、胰腺炎的影像特点及示例

《急性胰腺炎分类——2012：亚特兰大分类和定义修订的国际共识》认为增强 CT 是评估 AP 患者的主要影像检查方法，在判断和评估急性胰腺炎的严重程度、坏死程度、胰周情况方面发挥着重要作用；对于后期胰腺炎出现各种局部并发症的评估同样依赖 CT、MRI 检查；对于孕妇、儿童及需要多次复查的患者，为了避免不必要的电离辐射，建议应用 MRI 检查评估胰腺和胰周的情况。

（一）典型急性胰腺炎的 CT 表现

（1）急性水肿性胰腺炎：少数轻型患者 CT 诊断价值有限，可无特异性征象。多数病例均有不同程度的胰腺体积弥漫性增大，胰腺密度正常或均匀/不均匀下降，除胰腺轮廓模糊外，还可见胰周积液，肾前筋膜增厚，以左侧多见。增强 CT 扫描，胰腺均匀强化，急性胰周液体积聚表现为胰腺周围没有囊壁的液体密度影；假性囊肿表现为局限性囊状低密度区，囊壁有强化，囊内密度均匀。

（2）急性坏死性胰腺炎：CT 平扫主要表现为胰腺实质伴/不伴胰周组织坏死，坏死区胰腺密度减低，如有出血则密度明显增高，CT 增强扫描表现为胰腺强化不均匀，坏死及出血区无强化。急性坏死物积聚表现为胰周液体积聚区域出现实性成分或脂肪密度；包裹性坏死表现为囊性包块，囊壁有强化，囊内除液性成分外，还出现实性成分或脂肪密度，如出现气体则提示感染性包裹性坏死。脾静脉、肠系膜上静脉可出现血栓，表现为充盈缺损。

示例 1　男，33 岁，1 天前饮酒后出现中上腹部及左腰部疼痛，行上腹部 CT 平扫及增强扫描检查。图像如图 3-23。

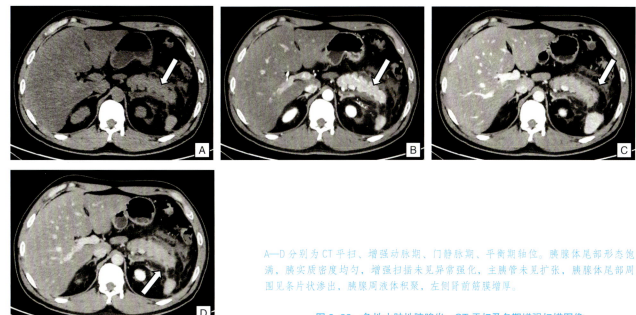

A—D分别为CT平扫、增强动脉期、门静脉期、平衡期轴位。胰腺体尾部形态饱满，胰实质密度均匀，增强扫描未见异常强化，主胰管未见扩张，胰腺体尾部周围见条片状渗出，胰腺周液体积聚，左侧肾前筋膜增厚。

图3-23　急性水肿性胰腺炎，CT平扫及多期增强扫描图像

示例2　男，25岁，腹痛伴肛门停止排气排便9h，行上腹部CT平扫及增强扫描检查。图像如图3-24。

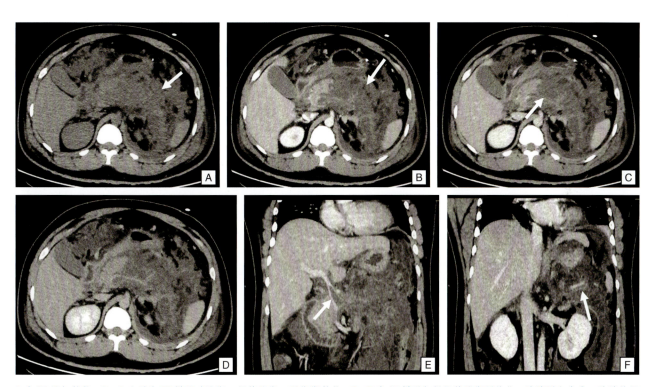

A为CT平扫轴位，B—D分别为CT增强动脉期、门静脉期、平衡期轴位，E、F为CT增强扫描残留门静脉期冠状位。胰腺形态失常，胰腺体尾部明显增大，密度不均匀减低，增强扫描残留胰腺组织轻度强化，坏死区不强化；胰腺周围脂肪间隙见大片状渗出物、积液及坏死组织，双侧肾周筋膜增厚并积液（以左侧为主）；门静脉期可见门静脉主干、脾静脉栓塞。

图3-24　急性坏死性胰腺炎，CT平扫及多期增强扫描图像

（二）典型急性胰腺炎的MRI表现

急性胰腺炎的MRI表现形态与CT的相似，胰腺组织在T1WI信号减低，在T2WI信号增高，T1WI脂肪抑制信号不均匀，出血可见T1WI高信号影。急性胰周液体积聚和假性囊肿表现为T1WI低信号，

T2WI 高信号，假性囊肿可见囊壁。急性坏死物积聚和包裹性坏死除有液体信号外，还有非液体成分。MRI 增强扫描与 CT 增强扫描在胰腺病变中可呈现相似的强化特点。

（三）典型慢性胰腺炎的 CT 表现及示例

（1）胰腺大小正常、萎缩或增大，绝大多数表现为胰腺萎缩；慢性胰腺炎急性发作或胆道疾病手术后发生的慢性胰腺炎可以出现局部软组织肿块，但是密度较均匀。

（2）胰管串珠状扩张。

（3）胰腺内条状或斑点状钙化并与胰管走行一致是诊断慢性胰腺炎的可靠依据，可有胰管结石。

（4）胰腺假性囊肿形成。

（5）少数可见淋巴结肿大。

示例 男，46 岁，腹痛 1 天，行上腹部 CT 平扫及增强扫描检查。图像如图 3-25。

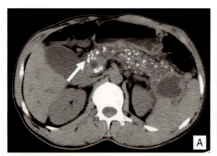
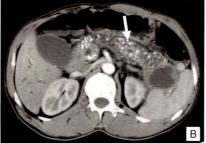
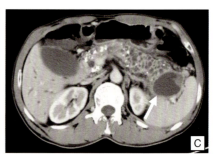
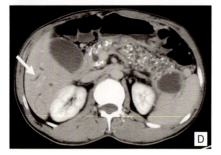

A 为平扫轴位，B—D 分别为动脉期、门静脉期、平衡期轴位。胰腺形态饱满，主胰管及多发分支胰管扩张，胰腺实质内多发钙化，主胰管及部分分支胰管内多发结石；胰腺尾部见类圆形低密度灶，大小约 5cm×6cm×5cm，增强扫描壁环形强化，囊腔内未见强化。肝内胆管广泛轻度扩张。

图 3-25 慢性胰腺炎伴胰腺尾部假性囊肿形成，CT 平扫及多期增强扫描图像

第十二节 胰腺病变：胰腺癌

一、胰腺癌概述及放射科住培要求

胰腺癌（pancreatic carcinoma）为胰腺最常见的恶性肿瘤，占胰腺恶性肿瘤的 75%—90%，男性多于女性，40—70 岁为发病高峰年龄，胰腺癌起病隐匿，侵袭性强，预后差。胰腺癌多发生在胰头部，早期无特异性症状和体征；随病情进展，胰头癌可导致进行性无痛性梗阻性黄疸，有时表现为反复发作的急性胰腺炎，胰腺体尾部肿瘤晚期可出现持续性剧烈的左腰背部疼痛。影像检查是胰腺癌诊断、分期、评价肿瘤可切除性以及治疗后随诊的重要手段。

胰腺癌是放射科住培学员第一、第二年都需要掌握的疾病，其中第一年掌握典型胰腺癌病例，第二年掌握胰腺癌的 TNM 分期。

二、胰腺癌的影像特点及示例

CT 是目前检出胰腺癌并进行分期的最常用影像方法，具有快捷、无创、空间分辨率高的优势；MRI 的诊断准确度和敏感度与 CT 的相当，但因软组织对比良好，对小肿块及 CT 显示为等密度的肿块检出率更高，常用于胰腺癌的鉴别诊断。

（一）典型胰腺癌的 CT 表现

（1）平扫肿块密度与邻近胰腺组织的相近，病灶较大者可因出现坏死表现为低密度灶。胰腺癌为少血供肿瘤，增强扫描时密度增加不明显，而周围正常胰腺组织强化明显，使肿瘤显示更清晰。

（2）胰管阻塞，肿瘤上游胰管扩张及胰腺萎缩，甚至形成潴留性囊肿。

（3）胰头癌常早期侵犯胆总管胰头段，引起胆总管阻塞，梗阻近端胆总管、胆囊及肝内胆管均见扩张。胰管、胆总管同时扩张的"双管征"是诊断胰头癌较可靠的征象。

（4）肿瘤容易侵犯胰腺周围血管，CT 表现为胰腺与血管之间的脂肪间隙消失，肿块包绕血管，血管形态不规则、变细，血管内有癌栓形成甚至完全阻塞，继发侧支循环形成。

（5）胰腺癌可侵犯十二指肠、胃窦后壁、结肠、大网膜。十二指肠及结肠受累，CT 显示局部肠壁增厚、僵硬，并引起消化道梗阻及近端肠管扩张。胃窦后壁受累可见胃与胰腺脂肪间隙消失，胃壁局限性增厚或肿块突入胃腔。胰腺癌侵犯大网膜致使大网膜浑浊、增厚，形成所谓饼状大网膜，常同时有腹膜种植转移及合并大量腹水。

（6）胰腺癌易转移至肝脏，也可经血行转移至远处其他脏器或骨骼。胰腺癌淋巴结转移常见于腹腔干和肠系膜上动脉根部周围的淋巴结。

示例　女，76 岁，因皮肤黄染伴食欲不振 1 个月入院，行上腹部 CT 平扫 + 增强扫描检查。图像如图 3-26。

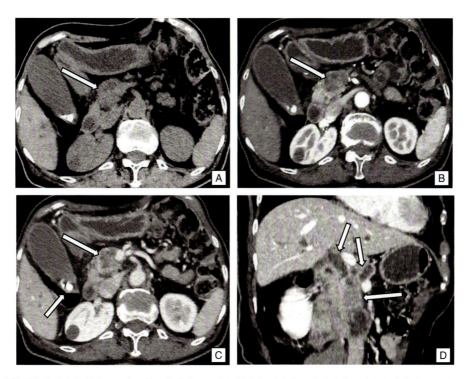

A 为平扫轴位，B 为增强扫描动脉期轴位，C 为门静脉期轴位，D 为门静脉期冠状位。胰头隐约见稍低密度结节影，边界不清，增强扫描动脉期胰头见大小约 1.8cm×1.7cm×2.0cm 的相对低强化结节影，边界较平扫清晰；胆总管、主胰管扩张，呈"双管征"(D.)。胆囊见多发结石。右肾囊肿。

图 3-26　胰头癌，上腹部 CT 平扫及增强扫描各期图像

（二）典型胰腺癌的 MRI 表现

胰腺癌的形态改变在 MRI 上的表现与在 CT 的相同。胰腺肿瘤在 T1WI 上呈低或等信号，T2WI 呈稍高信号，DWI 呈高信号，相应 ADC 呈低信号，扩散受限。由于肿瘤液化、出血、坏死，可表现为混杂不均信号。MRCP 可以清晰地显示梗阻扩张的胰管和胆管。

示例 男，71 岁，因畏寒、发热伴皮肤、巩膜黄染 11 天入院，行肝胆胰 MRI 平扫 + 增强扫描检查。图像如图 3-27。

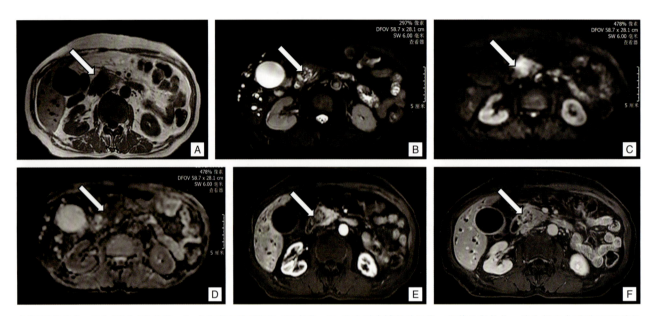

A 为 T1WI 轴位，B 为 T2WI-FS 轴位，C、D 为高 b 值 DWI 及 ADC 轴位，E、F 分别为增强动脉期、门静脉期轴位。胰头部见类圆形 T1WI 稍低信号灶，T2-fse 呈混杂稍高、高信号影，大小约 2.3cm×2.1cm×2.0cm；DWI（b=1000）病灶呈高信号，相应 ADC 图呈低信号，提示扩散受限；增强扫描动脉期病灶呈不均匀相对低强化，门静脉期与周围正常胰腺实质的强化信号差别减小。

图 3-27 胰头癌，肝胆胰 MRI 平扫、DWI 及增强扫描各期图像

第十三节 消化道病变：消化性溃疡 – 胃及十二指肠溃疡

一、消化性溃疡概述及放射科住培要求

消化性溃疡（peptic ulcer, PU）是指胃肠道黏膜被胃酸和胃蛋白酶消化而发生的溃疡。胃溃疡（gastric ulcer, GU）和十二指肠溃疡（duodenal ulcer, DU）是最常见的消化性溃疡。DU 发病率高于 GU，且男性更多见；GU 好发于中老年，DU 好发于青壮年。临床主要表现为中上腹疼痛、反酸嗳气、恶心呕吐等胃肠道症状；溃疡疼痛与饮食之间有明显的相关性和节律性，GU 表现为进食—疼痛—缓解（餐后痛），DU 表现为疼痛—进食—缓解（饥饿痛）；PU 并发症多见，常见上消化道出血、穿孔、梗阻及癌变等。胃镜检查是确诊消化性溃疡的首选方法，X 线造影检查及 CT 也各具优势，可为消化性溃疡的诊断补充更多信息，尤其是对部分不能接受胃镜检查的患者。

GU 和 DU 是放射科住培学员第一、第二年均需要掌握的疾病，难度逐年递进。第一年掌握 DU 的 X

线造影表现及良性、恶性 GU 的 X 线造影鉴别诊断，第二年掌握典型 GU（包括溃疡型胃癌）及其并发症的 CT 诊断。

二、消化性溃疡的影像特点及示例

X 线造影检查操作方便，可多体位、多期相动态观察十二指肠溃疡的直接和间接征象，尤其是对于某些无法进行或不接受胃镜检查的患者，仍是临床常用的检查消化性溃疡的方法之一。

（一）十二指肠溃疡的 X 线造影表现及示例

（1）直接征象：①龛影，直径多为 4—12mm，单发或多发，正面观常表现为类圆形或米粒样钡斑，切线位常表现为突出腔外的乳头状钡剂填充，边缘较光整，周围有一圈透明带，或放射状黏膜纠集；②十二指肠球部因痉挛、瘢痕收缩而变形，可表现为"山"字形、三叶形或葫芦形等畸形改变。

（2）间接征象：动态观察下可见"激惹征"，即钡剂到达球部后快速排空；幽门痉挛、开放延迟、胃张力及蠕动改变、加压出现球部固定压痛亦是支持 DU 诊断的间接征象。

示例　女，48 岁，上腹痛 1 个月余，行上消化道碘水造影。图像如图 3-28。

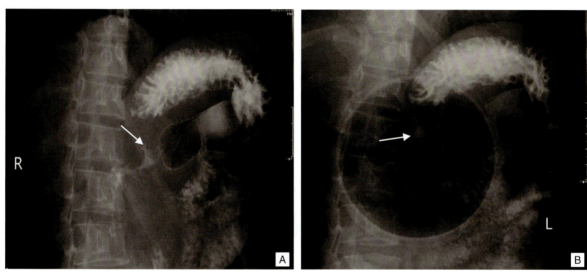

A、B 均为黏膜相。胃充盈良好，呈钩型，位置正常，未见龛影及充盈缺损；胃体、胃窦部黏膜皱襞稍增粗，未见紊乱、中断或破坏；胃小弯光整，蠕动排空正常。十二指肠球部变形，并可见两个腔外龛影，降部及水平部未见异常。

图 3-28　十二指肠球部溃疡，上消化道碘水造影检查图像

（二）良性、恶性胃溃疡的 X 线造影表现及示例

良性胃溃疡与恶性胃溃疡的 X 线造影诊断及鉴别

	良性	恶性
龛影形状	类圆形、边缘光滑整齐	不规则、星芒状
龛影位置	突出胃轮廓之外	位于胃轮廓之内
龛影周围与口部	黏膜水肿（如黏膜线、项圈征、狭颈征等），黏膜线向龛影聚集直达龛影口部	指压迹样充盈缺损，有不规则环堤，皱襞中断，破坏，黏膜线聚集不能到达龛影口
邻近胃壁	柔软，有蠕动波	僵硬，蠕动消失

示例 1　男，59 岁，反复腹痛 5 个月，行上消化道碘水造影。图像如图 3-29。

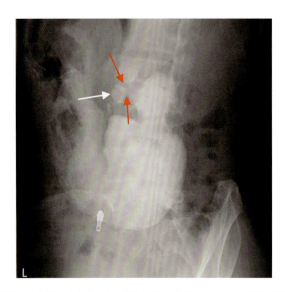

胃窦部见大小约 1.5cm×1.2cm 的椭圆形腔外龛影（白色箭头），形态规则，边界光滑整齐，周围黏膜水肿如狭颈征（红色箭头），邻近胃壁柔软。

图 3-29　胃窦良性溃疡，上消化道碘水造影的后前斜位图像

示例 2　男，34 岁，腹痛、腹胀 10 余天。行上消化道钡餐造影及腹部 CT 平扫＋增强扫描检查。图像如图 3-30。

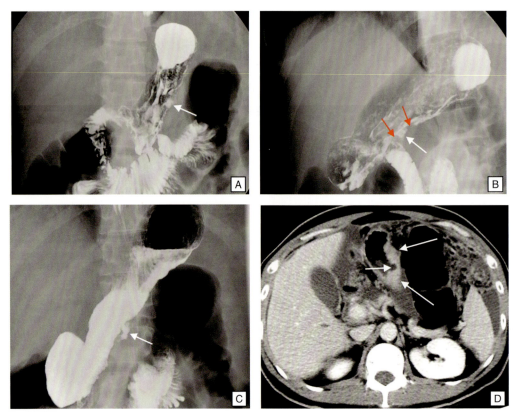

A、B 为不同角度黏膜相，C 为充盈相，D 为 CT 增强扫描平衡期。胃体大弯侧见一大小约 0.9cm×0.7cm 的腔内龛影（白色短箭头），形态不规则，周围见指压迹样充盈缺损（红色箭头），皱襞中断、破坏，邻近胃壁僵硬。CT 增强扫描显示胃体大弯侧壁不均匀增厚并软组织肿块形成（白色长箭头），内见不规则凹陷。

图 3-30　胃体恶性溃疡（溃疡型胃癌），上消化道钡餐造影检查及 CT 增强扫描检查图像

示例3　男，25岁，反复上腹痛1年，再发加重1个月余。行上消化道钡餐造影及腹部CT平扫+增强扫描检查。图像如图3-31。

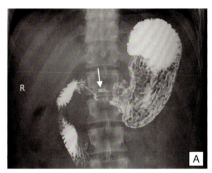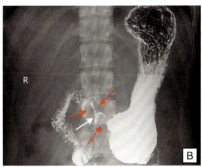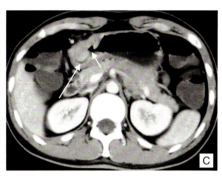

A为黏膜相，B为充盈相，C为CT增强扫描门静脉期。胃窦部僵硬，见充盈缺损影，前壁见一大小约1.0cm×0.6cm的腔内龛影（白色短箭头），形态不规则，周围见指压迹样充盈缺损（红色箭头），黏膜中断、破坏，邻近胃壁僵硬。CT增强扫描显示胃窦部胃壁不均匀增厚并软组织肿块形成（白色长箭头），内见不规则凹陷。

图3-31　胃窦恶性溃疡（溃疡型胃癌），上消化道钡餐造影检查及CT增强扫描检查图像

第十四节　消化道病变：消化道肿瘤－食管癌

一、食管癌概述及放射科住培要求

食管癌（esophageal carcinoma）是消化系统常见的恶性肿瘤。我国食管癌发病率和死亡率逐年上升。食管癌大体按病理分型为髓质型、蕈伞型、溃疡型、缩窄型，按组织学分类主要分为鳞状细胞癌和腺癌，我国以鳞状细胞癌为主。食管癌多发生在食管中段，中老年人常见。食管癌早期常没有明显临床症状，中晚期食管癌在临床上主要以剑突下及胸骨后疼痛、进行性吞咽困难为典型表现。食管癌是放射科住培学员第一、第二年均需要掌握的疾病，其中第一年掌握典型食管癌的影像表现，第二年掌握早期食管癌的影像表现以及食管癌的TNM分期，难度逐年递进，从而系统地掌握食管癌的影像诊断。

二、典型食管癌的影像特点及示例

X线钡餐造影检查与CT扫描是临床常用的食管癌诊断和评估的影像检查方法。X线钡餐造影可整体显示病变的位置、累及长度及大体类型，能显示食管扩张、病变形态及食管壁动力学情况。CT扫描不受重叠影响，可观察病变浸润深度及与周围器官的关系、是否存在淋巴结转移等情况，能对肿瘤分期进行评估，但CT对于早期食管癌的诊断存在一定难度。气钡双重造影对早期细小病变的灵敏度较高。另外，X线造影在显示病变的实际累及长度方面较CT有优势。

（一）典型食管癌的X线钡剂造影表现

食管癌X线造影表现与肿瘤大体病理类型有关。

（1）髓质型：表现为范围较大的不规则充盈缺损，表面常伴有大小不等的龛影，管腔变窄，病灶上下缘与正常食管分界清晰。

（2）蕈伞型：管腔内偏心性的菜花状或蘑菇状充盈缺损，边缘锐利，有小溃疡形成是其特征；与正常食管分界清晰，近端食管可有不同程度的扩张。

（3）溃疡型：表现为较大不规则的龛影，其长径与食管的纵轴方向一致，龛影位于食管轮廓内，管腔可有狭窄。

（4）缩窄型（硬化型）：管腔呈环形狭窄，范围较局限，为 3—5cm，边界较光整，与正常区分界清晰，钡餐通过较困难，通常伴有病变上方食管扩张。

示例 男，72 岁，吞咽困难 3 个月余，行食管钡剂造影检查。图像如图 3-32。

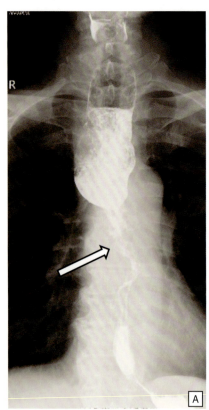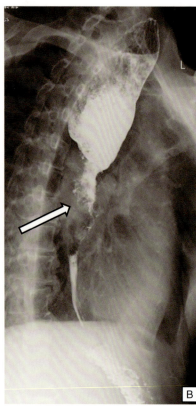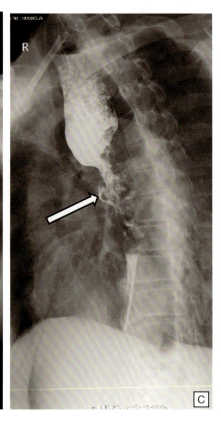

A 为正位，B、C 分别为右前斜位、左前斜位。食管中段（胸 6-9 椎体水平）管腔明显狭窄，累及长度约为 8cm，管壁僵硬，边缘不整，可见明显黏膜破坏中断，局部见腔内龛影，考虑恶性溃疡；病变段食管蠕动消失，钡剂通过明显受阻，狭窄部上方食管明显扩张。

图 3-32 食管癌，食管吞钡造影图像

（二）典型食管癌的 CT 表现

1. CT 平扫

（1）食管壁改变：食管呈环形、不规则增厚或局部增厚，相应平面管腔变窄。

（2）食管腔内不规则软组织密度肿块，多呈宽基底。

（3）食管周围脂肪层模糊、消失，说明食管癌已外侵至外膜。

（4）周围组织器官受累：最多见者为气管和支气管，可形成食管 - 气管瘘。

（5）转移：以纵隔、肺门区及颈部淋巴结转移多见，少数逆行性转移至上腹部淋巴结，肺部转移少见。

2. CT 增强

较小瘤体强化均匀；较大瘤体强化不均匀，常合并低密度的坏死区。

示例 男，67 岁。吞咽困难 3 个月余，加重半天，行食管吞钡造影、颈胸部 CT 平扫及增强扫描检查。图像如图 3-33。

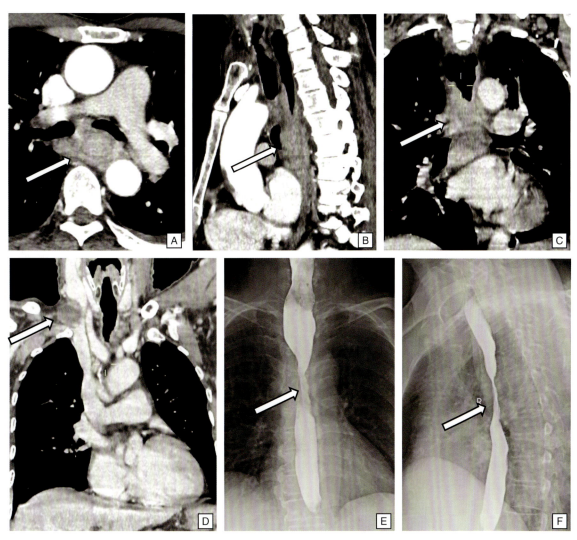

A、B分别为CT增强扫描动脉期轴位及矢状位，C、D为静脉期冠状位，E、F为食管吞钡造影正位及左前斜位。食管中段管壁不规则增厚，累及长度约8.0cm，增强扫描呈不均匀强化，食管外缘毛糙，周围脂肪间隙模糊，局部侵犯奇静脉，右侧锁骨上窝见环形强化的转移性淋巴结。然而CT（B、C）在显示癌灶实际累及长度范围存在一定难度，X线钡餐造影显示病变累及范围相当于胸5椎体上缘 - 胸6椎体下缘水平段。

图3-33 食管中段癌，颈胸部CT增强扫描及食管吞钡造影检查图像

第十五节 消化道病变：消化道肿瘤 – 胃癌

一、胃癌概述及放射科住培要求

胃癌（gastric carcinoma）是我国常见的消化道恶性肿瘤之一。恶性肿瘤中其发病率位居第四位、死亡率位居第三位。胃癌是由多种因素共同造成的，其中最常见的病因包括：幽门螺杆菌（HP）感染、遗传因素、环境和饮食因素等。胃癌包括早期胃癌和进展期胃癌，早期胃癌是指癌组织局限于黏膜层或黏膜下层，无论病灶大小及是否有局部淋巴结转移；进展期胃癌则是指癌细胞浸润到了肌层及以上，亦称中晚期胃癌，常伴有邻近组织癌细胞浸润或远处转移。进展期胃癌可分为四型，分别是Borrmann Ⅰ型（息肉型/隆起型）、Borrmann Ⅱ型（局限溃疡型）、Borrmann Ⅲ型（浸润溃疡型）、Borrmann Ⅳ型（弥漫性浸润型）。

临床上胃癌最主要症状是腹痛，部分患者可伴有贫血、黑便、呕血，晚期患者会出现体重下降症状，但早期常无症状；最常见于 40—60 岁人群，好发部位为胃窦、胃体小弯及贲门区；最重要的治疗方法是手术治疗。

胃癌是放射科住培学员第一、第二、第三年均需要掌握的疾病，难度按年度逐年递进，第一年掌握典型胃癌病例，第二年掌握特殊类型胃癌（如胃印戒细胞癌），第三年掌握胃癌 TNM 分期。

二、胃癌的影像特点及示例

X 线钡餐检查适用群体的胃癌筛查，便捷无创、经济实惠，但对早期胃癌的诊断价值有限。与胃肠镜检查、X 线钡餐造影相比，CT 可以评估胃壁受累情况和胃外病变范围。对于癌灶位置、形态、大小、强化模式、钙化或脂肪的存在、胃壁和邻近组织结构受侵，以及局部淋巴结转移的评估，CT 具有重要价值，能为临床诊疗及随访复查提供重要帮助，具有操作简便、诊断率高、无创检查等优点，为术前 TNM 分期的首选影像检查方法。

（1）CT 平扫：胃腔充盈良好情况下，胃壁厚度大于 5mm 即为异常，显示为胃壁局部增厚或形成胃腔内肿块，亦可为边界不清的弥漫性增厚，密度均匀/不均匀。

（2）CT 增强扫描：病灶多呈不均匀强化，动脉期可见胃黏膜线中断，病变区胃蠕动消失，胃壁僵硬。

（3）CT 平扫及增强扫描检查可对胃壁及胃腔外受累情况进行评估。

（4）可发生其他器官和（或）淋巴结转移。

示例 男，57 岁，腹痛半个月余，行上腹部 CT 平扫 + 增强扫描检查。图像如图 3-34。

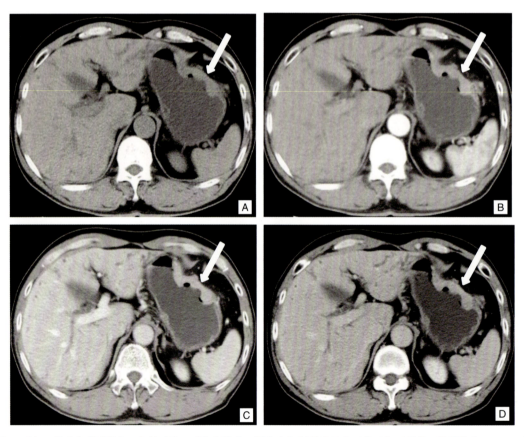

A—D 分别为 CT 平扫、增强扫描动脉期、门静脉期、平衡期轴位。胃体大弯侧胃壁见局限性不规则增厚，较厚处约 1.9cm，病变范围约 6.7cm×6.4cm×1.9cm，局部可见溃疡形成，增强扫描呈较均匀明显强化，相应胃黏膜被破坏，胃壁僵硬，胃壁外侧缘尚光整。所见肝内胆管轻度扩张。胃周及腹膜后未见肿大淋巴结，腹膜腔未见积液。

图 3-34　胃体癌，CT 平扫及多期增强扫描图像

第十六节　消化道病变：消化道肿瘤 – 结直肠癌

一、结直肠癌概述及放射科住培要求

结直肠癌是我国最常见的恶性肿瘤之一，好发于中老年患者，发病率位居恶性肿瘤第二位，死亡率居第四位，近年来发病率和死亡率均呈上升趋势。多为单发，少数可为多发。早期结直肠癌可无明显症状，病情发展到一定程度可出现排便习惯改变、大便性状改变、腹痛或腹部肿块、肠梗阻等相关症状。结直肠癌多为腺癌，还有黏液腺癌、印戒细胞癌、鳞状上皮癌、腺鳞癌、未分化癌等少见病理类型。结肠癌推荐采用全腹 CT 平扫 + 增强扫描诊断和评估，可以兼顾评估肿瘤本身、有无肠壁外及血管侵犯，转移瘤好发部位为肝脏；直肠癌推荐采用直肠 MRI 平扫 + 增强扫描诊断和评估，可明确肿瘤的位置、TNM 分期、直肠系膜筋膜状态、有无肠壁外血管侵犯。

结直肠癌是放射科住培学员第一、第二、第三年均需要掌握的疾病，难度逐年递进，其中第一年掌握典型结肠腺癌病例，第二年掌握黏液腺癌（易误诊）等少见病理类型病例，第三年掌握小而扁平病例（侧向发育型肿瘤，易漏诊）及高分辨率 MRI 直肠癌病例。

二、结肠癌的影像特点及示例

CT 是结肠癌的重要影像检查方法，可准确定位和明确病灶数目，同时观察肠腔内外侵犯情况，观察腹腔其他脏器、淋巴结是否转移；X 线造影在显示结肠癌实际范围及鉴别诊断上有一定的价值。

（1）平扫表现为结肠管壁不规则增厚或软组织密度肿块。

（2）增强扫描病灶呈不均匀明显强化，动脉期病灶强化高于正常肠壁，静脉期病灶与正常肠壁强化相当。

（3）可并发肠梗阻。

（4）可发生其他器官和（或）淋巴结转移。

（5）少数病例可见多发癌灶。

（6）其余肠管可并发腺瘤。

示例　男，56 岁，腹部胀痛 1 个月余，大便潜血阳性，行全腹部 CT 平扫及增强扫描检查。图像如图 3-35。

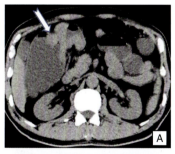
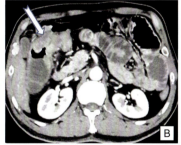
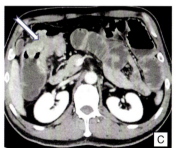
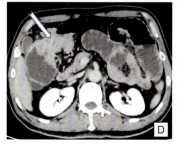

A—D 分别为全腹部 CT 平扫、增强扫描动脉期、静脉期、延迟期轴位。结肠肝曲肠壁环形不规则增厚、僵硬并形成软组织块，累及长度约 5.4cm，相应管腔狭窄；增强扫描病灶呈不均匀明显强化，管壁浆膜面稍模糊，周围见散在小淋巴结，较大者直径约 0.5cm；升结肠、小肠扩张，并见多个气液平面。

图 3-35　结肠肝曲中分化腺癌合并不完全性肠梗阻，CT 平扫及多期增强扫描图像

第十七节　泌尿系病变：泌尿系炎症

一、泌尿系炎症概述及放射科住培要求

泌尿系炎症是指泌尿系统各器官（肾脏、输尿管、膀胱、尿道）发生的非特异性细菌感染引起的急性或慢性炎性疾病。泌尿系炎症包括急性膀胱炎、急性肾盂肾炎、慢性肾盂肾炎、肾脓肿、黄色肉芽肿性肾盂肾炎等。泌尿系炎症的影像检查方法主要有以下几种：超声、X线造影、CT及MRI，应根据具体情况选择合适的检查方法，以达到最佳的诊断效果。

泌尿系统炎症是放射科住培学员第一年需要掌握的疾病。

二、泌尿系统非特异性炎症的影像特点及示例

泌尿系统非特异性炎症包括肾脓肿、黄色肉芽肿性肾盂肾炎、慢性肾盂肾炎、急性肾盂肾炎、急性膀胱炎等。CT、MRI对于肾脓肿、黄色肉芽肿性肾盂肾炎、慢性肾盂肾炎具有较高的诊断价值，可明确病变的性质、大小或范围；而对于急性肾盂肾炎、急性膀胱炎，影像表现缺乏特征性，甚至无阳性发现。泌尿系统非特异性炎症的影像表现如下。

（一）肾脓肿

CT：①早期炎症期，肾实质稍低密度肿块，边缘模糊不清，增强扫描呈轻度不规则强化；②脓肿形成期，平扫呈类圆形均匀低密度肿块，增强扫描脓肿壁持续环形强化，壁多光滑，中心脓腔无强化；③脓肿可引起肾周、腰大肌及背部脓肿。

MRI：与CT表现类似，成熟期脓肿，T1WI呈低信号，T2WI呈高信号；脓腔内脓液DWI（高b值）呈高信号、ADC图为低信号，扩散受限明显，而脓肿壁无扩散受限表现，此为与囊性肾癌的鉴别关键点；增强扫描脓肿壁环状强化，脓腔内脓液无强化。

（二）黄色肉芽肿性肾盂肾炎

CT：①肾影增大，肾实质内多发囊实性占位，多以肾盂、肾盏为中心分布，增强可见边缘强化——熊掌征；②肾周筋膜增厚，肾周/肾旁间隙渗出。

MRI：与CT表现类似，病灶内成分不同，T1WI可呈低至较高信号，T2WI为高信号，增强表现为环状强化。

（三）慢性肾盂肾炎

①肾盂轻度扩张积水；②肾盂壁增厚、强化；③肾盏轻度变形，肾盏变细而延长或变平；④肾盏裸露，表现为肾盏变形，肾盏外缘达肾边缘处；⑤肾实质凹陷征，局部皮质变薄或（和）肾脏表面凹凸不平，形成多发深浅不一的凹陷。

示例1　女，61岁，反复双侧腰腹痛3个月余入院，行下腹部CT平扫及增强扫描检查。图像如图3-36。

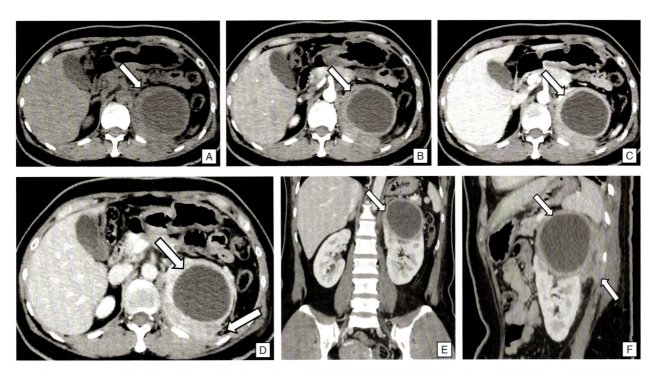

A—D 分别为 CT 平扫、增强扫描皮质期、实质期、排泄期轴位，E、F 分别为增强实质期冠状位、矢状位。左肾外形肿大，肾上部显示直径约 5.5cm 的类圆形低密度肿块影，密度均匀，边界清晰，增强扫描病灶周边呈环形持续强化，壁光滑，腔内未见强化；肾周见渗出影，病变累及左后腹壁。

图 3-36 左肾上极脓肿，下腹部 CT 平扫及增强扫描各期图像

示例 2 女，71 岁，腰痛 1 个月余，发热 1 周入院，行肾脏 MRI 平扫＋增强扫描检查。图像如图 3-37。

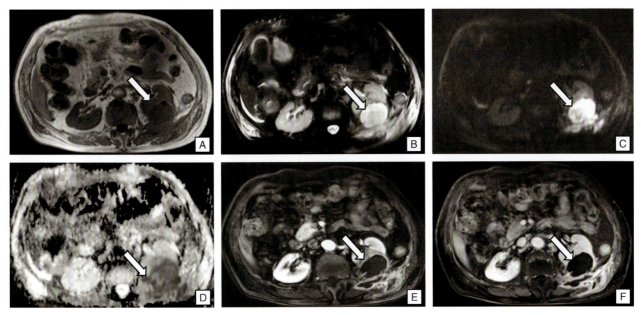

A 为左肾中部见大小约 4.6cm×4.2cm 的椭圆形异常信号肿块影，T1WI 呈低信号；B 为 T2WI 压脂呈不均匀高信号影，边界清晰；C 为 DWI（b=1000）脓腔内呈高信号；D 中 ADC 为低信号，扩散受限明显，壁无扩散受限表现；E、F 为增强 T1WI 皮质期、实质期脓肿壁呈环状持续强化，脓腔内无强化，病变累及左肾周、腰大肌及后腹壁并脓肿形成。

图 3-37 左肾脓肿，肾 MR 平扫、DWI 及增强扫描图像

示例3 女，50岁，左侧腰部疼痛2个月余入院，行下腹部CT平扫及增强扫描检查。图像如图3-38。

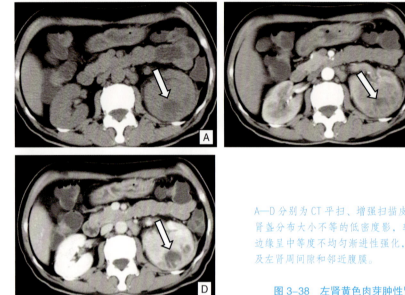

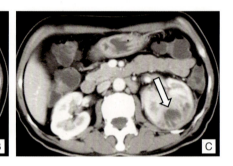

A—D分别为CT平扫、增强扫描皮质期、实质期、排泄期轴位。左肾肿大，见多发沿肾盏分布大小不等的低密度影，较大者约1.2cm×1.0cm；增强扫描病灶实质部分及边缘呈中等度不均匀渐进性强化，其内更低密度灶未见强化，呈"熊掌征"；病变累及左肾周间隙和邻近腹膜。

图3-38 左肾黄色肉芽肿性肾盂肾炎，下腹部CT平扫及增强扫描各期图像

后该患者行肾脏MRI平扫及增强扫描检查，如图3-39。

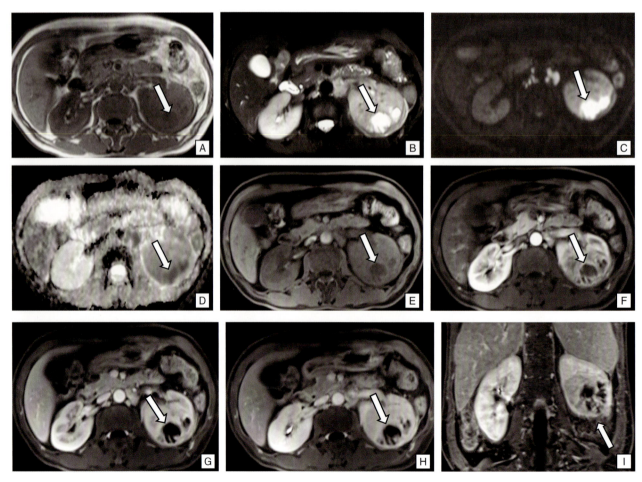

A为T1WI，B为T2WI压脂，C、D为DWI及ADC，E—H为增强扫描各期，I为增强扫描冠状位。左肾肿大，左肾中下极肾盏受压变形，见多发沿肾盏分布大小不等的T1WI低信号、T2WI压脂高信号影，较大者约1.2cm×1.0cm，DWI（b=1000）病灶囊腔部分呈明显高信号，ADC为低信号；增强扫描病灶实质部分及边缘呈中等度不均匀渐进性强化，囊腔未见强化，呈"熊掌征"；病变累及左肾周间隙及邻近腹膜。

图3-39 左肾黄色肉芽肿性肾盂肾炎，肾脏MRI平扫、DWI及增强扫描各期图像

示例 4　女，58 岁，右腰背部肿痛 7 天伴流脓 5 天，既往有右肾及输尿管上段结石手术史、右肾部分切除史，病程长、反复发病。行下腹部 CT 平扫及增强扫描检查。图像如图 3-40。

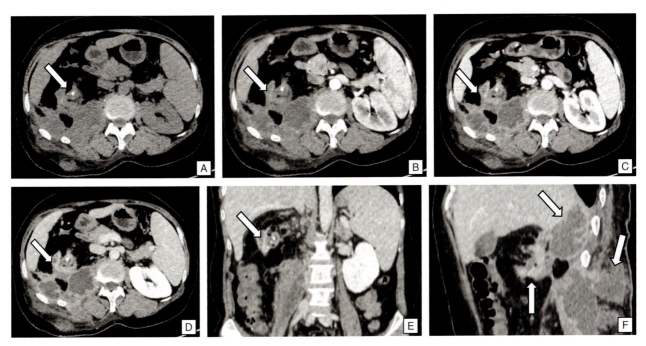

A—D 分别为下腹部 CT 平扫、增强扫描皮质期、实质期、排泄期轴位，E、F 为实质期冠状位、矢状位重建。右肾明显缩小且变形，外缘凹凸不平，肾盂肾盏内见数个颗粒状结石影，肾盂肾盏扩张、变形，增强扫描肾盂壁增厚、强化，右肾实质变薄，强化明显较左肾减低。右肾周后间隙 – 腰大肌 – 后腹壁广泛受累并脓肿形成。

图 3-40　右肾慢性肾盂肾炎累及右肾周 – 腰大肌 – 后腹壁并脓肿形成，下腹部 CT 平扫及增强扫描各期图像

第十八节　泌尿系病变：泌尿系结石

一、泌尿系结石概述及放射科住培要求

泌尿系结石是泌尿系统最常见疾病，依发生部位可分为肾结石、输尿管结石、膀胱结石和尿道结石。泌尿系结石由草酸钙、磷酸钙、尿酸盐、胱氨酸盐和碳酸钙等多种成分组成，往往以某一种成分为主，不同成分组成的结石发生率不同，其密度和形态也各不相同，以草酸盐为主的结石最常见，占全部结石的 70%—80%。因结石的成分差异导致其含钙量不同，在影像上显示的密度不同，腹部平片（KUB）能显示者为阳性结石，不能显示者为阴性结石，但超声无阳性结石和阴性结石之分。

泌尿系结石是放射科住培学员第一年需要掌握的疾病。

二、泌尿系结石的影像特点及示例

临床上常以 KUB 和（或）超声作为初查方法，无法明确者需行静脉尿路造影即排泄性尿路造影（intravenous urography，IVU）或 CT 检查。由于 KUB 受肠气及肠内容物影响，难以显示密度低的结石或小结石，实际临床工作中主要应用 CT 检查，CT 不受肠气及肠内容物、脏器重叠影响，可行多平面重建，通过 CT 值可初步判断结石的成分，IVU 及 CT 增强扫描尚可评估肾排泄功能。CT 现在已经代替传统的"KUB+IVU"作为诊断尿路结石的"金标准"。

泌尿系结石的典型影像表现：阳性泌尿系结石在 KUB、CT 上表现为不同泌尿系部位（肾盂、肾盏、输尿管、膀胱、尿道）的各种形态（铸形、小点状、颗粒状、类圆形等）和不同大小的致密影；输尿管结石长轴与输尿管走行一致，易引起结石以上输尿管及肾盂肾盏扩张积水、周围渗出；IVU 有助于对 KUB 难以显示的阴性结石或小结石进行诊断。

示例 1 女，56 岁，反复右侧腰腹痛 6 天，发热 5 天入院，行 KUB 和 CT 平扫检查。图像如图 3-41。

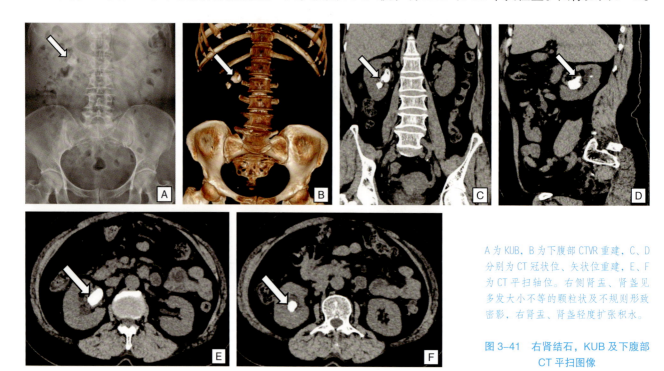

A 为 KUB，B 为下腹部 CTVR 重建，C、D 分别为 CT 冠状位、矢状位重建，E、F 为 CT 平扫轴位。右侧肾盂、肾盏见多发大小不等的颗粒状及不规则形致密影，右肾盂、肾盏轻度扩张积水。

图 3-41 右肾结石，KUB 及下腹部 CT 平扫图像

示例 2 女，28 岁，反复左腰背部疼痛 5 天余入院，行 KUB 和 CT 检查。图像如图 3-42。

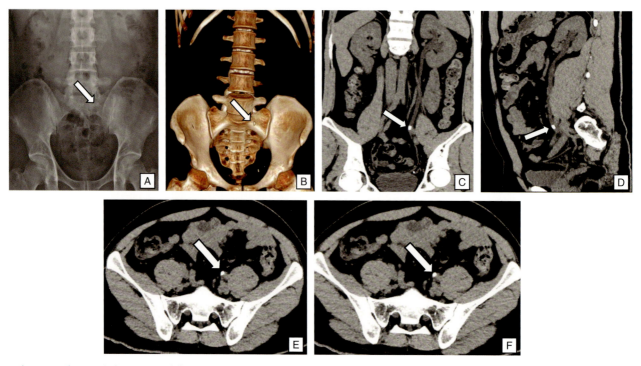

A 为 KUB，B 为 CTVR 重建，C、D 分别为 CT 冠状位、矢状位曲面重建，E、F 为 CT 平扫轴位。KUB 显示约平骶 1 左翼部重叠处见一大小约 0.8cm×0.7cm 的小结节状致密影；CT 显示左输尿管中段相同大小的小结节状致密影，其以上输尿管及肾盂、肾盏轻度扩张积水。

图 3-42 左输尿管中段结石，KUB 及下腹部 CT 平扫图像

示例3　女，37岁，左侧腰腹部疼痛1天入院，行 KUB+IVU 检查。图像如图3-43。

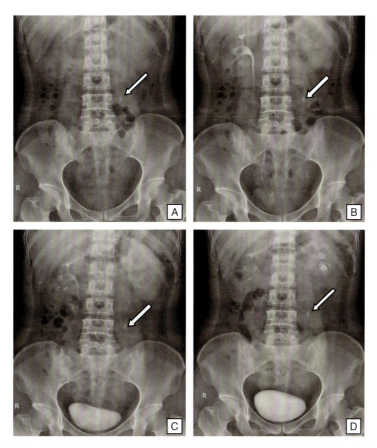

A 为 KUB，B—D 分别为 IVU 的 7min、15min、30min 摄片。KUB 显示腰4左侧横突缘水平见一大小约 0.9cm×0.5cm 的小结节状致密影，其长轴与输尿管走行一致；IVU 可见左侧肾盂、肾盏及输尿管上段显影延迟并扩张，肾盏杯口平钝，平片所见致密影位于左侧输尿管上段，对比剂下行受阻，排空延迟。右侧肾盂、肾盏、输尿管及膀胱未见异常。

图 3-43　左输尿管上段结石，KUB+IVU 图像

第四章　骨骼肌肉系统疾病（以X线平片为主）

第一节　（四肢关节、脊椎）骨折与脱位

一、骨折与脱位概述及放射科住培要求

骨折（fracture）是指骨和软骨由于外力作用失去连续性或完整性，根据骨折程度分为完全性与不全性或青枝型、撕脱性等；关节脱位（joint dislocation）是指骨在关节端的错位，亦可分为完全性与半脱位类型。怀疑骨折或脱位的患者，首选X线平片检查。脊椎骨折占所见骨骼损伤的3%—6%，在20—50岁人群中常见；胸腰椎为骨折常见部位，可累及椎骨、椎间盘、韧带和脊髓，分为稳定性骨折和不稳定性骨折。影像检查的目的是确定椎骨的完整性与严重程度，并显示骨块及软组织肿胀引起的椎管狭窄和继发的骨髓损伤。

四肢关节、脊椎骨折和脱位是放射科住培学员第一、第二年均需要掌握的疾病，难度逐年递进，其中第一年以X线平片为主，第二年以X线平片、CT检查为主，辅以MRI检查。对于放射科住培学员，第一年应掌握典型骨折和脱位的影像表现及其诊断。

二、四肢关节、脊椎骨折与脱位的影像表现及示例

（1）长短骨骨折表现为骨皮质连续中断、错位、成角、旋转、重叠与分离，可出现邻近关节面/软骨、骺板中断及错位，邻近软组织肿胀或血肿、积气等；不完全性/青枝型骨折（主要发生在儿童）可仅表现为皮质皱褶或局部隆起。

（2）不规则骨的骨折可出现骨皮质中断错位、骨片撕脱移位且邻近软组织肿胀，肋骨骨折尚可能发生液气胸及皮下气肿；特殊骨折类型尚可见折端嵌插、凹陷、压缩变形等。

（3）关节内骨折除上述征象外，尚可出现关节积液积血/积脂，伴关节肌腱韧带、筋膜损伤。

（4）脊椎骨折表现为病变椎骨楔形变、受压变扁及椎骨皮质中断、交错，邻近椎旁软组织肿胀增厚，继发椎管血肿、狭窄及脊髓、马尾、神经根受压等继发性异常，包括脊髓损伤、中断错位、神经根撕脱等。

（5）关节脱位表现为关节完全或部分性失去正常对应关系，前者表现为关节构成骨的完全脱离、后者则表现为关节失去正常关系，关节间隙狭窄、局部增宽或分离移位，常伴发肌腱韧带、关节囊及邻近软组织损伤等。

（6）病理性骨折尚可见原发病变的表现，如骨肿瘤、软组织肿块等。

示例1　女，64岁，肱骨外伤肿痛2h、上臂变形，行右肱骨正侧位片检查。图像如图4-1。

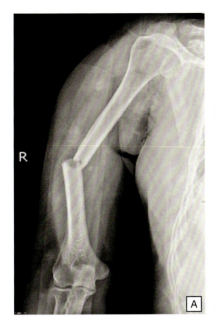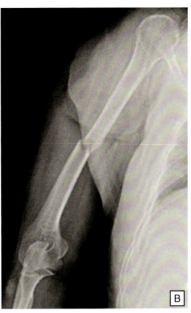

A、B分别为右肱骨正侧位片。肱骨中段可见横行骨折线，远折端略向外、背侧移位，骨折端向外侧成角，周围软组织肿胀。右肩、肘关节未见骨折和脱位。

图4-1 右肱骨中段骨折影像图

示例2 女，62岁，外伤致腰部疼痛2h，行腰椎正侧位片检查。图像如图4-2。

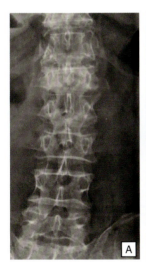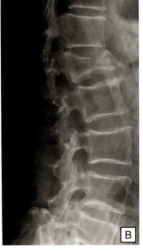

A、B分别为腰椎正侧位片。腰1水平曲度略向后凸，腰1椎体前、中部骨质中断并碎裂，断端错位分离，邻近椎间隙未见狭窄，椎旁软组织稍肿胀；余腰椎附件、椎小关节及椎间隙未见异常。

图4-2 腰1椎体压缩性、爆裂性骨折影像图

示例3 男，3岁，外伤右肘关节疼痛、活动障碍30min，行右肘关节正侧位片检查。图像如图4-3。

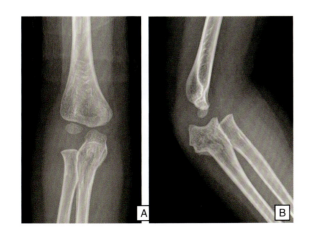

A、B分别为右肘关节正侧位片。右尺骨近侧干骺端骨小梁中断、背侧皮质皱褶，肱骨小头-桡骨关系失常呈桡骨小头前移，关节脂肪垫推移变形即"八"字征阳性，关节周围软组织肿胀。

图4-3 右尺骨近侧干骺端不全性骨折并关节积液、脱位影像图

第二节　骨肿瘤样病变：骨囊肿

一、骨囊肿概述及放射科住培要求

骨囊肿（bone cyst，BC）是指骨内形成的充满棕黄色液体的囊腔，亦称为单纯性骨囊肿，属于常见的骨组织良性肿瘤样病变，以骨内囊性缺损为主要特征，常为单发，偶有多发。病因尚不明确，可能与骺板畸形、骨质吸收、渗液潴留、静脉阻塞等因素相关。患者多无临床症状，常为外伤后偶然发现；也可发生病理性骨折而产生红、肿、热、痛等功能障碍。本病儿童及青少年多见，好发于长骨干骺端，以股骨、肱骨和胫骨多见。单纯性骨囊肿首选 X 线平片检查，可以通过观察病灶骨质破坏、增生硬化的形态和类型作出诊断。

单纯性骨囊肿的影像诊断较为简单，是放射科住培学员第一年就应掌握的疾病。

二、骨囊肿影像特点及示例

X 线平片是骨囊肿首选的影像检查方法，具有简单方便、辐射剂量低的优势。对于典型病例，X 线平片即可明确诊断。当病变不典型、早期病变 X 线平片呈阴性或因解剖结构复杂观察受限，且临床无法排除早期及隐性病变存在时，可以行 CT 或 MRI 平扫及增强扫描进一步检查。典型骨囊肿的 X 线、CT 影像表现如下。

（1）长骨骨干或干骺端膨胀性生长的囊样骨质破坏区，边界清晰，可见硬化边。

（2）单发多见，病变的长轴与骨长轴一致，不跨越骺板。

（3）合并病理性骨折时，可见骨片内陷征或沉落征，为本病的特异性征象。

（4）CT 表现为均匀水样密度病变，内可见分隔；骨折后病变可形成液液平面，后期可见骨痂形成。

（5）增强扫描边缘及分隔可见强化。

典型骨囊肿的 MRI 表现如下。

（1）MRI 多表现为 T1WI 低信号、T2WI 高信号，囊内信号多均匀。

（2）病灶周围可见环形 T1WI、T2WI 低信号硬化边。

（3）发生病理性骨折及囊内出血时，T1WI 信号增高并见液液平面。

（4）增强扫描边缘及分隔可见强化。

示例　女，34 岁，右大腿间歇性不适半年余，行髋关节 X 线正位片、右股骨 MRI 平扫检查。图像如图 4-4。

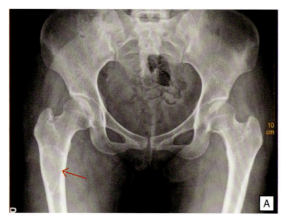
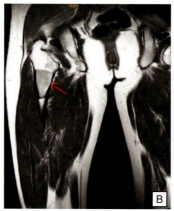
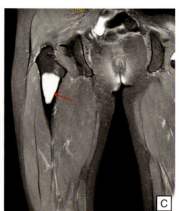

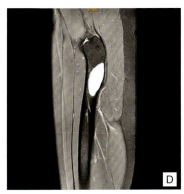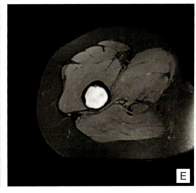

A 为髋关节正位片，B、C 分别为冠状位 T1WI、压脂 T2WI，D 为矢状位压脂 T2WI，E 为轴位压脂 PDWI。X 线平片右股骨上段见一囊状膨胀性骨质破坏区，边界清晰，可见硬化边；MRI 扫描呈 T1WI 低信号、T2WI 明显高信号影，PD 压脂序列呈明显高信号；病变长轴与右股骨相一致，大小约 3.1cm×2.7cm×5.7cm，未见病理骨折及骨膜反应，周围软组织无肿胀。

图 4-4　右股骨单纯性骨囊肿影像图

第三节　骨肿瘤：骨瘤

一、骨瘤概述及放射科住培要求

骨瘤（osteoma）是成骨性肿瘤中常见的良性骨肿瘤之一，源自膜内化骨组织，占骨肿瘤的 9%，发生部位以颅面骨多见，少数见于四肢骨，罕见于软组织（如肾脏、舌部、脉络膜），称为骨外骨瘤。膜内化骨生长的骨瘤无恶变，而四肢骨皮质旁病灶则具有潜在恶性。病理上骨瘤可分为致密型、松质型和混合型三个亚型，致密型又称为象牙质样骨瘤；松质型骨瘤疏松如海绵样，故又称为海绵样骨瘤；混合型兼具以上两种成分。临床表现：儿童及青春期前发病多见；颅骨、面骨和下颌骨好发，其中以鼻窦最为多见；较小病灶常无症状，常于颅脑 CT 扫描偶被发现；位于鼻窦的病灶可有头痛，窦口堵塞可造成继发性炎症和黏液性囊肿。

骨瘤是放射科住培学员第一年就要掌握的疾病。

二、骨瘤的影像特点及示例

X 线平片为骨骼病变最常用的影像技术，对于四肢骨瘤的显示及诊断具有简单快捷、经济实惠的特点。但骨瘤发病更多位于颅面等复杂或深部结构，CT 扫描可作为该区病灶的首选检查方法，以更好地显示病灶范围、对邻近组织的影响，尤其是致密型骨瘤。MRI 组织分辨率更佳，对于松质型和混合型的诊断与鉴别有一定帮助，然而致密型缺乏有效 H 质子而容易漏诊。临床应用中，应根据实际情况灵活选择影像技术。

典型骨瘤的 X 线/CT 影像表现如下。

（1）颅面骨骨瘤：①致密型，半球状、分叶状、乳头状或扁平状突出的边缘光滑的致密灶，CT 可以直接显示病灶与颅外板或皮质相连，较大的病灶可同时累及颅骨内外板和板障，呈板障内致密灶或合并内板轻度增厚；②松质型，生长较大，自颅板呈半球状或扁平状突出，边缘光滑，密度类似板障或呈磨玻璃样改变，内可伴点状钙化，源于板障的病灶可出现内外板分离，内板多可见增厚，鼻骨发生的病变多为松质型；③混合型，少见，外周为致密骨、中心为松质骨。

（2）鼻窦骨瘤：额窦及筛窦病灶多为致密型，可带蒂，常呈分叶状。

（3）四肢骨瘤：①内生骨瘤，系源自髓腔和骨内膜的骨瘤，也称"骨岛"，表现为髓腔内或与骨内膜相连的球形、半球形或分叶状象牙质样致密灶，内无骨小梁结构。②骨旁骨瘤，好发于中年人，常见于四肢骨邻近关节处，呈球形、分叶状病灶，亦分致密型、松质型与混合型；早期表现为骨旁软组织内密度略高的团块病灶，边缘稍欠清，相邻骨皮质表面毛糙，随病变进展，肿瘤与周围组织分界清楚或呈棘状不规则，与皮质紧密相连，皮质表面可出现弧形压迹。

示例 1 男，29 岁，无相关症状，行颅脑 CT 平扫偶然发现病灶。图像如图 4-5。

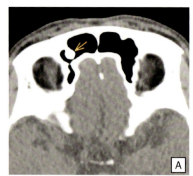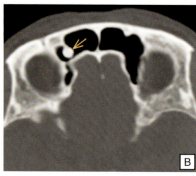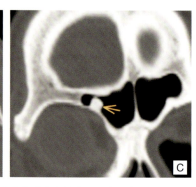

A、B 分别为轴位平扫软组织窗及骨窗图像，C 为冠状位平扫骨窗图像。右额窦可见宽基底乳头状致密病灶突入腔内，直径约 1.0cm，边缘光滑，密度均匀，邻近骨质未见增生或破坏，窦口未见堵塞。

图 4-5 右侧额窦致密型骨瘤影像图

示例 2 男，43 岁，右膝疼痛 1 年余，关节活动未见受限，皮温无增高；实验室检查血清碱性磷酸酶正常；手术病理为内生骨瘤。行右膝关节正侧位片、CT 及 MRI 平扫。图像如图 4-6。

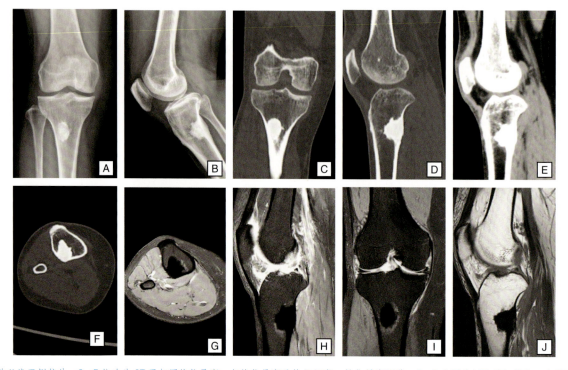

A、B 为 X 线正侧位片，C—F 依次为 CT 平扫冠状位骨窗、矢状位骨窗及软组织窗、轴位骨窗图像，G—I 分别为 MRI 平扫轴位、矢状位和冠状位压脂 PDWI，J 为矢状位 T1WI。X 线平片及 CT 示右侧胫骨近端髓腔内类球形象牙质样致密影，MRI 各序列均表现为低信号，病灶与外后缘骨内膜相连，直径约 2.0cm，边缘清晰但欠完整，基底部骨皮质未见侵蚀，周围皮质未见增厚硬化，邻近可见不完整环形骨髓水肿，未见骨膜增生、病理性骨折及周围软组织肿块，邻近关节未见受侵征象。

图 4-6 右胫骨近端内生骨瘤影像图

第四节　骨肿瘤：骨软骨瘤

一、骨软骨瘤概述及放射科住培要求

骨软骨瘤（osteochondromatosis）是指骨表面覆以软骨帽的丘状或疣状骨性凸起物，又称外生骨疣，由瘤体、软骨帽及外层纤维包膜构成。骨软骨瘤为最常见的良性骨肿瘤（占20%—50%），占骨肿瘤的10%—17%，可单发或多发，男性多见，多发者有遗传性，可引起骨骼发育障碍、畸形等，20岁前发病者占50%—75%，软骨、化骨的骨骼均可发生，以下肢长管状骨多见（约占50%）。临床多无症状或偶然发现无痛性肿块，肿瘤较大时压迫血管和神经出现疼痛及关节功能障碍等，青春期前呈渐进性生长，青春期后一般会停止生长。

骨软骨瘤在日常工作中经常遇见，该病具有典型影像征象，明确诊断难度不大，是放射科住培学员第一年就需要掌握的常见病。

二、骨软骨瘤的影像特点及示例

X线检查为骨骼病变最常用的影像技术，对于骨软骨瘤的诊断，X线检查基本可以满足临床要求，具有简单便捷、经济实惠及辐射剂量少等优势；CT扫描在显示软骨帽边缘、钙化及周围软组织情况方面优于X线；MRI检查可多方位、多角度清晰观察软骨帽，对评估骨软骨瘤是否恶变有一定帮助。临床上应根据实际情况灵活选择影像检查技术。

（一）典型骨软骨瘤的X线/CT/MRI表现

（1）宽基底的丘状或疣状骨性隆起，向背关节方向生长。

（2）软骨帽（没有钙化者X线不能显示，CT扫描可显示软骨帽边缘及软骨帽钙化，MRI软骨帽呈T1WI等或稍低、T2WI稍高信号、T2*WI或压脂序列呈高信号）。

（3）软骨钙化，是诊断的重要征象。

（4）周围软组织、神经、血管受压改变。

（5）骨塑形障碍、关节畸形等。

（二）出现以下情况高度怀疑恶变可能

（1）软骨帽增厚（> 2cm）、不规则。

（2）肿瘤表面钙化带中断，不连续。

（3）骨质破坏及骨膜反应。

（4）软组织内出现钙化灶。

（5）瘤骨形成。

示例1　男，14岁，双侧大腿渐进性肿大5年余，行双侧股骨X线正、侧位片检查。图像如图4-7。

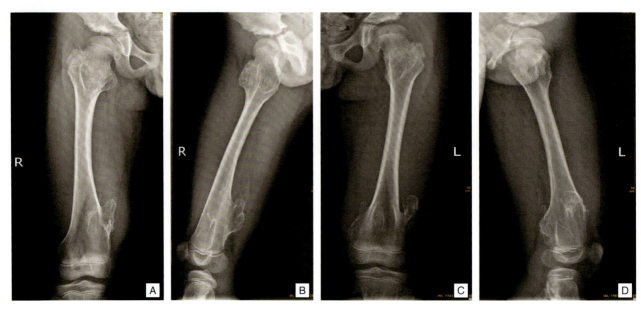

A—D为双侧股骨正侧位片。双侧股骨下段于骺端、股骨大转子可见多发宽基底的丘状骨性隆起，呈背关节方向生长，基底骨质与母骨皮质延续，软骨帽菲薄、边界清晰，周围软组织受压，未见骨膜反应。

图4-7 双侧股骨多发骨软骨瘤影像图

示例2 男，16岁，右侧大腿肿大3年余。行右膝关节正侧位片、CT骨三维重建、MRI平扫检查。图像如图4-8。

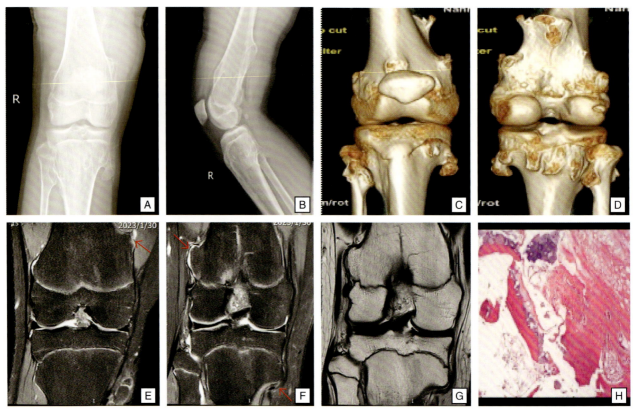

A、B为X线正侧位片，C、D为CT骨三维重建，E、F为MRI冠状位压脂PDWI，G为冠状位T2WI，H为病理片。右胫腓骨上段、股骨下段见多发骨性突起，呈背关节方向生长，宽基底与母骨皮质延续，MRI显示软骨帽呈压脂PDWI序列高信号、T2WI稍高信号，表面光滑、厚度约0.4cm；病理提示（右股骨下端肿物）骨软骨瘤。

图4-8 右股骨下段及胫腓骨上段多发性骨软骨瘤影像图

第五节　骨肿瘤：骨肉瘤

一、骨肉瘤概述及放射科住培要求

骨肉瘤（osteosarcoma）是最为常见的原发性恶性骨肿瘤，约占骨恶性肿瘤的 34%，病理上起源于骨的未分化纤维组织，其细胞及分子发病机制尚不明确，男女发病率比例约为 2∶1。临床上常分为原发性和继发性，原发性多见于儿童和青少年，好发于四肢长管状骨干骺端，以股骨远端及胫腓骨近端较为多见；继发性骨肉瘤可继发于骨软骨瘤、骨纤维异常增殖症、放射后骨病、Paget 病等。骨肉瘤主要临床表现为疼痛、跛行、功能障碍及软组织肿胀或肿块，病变周围局部皮肤表面温度升高、压痛及表浅静脉怒张等，病情发展快，病程短，可出现消耗性体质等全身症状（如消瘦、贫血、无力、全身衰竭等）；实验室检查血清碱性磷酸酶升高；骨肉瘤常较早转移至肺部。根据骨质破坏及瘤骨多少，影像诊断将骨肉瘤分为三种类型：成骨型/硬化型（大量肿瘤新生骨形成）、溶骨型（以骨质破坏为主）及混合型（肿瘤新生骨与骨质破坏并存）。骨肉瘤诊断原则是临床、病理及影像三结合；同时，通过新的影像组学研究发现，从常规影像图像中提取肉眼不可见的定量成像特征进行数据分析和模型构建，可弥补常规影像分析的不足，并可能对将来骨肉瘤的精准诊治具有重要指导意义。目前，骨肉瘤主要采取术前化疗后保肢手术，以进一步提高患者生活质量及生存率。

骨肉瘤是放射科住培学员第一、第二年均需要掌握的疾病，难度逐年递进，其中第一年重点掌握骨肉瘤的 X 线平片表现，第二年重点掌握骨肉瘤的 CT、MRI 表现，以深入系统地掌握骨肉瘤的影像诊断。

二、骨肉瘤的影像特点及示例

典型骨肉瘤通过 X 线平片检查即可诊断，随着医学影像学的发展，对骨肉瘤的诊断不再局限于 X 线平片，CT 和 MRI 的作用愈加重要。平片与 CT 都是通过 X 线成像，两者征象基本类似，如骨质破坏、瘤骨形成、骨膜反应等，但通过 CT 三维重建等后处理技术更有利于观察早期骨质增生硬化、骨皮质破坏、骨膜反应及软组织肿块等改变，通过 CT 增强扫描，能进一步明确肿瘤血供情况、肿瘤周围血管有无推压移位、包绕或侵蚀，同时亦可了解有无远处转移等。MRI 检查在显示肿瘤周围骨髓水肿及周围软组织侵犯范围、骨骺及关节软骨的侵犯等方面优于 CT 检查。

骨肉瘤的典型 X 线表现及示例如下。

（1）溶骨性骨质破坏。

（2）瘤骨表现为云絮状、斑片状或大片状象牙质样高密度。

（3）放射状骨膜反应，Codman 三角。

（4）肿瘤周围软组织肿胀或软组织肿块。

（5）较少直接侵犯骨骺及关节。

（6）可继发病理性骨折。

（7）可发生远处转移。

示例　女，47 岁，左大腿肿痛 3 个月，行左膝关节 X 线正侧位片、CT 平扫及重建、病理检查。图像如图 4-9。

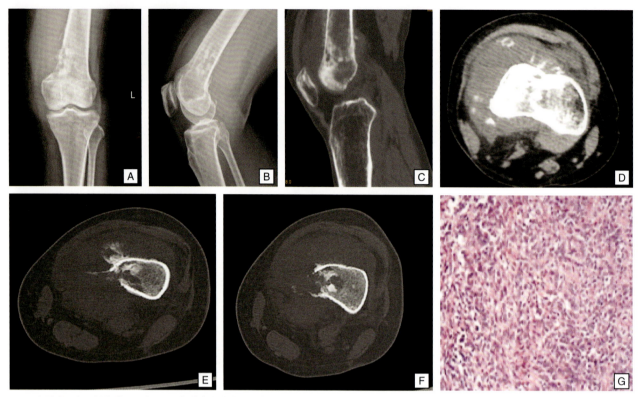

A、B 分别为 X 线正侧位片，C 为 CT 平扫骨窗矢状位，D 为 CT 平扫软组织窗轴位，E、F 为骨窗轴位，G 为病理图片。X 线正侧位示左股骨远端偏侧性不规则虫蚀样骨质破坏，可见斑片状成骨性病变、软组织肿块、放射状骨膜反应、Codman 三角及病理性骨折；CT 平扫示股骨远端内侧虫蚀样骨质破坏并病理性骨折、斑片状肿瘤新生骨、软组织肿块、放射状骨膜反应和 Codman 三角；病理：（左股骨远端）梭形细胞恶性肿瘤，免疫组化：Desmin 灶性弱（+）、CD99（+）、bcl-2（++）、STAT2（+），符合成纤维型骨肉瘤。

图 4-9　左股骨远端混合型骨肉瘤影像图

第六节　骨关节感染：化脓性骨髓炎

一、化脓性骨髓炎概述及放射科住培要求

化脓性骨髓炎（pyogenic osteomyelitis）为细菌经血液播散或邻近软组织感染直接引起的骨组织感染，好发于青少年，长骨骨端多见，尤其是股骨下段及胫骨上段。临床急性起病，高热、寒战，局部出现红、肿、热、痛和功能障碍，可突破骨膜形成骨膜下脓肿，成年人的临床症状和体征较轻。

慢性局限性骨脓肿（Brodie 脓肿）是慢性化脓性骨髓炎的特殊类型，常见于儿童及青少年的长骨干骺端，尤其是胫骨上下端及股骨、肱骨、桡骨下端。临床表现主要有局部疼痛和压痛，夜间明显，脓腔和血液内多不能培养出细菌。

化脓性骨髓炎是放射科住培学员第一年就需要掌握的疾病。

二、化脓性骨髓炎的影像特点及示例

（一）化脓性骨髓炎的影像表现

影像表现主要有软组织肿胀、骨质疏松、骨质破坏、骨质坏死、窦道形成、骨膜反应。病灶早期 X 线表现可为正常或软组织肿胀，随后出现骨质疏松和浸润性骨质破坏，并迅速突破骨皮质形成骨膜下脓

肿，亦可穿破骨膜扩散至软组织内形成软组织脓肿；由于骨膜掀起和血栓动脉炎，骨皮质血供发生障碍而出现骨质坏死，死骨密度高于正常骨质，呈小片状或长条状；由于骨膜下脓肿刺激，骨皮质周围出现骨膜反应，常呈葱皮状、花边状，病程越长，骨膜增生越显著，密度越高。CT更容易发现小的骨质破坏、死骨、骨膜下脓肿及软组织感染等。

MRI在确定急性化脓性骨髓炎的髓腔侵犯和软组织感染的范围方面优于常规X线和CT，可显示骨质破坏前的早期感染；骨髓充血、水肿、渗出和坏死，T1WI表现为低信号，与高信号黄骨髓形成鲜明对比；压脂T2WI炎症、水肿、脓液显示为高信号，死骨呈低信号；骨膜反应表现为与骨皮质相平行的线状T2WI-fs高信号，外缘为骨膜化骨线状低信号。增强扫描炎性病灶强化，坏死液化区不强化，脓肿壁环形强化。

急性化脓性骨髓炎治疗不及时或不彻底可变为慢性化脓性骨髓炎，病理以骨质增生硬化为主，X线表现为大量骨质增生、骨皮质增厚、骨干增粗、骨髓腔变窄及闭塞，骨质破坏不明显且范围较小、局限，死骨和死腔同时存在，表现为长条状高密度影，与周围骨质分界清晰，可形成窦道。

（二）慢性局限性骨脓肿的影像表现

X线平片和CT表现为干骺端局限性骨质破坏，边缘较光整，周围有硬化带，偶有小碎死骨，病变骨外膜可有轻度骨膜增生，无明显软组织肿胀。MRI表现为局限性囊性病灶，边缘可见环状低信号影（硬化带）；病灶内脓液呈T1WI稍低、T2WI及压脂T2WI高信号，DWI因扩散受限呈明显高信号。

示例1　男，27岁，左大腿下段疼痛10余天，行左膝关节正侧位片、CT及MRI平扫检查。图像如图4-10。

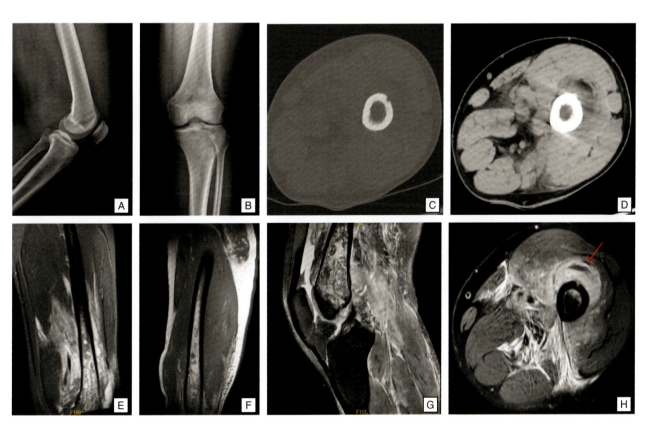

A、B为X线正侧位片，C、D为CT横断位骨窗及软组织窗，E为矢状位压脂T2WI，F为冠状位T1WI，G、H为矢状位及横断位压脂PDWI。X线平片显示左侧股骨下段软组织稍肿胀，股骨远端局部骨质密度减低。CT显示股骨下段浸润性及虫蚀样骨质破坏，突破骨皮质，周围软组织肿胀，未见骨膜反应。MRI显示股骨下段大范围片状异常信号，T1WI呈稍低信号，压脂T2WI及PDWI呈高信号，信号不均，边界不清，局部骨皮质缺损，邻近软组织见半圆形压脂PDWI高信号影，内见液平面（箭头），周围软组织广泛肿胀并累及左膝关节，左侧胫腓骨和髌骨未见异常。

图4-10　左侧股骨下段急性化脓性骨髓炎影像图

示例2　男，61岁，反复大腿渗液10余年，加重3年。行左股骨正侧位片、CT及MRI平扫检查。图像如图4-11。

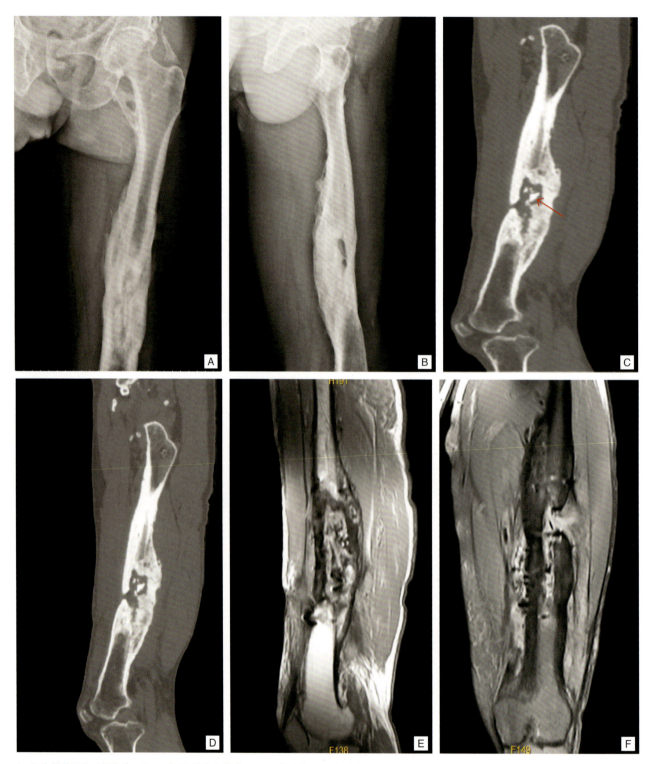

A、B为股骨X线正侧位片，C、D为CT骨窗矢状位，E、F分别为T1WI矢状位、压脂T2WI冠状位。X线、CT及MRI均表现为股骨中下段不规则增粗，骨皮质增厚，密度/信号不均，局部缺损，骨髓腔变窄、闭塞，病变区可见多发点片状死骨形成（CT显示最为清晰，如箭头所示），周围软组织肿胀。

图4-11　左侧股骨中下段慢性化脓性骨髓炎影像图

第七节　骨关节感染：化脓性关节炎

一、化脓性关节炎概述及放射科住培要求

化脓性关节炎（pyogenic arthritis）是细菌经血行感染滑膜或骨髓炎侵犯关节所致，临床症状与化脓性骨髓炎相仿，可出现关节屈曲畸形、半脱位或脱位，后期常可导致骨性关节强直。

化脓性关节炎是放射科住培学员第一年就需要掌握的疾病。

二、化脓性关节炎的影像特点及示例

化脓性关节炎早期 X 线表现为关节周围软组织肿胀、密度增高，由于关节积液，关节间隙增宽；晚期表现为关节间隙变窄、骨质疏松、骨质破坏、骨质增生硬化，甚至出现骨性强直。骨质破坏和关节间隙狭窄出现较早，同时可伴有骨质增生，骨质破坏常发生于关节的承重面。MRI 表现为关节滑膜增厚、关节积液、关节软骨破坏、关节间隙狭窄、骨髓水肿、关节周围软组织广泛肿胀，如脓肿穿破皮肤可形成窦道。

示例 1　男，47 岁，1 个月前牙签刺伤后出现膝关节红肿、疼痛，伴发热，继而出现窦道，伴有黄色渗液，关节活动受限。实验室检查：白细胞计数 14.4×10^9/L，中性粒细胞数 8.0×10^9/L，超敏 C- 反应蛋白＞ 5.00mg/L，常规 CRP 147.07mg/L。行右膝关节正侧位片、MRI 平扫检查。图像如图 4-12。

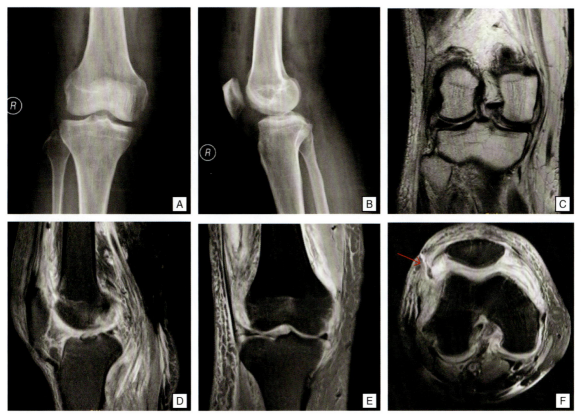

A、B 为 X 线正侧位片，C 为冠状位 T2WI，D—F 分别为矢状位、冠状位、横断位压脂 PDWI。X 线平片显示右膝关节周围软组织肿胀、积气，未见骨质破坏征象；MRI 显示关节滑膜广泛增厚并关节腔积液，关节软骨部分缺损，关节面下骨髓水肿，关节周围软组织广泛水肿，可见窦道形成（箭头）；手术病理为化脓性关节炎。

图 4-12　右膝关节化脓性关节炎影像图

示例2 男,60岁,左膝关节疼痛1个月余,左膝关节明显肿胀,触诊皮温较高,压痛明显,活动受限。实验室检查:白细胞计数 $11.6 \times 10^9/L$。行左膝关节 MRI 平扫检查。图像如图 4-13。

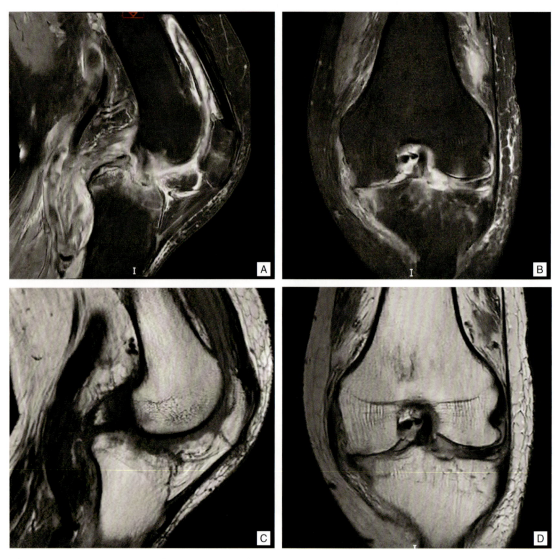

A、B 分别为矢状位、冠状位压脂 PDWI,C 为 T1WI 矢状位,D 为 T2WI 冠状位。MRI 显示关节滑膜广泛增厚并关节积液,关节间隙狭窄,关节软骨破坏,以承重面为主,软骨下骨髓水肿,关节周围软组织广泛肿胀;手术病理为化脓性关节炎。

图 4-13 左膝关节化脓性关节炎影像图

第八节   退行性骨关节病:骨关节与脊柱退行性变

一、骨关节与脊柱退行性变概述及放射科住培要求

骨关节炎(osteoarthritis,OA)是一种不同程度影响患者生活质量的关节退行性疾病,好发于膝、髋、手等关节,40 岁及以上、女性、肥胖或超重、有创伤史者为高危人群。早期病变临床可无明显症状,晚期可以导致关节疼痛、畸形与功能障碍。脊柱退行性变可累及椎体、椎间盘、关节突关节、韧带和肌肉等结构,一般最先发生在椎间盘,椎间盘变性可引起脊柱其他部分一系列退行性变的发生和发展。

骨关节炎和脊柱退行性变是放射科住培学员第一、第二年都需要掌握的疾病，难度逐年递进，第一年以 X 线平片为主，第二年以 X 线平片、CT 检查为主，辅以 MRI 检查。

二、四肢骨关节与脊柱退行性变的典型影像特点及示例

X 线平片检查具有简便、经济实惠的特点，是疑似骨关节与脊柱退行性变患者的首选影像方法，可对病变作出简单有效的评价，CT、MRI 检查则可进一步明确退变部位、程度、范围及鉴别诊断，其中 MRI 的优势在于评估软骨和软骨盘、盂唇、肌腱、韧带的变化，能对早期退变作出诊断和鉴别诊断。

（一）四肢骨关节退变的典型 X 线特点及示例

（1）关节边缘骨质增生，可形成骨赘。

（2）非对称性关节间隙狭窄。

（3）软骨下骨硬化和（或）囊性变。

（4）可伴有骨软骨小体形成及关节积液。

示例 女，59 岁，左膝关节疼痛并活动受限数年。行左膝关节正侧位片检查。图像如图 4-14。

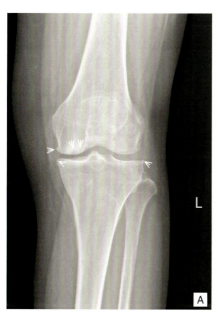
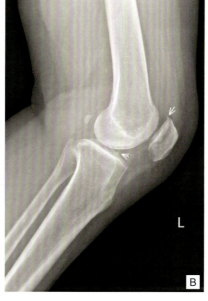

左膝关节对位良好，关节内侧间隙变窄，关节面增大、硬化并股骨内侧髁关节面下密度减低区；关节边缘多处增生及骨赘形成；髌上囊膨隆、脂肪垫推压变薄；关节诸骨未见骨折、骨质疏松、骨膜增生，半月板、肌腱韧带、周围软组织未见肿块及钙化等异常征象。

图 4-14 左膝关节退行性变影像图

（二）脊柱退行性变的典型 X 线特点及示例

X 线平片为主要影像检查技术之一，但它只能反映骨的改变，对软组织的变化不能直接显示；CT 可以直接显示椎间盘、韧带和椎小关节变化；MRI 多序列、多平面成像显示软骨、椎间盘、脊髓、韧带等改变最佳。三种方法综合可更全面地反映脊柱退行性病变。

脊柱退行性变的典型 X 线特点如下。

（1）脊柱生理曲度改变，变直甚至反弓、侧弯。

（2）椎间隙及椎间孔变窄，椎间盘"真空现象"，髓核钙化。

（3）椎体终板毛糙、骨质增生硬化，边缘唇样骨赘形成，以前缘和两侧缘多见，重者相邻缘骨赘可相连形成骨桥。

（4）椎小关节间隙变窄、关节面硬化、关节突肥大。

（5）脊椎滑脱或失稳。

（6）韧带钙化、骨化。

示例 男，57 岁，腰痛伴左下肢放射痛半年余。行腰椎正侧位、过伸过屈位片检查。图像如图 4-15。

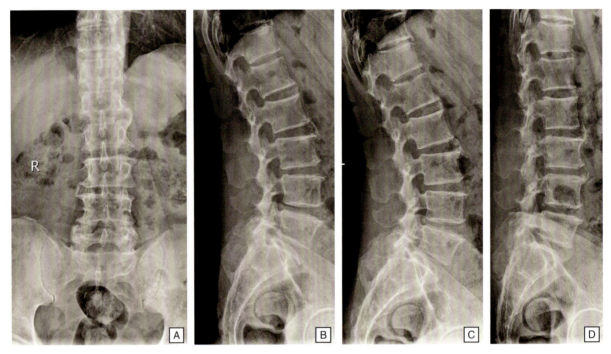

A—D 依次为正位、侧位、过伸位、过屈位。腰椎排列整齐、生理曲度存在，前屈活动受限；腰 1-5 椎体前缘与侧缘不同程度骨质唇样增生或骨赘改变、椎体终板硬化增厚，腰 5- 骶 1 椎小关节增生硬化，腰 3/4 椎间隙右侧缘见薄片状钙化，各椎间隙未见明显变窄；腰椎骨性椎管与椎间孔未见狭窄，椎体及附件未见骨质破坏征象；前后纵韧带与黄韧带未见钙化。

图 4-15 腰椎退行性变影像图

第九节 附加：骨样骨瘤

一、骨样骨瘤概述及放射科住培要求

骨样骨瘤（osteoid osteoma）为来源于成骨性间胚叶细胞的良性骨肿瘤，由成骨细胞及其所产生的骨样组织构成，约占原发性骨肿瘤的 2%—3%，良性骨肿瘤的 10%。男女比例约 2：1；好发于儿童和青少年，常见于 5—24 岁。临床特点主要表现为局部软组织肿胀、活动受限，并针刺样疼痛，以夜间疼痛为主，服用水杨酸类药物疼痛缓解，可有发热。可发生于全身骨骼，好发于下肢长管状骨，尤其是股骨及胫骨，发生于脊柱者可引起脊柱侧弯等。病灶直径通常不超过 1.0cm，血供丰富，治疗以手术切除为主，切除不彻底可复发。骨样骨瘤比较常见，临床症状及影像表现存在一定特异性，通过 X 线、CT 及 MRI 检查均可明确诊断，是放射科住培学员第一年需要额外掌握的疾病。

二、骨样骨瘤的影像特点及示例

X 线平片检查是骨骼病变最常用的影像技术，具有简单快捷、经济实惠的特点；CT 薄层扫描是该疾病首选的影像检查方法，能较为清晰地显示瘤巢和周围骨质硬化情况，同时骨三维重建技术对于不规则骨如椎体、距骨等处病灶显示明显优于 X 线；MRI 检查可多方位、多角度观察病灶，能显示肿瘤周围骨髓腔及软组织反应性水肿等情况，对于鉴别诊断有一定价值。

典型骨样骨瘤的 X 线、CT/MRI 表现如下。

（1）瘤巢呈球形或类球形骨质破坏，直径通常不超过 1.0cm。

（2）瘤巢周围常可见硬化边。

（3）瘤巢内钙化或骨化。

（4）MRI 增强扫描瘤巢可见明显强化。

（5）骨膜新生骨，骨皮质增厚。

（6）骨髓腔及周围软组织水肿信号。

示例 1　男，12 岁，左下肢疼痛 1 年。行左膝关节 X 线正侧位片 + CT 平扫及多方位重建检查。图像如图 4-16。

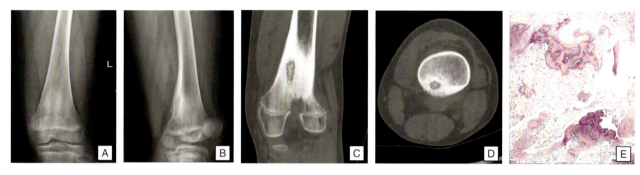

A、B 分别为股骨正侧位平片，C、D 分别为 CT 冠状位、轴位骨窗，E 为病理图片。X 线平片可见股骨远侧干骺端后侧皮质区低密度瘤巢，长径约 1.5cm，病灶边缘硬化，局部骨皮质增厚，相邻骨质密度增高；CT 平扫可见瘤巢、中央钙化灶、硬化边，邻近骨质密度增高、骨皮质增厚、骨膜新生骨，周围软组织稍肿胀。病理提示骨样骨瘤并左大腿软组织非特异性慢性化脓性炎。

图 4-16　左股骨远侧干骺端骨样骨瘤影像图

示例 2　男，12 岁，右髋关节疼痛 1 年。行骨盆 X 线正位片、右髋关节 CT 平扫及 MRI 平扫检查。图像如图 4-17。

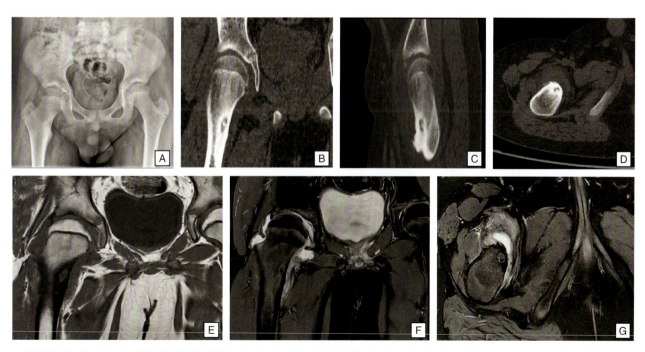

A 为 X 线平片，B—D 依次分别为 CT 平扫骨窗冠、矢、轴位，E—G 分别为冠状位 T1WI、压脂 T2WI 及轴位压脂 T2WI。右股骨颈内侧局部骨皮质增厚伴类球形瘤巢，大小约 1.5cm×1.0cm，可见周围硬化边及中央钙化灶；邻近骨皮质增厚，未见骨髓水肿；关节前内侧软组织肿胀，呈 T1WI 稍低、T2WI 稍高信号，右髋关节少量积液。

图 4-17　右股骨颈骨样骨瘤影像图

第十节　附加：软骨瘤

一、软骨瘤概述及放射科住培要求

软骨瘤（chondroma）指由松质骨、透明软骨构成的良性软骨源性肿瘤，可发生于骨髓腔、骨皮质、骨膜下或软组织。当软骨瘤发生于骨髓腔内时，称之为内生软骨瘤（enchondroma）；发生于骨皮质或骨膜下时，称为外生软骨瘤（ecchondroma）。软骨瘤属于较为常见的疾病，在良性骨肿瘤中发病率仅次于骨软骨瘤。好发于四肢短骨，患者年龄一般小于 50 岁，男女发病率大致相等。软骨瘤可分为单发型和多发型（单发型多见），单发型软骨瘤生长速度较缓慢，常无不适症状，可表现为无痛性软组织肿胀，少数因疼痛、肿块或病理性骨折而就诊。多发型软骨瘤症状体征较单发型出现早，通常婴幼儿期就可出现明显的症状，如手足短骨的肿胀、短缩或畸形等。多发性软骨瘤合并骨骼发育畸形称为 Ollier 病，多发性内生软骨瘤合并肢体软组织血管瘤称为 Maffucci 综合征。

软骨瘤病例通过影像检查即可作出明确诊断，是放射科住培学员第一年需要额外掌握的疾病。

二、软骨瘤的影像特点及示例

典型软骨瘤病例 X 线平片结合临床病史多可明确诊断；CT 和 MRI 的优点主要是观察细微结构钙化、是否伴有骨膜反应、周围软组织是否受侵等，多作为补充检查手段。

软骨瘤的典型影像表现如下。

（1）病变位于骨干中央或骨髓腔内时，可见囊状骨质破坏，边缘分叶，多有硬化边。

（2）若病变偏于一侧，则表现为骨皮质变薄及膨胀生长，部分可见骨嵴，一般无软组织肿块。

（3）肿瘤内出现斑点状、环状或斑块状钙化灶为诊断的重要征象。

（4）恶变者可见骨皮质破坏、骨膜反应及周围软组织肿块。

（5）MRI 表现为 T1WI 低、T2WI 显著高信号，部分可见低信号钙化灶。

（6）增强扫描呈环形轻度强化。

示例 1　女，54 岁，左股骨远端疼痛 3 个月。行左膝 X 线正侧位片检查。图像如图 4-18。

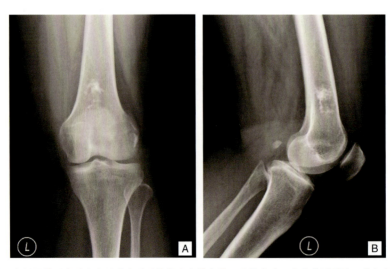

A、B 为膝关节正侧位片。左侧股骨下段髓腔内见类球形不均匀密度增高影，边界尚清，未见骨膜反应、软组织肿胀及病理骨折；余左膝关节未见异常。

图 4-18　左股骨远端单发软骨瘤影像图

示例 2　男，13 岁，右手局部肿大 1 年。行右手 X 线正斜位片、MRI 平扫检查。图像如图 4-19。

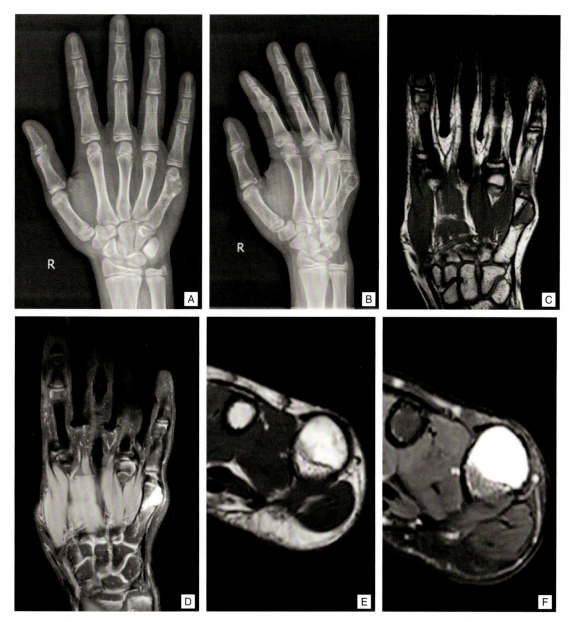

A、B 为 X 线正斜位片，C、D 分别为 MRI 冠状位 T1WI、压脂 PDWI，E、F 分别为横轴位 T2WI、压脂 T2WI。右侧第 5 掌骨远侧干骺端局部膨大并偏侧性类圆形骨质破坏区，病灶密度不均，边缘硬化，骺板未见受侵，未见骨膜增生及病理骨折；MRI 病灶呈 T1WI 低信号、T2WI 及压脂 PDWI 明显高信号，边界清晰，呈膨胀性生长，邻近骨髓未见水肿，周围软组织未见肿胀。

图 4-19　右手第 5 掌骨远端软骨瘤影像图

第五章　X线造影检查

第一节　X线造影检查概述及放射科住培要求

X线造影检查是放射科的一种特殊检查，通过将对比剂导入需要检查的机体脏器或病理性腔道内，人为造成检查部位密度的差异，继而形成人工对比，以显示脏器内或病理性腔道内的形态、结构、轮廓、功能和代谢等情况，同时结合临床及影像征象分析，达到诊断目的的一种检查方法。全身各个系统及可疑病理性腔道均可以做造影检查，常见的X线造影主要包括消化道造影、静脉尿路造影、胆道造影（T管、PTC、ERCP）、子宫输卵管造影以及各种瘘管或窦道造影等。X线造影检查能够辅助临床医生完善临床诊断，为确定治疗方案提供可靠的影像学依据。

X线造影检查是放射科住培学员第一、第二、第三年均需要掌握的一项操作技能及综合诊断方法，因造影检查存在一定特殊性，难度按年度逐年递增。其中第一、第二年通过造影检查熟悉并掌握基本操作技能，熟悉相关对比剂的成像特点及成像原理，充分了解胃肠造影机的性能及操作规范，在上级医师指导下按照检查流程规范开展各种造影检查。造影前详细询问临床病史及其他相关检查结果，充分了解检查适应证、禁忌证及注意事项，为下一步进行造影检查做充分准备并形成初步印象，做到有的放矢；检查过程中需要耐心、细致，既要全面系统，又要有针对性和突出重点；通过动态观察，结合临床症状体征、检查要点及征象分析，适时点片留存，完成造影检查操作及诊断工作。第三年在上级医师指导下，自主操作胃肠造影机，按操作规范及检查流程开展各种造影检查，进一步掌握并强化各种造影检查流程及注意事项，针对造影过程中可能出现的各种意外情况经常进行现场操练；针对第一、第二年指导老师指出的在技能操作上存在的不足，努力加以整改和提升；掌握X线造影检查常见病、多发病的影像征象分析及诊断，探讨有关X线造影检查的发展新思路和研究。

第二节　消化道造影

一、消化道造影检查方法

消化道造影是指把对比剂引入到消化道内，通过对比剂充盈人为造成消化道密度差异，观察胃肠道内对比剂充盈形态、分布、通畅度、黏膜、病理性占位或缺损及与周围邻近组织关系等，达到对消化道疾病进行诊断的目的。消化道造影包括胃肠道钡餐（碘水）造影及钡剂（碘水）灌肠造影检查。

（一）上消化道钡餐（碘水）造影检查

上消化道钡餐（碘水）造影目前多采取单对比造影和气钡双重造影，通过黏膜相、充盈相及多体位观察作出判断，是诊断胃和十二指肠疾病常用的办法。其具有无创性的优点，患者痛苦小且容易接受；缺点是没有消化内镜直观，不能直接取活检及病理切片检查。另外，钡剂因为水分吸收容易导致便秘进而易造成患者排便困难。X 线钡餐造影具有一定的局限性，尤其是胃十二指肠早期病变难以明确，必须结合消化内镜检查，才能作出早期诊断，避免误诊和漏诊。

1. 适应证及禁忌证

（1）适应证：有消化道不适和消化道症状者，怀疑食管、胃、十二指肠病变者。

（2）禁忌证：消化道梗阻或狭窄者（禁用钡剂）、近期消化道大出血疑消化道穿孔或瘘道者、疑急性阑尾炎者、全身严重衰竭者。

2. 造影前准备

造影前 12h 禁饮食，造影前 3 天禁服不透 X 线药物（如铋剂、钙剂等），食道造影可不需禁饮食，但怀疑胃底贲门部病变除外。

3. 对比剂调配

（1）钡剂：食管、胃、十二指肠钡剂浓度为 200%（g/mL）。

（2）碘水：适用于消化道梗阻或狭窄者，碘剂∶水的比例为 2∶1 或 1∶1。

4. 检查步骤

（1）操作前准备：①核对患者信息（包括姓名、性别、年龄、门诊或住院号等）；②询问病史及相关检查，确认检查部位、方法和检查目的；③评估患者状态，明确适应证，判断是否存在禁忌证；④与患者沟通解释造影操作中的配合及注意事项；⑤准备适当浓度的钡剂（或碘水）、产气粉；⑥做好患者及陪同人员的个人防护，无关家属或陪人须离开检查室。

（2）胸腹透及拍摄腹部立位片：观察有无心肺病变及禁忌证，造影前摄腹部立卧位片留存记录。

（3）食道：①口含浓稠对比剂约 50mL，取食道立位吞服对比剂并通过右前斜位、前后正位、左前斜位及侧位观察食道管腔、边缘、蠕动及对比剂通过情况；②同时拍摄上述相应体位的食管充盈像、黏膜像，动态观察并分析食道有无占位性病变、食道黏膜改变等；③部分患者视病情可取半卧位或卧位观察；④造影过程中根据实际情况对敏感区、病变区的充盈像及黏膜像适时点片留存供分析诊断。

（4）胃：①口服足量钡剂（如果气钡双重双对比造影，可以先口服适量产气药物）或碘水，于检查床上改卧位并迅速逆时针左转 2 周以使对比剂充分涂抹胃壁（如黏膜充盈涂布欠佳可增加吞服对比剂约 50mL）；②改变体位，拍摄胃各部影像，仰卧位（观察胃体及胃窦部黏膜像，胃底部充盈像）→俯卧位（观察胃底部黏膜及胃窦部充盈像）→俯卧右后斜位（观察胃窦前壁）→左后斜位（观察胃底前壁）→仰卧轻度右前斜位（观察胃窦后壁）→仰卧轻度左前斜位（观察胃体后壁）→半仰卧大角度左前斜位（观察贲门正位）→立位右前斜位（观察十二指肠球部）；③动态观察和分析，确认有无龛影、充盈缺损及受压移位等，适时点片留存胃黏膜仰卧位及俯卧位或局部压迫位图像等，视实际情况可以取斜位或侧位观察；④通过加服适量对比剂，取立位前后正位，拍摄全胃立式充盈像并观察动力等情况，评估幽门管开放及通畅情况，立位轻度右前斜位，观察胃角。

（5）十二指肠：取仰卧位、俯卧位、斜位、压迫位等观察十二指肠球部结构、形态及动力情况，确认有无龛影、充盈缺损、梗阻及激惹征等。观察十二指肠降段、水平段、升段的对比剂充盈及黏膜情况，适时点片留存充盈像及黏膜像供诊断分析。

（6）操作结束后，安置患者并交代注意事项。

（二）钡剂（碘水）灌肠造影检查

钡剂（碘水）灌肠造影检查是指采用稀释钡剂（碘水）从肛门逆行注入肠腔，通过观察对比剂在直肠、乙状结肠、降结肠、横结肠、升结肠及回盲部肠腔的充盈情况，结合患者多体位观察肠腔宽度、形态、黏膜、功能及周围结构的变化等进行判断并作出疾病的诊断。

1. 适应证及禁忌证

（1）适应证：怀疑结肠肿瘤、息肉、结肠憩室、巨结肠、肠套叠者等。

（2）禁忌证：肠道穿孔、急性阑尾炎、急性胃肠炎及全身严重衰竭者等。

2. 造影前准备

造影前 6h 禁饮食，前 2h 清洁灌肠并嘱咐多排便，2h 后开始造影检查。

3. 对比剂调配

（1）钡剂：对比剂浓度为 50%—100%（g/mL）。

（2）碘水：碘剂：生理盐水之比为 1 : 1。

4. 检查步骤

（1）操作前准备：①核对患者信息（包括姓名、性别、年龄、门诊或住院号等）；②询问病史及相关检查，确认检查部位、方法和检查目的；③评估患者状态，明确适应证，判断是否存在禁忌证；④与患者沟通解释造影操作中的配合及注意事项；⑤准备适当浓度的钡剂（或碘水）；⑥做好患者及陪同人员的个人防护，无关家属或陪同人员须离开检查室。

（2）操作过程：①造影前摄腹部立卧位片，明确有无禁忌证；②经肛门插管后（约 10cm）于仰卧位注入对比剂逆行充盈直肠和乙状结肠，同时取左右侧卧位观察直肠和乙状结肠有无充盈缺损或其他异常情况；③继续逆行充盈降结肠、横结肠脾曲、横结肠肝曲、升结肠及回盲部，对比剂通过脾曲及肝曲时嘱患者取斜位或侧位，以将重叠肠袢展开，观察各段肠管肠腔位置、形态、大小、黏膜等情况，确认有无充盈缺损、龛影或憩室等，适时点片留存供诊断分析；④回盲部对比剂充盈满意后嘱患者排空对比剂，再次观察黏膜像，并适时点片留存供诊断分析。

（3）操作结束后，安置患者并交代注意事项。

二、消化道常见病的 X 线造影表现及示例

（一）食道病变

1. 食管癌

典型征象：不规则性、偏心性充盈缺损，管腔狭窄，管壁僵硬，黏膜中断破坏，龛影，对比剂通过受阻，可形成食管 – 气管/纵隔瘘等。

示例 1 男，49 岁，进行性吞咽困难伴胸骨后疼痛 3 个月。行食道钡餐造影检查。图像如图 5-1。

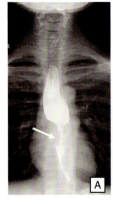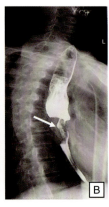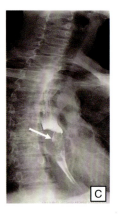

A 为站立前后位充盈像，B 为右前斜位充盈像，C 为右前斜位黏膜像。食管中段见不规则偏心性充盈缺损，黏膜中断破坏，病灶内见龛影，相应管壁僵硬，管腔狭窄，狭窄以上食管扩张，动态观察狭窄段与正常食道之间呈突然性移行。

图 5-1　食管癌，食道钡餐造影图像

示例 2　男，53 岁，进行性吞咽困难半年余。行食道钡餐造影检查。图像如图 5-2。

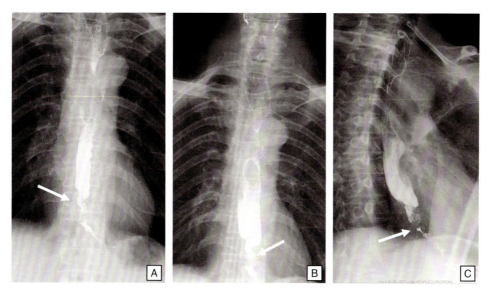

A、B 为站立前后位充盈像，C 为右前斜位充盈像。食管下段见不规则偏心性充盈缺损，黏膜中断破坏，相应管腔狭窄并不全梗阻，动态观察狭窄段与正常食道之间呈突然性移行。

图 5-2　食管癌，食道钡餐造影图像

2. 食管异物

食管阳性异物典型征象为食管走行区高密度影，对比剂通过受阻，或呈分流样、挂钡征。为了安全起见，如怀疑颈段食管阳性异物者可通过常规颈部正侧位片诊断，怀疑食管胸段异物者首选通过 CT 检查进行诊断，目前已很少使用造影检查来诊断食管异物。

3. 食道贲门失弛缓症

典型征象：纵隔影增宽，可见气液平面；食管远端呈漏斗状、鸟嘴状狭窄，狭窄以上食管扩张，大量积液及内容物存留，黏膜正常，蠕动减弱。

示例 1　女，59 岁，进食后呕吐、纳差，行食道碘水造影检查。图像如图 5-3。

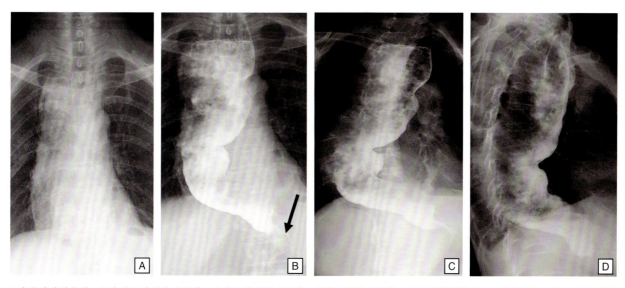

A 为胸透前后位片，B 为站立前后位充盈像，C 为右前斜位充盈像，D 为左侧位充盈像。右侧纵隔影增宽，密度不均匀；食道碘水造影示食管明显扩张，大量食物残留，蠕动减弱，食管下段呈"萝卜根状"，食管贲门部呈鸟嘴状狭窄，黏膜无中断及破坏。

图 5-3　贲门失弛缓症，食道碘水造影图像

示例 2 女，64 岁，呕吐，行食道钡餐造影检查。图像如图 5-4。

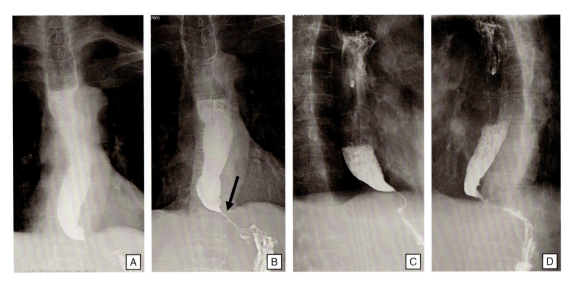

A、B 为站立前后位充盈像，C 为右前斜位黏膜像，D 为左前斜位黏膜像。食道蠕动减弱，远端呈"漏斗状"狭窄，狭窄以上食道扩张，并见液平面，黏膜无中断破坏，食管管壁尚柔软、光滑。

图 5-4 贲门失弛缓症，食道钡餐造影图像

（二）胃及十二指肠病变

1. 胃癌

典型征象：不规则性充盈缺损，管壁僵硬，蠕动消失，巨大龛影，黏膜中断破坏，龛影周围环堤征、裂隙征、指压征。

示例 男，53 岁，反复上腹部不适 1 年余，伴反酸、嗳气，食后腹部不适感加重。行上消化道钡餐造影检查。图像如图 5-5。

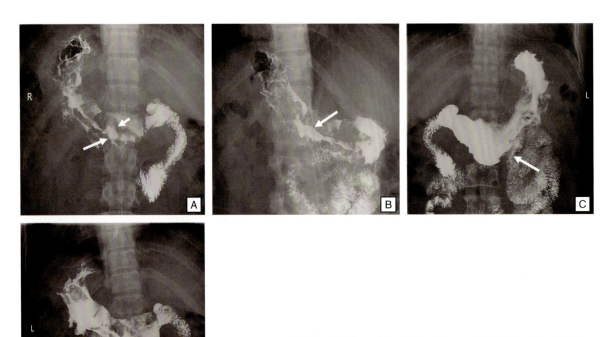

A、B 为俯卧位黏膜像，C 为仰卧位充盈像，D 为俯卧位充盈像。胃体部见直径约 2.0cm 龛影，龛影周围黏膜中断破坏，可见"环堤征"（短箭头），蠕动消失。

图 5-5 溃疡型胃癌，上消化道钡餐造影图像

2. 胃溃疡

典型表现如下。

①直接征象：轮廓外龛影，直径 0.5—1.0cm，狭颈征、项圈征或环堤征。

②间接征象：黏膜集中，蠕动改变，空腹潴留液增多，侧切迹形成，胃小弯缩短、压痛。

示例 1　男，45 岁，反复上腹部疼痛伴反酸、嗳气 1 年余。行上消化道碘水造影检查。图像如图 5-6。

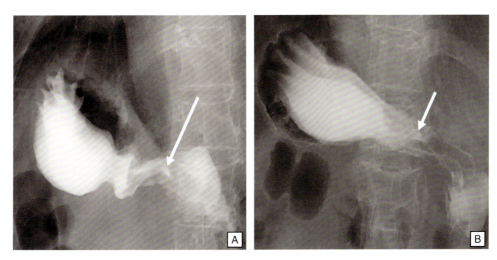

A、B 为俯卧位黏膜像。胃窦部大弯侧见直径约 0.5cm 龛影，黏膜增粗紊乱并向龛影集中，黏膜未见中断及破坏。

图 5-6　胃溃疡，上消化道碘水造影图像

示例 2　男，48 岁，反复上腹部疼痛伴反酸、嗳气 3 年余。行上消化道碘水造影检查。图像如图 5-7。

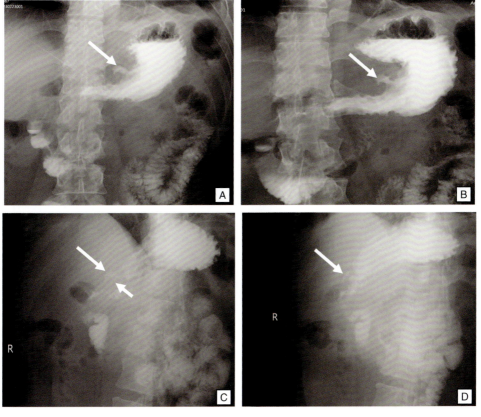

A、B 为仰卧位充盈像，C、D 为仰卧左前斜黏膜像。胃小弯侧见直径约 0.8cm 的腔外龛影，伴狭颈征、项圈征（短箭头），胃黏膜增粗、紊乱。

图 5-7　胃溃疡，上消化道碘水造影图像

3. 胃炎

典型征象：胃张力增高，黏膜增粗、紊乱，空腹潴留液增多。

示例 男，61岁，反复上腹部不适伴反酸、嗳气1年余，行上消化道碘水造影检查。图像如图5-8。

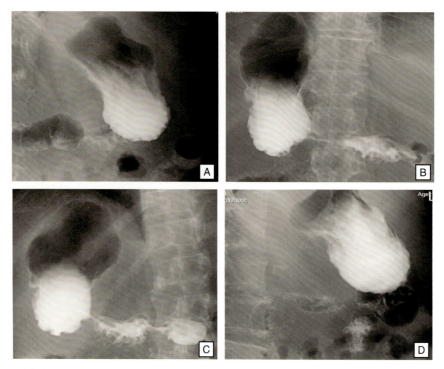

A为仰卧位充盈像，B、C为俯卧正位及左前斜位充盈像，D为仰卧右前斜位充盈像。胃黏膜增粗、紊乱，胃窦部张力增加，空腹潴留液增多。

图5-8 胃炎，上消化道碘水造影图像

4. 十二指肠球部溃疡

典型表现如下。

①直接征象：龛影，直径 < 0.5cm，黏膜放射状集中。

②间接征象：球部变形（不规则变形、"山"字变形及管状变形、假性憩室），激惹征，压痛，胃窦部黏膜增粗，球部梗阻。

③球后溃疡：球尖部至降部上1/3处龛影或管腔偏心性狭窄。

示例 图像如图5-9。

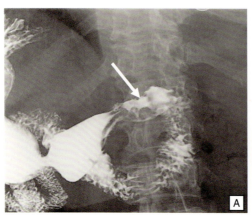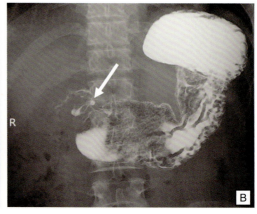

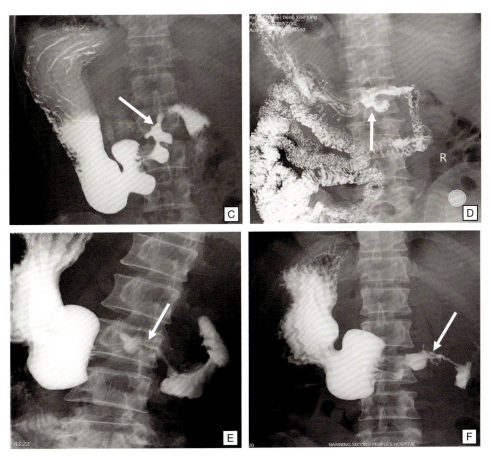

A、B球部边缘欠规整、球体部类球形龛影，黏膜增粗并向龛影呈放射状集中，动态观察可见激惹征，胃窦部黏膜增粗；C球部呈不规则变形、龛影；D球部呈"山"字变形、龛影、假性憩室征；E"管状"变形；F十二指肠球后溃疡，降段不规则狭窄、变形及龛影。

图5-9　十二指肠球部溃疡，上消化道钡餐造影图像

5. 十二指肠憩室

典型征象：球形、类球形或三角形囊袋状突出影，其内黏膜与十二指肠黏膜相连，并与十二指肠同时排空，较大憩室可见液平面。

示例　男，50岁，上腹部胀痛。行上消化道钡餐造影检查。图像如图5-10。

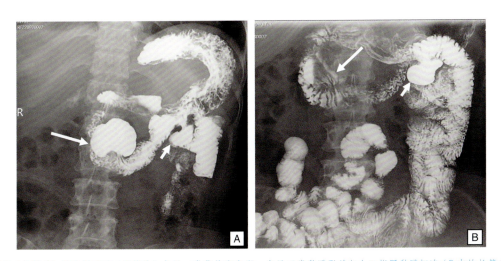

十二指肠水平部（长箭头）及空肠近端（短箭头）各见一囊袋状突出影，内见正常黏膜影并与十二指肠黏膜相连（B中的长箭头），与十二指肠同时排空。

图5-10　十二指肠憩室，上消化道钡餐造影图像

（三）结肠病变

1. 结肠癌

典型征象：不规则充盈缺损，黏膜皱襞破坏，管壁僵硬、管腔环形狭窄、梗阻，龛影。

示例1 女，71 岁，腹痛并便秘。行钡灌肠造影检查。图像如图 5-11。

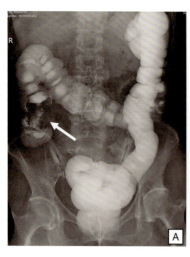
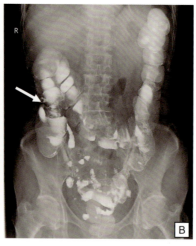

升结肠见不规则偏心性充盈缺损，管腔狭窄、管壁僵硬，病变肠段黏膜破坏、中断。

图 5-11 升结肠癌，钡灌肠造影图像

示例2 女，73 岁，腹痛。行钡灌肠造影检查。图像如图 5-12。

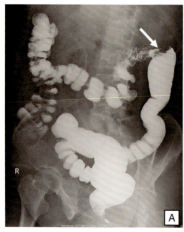
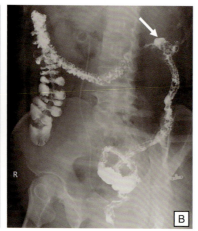

横结肠脾曲见不规则充盈缺损，黏膜破坏、中断，形成龛影。

图 5-12 横结肠癌，钡灌肠造影图像

示例3 女，54 岁，腹痛伴血便 3 个月。行钡灌肠造影检查。图像如图 5-13。

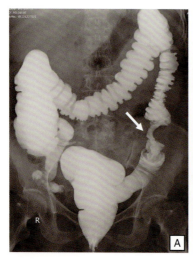
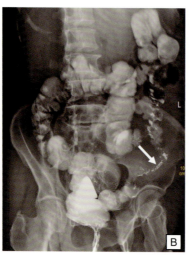

降结肠见向心性充盈缺损，管腔狭窄、管壁僵硬，黏膜破坏、中断。

图 5-13 降结肠癌，钡灌肠造影图像

示例4　男，68岁，无明显诱因出现下腹痛7天。行钡灌肠造影检查。图像如图5-14。

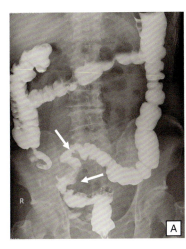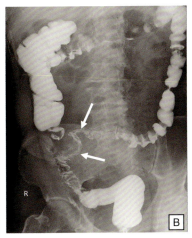

乙状结肠见不规则形充盈缺损，肠腔狭窄、管壁僵硬，病变肠段黏膜破坏、中断，钡剂通过缓慢。

图5-14　乙状结肠癌，钡灌肠造影图像

2. 结肠憩室

典型征象：多发大小不一、突出肠腔外的小球形、类球形囊袋状影，轮廓光滑，有窄颈。

示例　男，35岁，下腹部隐痛，行钡剂灌肠造影检查。图像如图5-15。

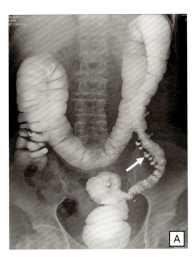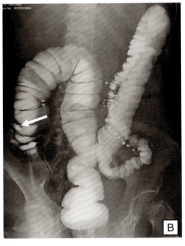

乙状结肠、降结肠及升结肠示多发球形、类球形囊袋状突出影。

图5-15　结肠多发性憩室，钡灌肠造影图像

第三节　静脉尿路下行造影

一、静脉尿路下行造影检查方法

静脉尿路下行造影又称静脉肾盂造影（intravenous pyelography，IVP）或排泄性尿路造影，是经静脉注入含碘对比剂后，通过肾小球滤过、肾小管重吸收排入肾集合系统，继而使肾盏、肾盂、输尿管和膀胱充盈显示的检查方法。IVP通过观察泌尿系统排泄功能及充盈腔道内壁和形态，了解肾脏分泌功能以及尿路病变。该检查对诊断泌尿系先天性畸形、外伤、结石的部位及梗阻情况、炎症、尿路占位、手术意外切除及瘘道形成、泌尿系统外占位压迫等具有重要意义。IVP简单易行，是临床最常用的泌尿系统X线检查方法，但对较小病变容易遗漏，需密切结合CT、MRI检查。

IVP的操作流程如下。

1. 把握适应证和禁忌证

（1）适应证：不明原因血尿、脓尿等；了解肾功能情况；需进一步确认结石部位及阴性结石等；肾及输尿管病变，了解腹部肿块与泌尿系统关系。

（2）禁忌证：碘过敏患者，严重心、肝、肾功能损害者及急性尿路感染者等。

2. 造影前准备

（1）检查前2—3天禁服不透X线药物（如铋剂、碘剂等），检查前一天少渣饮食，检查前6h内禁食禁水。

（2）造影操作前嘱患者排空膀胱内尿液。

（3）与患者签署碘对比剂使用知情同意书，充分告知患者可能会出现的并发症，并准备好急救药物，检查全程保留静脉通道。

（4）对比剂：含碘非离子型对比剂，用量成人为20—40mL，儿童为0.5—1mL/kg。

3. 检查步骤

（1）操作前准备：①检查前核对患者信息（姓名、性别、年龄、门诊号或住院号等）；②询问患者病史了解有无药物过敏史及相关检查，确认检查部位、方法和检查目的，评估患者状态，明确适应证，判断是否存在禁忌证；③准备并核对使用对比剂的批号、生产日期等，向患者解释检查过程中可能出现的不良反应及注意事项等，并签署知情同意书；④做好陪同人员的个人防护，无关家属或陪人须离开检查室。

（2）操作过程：①造影前先摄泌尿系统KUB平片；②于耻骨联合与肚脐连线中点处外加压迫带和充气气囊（如新近腹部手术或因有消化道出血、腹主动脉瘤、大量腹水、巨大腹部肿块等不能压迫输尿管时，可改用头低足高10°—15°体位并适当加大对比剂用量）；③静脉内注入适量碘对比剂，注射完毕后5—7min、15min（或电视透视下观察）分别摄取前后位肾区片各1张（重点观察肾盂肾盏）；④待肾盂肾盏显影良好后解除压迫带让尿液进入输尿管和膀胱，摄全尿路前后仰卧位片（重点观察输尿管）；⑤30min膀胱充盈良好再摄全尿路前后仰卧位片（重点观察膀胱）。如肾盂肾盏显影不满意或怀疑梗阻时，应适当延长摄片时间；如怀疑肾下垂者加摄站立位前后位片1张；如怀疑膀胱病变时，可加摄双斜位片以协助分析诊断。

（3）操作结束后，安置患者并交代注意事项。

二、泌尿系统常见病的X线造影表现及示例

（一）先天发育异常

1. 马蹄肾

典型征象：两下肾盏距离缩短，上肾盏距离增大，伴有肾旋转不良，肾盂肾盏转向内下方，输尿管向中线靠近。

示例　女，23岁，检查发现左肾积水2年余。行IVP及CT增强检查。图像如图5-16。

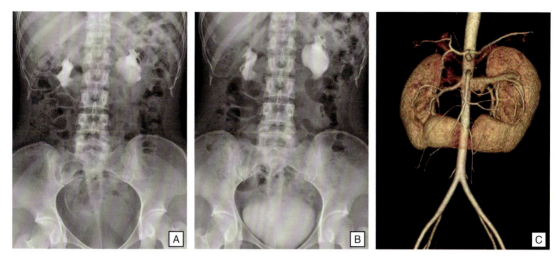

双侧肾盂呈"壶腹型"扩张，左侧明显，肾盏杯口存在，双肾盂肾盏转向内下方；VR图示双肾下极相连，呈"马蹄样"改变。

图 5-16 马蹄肾，IVP 及 CT 三维重建 VR 图像

2. 肾盂输尿管重复畸形（重复肾）

典型征象：同侧肾区有两套肾盂、肾盏及输尿管，上肾盂较小，一般只连接 1—2 个肾盏，下肾盂较大，可见多个肾盏与之相连，并可见两支输尿管汇合或分别进入膀胱或开口在其他位置。如上方肾盂、输尿管扩张积水，则可能不显影。

示例 女，28 岁，左腰痛伴肉眼血尿。行 IVP 检查。图像如图 5-17。

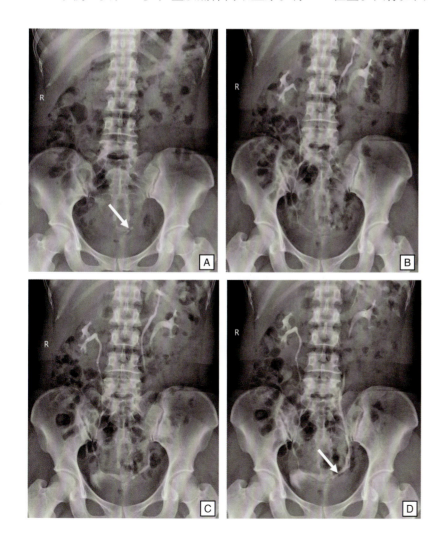

A 为腹部 KUB 平片，B—D 为静脉注射对比剂后造影图像。腹部平片示骶 5-尾 1 椎体左缘见两个卵圆形致密影，长轴与输尿管走行一致；静脉注射对比剂后左肾区见两套肾盂、肾盏及输尿管，上肾盂较小，下肾盂较大，重复输尿管于骶 5 水平汇合，平片所见致密影位于汇合后的输尿管下段内，对比剂下行受阻，结石以上输尿管轻度扩张积水。

图 5-17 左侧肾盂输尿管重复畸形，左输尿管下段结石，IVP 图像

（二）泌尿系结石并梗阻积水

典型征象：肾盂肾盏或输尿管内高密度影，肾盂肾盏显影延迟，结石以上泌尿系扩张积水或不显影；膀胱结石呈球形或类球形高密度影，位置可随体位而改变。

示例1 男，29岁，左腰痛。行 IVP 检查。图像如图 5-18。

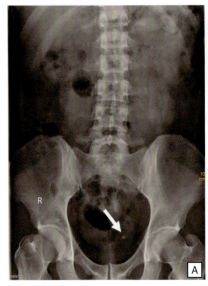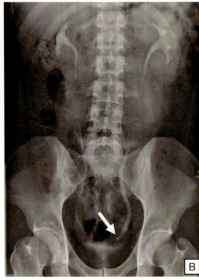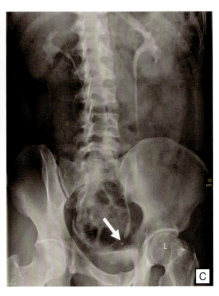

A 为腹部平片 KUB，B、C 为静脉注射对比剂后的造影图像。腹部平片示尾骨左缘见卵圆形致密影，长轴与输尿管走行一致；造影示平片所见致密影位于输尿管下段膀胱入口处，对比剂下行受阻，结石以上左输尿管及左肾轻度扩张积水。

图 5-18 左输尿管下段结石并积水，IVP 图像

示例2 男，42岁，右腰痛伴血尿1天。行 IVP 检查。图像如图 5-19。

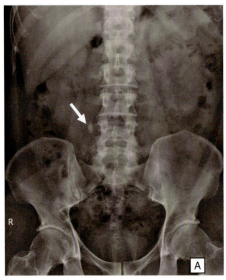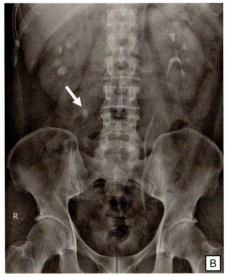

A 为腹部平片 KUB，B 为静脉注射对比剂后造影图像。腹部平片示腰4右侧横突重叠部卵圆形致密影，长轴与输尿管走行一致；造影示右肾盂肾盏显影延时，平片所见致密影位于右输尿管上段内，对比剂下行受阻，结石以上右输尿管及右肾中度扩张积水。

图 5-19 右侧输尿管上段结石并积水，IVP 图像

（三）前列腺肥大／前列腺癌

典型征象：膀胱底与耻骨联合间隙增宽，膀胱底部弧形压迹，前列腺肥大的弧形压迹边缘光滑或分叶状，前列腺癌的压迹边缘可不规则。

示例 1　男，68 岁，2 年前无明显诱因出现排尿困难、排尿费力、尿线变细。行 IVP 检查。图像如图 5-20。

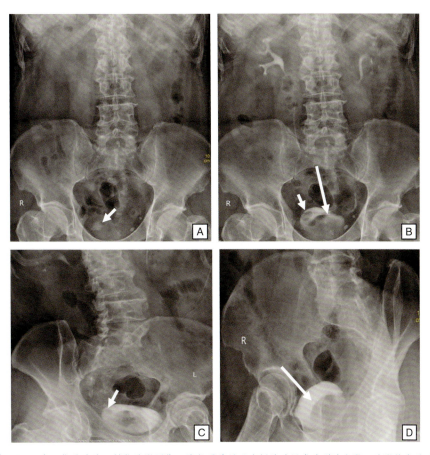

A 为腹部平片 KUB 图像，B—D 为正位及膀胱双斜位造影图像。腹部平片显示右侧膀胱区类球形致密影；造影检查显示双侧肾盂肾盏及双侧输尿管充盈显示良好，无梗阻及积水，膀胱底部见向上弧形压迹（长箭头），边缘光滑，膀胱内见类球形结石负影（短箭头）。

图 5-20　前列腺增生、膀胱结石，IVP 图像

示例 2　男，68 岁，排尿困难 8 天，加重 4 天。行 IVP 检查。图像如图 5-21。

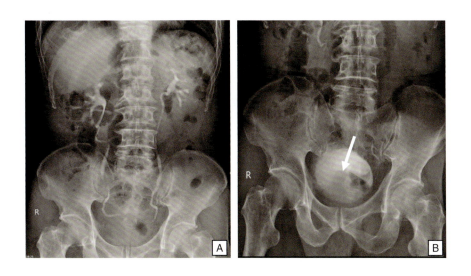

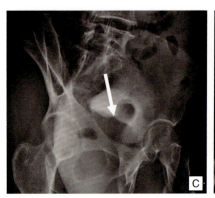
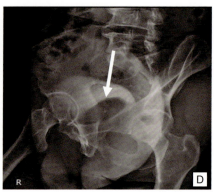
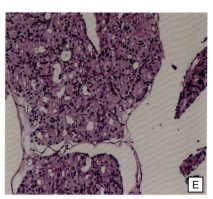

双侧肾盂肾盏及双侧输尿管充盈显示良好，无梗阻及积水，膀胱底部见向上弧形压迹，边缘光滑；病理示前列腺腺癌。

图 5-21　前列腺癌，IVP 及病理图像

（四）神经源性膀胱

典型征象：膀胱体积增大，外形呈宝塔状或圣诞树样，边缘毛糙，多发小憩室样改变。

示例　男，63 岁，因膀胱炎就诊。行膀胱造影检查。图像如图 5-22。

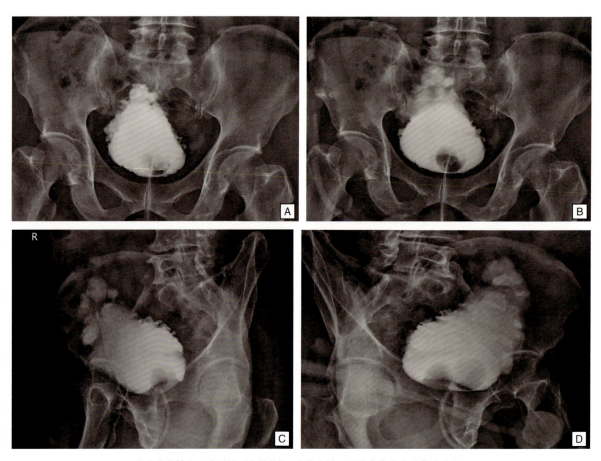

膀胱体积增大，外形呈"宝塔状"，边缘毛糙，可见多发大小不等的憩室。

图 5-22　神经源性膀胱，膀胱造影图像

第四节 胆道 "T" 形管造影

一、胆道 "T" 形管造影的检查方法

胆道 "T" 形管造影是指胆道系统术后，通过内置 "T" 形引流管将对比剂逆行注入并显示肝内外胆管的形态、走行、管腔大小、分布及排空的影像检查方法，是一种常用的 X 线检查方法。通过该造影可以明确肝内外胆管有无残余结石、再生结石，了解肝内外胆管管腔是否存在狭窄及胆管漏等，为临床确定后续治疗方案、预后及拔除 "T" 形管提供可靠依据。胆道 "T" 形管造影操作简便、安全，效果优良，适用于所有 "T" 形管引流的患者。

胆道 "T" 形管造影的操作流程如下。

1. 把握适应证和禁忌证

（1）适应证：探查肝内外胆管有无残余结石，了解胆总管远端有无狭窄等。

（2）禁忌证：碘过敏者，甲亢、严重心肾功能不全者，急性胆道感染及出血等。

2. 造影前准备

（1）造影前抽出管内胆汁或用生理盐水冲洗胆道，并尽量防止空气进入。

（2）使用对比剂剂量为 20—40mL。

3. 检查步骤

（1）操作前准备：同本章第三节的 "操作前准备"。

（2）操作过程：①患者以仰卧位于检查床，在严格消毒的情况下，通过 "T" 形管将对比剂缓慢注入胆道；②透视下观察胆道的充盈，以及对比剂是否通过胆总管远端顺利进入十二指肠；③动态观察肝内外胆管有无残留结石及胆管有无病变；④如有需要可取斜位及侧位等观察并适时摄片留存供诊断分析。

（3）操作结束后，安置患者并交代注意事项。

二、胆道 "T" 形管的 X 线造影表现及示例

（一）正常表现

正常征象：肝内胆管呈枯枝状由细逐渐变粗，然后汇入肝总管、胆总管，密度均匀，边缘光滑，无充盈缺损及扩张，对比剂于胆总管远端顺利流入十二指肠。

示例 女，72岁，胆总管结石切开取石 "T" 形管留置术后，行胆道 "T" 形管造影检查。图像如图5-23。

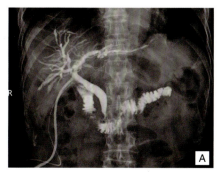
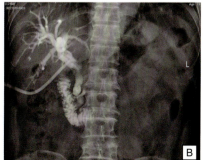

左、右肝管呈枯枝状，密度均匀，边缘光滑，无结石负影及充盈缺损；左、右肝管汇入肝总管、胆总管，并于胆总管远端顺利进入十二指肠。

图5-23 胆道系统通畅无结石残留，胆道 "T" 形管造影图像

（二）残留结石

典型征象：肝内/外胆管内类球形、结节状或不规则形充盈缺损，结石负影位置可变但形态不变，阻塞胆道时呈杯口状负影或类圆形充盈缺损。

示例 男，73 岁，肝内外胆管多发结石行胆总管切开取石 "T" 形管留置术后，行胆道 "T" 形管造影检查。图像如图 5-24。

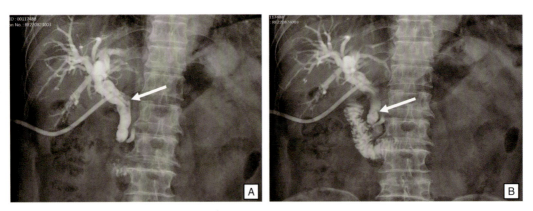

左、右肝管、肝总管及胆总管扩张，胆总管见多发类球形结石负影，对比剂进入十二指肠稍受阻，主胰管局部显示并轻度扩张。

图 5-24 术后结石残留，胆道 "T" 形管造影图像

（三）胆道狭窄并梗阻

典型征象：管腔线样或鼠尾状狭窄，狭窄以上胆管扩张。

示例 女，48 岁，肝内外胆管多发结石行胆总管切开取石 "T" 形管留置术后，行胆道 "T" 形管造影检查。图像如图 5-25。

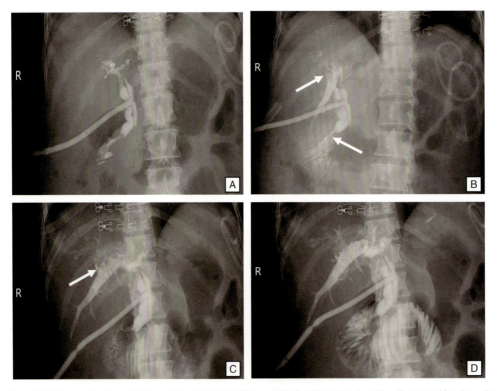

左、右肝管内见多发残留结石负影，左、右肝管、肝总管及胆总管扩张，胆总管远端局部边缘毛糙，管腔呈线样狭窄，对比剂进入十二指肠轻度受阻。

图 5-25 术后结石残留，胆总管远端炎性狭窄并不全梗阻，胆道 "T" 形管造影图像

第五节　子宫输卵管造影

一、子宫输卵管造影检查方法

子宫输卵管造影（hysterosalpingography，HSG）是通过导管向子宫腔及输卵管注入对比剂，在 X 线下透视及摄片，根据对比剂在输卵管及盆腔内的显影情况，观察以下几个方面内容：宫腔及输卵管显影形态、输卵管伞端开放状态、盆腔对比剂弥散情况、输卵管有无阻塞及部位等，从而判断子宫有无畸形、输卵管阻塞部位、通畅程度、输卵管炎、输卵管结扎部位、盆腔有无粘连、宫颈机能等。该检查损伤小，刺激性小，是评价输卵管功能的一线筛查手段，可了解输卵管是否通畅及通畅的程度，判断阻塞部位，并且具有一定的治疗作用，在临床上得到广泛应用。

HSG 的操作流程如下。

1. 掌握适应证和禁忌证

（1）适应证：①输卵管是否通畅；②宫腔形态、有无畸形、粘连等；③内生殖器结核非活动期；④不明原因的习惯性流产，于排卵后造影了解宫颈内口是否松弛、宫颈及子宫是否畸形等。

（2）禁忌证：①内外生殖器急性或亚急性炎症；②不明原因的子宫活动性出血；③发热、全身性疾病、手术不能耐受；④妊娠期、月经期；⑤流产、产后、刮宫术后 6 周之内；⑥碘过敏者。

2. 造影前准备

（1）造影时间以月经结束后 3—7 天为宜。月经周期较长者，可适当推迟；周期短者，可测量基础体温或 B 超监测排卵，安排在排卵前造影。

（2）阴道内滴虫、真菌检查阴性，宫颈管清洁度（PC）在 ++ 以内。

（3）对每位患者须有 HSG 检查谈话记录并签名。

（4）HSG 检查当日测量体温，不能超过 37.5℃。

（5）HSG 检查前排空大小便，不宜空腹。

（6）非离子型对比剂不要求做碘过敏试验。

（7）习惯性流产者为了解宫颈机能，需要测量基础体温或监测排卵，当基础体温上升第 3 天或排卵后 2—3 天行碘油造影。

3. 检查步骤

（1）操作前准备：同本章第三节的"操作前准备"。

（2）操作过程：①患者仰卧于检查台，两膝弯曲，造影前拍摄 X 线平片一张；②常规消毒外阴、阴道，铺消毒无菌手术巾，置入阴道窥器，消毒阴道及宫颈；③选择对比剂，可采用含碘水剂（如泛影葡胺、碘佛醇、优维显等）或含碘油剂（如超液化碘油、碘化油等）；④将充满对比剂的造影头或相应的造影器械头置于宫颈口，在透视下缓慢注入对比剂，注入对比剂遵循多次少量的原则，第一次注入量约为 2—4mL，观察对比剂充盈宫腔及流经输卵管情况并适时摄片；⑤继续推入对比剂 4—6mL，观察双侧输卵管间质部、峡部、壶腹部及伞部充盈情况，同时观察对比剂是否通过伞部进入盆腔并弥散，适时摄片留存；⑥必要时调整拍摄角度，以清晰显示整个宫腔倒三角形形态及两侧输卵管、宫角形态。

（3）造影片常规选择 3—4 张图像：①盆腔平片，观察盆腔有无异常密度影；②宫腔对比剂充盈及输卵管全程显影图像；③输卵管内对比剂弥散至盆腔图像；④对比剂若用水剂，造影后 20min 拍摄盆腔复查片；若用油剂，则需在 24h 后拍摄盆腔复查片。

（4）操作结束后，安置患者并交代注意事项。

二、子宫输卵管造影表现及示例

（一）正常表现

正常征象。

①子宫呈倒三角形（容积为 3—6mL），边缘规整。

②输卵管及伞端像，自子宫角开始（间质部）呈细而稍弯曲线样影，边缘光滑，并逐渐增宽（峡部及壶腹部），部分对比剂通过伞端弥散入盆腔；20min（碘水）/24h（碘油）后复查，双侧输卵管伞端未见对比剂残留，盆腔对比剂呈条片状或波浪状均匀分布。

示例 女，35 岁，不孕查因，行 HSG 检查。图像如图 5-26。

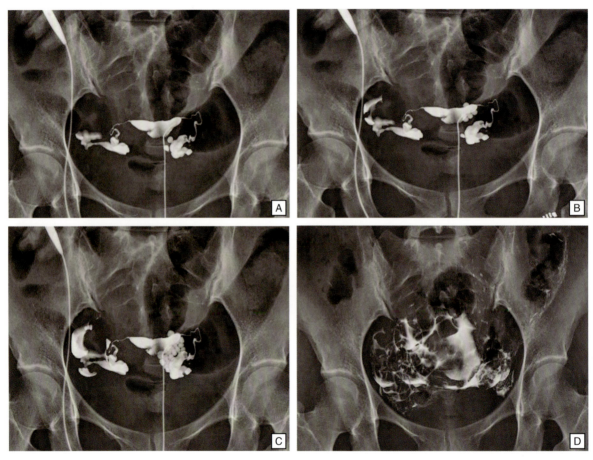

A—C 显示子宫呈倒三角形，输卵管走行自然，边缘光滑，对比剂通过输卵管壶腹部及伞端顺利弥散进入盆腔，呈油滴状、条片状分布；D 为 24h 后复查，子宫、双侧输卵管及伞端对比剂已排空，盆腔内对比剂呈波浪状、条片状分布。

图 5-26　正常子宫输卵管造影图像

（二）子宫先天变异

1. 单角子宫

典型征象：宫腔呈梭形，偏于盆腔一侧，宫壁光滑，同侧输卵管显影。

示例 女，33 岁，不孕 10 余年。行 HSG 检查。图像如图 5-27。

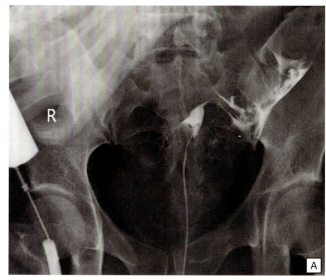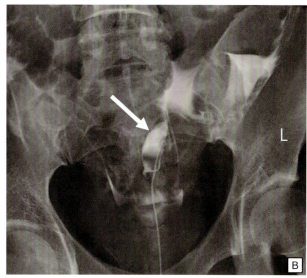

宫腔呈梭形，偏于盆腔左侧，宫壁光滑，左侧输卵管显影，走行自然，边缘光滑，对比剂通过左侧输卵管壶腹部及伞端顺利弥散进入盆腔。

图 5-27 左侧单角子宫，子宫输卵管造影图像

2. 鞍形子宫

典型征象：宫底轻度凹陷呈马鞍状，宫腔形态大致正常。

示例 女，32 岁，不孕 4 年。行 HSG 检查。图像如图 5-28。

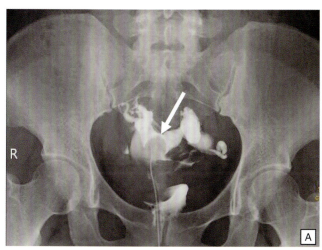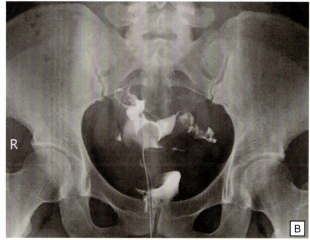

宫底轻度凹陷呈马鞍状；双侧输卵管增粗扩张，呈囊管状，对比剂少量弥散进入盆腔。

图 5-28 鞍形子宫，双侧输卵管伞端梗阻、积水，子宫输卵管造影图像

（三）输卵管完全梗阻

典型征象：输卵管全程或部分不显影，未见对比剂弥散进入盆腔；延迟复查，原部分显影的输卵管内可见对比剂存留，盆腔内未见对比剂弥散。

示例 1 女，27 岁，不孕 1 年。行 HSG 检查。图像如图 5-29。

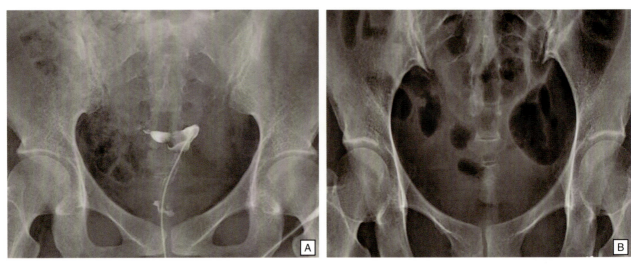

A 显示子宫充盈良好，双侧输卵管间质部梗阻，输卵管峡部、壶腹部及伞部未见显影；B 为 24h 后复查，子宫内对比剂已排空，盆腔内无对比剂涂布。

图 5-29　双侧输卵管间质部梗阻，子宫输卵管造影图像

示例 2　女，37 岁，不孕 10 年。行 HSG 检查。图像如图 5-30。

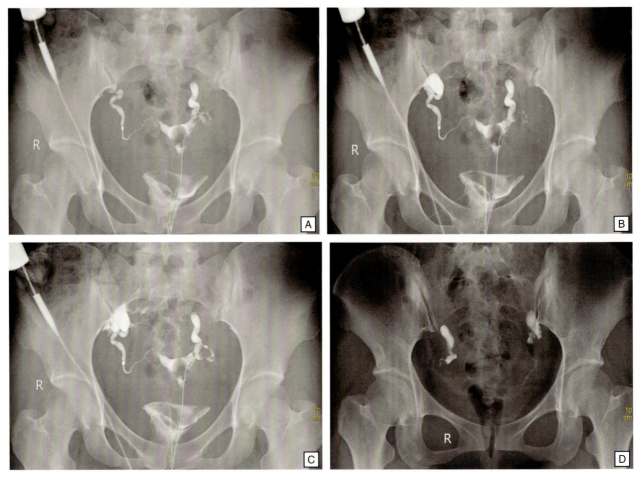

A—C 显示双侧输卵管峡部、壶腹部增大，梗阻前端输卵管轻度扩张，伞端充盈欠佳，无对比剂弥散入盆腔；D 为 24h 后复查，子宫腔内对比剂已排空，部分对比剂仿似残留在峡部、壶腹部，盆腔内未见对比剂弥散。

图 5-30　双侧输卵管壶腹部梗阻，子宫输卵管造影图像

示例 3　女，31 岁，不孕 1 年。行 HSG 检查。图像如图 5-31。

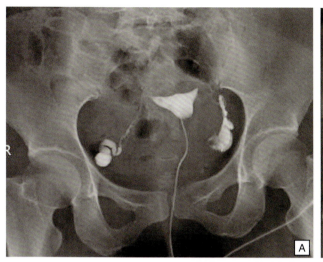

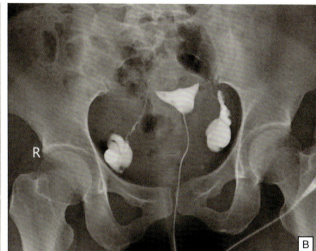

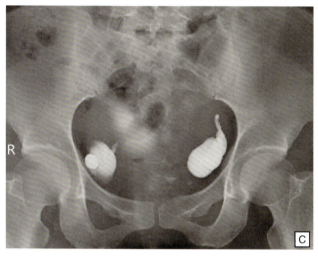

A、B 显示双侧输卵管伞端呈球形或花蕾样膨大，梗阻前端输卵管轻度扩张，无对比剂弥散入盆腔；C 为 24h 后复查，子宫腔内对比剂已排空，大部分对比剂仍存留在伞端，盆腔内未见对比剂涂布。

图 5-31　双侧输卵管伞端梗阻，子宫输卵管造影图像

（四）输卵管不全梗阻

典型征象：输卵管增粗、僵硬，伞端上举、边缘模糊，部分对比剂弥散进入盆腔；延迟复查，输卵管内有部分对比剂残留，盆腔内对比剂弥散不均匀。

示例　女，29 岁，不孕多年。行 HSG 检查。图像如图 5-32。

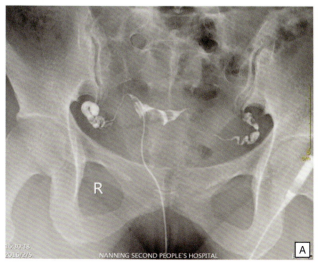

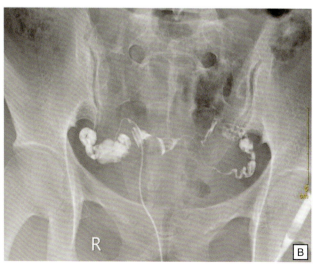

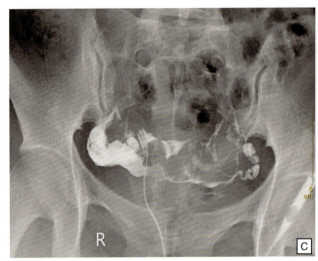
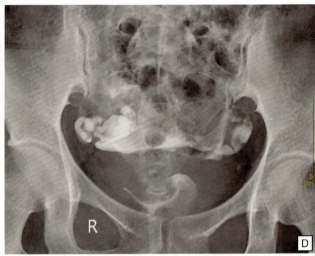

A—C 显示双侧输卵管壶腹部及伞端增大，部分对比剂弥散入盆腔；D 为 24h 后复查，子宫腔内对比剂已排空，部分对比剂仍残留于壶腹部及伞端，盆腔内对比剂呈条片状不均匀涂布。

图 5-32　双侧输卵管壶腹部及伞端不全性梗阻，子宫输卵管造影图像

第六节　窦道或瘘道造影

一、窦道或瘘道造影检查方法

窦道是指深部组织坏死后，形成开口于皮肤或黏膜的盲性管道，只有一个开口；瘘道是指因炎症引起的深部组织发生了炎症和坏死，继而在人体体表与体内脏器间形成病理性腔道，有外口和内口。窦道及瘘道造影通过对病理性腔道注入适量对比剂，人为造成密度差异，以构成人工对比，从而显示腔/道内形态、轮廓及与体内脏器关系等，以确认病理性腔道性质、分布及走行，为临床制订后续治疗方案提供可靠影像资料。

窦道或瘘道造影的操作流程如下。

1. 掌握适应证及禁忌证

（1）适应证：疑先天性、感染性、创伤或手术后并发的窦道或瘘道者。

（2）禁忌证：碘过敏者、窦道及瘘管急性期者等。

2. 造影前准备

（1）造影前用生理盐水冲洗窦道或瘘道，进行体位引流及患处局部挤压，使窦道或瘘道内分泌物充分排出，以利于对比剂进入。

（2）对比剂：常规使用含碘对比剂。

3. 检查步骤

（1）操作前准备：同本章第三节的"操作前准备"。

（2）操作过程：①患者卧于检查床，瘘口朝上，造影前拍摄 X 线平片 1 张；②瘘口及其周围皮肤常规消毒后，经瘘口缓慢插入造影导管（如瘘道内原有引流管，可利用引流管作为造影导管）；③动态观察对比剂的引入途径、分布范围，选择适当的拍摄角度以显示窦道或瘘道以及病灶最清楚的位置和形态，并适时摄片留存供诊断分析。

（3）操作结束后，安置患者并交代注意事项。

二、窦道或瘘道造影表现及示例

典型征象：不规则线样、管状或条片状对比剂充盈影，边缘毛糙、欠光滑，盲性管道（窦道），病理性腔道与体内脏器相通（瘘道）。

示例 1　男，51 岁，回盲部肿瘤术后，行瘘道造影检查。图像如图 5-33。

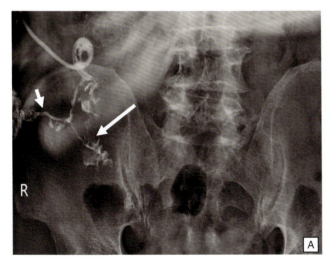 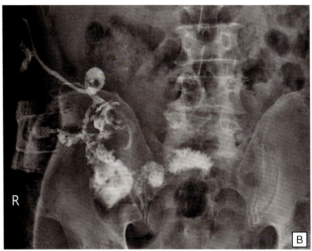

经右下腹壁引流管注入对比剂后，可见对比剂进入回盲部及局部回肠远端（长箭头），同时另见一管条状对比剂充盈影自回肠通向体外（短箭头）。

图 5-33　右下腹壁—回肠瘘及腹腔/回肠—体外瘘道形成，瘘道造影图像

示例 2　男，65 岁，肠穿孔修补术后，行瘘道造影检查。图像如图 5-34。

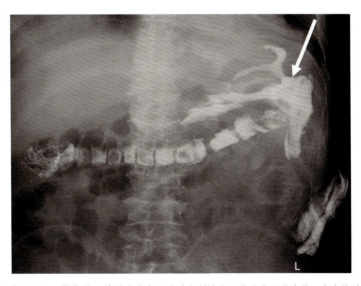

经引流管注入对比剂后，横结肠—结肠脾曲内可见对比剂填充，腹腔内可见片状、条索状对比剂影分布。

图 5-34　结肠脾曲—腹腔瘘道形成，瘘道造影图像

示例 3 男, 57 岁, 阑尾术后, 行瘘道造影检查。图像如图 5-35。

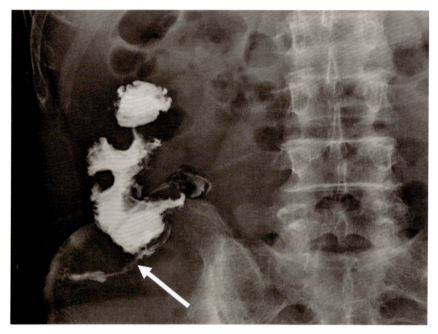

经瘘道外口注入对比剂后, 对比剂充盈小肠及回盲部。

图 5-35 右中下腹壁—回盲部瘘道形成, 瘘道造影图像

示例 4 男, 32 岁, 脐部流脓 3 个月, 行窦道造影检查。图像如图 5-36。

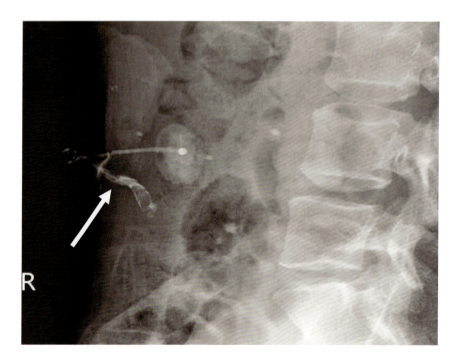

正中腹部脐后下方见管状对比剂充盈的盲性管道, 边缘欠光整, 腹部肠管及腹腔未见对比剂弥散。

图 5-36 脐部窦道形成, 窦道造影图像

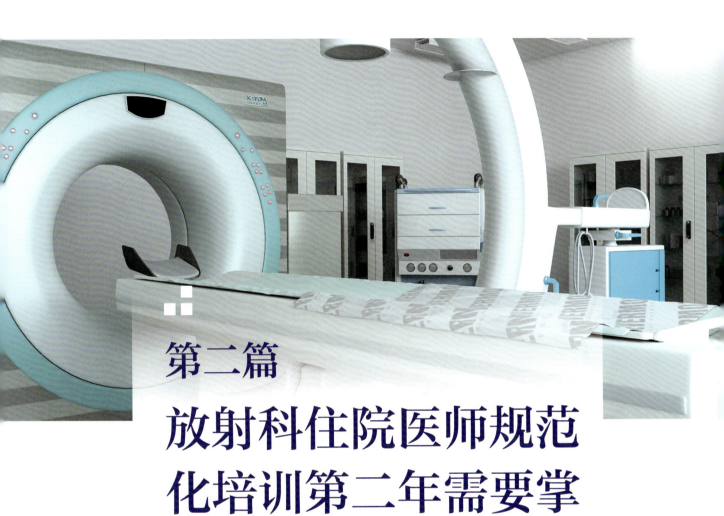

第二篇

放射科住院医师规范化培训第二年需要掌握的病例

第六章　头颈和中枢神经系统疾病（MRI 和 CT 检查为主）

第一节　脑血管病：脑出血

一、脑出血概述及放射科住培要求

详见第一篇第一章第一节脑血管病：脑出血的概述内容。

放射科住培学员在第二年应该掌握脑出血血肿扩大风险的 CT 表现及脑出血各个时期的 MRI 表现。

二、脑出血的影像特点及示例

脑出血的原因多种多样，临床可以依据年龄、病史、出血部位、血肿形态等进行病因的初步推断。CT 和 MRI 能够反映出血部位、出血量、累及范围和血肿周围脑组织情况。CTA、MRA、CTV 和 MRV 是无创评价颅内外动静脉及静脉窦的检查方法，用来筛查脑动脉瘤、动静脉瘘、脑血管畸形及静脉窦血栓等继发性脑出血。

1. 典型脑出血血肿扩大的 CT 表现及示例

脑出血血肿扩大的定义：复查 CT（24h 内）血肿体积较首次检查增加 12.5mL 或 > 33%。CT 平扫提示血肿有扩大风险的征象如下。

（1）混杂密度：血肿内混杂着界限清楚的相邻低密度和高密度区域，两者 CT 值相差 18HU 以上。

（2）岛征：主血肿周围 ≥ 3 个分散的小血肿，部分或全部与主血肿相连的小血肿 ≥ 4 个。

（3）黑洞征：血肿出现球形、类球形、棒状低密度区域，边界清，两者之间密度至少相差 28HU。

（4）漩涡征：为 2 个连续 5mm 轴位 CT 层面上脑内高密度血肿区域内出现的圆形、条纹状或不规则形的低 / 等密度（与脑实质密度相比）区域，且该区域边界清晰。

（5）液平面：在脑出血凝固过程中，血浆与凝固的血液随时间先后顺序沉淀而形成的一种分层现象。

（6）CTA 和 CTP（点征）：血肿内 1—2mm 增强灶，提示血管破裂对比剂漏出。

示例 1（混杂密度征）女，55 岁，突发左下肢乏力约 5h。行头颅 CT 平扫检查。图像如图 6–1。

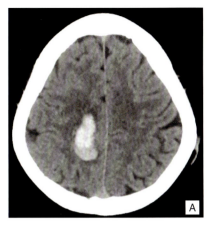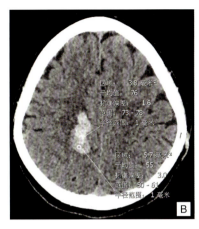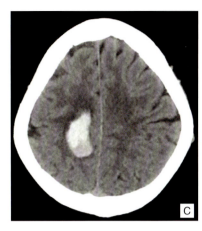

A为首次CT平扫脑窗轴位，B为首次平扫同层面轴位CT值测量数值，C为同一患者3.5h后复查脑窗轴位。首次CT右侧半卵圆中心见肾形高密度影，大小约为3.3cm×1.8cm×3.6cm，密度欠均匀，边界清晰，前部密度较高，CT值约76HU，后部密度稍低，CT值约55HU，两者差值约21HU，高密度灶周围见环状低密度水肿带。中线结构未见偏移。3.5h后复查血肿扩大。

图6-1 右侧半卵圆中心脑出血（首次CT时量约11.1mL），头颅CT平扫图像

示例2 （岛征）男，54岁，突发意识障碍约2h。行头颅CT平扫检查。图像如图6-2。

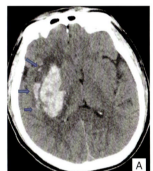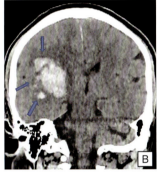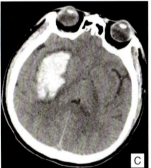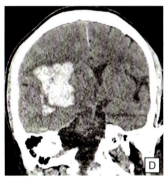

A为首次脑窗轴位，B为首次脑窗冠状位重建，C为3.5h后复查脑窗轴位，D为3.5h后复查脑窗冠状位重建。首次CT右侧基底节区见肾形高密度影，大小约5.5cm×3.0cm×4.0cm，密度不均匀，边界清晰，CT值为65HU，高密度灶周尚见数个分离的小高密度灶（箭头），高密度灶周围见环状低密度水肿带。右侧侧脑室受压变窄，中线结构稍向左侧偏移。3.5h后复查血肿扩大。

图6-2 右侧基底节区脑出血（首次CT时量约34.3mL），头颅CT平扫图像

示例3 （液平）男，63岁，突发左侧肢体乏力3h。行头颅CT平扫检查。图像如图6-3。

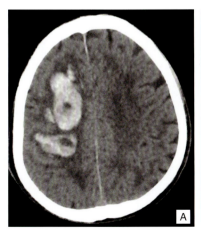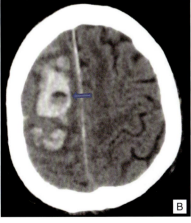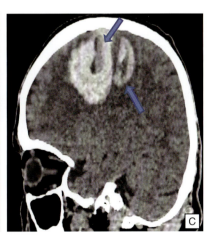

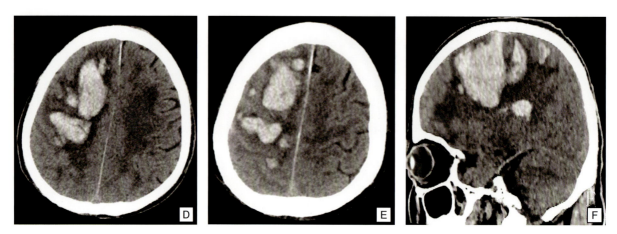

A、B为首次CT脑窗轴位，C为首次脑窗矢状位重建，D、E为1h后复查脑窗轴位片，F为1h后复查脑窗矢状位重建。首次CT右额顶叶可见团片状、斑片状分离高密度影，较大两个的大小分别约4.5cm×2.3cm×4.8cm、3.3cm×2.0cm×2.8cm，密度不均匀，高密度区CT值51—63HU，病灶内见稍低密度区及液平面（箭头），周围见环状低密度水肿带；最大高密度灶旁尚见数个与之分离的小斑片状高密度影；中线结构局部稍向左侧偏移；纵裂池见铸入样高密度影。1h后复查血肿扩大。

图6-3 右侧额顶叶脑出血（量约35.4mL），蛛网膜下腔出血，头颅CT平扫图像

示例4 （漩涡征）女，63岁，反复头晕10余年，加重1天。行头颅CT平扫检查。图像如图6-4。

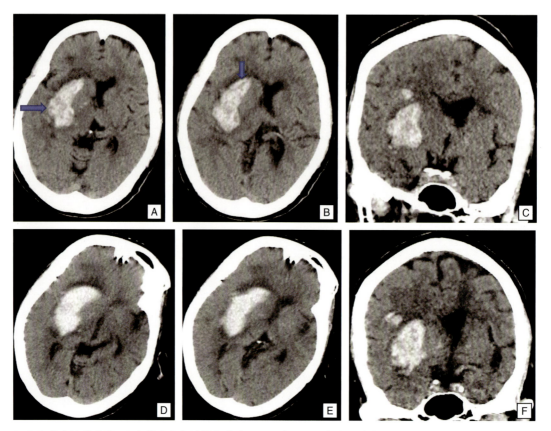

A、B为首次脑窗轴位，C为首次脑窗冠状位重建，D、E为4.5h后复查脑窗轴位，F为4.5h后复查脑窗冠状位重建。首次CT右侧基底节见肾形高密度影，大小约5.1cm×2.5cm×3.5cm，内密度不均，可见斑片及条状稍低密度区，高密度区CT值53—68HU，病灶边界清晰，周围见环状低密度水肿带；血肿上方右额叶尚见一大小约2.2cm×1.2cm×1.1cm的高密度灶，边界可辨，CT值约57HU；右侧侧脑室受压变窄，中线结构稍向左侧偏移约0.5cm。左侧侧脑室稍扩大。4.5h后复查血肿扩大。

图6-4 右侧基底节区脑出血（首次CT时量约23.2mL），头颅CT平扫图像

示例 5（黑洞征）男，57 岁，头痛头晕 3 天，血压 161/100mmHg。行头颅 CT 平扫检查。图像如图 6-5。

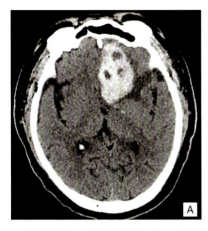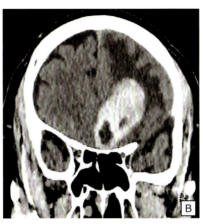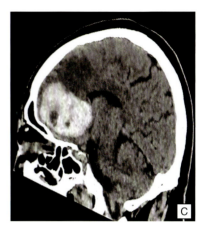

A 为脑窗轴位，B 为脑窗冠状位重建，C 为脑窗矢状位重建。左侧额叶见团片状高密度影，大小约为 5.8cm×3.8cm×4.9cm，边界清晰，密度不均匀，内见结节状低密度影，高密度 CT 值约 72HU，低密度灶 CT 值约 38HU，两者之间密度差为 34HU，病灶周围见大片状低密度水肿带。左侧侧脑室受压变窄，中线结构局部向右侧偏移。

图 6-5　左侧额叶脑出血（量约 55mL），头颅 CT 平扫图像

示例 6（CTA，点征）男，50 岁，突发意识不清 2h。行头颅 CT 平扫 +CTA 检查。图像如图 6-6。

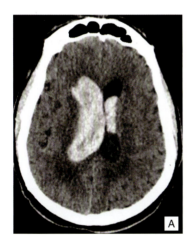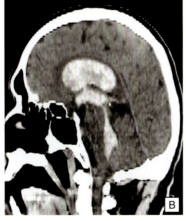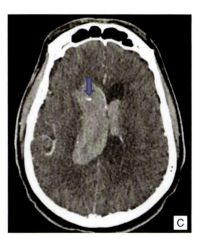

A 为脑窗轴位，B 为脑窗矢状位重建，C 为 CTA 轴位。右侧基底节区域见片状高密度影，大小约 2.5cm×2.4cm×1.6cm，边界清晰，密度不均匀，高密度 CT 值约 65HU；第三、第四脑室及双侧侧脑室内见高密度影铸入，双侧侧脑室扩大，中线结构向左侧偏移约 0.7cm。CTA：血肿内见点状高密度灶，强化与血管密度相仿（箭头）。

图 6-6　右侧基底节区脑出血（量约 5mL）并破入脑室系统，头颅 CT 平扫及 CTA 检查图像

2. 典型脑出血各期的 MRI 表现及示例

脑出血形态有球形、类球形、不规则形或铸形，不同时期血肿信号不同。从信号的改变大概可以区分血肿所处的各个时期。

（1）超急性期：血肿 T1WI 低信号，T2WI 高信号（此期信号与脑梗死信号相仿，DWI 序列可鉴别）。

（2）急性期：血肿 T1WI 等 / 低信号，T2WI 低信号。

（3）亚急性早期：血肿 T1WI 高信号，T2WI 低信号。

（4）亚急性晚期：血肿 T1WI 高信号，T2WI 高信号。

（5）慢性期：血肿 T1WI 低信号，T2WI 高信号，血肿周围有低信号含铁血黄素沉积。

（6）SWI 血肿低信号。

示例 1　女，66 岁，因言语含糊 5h，急诊溶栓后症状加重。行 MRI+DWI 平扫检查。图像如图 6-7。

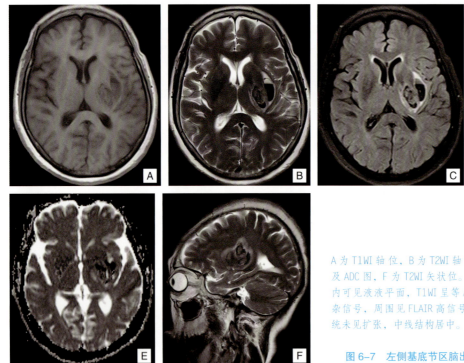

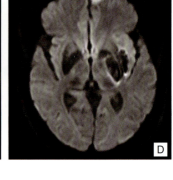

A 为 T1WI 轴位，B 为 T2WI 轴位，C 为 T2-FLAIR 轴位，D、E 为 DWI 及 ADC 图，F 为 T2WI 矢状位。左侧基底节区见不规则形异常信号，内可见液-液平面，T1WI 呈等/稍低信号，T2WI 及 FLAIR 呈等/低混杂信号，周围见 FLAIR 高信号水肿带，DWI 未见扩散受限。脑室系统未见扩张，中线结构居中。

图 6-7　左侧基底节区脑出血（急性期），头颅 MRI 扫描图像

示例 2　女，61 岁，突发左侧肢体乏力伴言语不清 2h，确诊脑出血，13 天后复查。行头颅 MRI 平扫 +DWI 检查。图像如图 6-8。

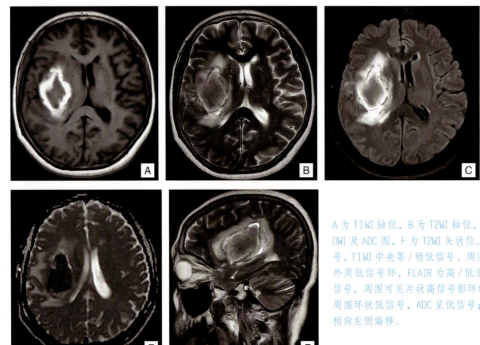

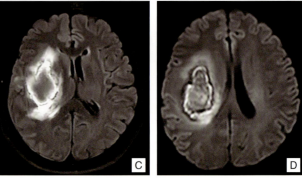

A 为 T1WI 轴位，B 为 T2WI 轴位，C 为 T2-FLAIR 轴位，D、E 分别为 DWI 及 ADC 图，F 为 T2WI 矢状位。右侧基底节区域见团片状异常信号，T1WI 中央等/稍低信号、周围高信号，T2WI 中央等/稍高信号、外周低信号环，FLAIR 为高/低混杂信号灶，其中中央呈等/稍高信号，周围可见片状高信号影环绕；DWI（b=1000）呈中央高信号、周围环状低信号，ADC 呈低信号；右侧侧脑室受压变窄，中线结构稍向左侧偏移。

图 6-8　右侧基底节区脑出血（亚急性期），头颅 MRI 扫描图像

示例3　男，55岁，四肢抽搐4h，既往有脑出血神经内镜下血肿清除术。行头颅MRI检查。图像如图6-9。

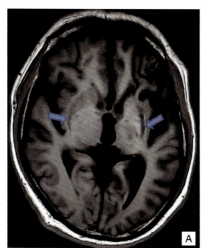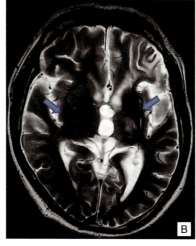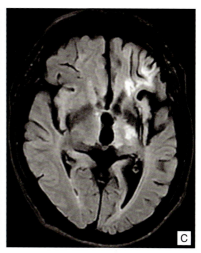

A为T1WI轴位，B为T2WI轴位，C为FLAIR轴位。左侧基底节萎缩改变，可见条状T1WI低信号，T2WI及FLAIR呈中间高信号、周围极低信号环绕；右侧基底节区见条状各序列低信号。

图6-9　两侧基底节区脑出血（慢性期），头颅MRI扫描图像

第二节　脑血管病：脑梗死

一、脑梗死概述及放射科住培要求

详见第一篇第一章第二节脑血管病：脑梗死的概述内容。

急性缺血性卒中缺血半暗带评估成为临床关注的重点，因此要求住培学员第二年掌握多模态组织窗评估方法，主要方法有CT模式和MR模式。评估的重点是脑组织（parenchyma）、血管（pipes）、灌注（perfusion）、缺血半暗带（penumbra）。临床需要放射科快速评估有无缺血半暗带，以尽最大可能挽救未完全死亡的脑组织。随着AI技术的发展，目前国内多数设有卒中中心的医院都安装有不同公司的AI后处理软件，可对梗死核心及缺血半暗带进行自动分析、评估，但是对于住培学员来说，还是有必要掌握基础的多模态影像评估方法。

二、脑梗死的影像特点及示例

依据2019年发布的《脑血管病影像规范化应用中国指南》规范，急性缺血性脑卒中超时间窗者（6—24h），必须执行血管成像及脑组织窗评估。组织窗评估需要多模态影像检查，血管成像评估有CTA/MRA。缺血半暗带的判断是根据影像多模态检查"不匹配"原理进行评估的。缺血半暗带有CT模式和MRI模式评估。CT模式依据CT灌注成像（CTP）的"不匹配"，即脑血流量（CBF）范围与脑血容量（CBV）范围"不匹配"；MRI模式依据磁共振灌注加权成像（perfusion-weighted imaging，PWI）和DWI"不匹配"、FLAIR和DWI"不匹配"模型。目前大多数医院采用CT"一站式"检查，本部分重点讲述CT模式的评估。

1. 典型脑梗死的 CT 多模态评估及示例

（1）CT 灌注成像（CTP）。

借助灌注后处理软件计算，将 T_{max}（残余功能达峰时间）> 6s 或 rMTT（相对平均通过时间）> 145% 作为缺血半暗带的诊断阈值；rCBF（相对脑血流量）< 30%，或 CBV < 2.0mL/100g 为梗死核心区。人工评估则依据设备生成的伪彩图判断，由于不同厂家的设备生成的伪彩图颜色不统一，所以应结合设备标示的色柱图来进行评估。①脑缺血改变：rCBF、rCBV 正常，rMTT 延长，提示动脉狭窄或闭塞，但侧支代偿良好；②无灌注或灌注不足：rCBF、rCBV 下降，rMTT 延长；③侧支循环建立：rCBV 正常或轻度增加，rMTT 延长；④血流再灌注：rCBV 增加，rMTT 正常或减低；⑤过度灌注：rCBV 明显增加。MTT 延长提示大血管狭窄或闭塞导致正常血流通路较对侧慢；存在缺血半暗带的判断标准是：病变侧 CBF 下降范围 > CBV 下降范围。

（2）侧支循环评估（CTA）。

①单期 CTA 评估，目前主要针对前循环单侧大动脉闭塞（主要是 MCA）进行评分。将缺血区作为一个整体或指定某一个区域为对比区，将软膜支对比剂充盈状态相对于对侧分 2—5 分不同等级，常采用 4 分量表进行评分：0 分，无侧支血管（闭塞区无对比剂充盈）；1 分，侧支血管差（闭塞区血管充盈与对侧相比 > 0 但 ≤ 50%）；2 分，侧支血管中等（闭塞区血管充盈与对侧相比 > 50% 但 < 100%）；3 分，侧支循环好（闭塞区 100% 血管充盈）。②多时相 CTA 评估（与对侧半球相比）：0 分，缺血区任何时相无可见血管；1 分，缺血区任何一个时相有可见血管；2 分，软膜血管的充盈有 2 个时相延迟且充盈血管数减少，或有 1 个时相的延迟且部分区域无血管充盈；3 分，软膜血管的充盈有 2 个时相延迟，或有 1 个时相的延迟，但充盈血管数显著减少；4 分，软膜血管充盈程度正常，有 1 个时相的延迟；5 分，软膜血管充盈正常，没有延迟。

示例 男，56 岁，被发现言语不清伴左侧肢体无力 6h 余，行 CT 平扫 +CTP "一站式" 检查。图像如图 6-10。

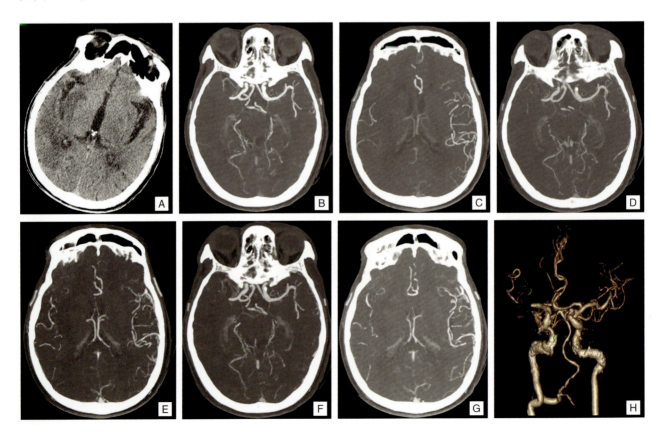

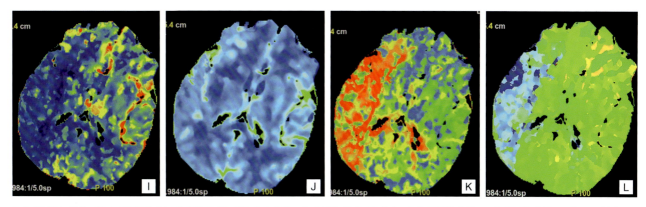

A 为 CT 平扫轴位，B—G 为不同时相不同层面 CT-MIP 重建轴位，H 为 CTA 检查 VR 重建，I 为 CBF 伪彩图，J 为 CBV 伪彩图，K 为 MTT 伪彩图，L 为 TTP 伪彩图。右侧额颞顶及岛叶见大片状低密度灶，边界不清，未见明显占位效应，脑室、脑池、脑沟、脑裂未见异常，中线结构居中。CTA 示右侧大脑中动脉 M1 段近端截断，其以远血管及其分支未见显影；软膜血管的充盈有 2 个时相延迟，且充盈血管较对侧显著减少。CTP 伪彩图示右侧额颞顶及岛叶见片状 MTT、TTP 延长，相应区域 CBF 减低、CBV 轻度减低，存在缺血半暗带。诊断：右侧额颞顶叶及岛叶脑梗死（ASPECTS：4 分）；右侧大脑中动脉 M1 段闭塞；多期侧支循环：2 分；CBF 与 CBV 不匹配（存在缺血半暗带）。

图 6-10　右侧额颞顶叶及岛叶脑梗死，头颅 CT 平扫 +CTA+CTP 图像

2. 典型脑梗死的 MRI 多模态评估及示例

（1）MRI 的灌注后处理软件及 PWI 伪彩图常见分析参见 CT 模式。

（2）DWI-PWI 不匹配：将 DWI 扩散受限高信号区认为是梗死核心，若 PWI（主要是 CBF，因 MTT 包含良性灌注不足与缺血半暗带，可能会高估缺血半暗带）低灌注区域范围大于 DWI 范围，提示存在缺血半暗带。

（3）DWI-FLAIR 不匹配：DWI 高信号，但 FLAIR 相应区域信号无明显改变，提示发病时间在 4.5h 内，为静脉溶栓治疗筛选指标。FLAIR 血管高信号征（FLAIR vascular hyperintensity，FVH，FLAIR 序列缺血区域匍匐走行于脑表面迂曲线样高信号）范围＞ DWI 高信号范围，提示存在缺血半暗带。

（4）MRA：缺血区供血血管狭窄或未见显影。

示例　男，47 岁，发现左侧肢体无力 3h 余，行头颅 MRI 平扫 +DWI+MRA+PWI 检查。图像如图 6-11。

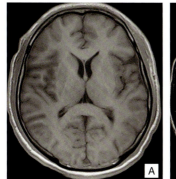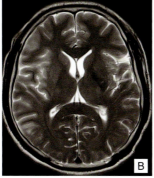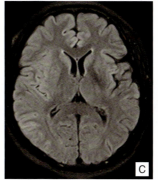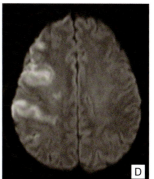

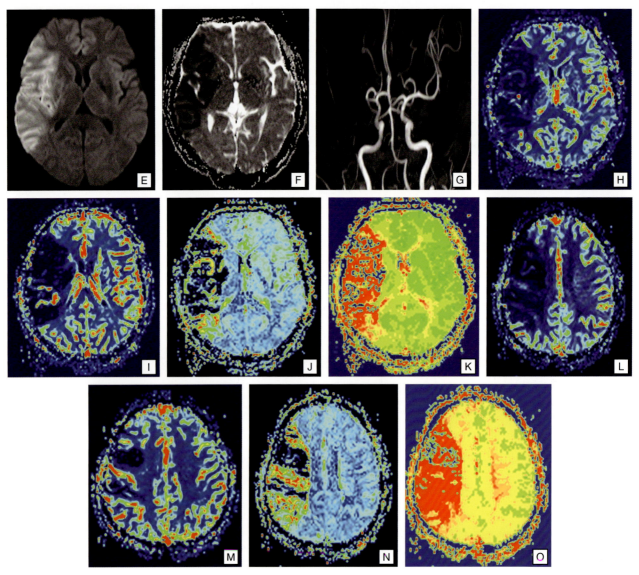

A 为 T1WI 平扫轴位，B 为 T2WI 轴位，C 为 FLAIR 轴位，D、E 分别为核团上方及核团层面 DWI，F 为核团层面 ADC 图，G 为 MRA 3D MIP 重建，H-K 分别为核团层面灌注伪彩图的 CBF、CBV、MTT、TTP，L-O 为核团上方层面灌注伪彩图的 CBF、CBV、MTT、TTP。右侧额颞岛叶及基底节区见片状 T1WI 稍低、T2WI 稍高信号，FLAIR 为稍高信号，DWI（b=1000）呈高信号，相应 ADC 图呈低信号，信号均匀，边界模糊；余脑实质未见异常信号病灶。脑室、脑池、脑沟、脑裂未见异常，中线结构居中。MRA：右侧大脑中动脉 M1 段闭塞，其远端分支未见显影。头颅灌注成像 PWI：右侧额颞岛叶及基底节区见大片状 MTT、TTP 延长区域，相应区域 CBF、CBV 下降，CBF 与 DWI 范围相匹配。诊断：右侧额颞岛叶及基底节区急性脑梗死（ASPECTS：4 分）；右侧大脑中动脉 M1 段闭塞；CBF 与 DWI 范围相匹配，提示无缺血半暗带。

图 6-11　右侧额颞岛叶及基底节区急性脑梗死，头颅 MRI 平扫 +DWI+MRA+PWI 图像

第三节　脑血管病：脑动脉瘤

一、颅内动脉瘤概述及放射科住培要求

颅内动脉瘤是指颅内动脉的局限性病理性异常扩张而形成的瘤样突起。有研究表明，大部分颅内动脉瘤终生未发生破裂，其破裂出血是自发性蛛网膜下腔出血最常见的原因。目前，预测颅内动脉瘤破裂出血风险是影像学研究的热点。

临床根据动脉瘤最大径的大小，将其分为：小型（＜5mm）、中型（5—10mm）、大型（11—25mm）、

巨大型（＞ 25mm）。根据动脉瘤发生部位分为：颈内动脉瘤、前交通动脉瘤、后交通动脉瘤、椎 – 基底动脉瘤；根据动脉瘤壁结构不同分为：真性动脉瘤、假性动脉瘤；根据形态可分为：囊性动脉瘤、假性动脉瘤、血泡样动脉瘤、梭形动脉瘤。

颅内动脉瘤是放射科住培学员第二年需要掌握的疾病。

二、脑动脉瘤的影像特点及示例

DSA 具有较高空间分辨率，是目前公认的诊断颅内动脉瘤的"金标准"，可同时进行栓塞治疗。CTA 对于血管形态、血管性疾病及病变与血管间关系的显示有重要价值，可媲美 DSA，但对于最大直径＜3mm 的微小动脉瘤，CTA 仍有漏诊可能。MRA 检查包括 TOF-MRA 和 CE-MRA 两种检查方法，TOF-MRA 常用于颅内动脉瘤检出，但受血管不规则狭窄和（或）扩张处湍流和涡流影响会导致信号丢失，同时，颅内动脉瘤伴血栓时，易造成成像缺失。血管壁高分辨率 MR 成像可对颅内动脉瘤的外壁结构及其占位效应进行评估，为颅内动脉瘤的诊断和评估提供了较全面的信息，能帮助临床医师为患者制订科学、有效的临床治疗方案。目前 CTA 检查最常用。

1. 典型脑动脉瘤的 CT 表现及示例

（1）平扫可呈边缘光整的球形稍高密度影，灶周无脑水肿表现；亦可呈等密度，与周围脑实质难区分。

（2）增强扫描呈明显均匀强化，若有血栓形成，则病灶中心呈低密度。

（3）动脉瘤破裂会引起蛛网膜下腔出血，可依据出血部位和范围推断动脉瘤大致所在位置，一般动脉瘤所在部位积血较多，脑池增宽。

（4）CTA 可见瘤状突出，同时测量以下径线：a. 瘤颈（N），b. 最大径（D），c. 宽度（W），d. 高度（H）。

示例　女，62 岁，突发头晕头痛 4h 余，行头颅 CT 平扫及头颅血管成像检查。图像如图 6-12。

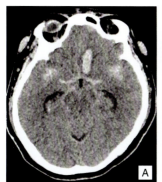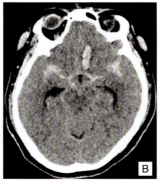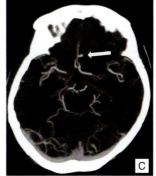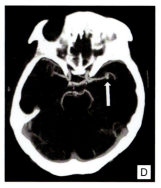

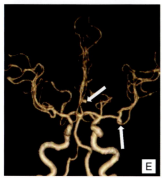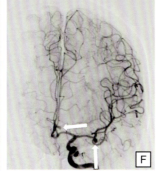

A、B 为 CT 平扫轴位，C、D 为 CTA- MIP 重建，E 为 CTA-VR 重建，F 为 DSA。左侧额叶靠近中线旁见团片状高密度影，边界清晰，周围见环状低密度水肿带，鞍上池、两侧外裂池可见铸入样高密度影。CTA 左侧大脑前动脉 A2 段见瘤样突起，其宽度 4.2mm、高度 4.2mm、瘤颈宽约 3.6mm、最长径 4.9mm；左侧大脑中动脉 M1 段瘤样突起，其宽度 4.8mm、高度 3.5mm、瘤颈宽约 4.5mm，最长颈 5.2mm。DSA 证实左侧大脑前动脉 A2 段动脉瘤破裂，左侧大脑中动脉 M1 段动脉瘤未破裂。

图 6-12　左侧大脑前动脉 A2 段、左侧大脑中动脉 M1 段动脉瘤，CT 平扫 +CTA+DSA 图像

2. 典型脑动脉瘤的 MRI 表现及示例

（1）动脉瘤内无血栓时，可出现流空效应，T1WI 及 T2WI 均为低信号；动脉瘤内合并血栓时，信号随血栓的形成时间不同而有不同表现。

（2）湍流会导致瘤内信号不均匀。

（3）梭形动脉瘤表现为动脉梭形增粗、迂曲，内可有血栓形成。

（4）高分辨率 MRI 成像：突出管腔的囊袋状低信号，增强扫描瘤外壁可见强化（炎性反应）。

示例 女，64 岁，因"头晕 3h 余"就诊。行 MRI 平扫、MRA 检查。图像如图 6-13。

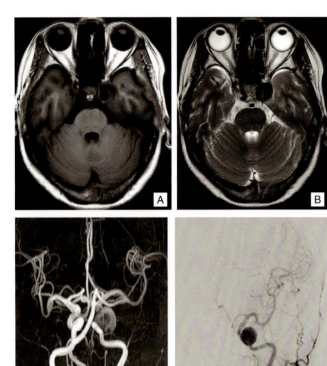
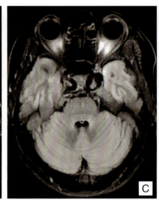
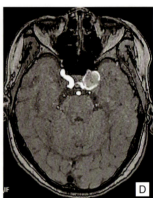

A 为 T1WI 轴位，B 为 T2WI 轴位，C 为 T2-FLAIR 轴位，D 为 MRA 原始图，E 为 MRA-3D MIP 重建图，F 为 DSA。左侧海绵窦见类球形各序列低信号灶，边界清，信号与流空血管相仿，大小约 1.9cm×1.4cm，其内信号不均匀，可见条片状 T1WI 高低混杂信号、T2WI 及 FLAIR 高信号；脑实质信号未见异常。MRA 示左侧海绵窦见突向脑实质的类圆形稍高信号，边缘可见血管信号环绕，其与颈内动脉海绵窦段关系密切。DSA 证实左颈内动脉海绵窦段动脉瘤伴瘤内血栓形成。

图 6-13　左颈内动脉海绵窦段动脉瘤伴瘤内血栓，MRI 平扫 +MRA+DSA 图像

第四节　颅脑肿瘤：胶质瘤

一、脑胶质瘤概述及放射科住培要求

概述详见第一篇第一章头颈部及中枢神经系统疾病：胶质瘤。

脑胶质瘤是放射科住培学员第一、第二年都需要掌握的疾病，难度逐年递进，第一年掌握低级别（2级）弥漫性星型细胞瘤病例，第二年掌握高级别胶质瘤［间变性星形细胞瘤（WHO 3 级）和胶质母细胞瘤（WHO 4 级）］病例，以便深入、系统地掌握脑胶质瘤的影像诊断。

二、胶质瘤的影像特点及示例

（一）高级别脑胶质瘤——间变性星形细胞瘤（WHO 3 级）的影像特点及示例

CT、MRI 是脑胶质瘤的重要影像检查方法，可以很好地观察肿瘤的部位、内部结构、占位效应、肿瘤轮廓、瘤周水肿及对周围组织结构的侵犯或破坏等诸多情况。

间变性星形细胞瘤（anaplastic astrocytoma，AA）起源于低级别的弥漫性星形细胞瘤，占星形细胞肿瘤的 25%—30%，好发于中年人，35—60 岁多见，男性略多于女性；具有弥漫性、浸润性、恶性的特点。

可跨越胼胝体侵袭对侧大脑半球，有向恶性程度更高的胶质母细胞瘤转变的倾向。好发部位为大脑半球（额叶常见，颞叶、顶叶次之），间脑、视神经、脑干、小脑较少发生。

1. 间变性星形细胞瘤的 CT 表现

（1）CT 平扫：可类似于星形细胞瘤，也可具有胶质母细胞瘤的某些特征，平扫多表现为不规则低、等混杂密度，钙化少见，边界不清，占位效应明显，与弥漫性星形细胞瘤相比，瘤周水肿程度较重。

（2）CT 增强扫描：程度不等的强化，少数不强化。

2. 间变性星形细胞瘤的 MRI 表现

（1）MRI 平扫：通常为边界不清、信号欠均匀的肿块影，呈 T1WI 稍低、T2WI 稍高信号，病灶内可见囊变、坏死区；病灶周边可见水肿带，邻近结构可见受压改变。

（2）MRI 增强扫描：病灶增强形式与肿瘤发展的时期相关。

①肿瘤局部可见斑块样异常强化影，提示该肿瘤为弥漫性星形细胞瘤灶性或散在的间变，肿瘤局部生长活跃。

②肿瘤呈完整或不完整的薄壁环形强化。

③肿瘤呈类环形薄壁强化，但局部环壁增厚或呈结节样改变，提示局部已进展为胶质母细胞瘤。

（3）DWI：肿瘤通常表现为高信号。

（4）MRS：肿瘤 NAA 峰下降，Cho 峰升高，MI 峰较低级别星形细胞瘤降低。

示例 女，49 岁，无明显诱因下头晕伴呕吐 1 天，症状加重。行头颅 MRI 平扫 + 增强检查。图像如图 6-14。

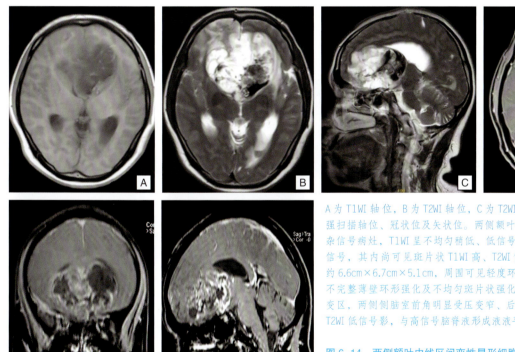

A 为 T1WI 轴位，B 为 T2WI 轴位，C 为 T2WI 矢状位，D—F 分别为增强扫描轴位、冠状位及矢状位。两侧额叶—胼胝体区域见团块状混杂信号病灶，T1WI 呈不均匀稍低、低信号，T2WI 呈不均匀稍高、高信号，其内尚可见斑片状 T1WI 高、T2WI 低信号出血灶，病变大小约 6.6cm×6.7cm×5.1cm，周围可见轻度环形水肿；增强扫描病灶呈不完整薄壁环形强化及不均匀斑片状强化，其内可见多发无强化囊变区，两侧侧脑室前角明显受压变窄、后移；左侧侧脑室枕角可见 T2WI 低信号影，与高信号脑脊液形成液液平面（左侧侧脑室积血）。

图 6-14 两侧额叶中线区间变性星形细胞瘤合并出血、左侧侧脑室积血，MRI 平扫 + 增强扫描检查图像

（二）高级别脑胶质瘤——胶质母细胞瘤（WHO 4 级）的影像特点及示例

胶质母细胞瘤又称多形性胶质母细胞瘤（glioblastoma multiform，GBM），是恶性程度最高的星形细胞瘤，生长快、病程短、肿瘤内出血、坏死、囊变多见，具有高侵袭性、复发率较高、预后较差的特征。GBM 分为原发性胶质母细胞瘤（不伴有分化好的胶质瘤成分）和继发性胶质母细胞瘤（由弥漫性星形细

瘤进展而来，伴有分化好的胶质瘤成分），以原发性胶质母细胞瘤常见。GBM 多位于深部脑白质，额叶最常见，其次为颞叶，少数发生于基底节区，亦可发生于脑桥、小脑、侧脑室等部位。

1. 胶质母细胞瘤的 CT 表现

（1）CT 平扫：好发于额颞顶叶脑白质区，肿瘤体积巨大，呈混杂密度影，高密度区多为出血，低密度区多为液化坏死及囊变，病灶与邻近组织结构分界不清，瘤周水肿和占位效应明显。

（2）CT 增强扫描：肿瘤实质部分呈明显不均匀强化，形态不规则或呈典型花环状强化。

2. 胶质母细胞瘤的 MRI 表现

（1）MRI 平扫：T1WI 呈以低信号为主的混杂信号，肿瘤内坏死呈低信号，可见出血高信号；T2WI、FLAIR 呈不均匀高信号，肿瘤与邻近组织结构分界不清，瘤周水肿和占位效应明显。

（2）MRI 增强扫描：呈不均匀明显强化（斑块状、花环状或结节状强化）。

（3）DWI：肿瘤实质部分扩散受限。

（4）MRS：肿瘤 NAA 峰减低，Cho 峰升高，Cho/Cr 比值明显升高，可见 Lip 峰。

示例 男，68 岁，10 天前无明显诱因出现四肢乏力，左下肢明显，偶有头晕、头痛，可自行缓解。行头颅 MRI 平扫 + 增强 +MRS 检查。图像如图 6-15。

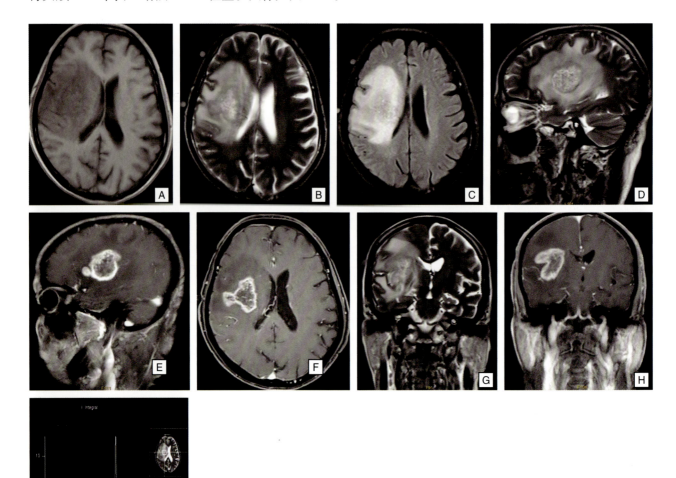

A 为 T1WI 轴位，B、D、G 分别为 T2WI 轴位、矢状位、冠状位，C 为 FLAIR 轴位，E、F、H 分别为 T1WI 增强扫描矢状位、轴位、冠状位，I 为 MRS。右侧额颞叶见一大小约 3.2cm×3.3cm×3.1cm 的不规则形肿块，其内信号不均匀，T1WI 呈等、稍低信号，T2WI 及 FLAIR 呈稍高信号，增强扫描病灶呈花环状明显强化，周围见大片状 T2WI 高信号水肿带。右侧脑室受压变窄，中线结构稍左移。MRS：病变区谱线图显示 NAA 峰、Cr 峰明显下降，NAA/Cr 值降低；Cho 峰升高，Cho/Cr 值升高。

图 6-15 右侧额颞叶胶质母细胞瘤，MRI 平扫 + 增强扫描 +MRS 检查图像

第五节　颅脑肿瘤：脑膜瘤

一、脑膜瘤概述及放射科住培要求

脑膜瘤（meningioma）概述详见第一章第四节颅脑肿瘤：脑膜瘤。

脑膜瘤的典型表现第一年已经阐述，而恶性脑膜瘤的发生率较少，非典型脑膜瘤的发生率较恶性脑膜瘤多见。非典型脑膜瘤的部分影像表现与良性、潜在恶性、恶性影像重叠；从组织学和生物学的角度讲，从良性脑膜瘤向不典型脑膜瘤和恶性脑膜瘤的发展转变是一个动态连续过程，不存在十分明显的分界。

按住培要求难度逐年递进，第二年应掌握非典型脑膜瘤的影像诊断。

二、非典型脑膜瘤的影像特点及示例

脑膜瘤的血管大部分为颈外动脉系统供血，CT及MRI增强可显示。CT能够更好地显示肿瘤占位效应、肿瘤轮廓和瘤体高密度内的低密度坏死区，可清晰显示瘤周水肿，对毗邻骨质破坏观察优于MRI；而MRI对肿瘤部位、内部结构、水肿程度、蛛网膜下腔受压情况和脑膜尾征的检查优于CT。

1. 非典型脑膜瘤的CT表现

（1）CT平扫表现：瘤体一般较大，直径＞5cm，形态不规则，以高密度为主，部分为混杂密度、低密度或等密度；瘤脑界面模糊；瘤周水肿多见，且多为Ⅰ级（瘤周水肿分级：0级，瘤周无水肿或仅形成环状的晕；Ⅰ级，水肿沿白质纤维束蔓延，但未累及整个大脑半球；Ⅱ级，水肿累及整个大脑半球或接近整个大脑半球）；骨窗可见邻近骨质破坏。

（2）CT增强扫描表现：可见脑膜尾征，一般为短脑膜尾，形态不规则；实性肿瘤呈不均匀明显强化。

示例　男，53岁，被发现意识障碍2h余，既往（5年前）有脑肿瘤病史。行头颅CT平扫检查。图像如图6-16。

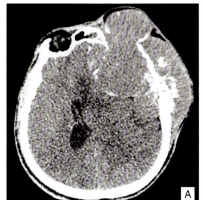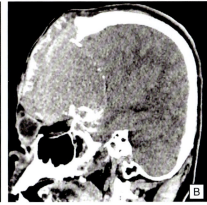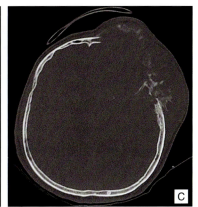

A为脑窗轴位，B为脑窗矢状位，C为骨窗轴位。左额颞部见不规则软组织肿块，中心大致位于颅骨，其向颅内、颅外生长，大小约12.2cm×7.5cm×8.6cm，相应左侧额、颞、顶、蝶骨见溶骨性骨质破坏，局部可见放射状改变。左侧大脑半球实质受压，白质区见斑片状低密度影，边界模糊；左侧侧脑室及脑沟、脑裂明显受压变窄，中线结构右移约1.8cm，右侧侧脑室稍扩大；右眼球受压向眼眶外突出，左侧视神经、眼外肌受牵拉狭长。左额窦、筛窦、蝶窦见斑片状软组织样密度影。

图6-16　左侧额颞部恶性脑膜瘤并大脑镰下疝，头颅CT平扫图像

2. 非典型脑膜瘤的 MRI 表现

（1）不规则软组织肿块，瘤体较大，直径一般＞5cm，T1WI 等 / 稍低信号，T2WI 等 / 稍高信号，肿块分叶状，周围可有水肿带；脑白质塌陷，脑室受压，蛛网膜下腔可增宽。

（2）内部可有囊变、坏死，偶见分隔。

（3）瘤体界面不清，可有颅骨破坏。

（4）增强扫描呈不均匀明显强化，周围水肿不强化。

（5）以颈外动脉供血为主，少部分由颈内动脉参与供血。

示例　男，53 岁，被发现意识障碍 2h 余，既往（5 年前）有脑肿瘤病史。行头颅 MRI 平扫 +MRA+ 增强检查。图像如图 6-17。

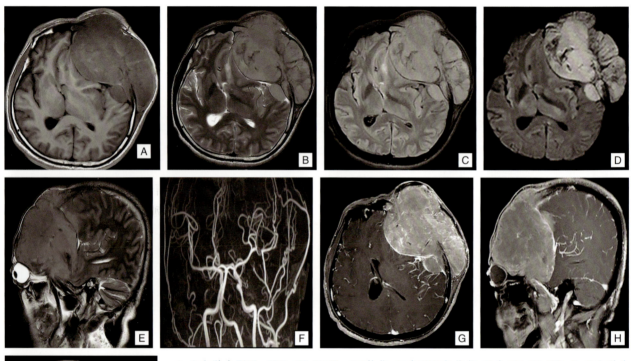

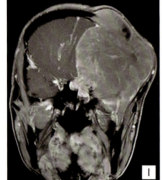

A—D 分别为 T1WI、T2WI、T2-FLAIR、DWI 轴位，E 为 T2WI 矢状位，F 为 MRA 3D MIP，G—I 分别为 T1WI 增强扫描轴位、矢状位及冠状位。左额颞部皮下见不规则软组织肿块，边界清晰，肿块向颅内、颅外生长，大小约 12.0cm×7.5cm×9.1cm，邻近蛛网膜下腔受压推移并略有扩张；肿块信号不均匀，T1WI 主体呈稍低信号，内见斑片状稍高信号，T2WI 及 FLAIR 主体呈等 / 稍高信号，中心见斑片状低信号，DWI（b=1500）呈稍高信号。增强扫描呈不均匀明显强化，肿块内尚见斑片状无强化区，可见明显强化的短粗"脑膜尾征"；肿块脑实质面见多发增粗迂曲血管。左侧大脑半球实质受压，左额颞叶见片状 T1WI 稍低、T2WI 及 FLAIR 稍高信号影，DWI 未见扩散受限；左侧侧脑室及脑沟、脑裂明显受压变窄，中线结构右移约 1.8cm，右侧侧脑室局部扩张；肿块亦向左眼眶及蝶窦内突，左视神经、上直肌受压，左眼球受压向眼眶外突出。左侧额、颞、顶骨及蝶骨骨质破坏。头颅 MRA：左额颞部肿块内见丰富血管，主要由颈外动脉供血，相应左颈外动脉较粗。余颅内动脉显影良好，未见狭窄及扩张，未见畸形血管团。

图 6-17　左侧额颞部恶性脑膜瘤并大脑镰下疝，头颅 MRI 平扫 +MRA+ 增强扫描图像

第六节　颅脑肿瘤：垂体腺瘤

一、垂体腺瘤概述及放射科住培要求

垂体腺瘤（pituitary adenoma）是鞍区最常见的肿瘤，多数为良性，起源于腺垂体，属于神经内分泌肿瘤，占颅内肿瘤的 8%—15%，生长缓慢，女性多见。按照肿瘤大小，直径＜1cm 称为微腺瘤、直径 1—4cm 为大腺瘤、直径＞4cm 为巨腺瘤。部分垂体瘤为功能性腺瘤，可引起内分泌症状，症状轻重与激素水平相关，包括催乳素瘤（最常见，表现为催乳素升高，出现闭经、泌乳、不育等临床症状）和生长激素瘤（生长激素升高，出现肢端肥大症、巨人症）等；无内分泌功能垂体腺瘤主要表现为肿瘤增大对邻近组织压迫侵袭而引起的相关临床症状。

垂体腺瘤是放射科住培学员第二年需要掌握的疾病。

二、垂体腺瘤的影像特点及示例

垂体腺瘤首选 MRI 平扫及动态增强检查，CT 可作为补充观察颅底骨质情况。

（一）垂体微腺瘤

（1）直接征象：相较于正常垂体，肿瘤 T1WI 呈低信号，T2WI 呈等或高信号；动态增强早期，垂体微腺瘤强化程度明显低于正常垂体而呈低信号，然后缓慢升高，部分病例延迟扫描信号高于正常垂体。

（2）间接征象：垂体局限性膨隆，垂体柄偏移。

（二）垂体大腺瘤、巨腺瘤

（1）X 线：蝶鞍扩大，骨质吸收、破坏，鞍底下陷。

（2）CT/MRI：①鞍区软组织肿块，由鞍内突向鞍上，蝶鞍扩大，正常垂体消失。②肿瘤呈"束腰征"或"8 字征"。③肿瘤较大时，视交叉受压，海绵窦可受侵犯。④CT 上肿瘤呈等或稍高密度，MRI 呈T1WI 等或稍低、T2WI 等或稍高信号，增强扫描呈较明显强化；部分肿瘤因出现囊变、坏死、出血而使密度/信号不均匀。⑤T2WI 部分肿瘤内见散在特征性的高信号小泡影。

示例　男，70 岁，双眼视力下降 2 个月余，左侧明显。行垂体 MRI 平扫及增强扫描检查。图像如图6-18。

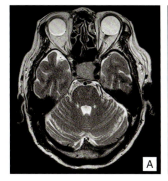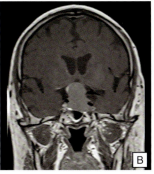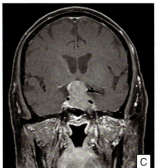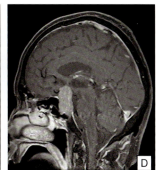

A 为 T2WI 轴位，B 为 T1WI 冠状位，C、D 分别为 T1WI 增强扫描冠、矢状位。蝶鞍扩大，鞍区可见一肿块向鞍上生长，表现为 T1WI 等信号、T2WI 稍高信号，增强扫描肿块呈中度强化，于鞍膈处见"束腰征"，正常垂体信号消失，鞍底稍下陷。

图 6-18　垂体大腺瘤，MRI 平扫＋增强扫描图像

第七节　颅脑肿瘤：脑转移瘤

一、脑转移瘤概述及放射科住培要求

脑转移瘤（brain metastases）是中枢神经系统最常见的肿瘤之一，由中枢神经系统以外的恶性肿瘤经血液转移而来，中老年人多见，有原发肿瘤史，多为肺癌和乳腺癌转移。临床症状与病变部位、大小、占位效应等有关，多为头痛、恶心、呕吐、癫痫，部分患者在影像检查时并未出现中枢神经系统症状。中枢神经系统转移瘤最常转移到大脑，其次为小脑、脑膜、脑干等；常为多发，亦可单发。

脑转移瘤是放射科住培学员第二年需要掌握的疾病。

二、脑转移瘤的影像特点及示例

脑转移瘤影像表现多样，MRI是脑转移瘤首选的影像检查方法，可准确定位、明确病灶数目，优于CT；还可利用MRI多模态成像如DWI、SWI、MRS、DSC/ASL、DCE等进行辅助诊断及鉴别诊断。患者有原发恶性肿瘤史对诊断有提示意义。

脑转移瘤的常见典型影像表现如下。

（1）多发病灶位于脑灰白质交界区，小病灶大水肿。

（2）脑内多发大小不等的结节，强化明显。

（3）脑内多发实性、囊性、囊实性病灶。

（4）多数病灶增强扫描呈不同程度强化，以环形强化多见。

（5）多数较大病灶呈高灌注表现。

示例1　男，65岁，确诊肺癌2年余，靶向治疗后1个月余，行颅脑MRI平扫及增强扫描检查。图像如图6-19。

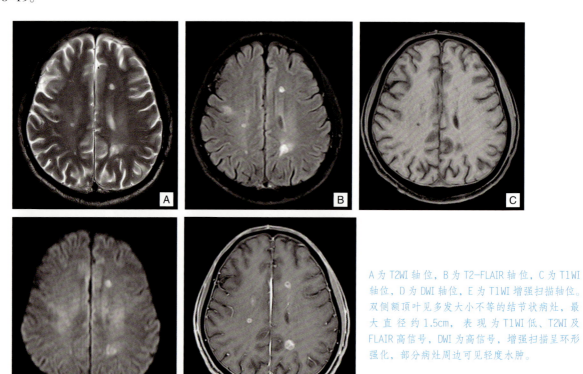

A为T2WI轴位，B为T2-FLAIR轴位，C为T1WI轴位，D为DWI轴位，E为T1WI增强扫描轴位。双侧额顶叶见多发大小不等的结节状病灶，最大直径约1.5cm，表现为T1WI低、T2WI及FLAIR高信号，DWI为高信号，增强扫描呈环形强化，部分病灶周边可见轻度水肿。

图6-19　颅内多发转移瘤，头颅MRI平扫＋增强扫描图像

示例 2 男，61 岁，头晕、头痛 3 个月，胸部 CT 发现左肺上叶舌段占位。行颅脑 CT 平扫、MRI 平扫及增强扫描检查。图像如图 6-20。

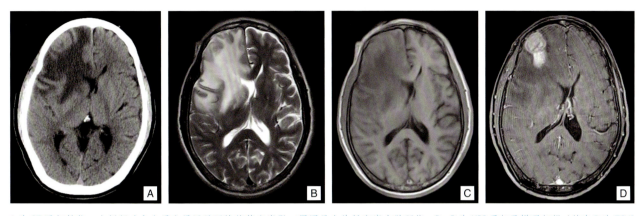

A 为 CT 平扫轴位，右侧额叶灰白质交界区见团块状等密度影，周围见大片低密度水肿环绕。B—D 为 MRI 平扫及增强扫描（其中 B 为 T2WI 轴位，C 为 T1WI 轴位，D 为 T1WI 增强扫描轴位）。右额叶见团状异常信号，T1WI 呈等 / 稍低信号，T2WI 呈稍高信号，边界欠清，周围见大片状水肿环绕，增强扫描肿瘤呈不均匀明显强化，周围水肿不强化。右侧侧脑室受压变窄，中线结构向左偏移。

图 6-20　右侧额叶脑转移瘤，头颅 CT 平扫 +MRI 平扫 + 增强扫描图像

第八节　颅脑外伤：颅内血肿

一、颅内血肿概述及放射科住培要求

按照定义，硬膜外血肿发生部位为硬脑膜与颅骨内板之间，硬膜下血肿发生于硬膜下腔，而蛛网膜下腔出血发生在蛛网膜与软脑膜之间。由于大脑镰及小脑幕覆盖软脑膜，不存在硬膜外间隙，故颅内特殊部位血肿主要是指大脑镰旁硬膜下血肿及小脑幕下硬膜下血肿。

脑外伤所致颅内血肿在第一篇中已经叙述并要求掌握，而放射科住培学员第二年需要掌握脑外伤颅内特殊部位硬膜下血肿的影像表现。

二、颅内特殊部位硬膜下血肿的影像特点及示例

颅内特殊部位的硬膜下血肿首选 CT 检查，MRI 也是颅内特殊部位硬膜下血肿的重要影像检查方法，可明确诊断，但易与蛛网膜下腔出血相混淆。蛛网膜下腔出血会随着脑脊液循环短期内复查会消失，而硬膜下血肿则不会。MRI 对于慢性及亚急性期血肿的显示更佳。

（一）颅内特殊部位硬膜下血肿的 CT 表现

（1）表现为大脑镰旁或小脑幕下局部或弥漫性增宽，密度多均匀增高。

（2）大脑镰侧及小脑幕侧边缘较平直，邻近脑组织受压。

（3）一般无占位效应或有轻度占位效应，占位效应取决于血肿大小。

（4）常合并有脑挫裂伤表现。

示例 男，75 岁，头部外伤后疼痛约 4h，左侧肢体乏力 3h。行头颅 CT 平扫检查。图像如图 6-21。

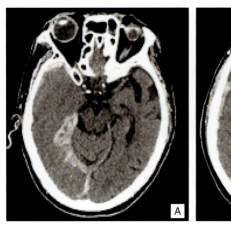
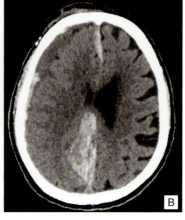

A、B 为不同层面 CT 平扫轴位。大脑镰右侧及小脑幕右侧见弧形 / 梭形高密度影，密度不均，其内可见小片状稍低密度区，病变的脑实质侧边界欠锐利，小脑幕侧及大脑镰侧边界锐利，以大脑镰后部增厚明显，厚约 1.5cm。右侧额颞顶部颅骨内板下方见弧形等 / 高混杂密度影，最厚约 0.8cm，周围有占位效应，右侧脑室受压变窄，中线结构左偏约 0.6cm；脑实质未见挫裂伤，右侧大脑半球脑沟、脑裂变浅。诊断：大脑镰旁右侧及右侧小脑幕下硬膜下血肿；右侧额颞顶部硬膜下血肿；合并大脑镰下疝。

图 6-21　颅内特殊部位硬膜下血肿，头颅 CT 平扫图像

（二）特殊部位硬膜下血肿的 MRI 表现

（1）形态与 CT 相似，表现为大脑镰旁或小脑幕下局部或弥漫性增宽，大脑镰侧及小脑幕侧边缘较平直，邻近脑组织受压。

（2）急性硬膜下血肿 MRI 表现为 T1WI 等信号、T2WI 低信号。

（3）亚急性硬膜下血肿在早期和晚期 T1WI 均可呈高信号；T2WI 早期低信号，晚期高信号。

（4）慢性硬膜下血肿 T1WI 信号低于亚急性期，但仍高于脑脊液，T2WI 表现为高信号。

示例　女，37 岁，高处坠落致伤头部及全身疼痛 2h 余。行头颅 CT 平扫 +MRI 平扫 +SWI 检查。图像如图 6-22。

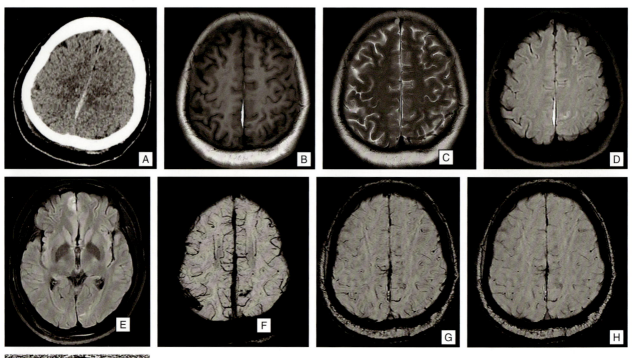

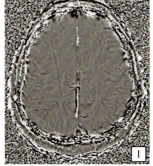

A 为头颅 CT 平扫轴位。B—E 为 5 天后复查头颅 MRI 平扫（其中 B 为 T1WI 轴位，C 为 T2WI 轴位，D、E 为不同层面 T2-FLAIR 轴位），F 为 SWI 最小亮度投影，G 为磁敏感加权图，H 为幅值图，I 为相位图。头颅 CT 示大脑镰后部右侧见窄带状高密度影，大脑镰侧较平直光整，CT 值约 68HU。5 天后复查 MRI：大脑镰后部右侧见窄带状 T1WI 高信号，T2WI 为等 / 稍高信号，T2-FLAIR 呈高信号；右额叶见斑片状 T2-FLAIR 高信号；左顶枕叶脑沟内见细线状 T2-FLAIR 高信号填充。SWI：大脑镰右侧见窄带状低信号，相应大脑镰侧边界较平直。诊断：大脑镰旁硬膜下血肿；右额叶脑挫裂伤；蛛网膜下腔少量出血。

图 6-22　特殊部位硬膜下血肿，头颅 CT 平扫 +MRI 平扫 +SWI 图像

第九节　颅脑外伤：脑挫裂伤

一、脑挫裂伤概述及放射科住培要求

脑挫裂伤（contusion and laceration of brain）是指颅脑外伤所致的脑组织器质性损伤，是脑挫伤和脑裂伤的统称。脑挫伤（contusion of brain）是外伤引起的皮质和深层的散发小出血灶、脑水肿和脑肿胀；脑裂伤（laceration of brain）是脑及软脑膜血管的断裂。两者多同时发生，故称脑挫裂伤，是最常见的颅脑损伤之一。

脑挫裂伤是颅脑外伤中的一种，是放射科住培学员第二、第三年均需要掌握的疾病，其中第二年主要掌握脑挫裂伤的 CT 表现，由于脑挫裂伤各期的 MRI 表现多变较难理解，故列为第三年掌握的内容。

二、脑挫裂伤的 CT 影像特点及示例

CT 与 MRI 均能较敏感地显示脑挫裂伤，CT 对于急性脑外伤的出血部分显示更佳，MRI 的 SWI 序列对弥漫性轴索损伤更敏感。

（1）CT 平扫呈低密度影，内部可见多发斑点状、斑片状高密度出血灶（部分出血灶可融合为较大血肿），出血灶吸收后最终形成脑软化灶，病变小者可不留痕迹。

（2）占位效应：脑挫裂伤周围脑回肿胀，脑沟变浅，侧脑室受压，中线结构向健侧偏移，重者可出现脑疝。

（3）脑萎缩：占位征象减轻后，后期可出现脑萎缩征象。

（4）常合并有不同程度蛛网膜下腔出血：大脑纵裂池、脑池、脑沟线样高密度影铸入；约40%并发其他类型的颅脑损伤，约75%合并颅骨骨折；少部分挫裂伤血肿可破入脑室系统。

示例　男，11岁，高处坠落致头颈部疼痛11h，行头颅 CT 平扫检查。图像如图6-23。

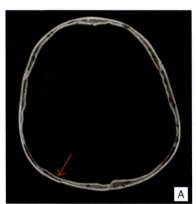
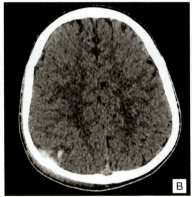
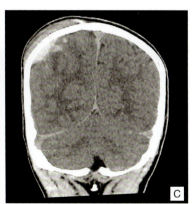
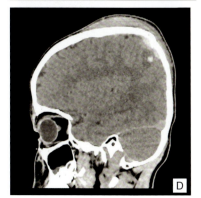

A 为 CT 平扫骨窗横轴位，B—D 分别为 CT 平扫脑窗横轴位、冠状位、矢状位。右侧顶骨线状骨折，相应颅骨内板下方显示梭形高密度影，周围脑组织稍受压；右顶叶见斑片状高、低密度影（脑挫裂伤），边界不清；脑室系统无异常，中线结构居中。右顶部可见头皮血肿。诊断：右顶骨骨折伴右顶部硬膜外血肿，右顶叶脑挫裂伤。

图 6-23　脑挫裂伤，CT 平扫图像

第十节　颅内感染：脑脓肿

一、脑脓肿概述及放射科住培要求

脑脓肿（cerebral abscess）是由化脓性细菌感染导致的脑实质炎症，是中枢神经系统常见的化脓性感染疾病。致病菌以化脓菌常见，最常见的致病菌为金黄色葡萄球菌、链球菌和肺炎球菌等。细菌通过感染邻近组织向颅内蔓延是最常见的感染途径；其次是血源性感染，也可以是直接感染或隐源性感染。好发于青春期前和中年人。脑脓肿可单发或多发，以幕上脑凸面多见，额颞叶居多，小脑及垂体脓肿少见。临床主要表现为全身或颅内感染的症状，如发热、头痛、呕吐。

脑脓肿是放射科住培学员第二年需要掌握的疾病，需要掌握其病理分期与典型影像表现，并与其他疾病进行区别。

二、脑脓肿的影像特点及示例

MRI 是脑脓肿的首选影像检查手段，其优势体现在能更好地区分病灶与周围水肿带，明确病灶形态及分期，脓肿腔可具有特征性的 DWI 高信号、ADC 低信号表现。CT 平扫及增强检查也是脑脓肿常用的影像方法。

1. 脑脓肿的 CT 表现

（1）急性脑炎期和化脓期：边界不清的低密度区，可不均匀，呈轻度不均匀强化，有占位效应。

（2）包膜形成期：中心为低密度，外围呈环状高密度；增强扫描呈环形明显强化，壁厚薄较均匀，脓肿腔无强化，病灶周围伴水肿带。

（3）小脓肿：平扫呈小灶性低密度，增强呈环状或结节状强化，多位于幕上皮层区，占位效应轻。

（4）不典型脑脓肿：无完整环，壁厚薄不均，内有分房、分隔，甚至有壁结节。

示例 1　男，57 岁，头痛、头晕伴发热半天入院。行头颅 CT 平扫 + 增强扫描检查。图像如图 6-24。

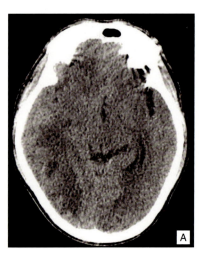 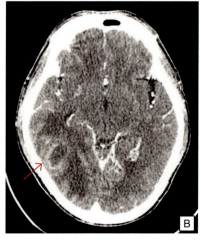

A 为 CT 平扫轴位，B 为 CT 增强扫描轴位。右侧颞枕叶见片状低密度灶，边缘隐约可见稍高密度影环绕，增强扫描呈环形明显强化，壁厚薄较均匀，内部无强化，周围伴有大片状未强化水肿带，占位效应明显，右外侧裂池及环池受压变窄，中线结构尚居中。

图 6-24　右侧颞枕叶脑脓肿，颅脑 CT 平扫 + 增强扫描图像

示例 2　男，58 岁，突发言语不利 2 天，行头颅 CT 平扫 + 增强扫描检查。图像如图 6-25。

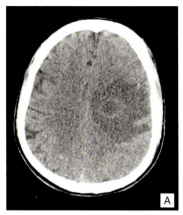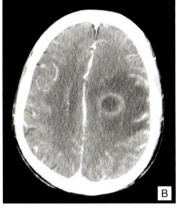

A 为 CT 平扫轴位，B 为 CT 增强扫描轴位。左侧额叶见一环状稍高密度影，大小约 2.2cm×2.1cm，环内密度均匀减低，环周见大片状低密度水肿环绕，可见轻度占位效应，中线结构略向右偏移，增强扫描稍高密度环强化明显，环壁较光整。

图 6-25　左额叶脑脓肿（包膜形成期），头颅 CT 平扫 + 增强扫描图像

2. 脑脓肿的 MRI 表现

（1）化脓性脑炎期：非特异性 T1WI 低信号、T2WI 高信号，不强化或轻微强化。

（2）包膜形成期：包膜表现为 T1WI 稍高信号、T2WI 稍低信号；脓腔 DWI 呈高信号，ADC 值降低（ADC 图呈低信号）。

（3）增强扫描：脓肿壁呈环形明显强化，厚薄均匀，内壁较光整，外壁可见毛刷样强化，脓肿腔无强化。

（4）波谱 MRS：包膜期脑脓肿坏死中央位置无 Cho、Cr 等正常脑组织代谢产物，Lac/Lip 峰增高，还可见氨基酸峰 AA（缬氨酸、亮氨酸、异亮氨酸三者的总称），位于 0.9mg/L 处，AA 为细菌性脓肿腔特征峰。

（5）PWI：表现为低灌注。

示例 1　女，80 岁，四肢乏力 1 周余，行头颅 MRI 平扫 +DWI+ 增强扫描检查。图像如图 6-26。

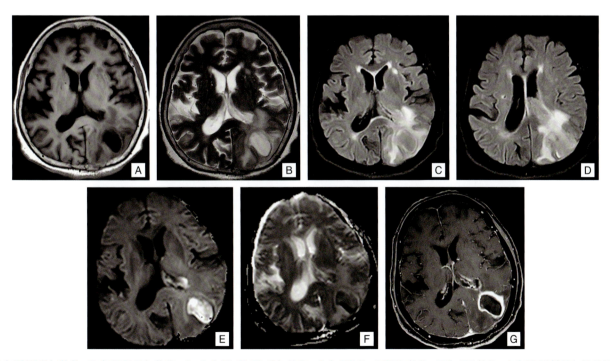

A 为 T1WI 平扫轴位，B 为 T2WI 平扫轴位，C、D 为 T2-FLAIR 平扫轴位，E 为 DWI（b=1000）轴位，F 为 ADC 轴位，G 为 T1WI 增强扫描轴位。左侧顶枕叶见类圆形异常信号影，表现为 T1WI 低、T2WI 稍高信号，FLAIR 呈等信号，周围可见大片状水肿；DWI（b=1000）病灶内部呈明显高信号，ADC 图为低信号；增强扫描病灶边缘呈环形明显强化，内部无强化。左侧侧脑室受压变窄；左侧侧脑室体后部见片状 T1WI 低、T2WI 及 FLAIR 稍高信号影填充，DWI 呈不均匀高信号，增强扫描相应侧脑室壁可见线状强化。

图 6-26　左顶枕叶脑脓肿并破入左侧侧脑室，颅脑 MRI 平扫 +DWI+ 增强扫描图像

示例2　女，68岁，头晕11天，头痛伴肢体乏力9天，行头颅MRI平扫+DWI+增强扫描检查。图像如图6-27。

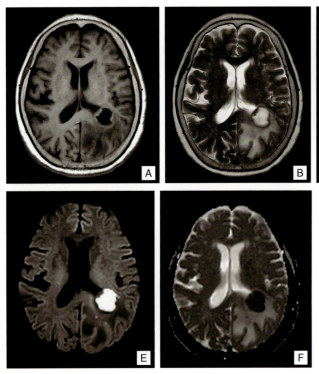
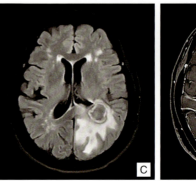
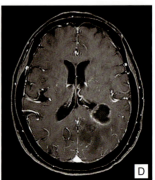

A为T1WI轴位，B为T2WI轴位，C为T2 FLAIR轴位，D为T1WI增强扫描轴位，E为DWI（b=1000）轴位，F为ADC图轴位。左侧脑室后角旁可见一囊性占位，平扫（A、B）中心呈T1WI低、T2WI高信号，囊壁呈T1WI等/稍高、T2WI等/稍低信号，周围可见指状白质水肿;（E、F）DWI示囊壁未见扩散受限，囊液扩散受限显著;增强扫描（D）病灶囊壁环形强化，内部囊液无强化；左侧脑室后角受压变形。

图6-27　左侧脑室后角旁脑脓肿，颅脑MRI平扫+DWI+增强扫描图像

三、脑脓肿与其他疾病的鉴别诊断

（一）颅内血肿（亚急性期）

CT平扫表现为低或稍高/低混杂密度，边界模糊，增强扫描亦可呈现环状强化，但T2WI及SWI序列可观察到出血代谢物。

（二）脑梗死

急性脑炎期表现与脑梗死类似，诊断需结合临床。脑梗死沿血管走行区分布，好发于中老年人，急性起病，不伴发热等中毒症状。亚急性期脑梗死增强扫描可呈环状强化和（或）脑回样强化。

（三）脑转移瘤

好发于中老年人，有原发肿瘤病史。颅内病灶多发，好发于灰白质交界区，坏死囊变时也可出现环形强化（大薄环），囊内DWI无扩散受限，常见明显的血管源性水肿（小结节大水肿）。

（四）脑胶质瘤

起病缓慢，临床无发热等中毒症状，环形强化的壁不规则，厚薄不均，可见壁结节，坏死区DWI表现为低信号有助于鉴别。

第十一节　颅内感染：脑膜炎

一、脑膜炎概述及放射科住培要求

脑膜炎（meningitis）指软脑膜、蛛网膜的炎症，是中枢神经系统严重的感染性疾病，通常由细菌、病毒、真菌或其他微生物感染引起。临床上一般分为化脓性（细菌性）脑膜炎和非化脓性脑膜炎。化脓性脑膜炎可分为双球菌脑膜炎（即流脑）、肺炎链球菌脑膜炎、流感嗜血杆菌脑膜炎、结核性脑膜炎等；非化脓性脑膜炎由病毒、真菌、螺旋体等感染所致。临床症状表现为颅内压增高如头痛、喷射性呕吐，小儿前囟饱满，也可出现颈项强直、小儿角弓反张，当累及脑神经时可出现相应的神经麻痹症状。脑膜炎是放射科住培学员第二年需要掌握的疾病，需掌握常见致病菌所致脑膜炎的影像表现及其鉴别诊断。

二、脑膜炎的影像特点及示例

CT 和 MRI 对脑膜炎的临床分型及诊断具有重要作用。大多数急性细菌性脑膜炎病例在疾病早期 CT/MRI 可表现正常，但随着病情进展，CT/MRI 可很好地显示出病变。

1. 典型脑膜炎的 CT 表现

（1）平扫早期可呈阴性，随病情进展可表现为脑室系统和蛛网膜下腔轻度扩张伴弥漫性脑肿胀。

（2）增强扫描脑表面可见线样或脑回样强化，脑室壁亦可见强化。

（3）可合并脑积水、硬膜下或脑室内积脓、室管膜炎、脑脓肿等。

2. 典型脑膜炎的 MRI 表现

（1）病灶常累及脑底池，如鞍上池、大脑纵裂池、环池。

（2）平扫 T1WI 显示蛛网膜下腔变形、模糊，信号增高；T2WI 常阴性。

（3）FLAIR 显示蛛网膜下腔、脑沟、脑池内信号增高。

（4）DWI 阴性，但可发现并发症。

（5）增强扫描脑池、脑沟及脑表面（软脑膜）强化，强化的脑膜可以增厚并伸入脑沟内。

（6）可继发脑静脉、静脉窦血栓及脑梗死、脑积水等征象。

示例　男，57 岁，头晕、头痛半个月余，行头颅 MRI 平扫 +DWI+ 增强扫描检查。图像如图 6-28。

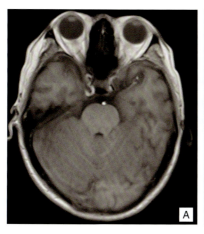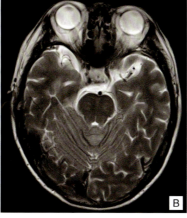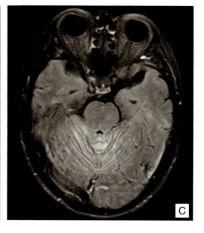

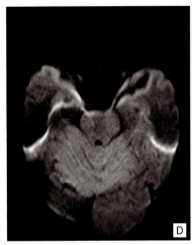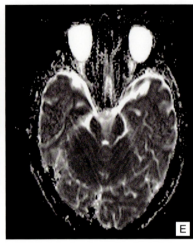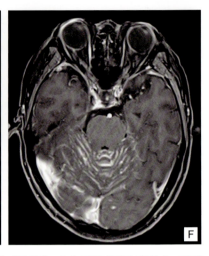

A 为 T1WI 轴位，B 为 T2WI 轴位，C 为 T2-FLAIR 轴位，D 为 DWI（b=1000）轴位，E 为 ADC 轴位，F 为 T1WI 增强扫描轴位。两侧小脑半球脑表面见片絮状 T1WI 稍低、T2WI 稍高信号影，FLAIR 呈高信号；两侧小脑半球、颞枕叶脑沟内及颅骨内板下方尚可见条片状 T1WI、T2WI 等信号、FLAIR 高信号影，DWI 未见扩散受限；增强扫描两侧小脑半球及颞枕叶脑沟、脑表面可见明显强化。

图 6-28　新型隐球菌脑膜炎，颅脑 MRI 平扫 +DWI+ 增强扫描图像

三、各种不同类型脑膜炎之间的鉴别诊断

（一）急性化脓性脑膜炎

是由化脓性细菌引起的，起病急、症状重，临床多依据脑脊液检验作出诊断，影像检查特别是 MRI 增强可作为重要的辅助检查手段，可以很好地显示出病变的部位、范围及程度。革兰氏阴性菌感染者更容易出现脑室扩大、硬膜下积液、脑室周围白质减少、皮层异常信号等表现。

（二）结核性脑膜炎

多继发于肺结核，易累及基底池脑膜，也可与脑实质病变合并发生，临床常表现为急性或亚急性起病，病程长。CT 表现为鞍上池、环池、桥前池及侧裂池闭塞、密度增高，增强扫描脑池强化明显；MRI 表现为基底池、脑裂和脑沟内的脑脊液信号被增厚的脑膜替代，T1WI 表现为高于脑脊液且与脑实质相仿的信号，T2WI 表现为低于脑脊液但等或略高于脑实质的信号，DWI 可见扩散受限，增强扫描呈明显线样强化，可导致继发性脑梗死和（或）脑积水。

（三）癌性脑膜炎

又称软脑膜 – 蛛网膜转移和脑膜癌病。患者有明确原发肿瘤病史，临床上表现为新近出现的神经系统症状及体征。影像和脑脊液脱落法细胞学检查是重要的诊断方法。MRI 表现可分为脑积水、硬脑膜 – 蛛网膜强化型、软脑膜 – 蛛网膜强化型和室管膜下强化四种类型，脑膜混合性强化是癌性脑膜炎最具特征性的表现。

（四）肥厚性硬脑（脊）膜炎

临床上较为少见，表现为慢性头痛和脑神经麻痹。CT 多无特殊表现，少数硬脑膜肥厚明显者，可见硬脑膜弥漫性增厚且强化，有的可表现为局部较高密度影或钙化点，以小脑幕多见。MRI 可见沿颅顶或颅底的颅板下方以及小脑幕、大脑镰分布的硬脑膜局部或弥漫性增厚，呈 T1WI 等信号、T2WI 高信号，增强扫描可见强化。

第十二节 脊髓病变：脊髓损伤

一、脊髓损伤概述及放射科住培要求

脊髓损伤（spinal cord injury，SCI）是中枢神经系统的严重损伤，是一种高致残性疾病，严重影响患者生活质量及生命健康。SCI多见于脊柱外伤所致的脊髓结构（包括脊髓和神经根）功能损害，从而导致患者损伤平面以下感觉、运动及自主神经功能障碍。

SCI是放射科住培学员第二年需要掌握的疾病。

二、脊髓损伤的影像特点及示例

脊髓在椎体平片上不能显示，但可以通过椎体骨折部位及骨碎片向椎管内移位情况间接推断脊髓可能损伤。CT可清楚地显示脊柱的骨性结构、椎间盘及椎旁软组织的情况，但对于脊髓分析方面效果一般。MR可清楚显示脊髓的部位及形态，包括受压节段脊髓增粗、受压处变细伴或不伴相邻部增粗、脊髓断裂等。MRI是SCI最有效的检查方法，MRI对发现和评估脊髓损伤优于CT。

1. 典型脊髓损伤的MRI表现

（1）脊髓外形增粗。

（2）脊髓挫伤（水肿）：T1WI为稍低信号，T2WI呈不均匀高信号。

（3）脊髓出血：①急性期（3天之内），T1WI等信号，T2WI低信号；②亚急性期（3—14天），T1WI、T2WI均为高信号；③慢性期（2周之后），含铁血黄素沉积，表现为T2WI低信号环。

（4）脊髓断裂：脊髓连续性中断。

（5）常合并脊椎爆裂性骨折。

（6）脊髓损伤后演变：

①脊髓出血不同时期信号不同。

②脊髓变性：部分脊髓损伤后变性，表现为斑片状T1WI低信号、T2WI高信号，边界清晰，信号均匀，脊髓可轻度萎缩。

③脊髓空洞：局部神经组织坏死、液化、囊变，呈边界清晰、形态规则的T1WI低信号、T2WI高信号影，不与脊髓中央管相通。

④脊髓损伤端胶质增生，损伤端喇叭口样T1WI稍低信号、T2WI稍高信号。

⑤脊髓萎缩变细，信号无明显异常。

⑥蛛网膜下腔可粘连，结构不清。

示例 男，62岁，摔伤致颈部疼痛、活动受限，双下肢瘫痪约3h，行颈椎MRI平扫检查。图像如图6-29。

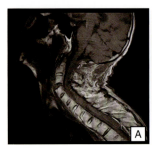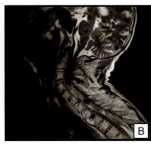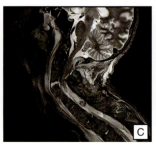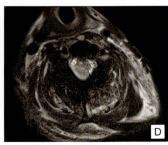

A 为 T1WI 矢状位，B 为 T2WI 矢状位，C 为 T2WI 压脂矢状位，D 为 T2WI 轴位。颈 3/4 椎间隙增宽，前后纵韧带连续性欠佳，椎体对合面见斑片状 T2WI 高信号影，颈 3 椎体稍向后移位，相应层面椎管变窄，颈髓受压；颈 4- 胸 4 椎体水平椎管后部见纵向走行的长条状异常信号影（硬膜外血肿），T1WI 为等、稍高信号，T2WI 呈稍高信号、内见结节状低信号，脊髓受压移位，脊髓内见斑片状、条片状 T1WI 稍低、T2WI 高信号影（脊髓损伤），颈 6- 胸 1 椎体前缘见窄带状 T1 高信号影（椎前间隙出血）；颈后部软组织肿胀。

图 6-29　颈 4- 胸 4 椎体水平脊髓损伤，颈椎 MRI 平扫图像

2. 脊髓损伤的平片、CT 表现

（1）平片检查不能明确脊髓损伤，但可以通过椎体外伤性滑脱、骨碎片向椎管内移位及椎管狭窄等间接征象推断脊髓损伤可能。

（2）CT 对脊髓损伤敏感性不高。脊柱骨折致脊髓损伤时，椎体向椎管内移位，骨碎片向椎管内突，脊髓可受压、肿胀，可见高密度髓内出血或硬膜内、外出血。

示例　男，29 岁，外伤致全身多处疼痛伴双下肢乏力 3h 余。行腰椎平片、CT 平扫及 MRI 平扫检查。图像如图 6-30。

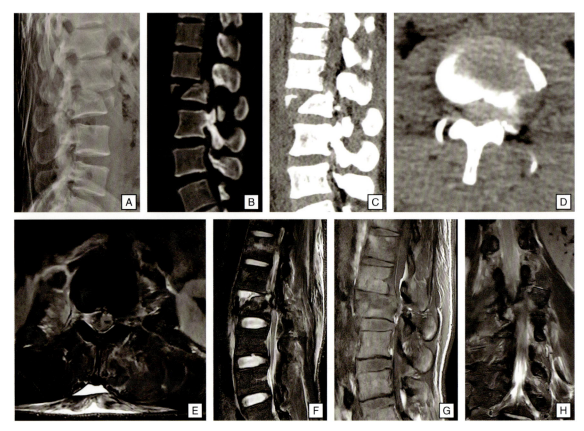

A 为腰椎侧位片，B 为 CT 骨窗矢状位，C 为 CT 软组织窗矢状位，D 为 CT 软组织窗轴位，E 为 T2WI 压脂轴位，F 为 T2WI 压脂矢状位，G 为 T1WI 矢状位，H 为冠状位 T2WI 压脂。平片提示腰 1 椎体前移约 1.0cm，腰 2 椎体及其附件骨折，折端分离、移位，椎管明显变窄。CT 见腰 2 椎体爆裂性骨折，碎骨片前、后移位，椎管狭窄，相应水平脊髓受压，折端上方脊髓密度增高。MRI 见脊髓栓系，脊髓圆锥位于腰 3 椎体水平，腰 2 椎体及附件爆裂性骨折，折端移位，椎管明显变窄，腰 2 水平脊髓连续性中断，其上方脊髓内尚可见斑片状 T2WI 压脂高信号影；两侧腰大肌、竖脊肌及腰背部皮下软组织肿胀，T2WI 压脂呈片状高信号。

图 6-30　腰 2 椎体爆裂性骨折并相应水平脊髓损伤，腰 1 椎体向前滑脱影像图

第十三节　脊髓病变：脊髓肿瘤－星形细胞瘤

一、星形细胞瘤概述及放射科住培要求

星形细胞瘤（astrocytoma）为脊髓内第二常见肿瘤（约占30%），脊髓星形细胞瘤为儿童最常见的脊髓肿瘤，成人发病率仅次于室管膜瘤，无性别倾向，脊髓星形细胞瘤源于脊髓星形胶质细胞，低分化肿瘤多见（WHO 1级、2级），颈胸段最多。病变脊髓梭形膨大，肿瘤呈纵行浸润性生长，与正常脊髓无明显分界，累及多个节段，甚至脊髓全长。38%的肿瘤可发生囊变，囊变小而不规则、偏心，肿瘤远端可继发脊髓空洞。临床表现无特异，仅为病变部位脊柱疼痛，神经损害出现晚，症状隐匿。

脊髓星形细胞瘤是放射科住培学员第二年需要掌握的疾病。

二、星形细胞瘤的影像特点及示例

CT检查可发现脊髓病变，对骨质病变显示良好，但软组织分辨率较MRI差。MRI平扫＋增强为椎管肿瘤的首选检查方法，能够对病变的形态、大小、信号等特征进行准确评估。

1. 典型脊髓星形细胞瘤的CT表现

（1）病变段脊髓梭形肿胀，与正常段分界不清，相应节段蛛网膜下腔可狭窄。

（2）平扫：病变实性部分呈等密度，囊变部分呈低密度；出血常见，呈高密度；钙化少见。

（3）可继发脊髓空洞。

（4）压迫邻近骨质引起椎管扩大。

（5）增强：肿瘤实性成分呈形态不一的强化，囊性成分不强化，囊壁可呈环状强化。

2. 典型脊髓星形细胞瘤的MRI表现

肿瘤范围广泛，累及多个脊髓节段，常位于脊髓后部，呈偏心性生长。

（1）平扫：脊髓增粗，病变边界欠清楚，T1WI呈低信号，T2WI呈高信号，肿瘤内囊变、出血时信号不均。

（2）增强扫描：肿瘤实性成分呈不同程度强化，囊性成分不强化；低度恶性肿瘤可呈轻度延迟强化。

（3）对应节段蛛网膜下腔变窄。

示例1　男，4岁，跌倒后左下肢痛，不能行走，2—3天后可自行行走，伴步态异常。行头颅、全脊柱MRI平扫＋增强扫描检查。图像如图6-31。（本病例资料来源于广西医科大学第一附属医院）

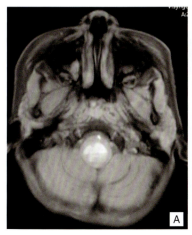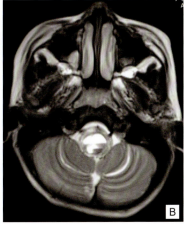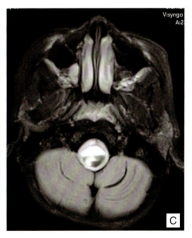

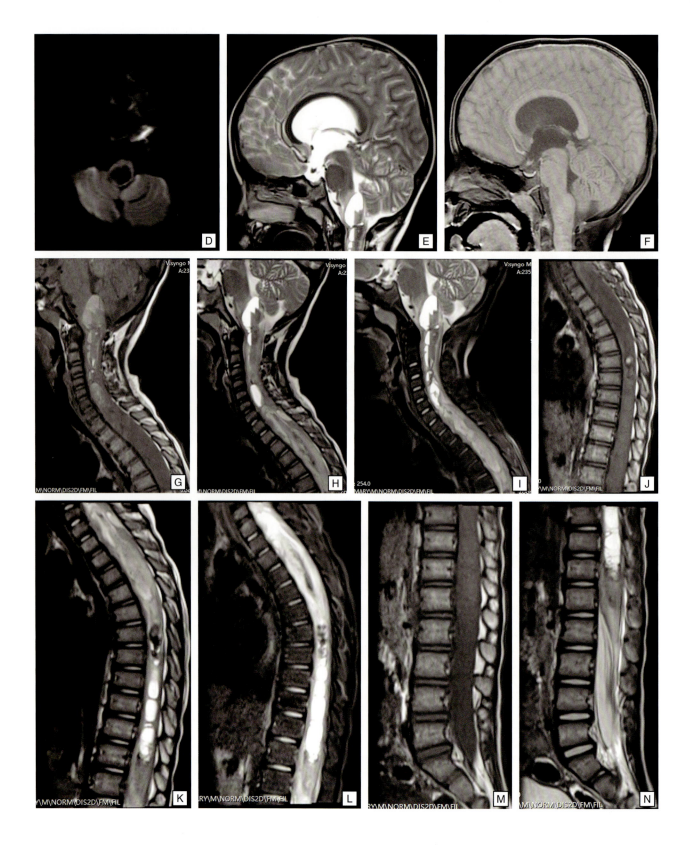

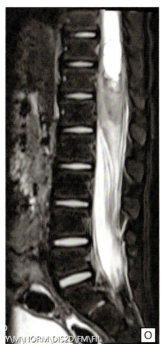
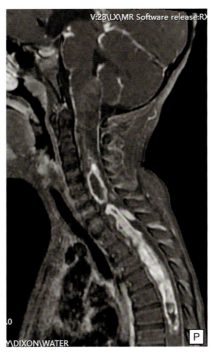
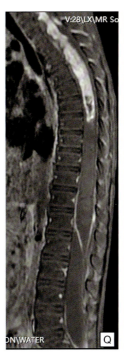
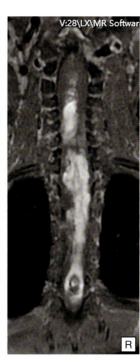

A—D分别为头颅T1WI、T2WI、T2-FLAIR、DWI轴位，E为头颅T2WI矢状位，F为头颅T1WI增强扫描矢状位，G、J、M分别为颈髓、胸髓、腰椎T1WI矢状位，H、K、N分别为颈髓、胸髓、腰椎T2WI矢状位，I、L、O分别为颈髓、胸髓、腰椎T2WI压脂序列矢状位，P、Q为脊髓T1增强扫描矢状位，R为脊髓增强扫描冠状位。延髓至脊髓圆锥增粗，中央管扩张，髓内可见弥漫长节段梭形异常混杂信号，T1WI呈等/高信号、T2WI呈高/低混杂信号，病灶内可见液液平面，边界清晰，相邻蛛网膜下腔变窄；增强扫描颈4-胸8椎体水平病灶呈不均匀环状明显强化，范围约1.4cm×1.7cm×12.5cm（前后径×左右径×上下径）。所示脊柱椎体及其附件未见异常信号。脑实质未见异常信号，幕上脑室系统明显扩张；脑实质及脑膜未见异常强化。

图6-31　延髓、脊髓星形细胞瘤（瘤内出血、囊变）并脑积水，头颅、全脊柱MRI平扫+增强扫描检查图像

示例2　女，66岁，双下肢麻痛1个月余，加重1周。行胸椎MRI平扫+增强扫描检查。图像如图6-32。（本病例由广西肿瘤医院陆一昕教授提供）

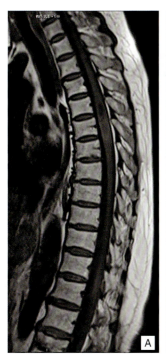
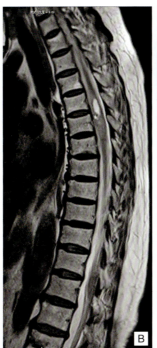
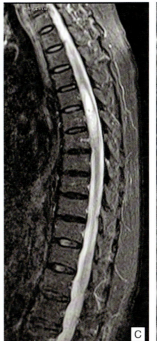
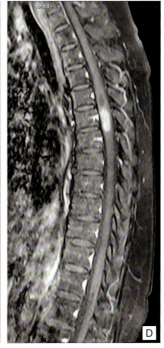

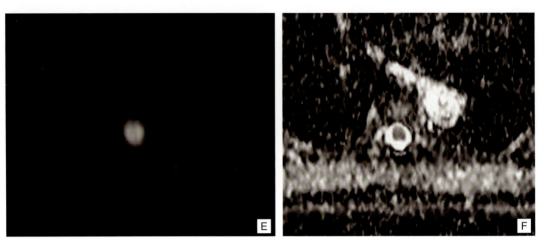

A—D 分别为胸椎 T1WI、T2WI、T2WI 压脂、T1WI 增强扫描矢状位，E、F 为 DWI 及 ADC 轴位。胸椎生理弯曲度存在，各椎体可见轻度骨质增生。胸 4-6 椎体水平胸髓内见梭形异常信号灶，大小约 2.2cm×0.9cm×1.0cm，T1WI 呈稍高/稍低信号，T2WI 呈稍高信号，内见囊变区 T2WI 压脂序列为高信号，DWI 呈高信号，ADC 呈低信号，ADC 值 0.903×10⁻³mm²/s，增强扫描病灶呈不均匀明显强化，椎体附件未见异常。

图 6-32　胸 4-6 水平胸髓星形细胞瘤，胸椎 MRI 平扫 + 增强扫描图像

第十四节　脊髓病变：脊髓肿瘤 – 室管膜瘤

一、室管膜瘤概述及放射科住培要求

室管膜瘤（ependymoma）为脊髓内最常见肿瘤（约占 60%）。室管膜瘤起源于脊髓中央管的室管膜细胞或终丝等部位的室管膜残留物。可发生于脊髓各段，以马尾、终丝区最常见，其次为颈髓区。任何年龄均可发病，儿童更为常见，男性略多于女性。主要临床症状为局限性疼痛，可逐渐出现肿瘤节段以下的运动障碍和感觉异常，部分可出现括约肌功能紊乱。肿瘤生长缓慢，病史较长，完全切除后复发少见。

室管膜瘤是放射科住培学员第二年需要掌握的疾病。

二、室管膜瘤的影像特点及示例

MRI 平扫 + 增强为椎管肿瘤的首选检查方法，能够对病变部位、形态、大小及信号特征进行准确评估。约半数的室管膜瘤在 CT 上可显示钙化灶，CT 检查可作为有效补充手段。

1. 典型室管膜瘤的 CT 表现

（1）平扫：肿瘤呈稍低密度，少数呈等或略高密度，边界不清，脊髓外形不规则膨大。

（2）增强扫描：肿块轻度强化或不强化。

（3）当肿瘤较大时，可压迫椎体后缘呈扇形压迹，椎管扩大伴椎间孔扩大，边缘骨质硬化。

（4）可继发脊髓空洞形成，呈边界清晰的纵向条状低密度影。

（5）可发生囊变、出血。

2. 典型室管膜瘤的 MRI 表现

（1）平扫：肿瘤 T1WI 呈均匀性低或等信号，T2WI 呈高信号，伴有囊变、坏死、出血时信号不均匀。部分呈"腊肠样"改变，多小于 5 个节段脊髓受累。

（2）帽征：头侧或尾侧缘有含铁血黄素沉着。

（3）增强扫描：肿块呈均匀 / 不均匀强化，囊变坏死区无强化。

（4）病变发生于马尾终丝时，马尾终丝受压移位，邻近脊髓圆锥的可致脊髓圆锥受压变形、移位。

（5）病变发生于脊髓内时，脊髓外形不规则膨大，相应节段蛛网膜下腔对称性变窄。

（6）当肿瘤较大时，可压迫椎体后缘呈扇形压迹，椎管扩大伴椎间孔扩大。

（7）可继发脊髓空洞形成。

示例　男，50 岁，颈肩部疼痛伴右上肢麻木 1 年余。行颈椎 MRI 平扫 + 增强扫描检查。图像如图 6-33。

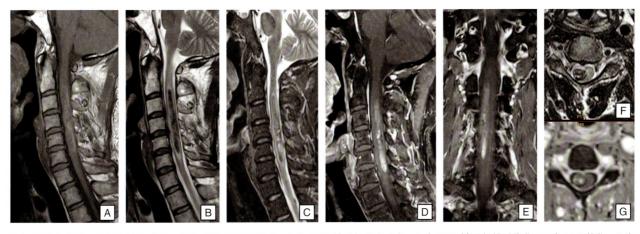

A 为 T1WI 矢状位，B 为 T2WI 矢状位，C 为 T2WI 压脂矢状位，D 为 T1WI 增强扫描矢状位，E 为 T1WI 增强扫描冠状位，F 为 T2WI 轴位，G 为 T1WI 增强扫描轴位。颈 2 至颈 6 椎体水平颈髓增粗，其内见条带状异常信号影，病变位于脊髓内略偏右侧，信号不均匀，T1WI 以等 / 稍高信号为主，T2WI 以低信号为主，病变边缘见环状 T2WI 高信号，增强扫描病变呈不均匀斑片状及条片状明显强化；相应层面蛛网膜下腔对称性变窄。

图 6-33　颈髓室管膜瘤，MRI 平扫 + 增强扫描图像

第十五节　头颈部肿瘤：鼻咽癌

一、鼻咽癌概述及放射科住培要求

鼻咽癌（nasopharyngeal carcinoma，NPC）是头颈部常见的恶性肿瘤，常发生于鼻咽顶后壁及侧壁，在我国以南方两广地区发病率为多。鼻咽癌的发病与 EB 病毒感染、化学及环境因素密切相关。鼻咽癌病理上分为非角化型癌、角化型鳞癌及基底细胞样鳞状细胞癌三种类型。临床表现因鼻咽癌所侵犯的部位、范围以及有无淋巴结或远处转移而不同，常见的症状为耳部鼻部症状、头痛、面部麻木、复视以及颈部肿块等，约 40% 表现为颈部肿块，约 19% 表现为回吸性血涕，耳部症状约占 17%。MRI 平扫及增强是鼻咽癌最佳的影像检查方法，其对鼻咽癌侵犯范围及淋巴结转移判别具有较高的敏感性和特异性，为鼻咽癌 TNM 分期的重要手段。鼻咽癌有效且公认的治疗手段是放射治疗，或以放射治疗为主辅以其他治疗的综合治疗。鼻咽癌的早发现、早诊断、早治疗对患者、家庭及社会均具有重要意义。

鼻咽癌是放射科住培学员第二年需要掌握的疾病。

二、鼻咽癌的影像特点及示例

MRI 具有多序列、多参数成像特点，是鼻咽癌首选的影像检查手段，对鼻咽癌的诊断及 TNM 分期具有重大价值；CT 可以作为补充。

1. 典型鼻咽癌的 CT 表现及示例

（1）平扫：鼻咽部（鼻咽顶后壁 / 左侧 / 右侧 / 两侧壁）软组织增厚或肿块形成。

（2）增强扫描：病灶呈较均匀中度强化。

（3）相应侧隐窝变浅或消失，相邻咽鼓管咽口变窄或闭塞；相邻咽旁间隙受压变窄；可累及颅底骨质或颈椎，致骨质破坏。

（4）常继发患侧 / 两侧中耳乳突炎。

（5）可发生淋巴结或其他组织器官转移。

示例 男，54 岁，因抽吸性血涕半年余就诊，行鼻咽部 CT 平扫 + 增强扫描检查。图像如图 6-34。

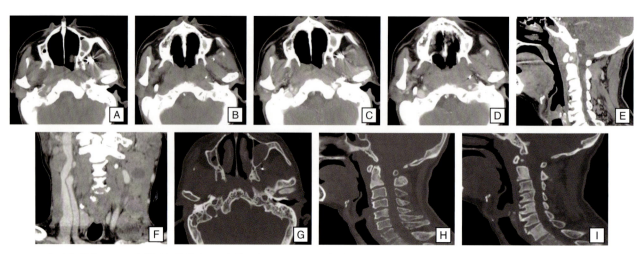

A、B 为平扫轴位，C、D 为增强扫描轴位，E 为增强扫描矢状位，F 为增强扫描冠状位，G 为骨窗轴位，H、I 为骨窗矢状位。鼻咽顶后壁见不规则软组织肿块影，较厚处约 2.1cm，边界模糊，密度均匀，增强扫描病变呈较均匀中度强化；肿块与头长肌、腭帆张肌、腭帆提肌及翼内肌分界欠清；两侧咽隐窝、咽鼓管咽口消失；两侧咽旁间隙变窄、局部闭塞。枕骨斜坡前缘骨皮质不规则，颈 2、5、7 椎体及颈 2、7 附件见多发斑片状高密度和低密度影，以高密度为主，局部骨皮质不连续。左侧颈部（Ⅲ、Ⅳ区）可见多发肿大淋巴结，较大者约 2.9cm×2.2cm，边界尚清楚；增强扫描部分淋巴结呈环形强化。两侧上颌窦、蝶窦、乳突气房及乳突窦内见斑片状稍高密度影。诊断：鼻咽癌侵犯咽旁间隙及颅底骨质结构，颈部淋巴结及颈椎转移；两侧中耳乳突炎，鼻窦炎。

图 6-34 鼻咽癌，CT 平扫 + 增强扫描图像

2. 典型鼻咽癌的 MRI 表现

（1）平扫：鼻咽部（鼻咽顶后壁 / 左侧 / 右侧 / 两侧壁）黏膜不规则增厚或软组织肿块，T1WI 等信号，T2WI 中等或稍高信号。

（2）扩散加权成像：DWI 呈明显高信号，ADC 图呈明显低信号。

（3）增强扫描：病灶呈较均匀中度强化。

（4）肿瘤可侵犯鼻腔、口咽、下咽；可侵犯咽旁间隙、翼内肌、翼外肌、椎前肌；可侵犯颅底骨质结构、颈椎、翼状结构、鼻旁窦；可侵犯颅内、颅神经、眼眶、腮腺、超过翼外肌外侧缘的广泛软组织等。

（5）常继发患侧 / 两侧中耳乳突炎。

（6）可发生淋巴结或其他组织器官转移。

示例 男，42 岁，发现左颈部渐进性肿物伴反复涕中带血 1 个月余，行鼻咽部 MRI 平扫 +DWI+ 增强扫描检查。图像如图 6-35。

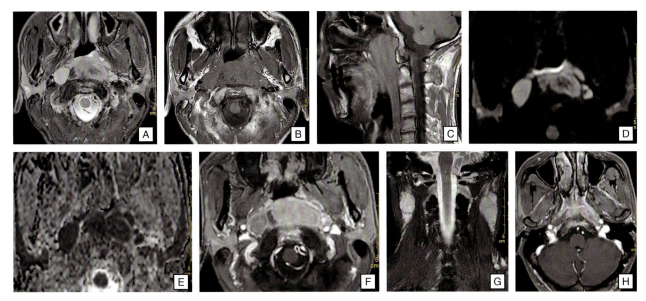

A 为 T2WI 压脂轴位，B 为 T1WI 轴位，C 为 T1WI 矢状位，D 为 DWI 轴位，E 为 ADC 轴位，F 为 T1WI 增强扫描轴位，G 为 T2WI 压脂冠状位，H 为 T1WI 增强扫描轴位。鼻咽左侧壁及顶后壁软组织增厚，并形成大小约 3.7cm×3.0cm×4.4cm 的不规则肿块影，T1WI 为均匀等信号，T2WI 为稍高信号，DWI 呈明显高信号，ADC 图呈明显低信号，ADC 值：0.657×10⁻³mm²/s，增强扫描病变呈较均匀中度强化。肿块与两侧头长肌、左侧颚帆张肌、颚帆提肌及左侧翼内肌分界欠清，左侧咽隐窝消失，左侧咽旁间隙变窄。两侧咽后及颈部见多发肿大淋巴结（Ⅱ、Ⅲ、Ⅳ、Ⅴ区）。枕骨斜坡可见骨质受侵破坏。诊断：鼻咽癌侵犯左侧咽旁间隙及颅底骨质结构，两侧咽后及颈部淋巴结转移。

图 6-35　鼻咽癌，MRI 平扫 +DWI+ 增强扫描图像

第十六节　头颈部肿瘤：甲状腺结节

一、甲状腺结节概述及放射科住培要求

甲状腺结节（thyroid nodule）是临床较为常见的疾病。对于甲状腺结节，临床更为关注的是良恶性的区分，同时评估结节是否会导致甲状腺激素过量。一般甲状腺恶性肿瘤指的是原发性甲状腺癌、转移癌和肉瘤。工作中，我们所说的恶性甲状腺结节指的是原发性甲状腺癌，约占甲状腺结节的 5%；据报道，甲状腺癌的治愈率是 85%。甲状腺结节早期发现、准确评估和及时治疗对临床来说尤为重要。影像检查可为临床辨别甲状腺结节的良、恶性，并为临床治疗策略提供影像支持。

甲状腺结节良、恶性的影像评估是放射科住培学员第二年需要掌握的疾病。

二、甲状腺结节的影像特点及示例

超声对甲状腺结节的检查具有无创、无辐射、实时成像及价格低的优点，是甲状腺结节检查和监测的首选；但其难以对颈部第 Ⅴ、Ⅵ、Ⅶ 区的淋巴结转移进行评估。CT 和 MRI 检查可对颈部第 Ⅴ、Ⅵ、Ⅶ 区的淋巴结进行观察，对胸骨后病变、甲状腺结节内部钙化以及甲状腺病变与周围结构的关系进行细微观察，初步对甲状腺结节的良、恶性进行判断。CT 检查不足之处是软组织分辨率低，不适用于最大径 ≤ 5mm 的结节及弥漫性病变合并结节的患者；MRI 的 DWI 功能成像和动态增强扫描对良恶性结节评估较准确，缺点是对钙化不敏感。

（一）甲状腺良、恶性结节的 CT 表现及示例

1. 良性结节

（1）甲状腺外形可正常或增大，结节一般多发，呈低密度，边界清晰、光整，形态规则，膨胀性生长，结节内有囊变、蛋壳样钙化或粗钙化。

（2）增强扫描边界较平扫清晰，呈高强化，强化均匀或呈环状强化。

（3）甲状腺结节包膜完整。

（4）颈部淋巴结一般不肿大。

（5）结节毗邻组织无受侵犯改变。

2. 恶性结节

（1）结节多呈低密度单发结节，浸润性生长，边界模糊不清，形态不规则呈分叶状，有"咬饼"征，结节内钙化呈砂粒样微钙化。

（2）增强扫描边界较平扫模糊，范围较平扫缩小。

（3）毗邻组织受侵犯，分界不清，肿瘤周围呈残圈样或半岛样强化。

（4）颈部淋巴结转移：高强化（CT 值≥ 40HU）、淋巴结最小径 / 最大径比值≥ 0.5，有囊变、微钙化及簇状淋巴结（同组淋巴结≥ 3 枚）。

示例 1　女，59 岁，检查发现心电图异常 10 余天，院外甲状腺彩超提示甲状腺右叶低回声结节（TI-RADS-US 4 级），甲状腺双侧叶囊实性结节（TI-RADS-US 4 级）。行颈部 CT 平扫 + 增强扫描检查。图像如图 6-36。

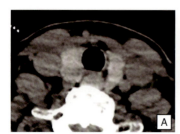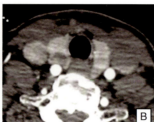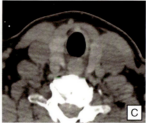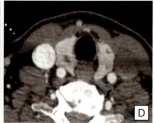

A、C 为不同层面 CT 平扫轴位，B、D 为与平扫相对应层面的 CT 增强扫描轴位。甲状腺未见肿大，左右叶内见数个类球形稍低密度灶，内未见钙化，较大者约 1.4cm×1.3cm（右侧），增强扫描呈较均匀强化，边界较平扫清晰。颈部未见肿大淋巴结。

图 6-36　甲状腺左右叶结节性甲状腺肿，颈部 CT 平扫 + 增强扫描图像

示例 2　男，30 岁，发现颈部肿物 9 个月余，行颈部 CT 平扫 + 增强扫描检查。图像如图 6-37。

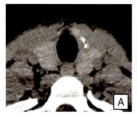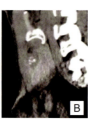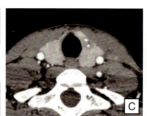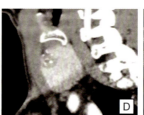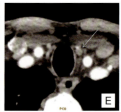

A 为 CT 平扫轴位，B 为 CT 平扫矢状位，C、E 为增强扫描轴位，D 为增强扫描矢状位。甲状腺形态未见异常，左叶内见稍低密度影，边界可辨，低密度灶内见多发沙粒样高密度钙化灶，大小约 1.5cm×1.0cm×1.2cm；增强扫描强化明显，包膜不完整，可见"残边征"，邻近软组织未见受侵征象。左侧Ⅵ区（箭头）可见大小约 0.8cm×0.6cm 的中度强化淋巴结。

图 6-37　甲状腺左叶乳头状癌（T1bN1 期），颈部 CT 平扫 + 增强扫描图像

（二）甲状腺良、恶性结节的 MRI 表现及示例

1. 良性结节

（1）与正常甲状腺相较，结节呈 T1WI 低或等信号、T2WI 高信号。结节多发，边界清晰，形态规则，呈膨胀性生长，结节内有囊变。

（2）DWI 等 / 低信号，ADC 图呈较高信号。

（3）动态增强：边界较平扫清晰，高强化，灌注曲线呈"速升速降"型。

（4）颈部淋巴结不大。

（5）毗邻组织无受侵犯改变。

2. 恶性结节

（1）恶性结节边界模糊，形态不规则，T1WI 呈稍高 / 等 / 稍低信号，T2WI 呈不均匀高信号。

（2）DWI 高信号，ADC 低信号。

（3）动态增强：灌注曲线呈渐进性强化，边界较平扫模糊。

（4）毗邻组织受侵犯，颈部淋巴结肿大。

示例　女，41 岁，手抖、心悸、头晕 2 个月余。甲状腺功能（放免）：总 T3 为 2.98nmol/L，总 T4 为 191.00nmol/L，游离 T3 为 8.97nmol/L，游离 T4 为 22.59nmol/L。行颈部 MRI 平扫＋增强扫描检查。图像如图 6–38。

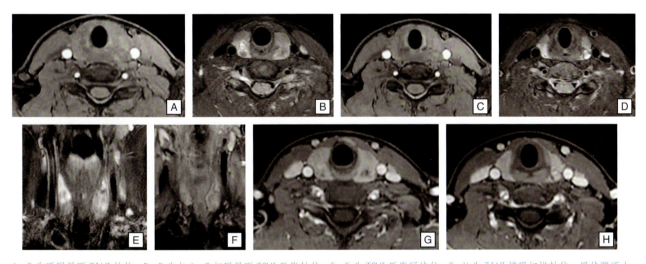

A、C 为不同层面 T1WI 轴位，B、D 为与 A、C 相同层面 T2WI 压脂轴位，E、F 为 T2WI 压脂冠状位，G、H 为 T1WI 增强扫描轴位。甲状腺不大，左右叶见数个结节状异常信号，T1WI 为稍低信号，T2WI 为高 / 低混杂信号，边界不清，较大者位于左叶，大小约 1.2cm×0.7cm，增强扫描呈不均匀强化，范围较平扫缩小，包膜局部不完整。双侧颈部多发小淋巴结显示。

图 6–38　甲状腺左右叶恶性结节，颈部 MRI 平扫＋增强扫描图像

第十七节　中耳乳突病变：外伤

一、中耳乳突外伤概述及放射科住培要求

中耳乳突外伤有明确头颅外伤史。因中耳乳突是颞骨岩部分肥厚的突起，中耳乳突骨折多为颞骨骨折后延伸至乳突，故本节的中耳乳突外伤将以颞骨骨折来进行分析。

颞骨骨折（temporal bone fracture）根据骨折线方向分为纵行骨折、横行骨折以及不典型骨折，可并发面神经损伤及脑脊液耳漏。

颞骨骨折是放射科住培学员第二年需要掌握的疾病，重点在于掌握颞骨及周围组织结构的解剖。

二、中耳乳突外伤（颞骨骨折）的影像特点及示例

高分辨率 CT 成像（HRCT）为首选检查，利用三维重建进行观察，可清晰显示颞骨各部分骨质结构的细微改变。MRI 可显示乳突内积液。

1. 中耳乳突外伤（颞骨骨折）CT 表现及示例

（1）纵行骨折表现为平行于颞骨岩部长轴方向的骨折线（此型多见），颞骨乳突部骨折多见，可累及听骨链及面神经管膝部。

（2）横行骨折表现为垂直于颞骨岩部长轴方向的骨折线，易伴面神经管受累。

（3）可合并外伤性中耳乳突积液，表现为片状密度增高影。

示例　男，23 岁，头颅外伤 2h，行头颅 CT 平扫检查。图像如图 6-39。

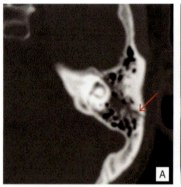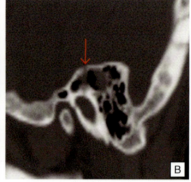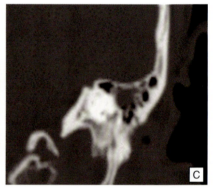

A 为轴位，B 为矢状位，C 为冠状位。左侧颞骨乳突部可见低密度透亮线，骨折线与颞骨岩部长轴平行，听骨链完整，左侧鼓室、乳突气房内见片状密度增高影。

图 6-39　左侧颞骨纵行骨折并左侧中耳乳突外伤性积液，CT 平扫骨窗图像

2. 中耳乳突外伤（颞骨骨折）MRI 表现及示例

外伤性中耳乳突积液表现为 T2WI 高信号，T1WI 高信号提示积血。

示例　女，59 岁，外伤致头晕头痛 2h，行头颅 MRI 平扫检查。图像如图 6-40。

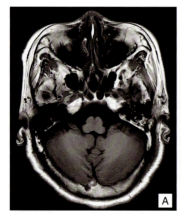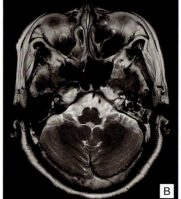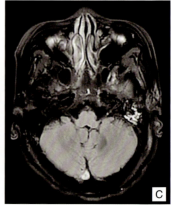

A 为 T1WI 轴位，B 为 T2WI 轴位，C 为 FLAIR 轴位。左侧中耳乳突内见片状 T1WI、T2WI、FLAIR 均呈高信号影。

图 6-40　左侧颞骨骨折并左侧中耳乳突积血，MRI 平扫图像

第十八节　中耳乳突病变：慢性化脓性中耳炎

一、慢性化脓性中耳炎概述及放射科住培要求

慢性化脓性中耳炎（chronic suppurative otitis media）多因急性化脓性中耳炎迁延所致，分为单纯型（最常见）、肉芽肿型、胆脂瘤型。

单纯型慢性化脓性中耳炎是放射科住培学员第二年需要掌握的疾病，肉芽肿型、胆脂瘤型慢性化脓性中耳炎是放射科住培学员第三年需要掌握的疾病。

二、慢性化脓性中耳炎的影像特点及示例

HRCT 为首选检查手段，用于评估有无骨质破坏及破坏程度。MRI 可用于评估颅内并发症。

单纯型慢性化脓性中耳乳突炎表现为鼓膜及鼓室黏膜增厚，乳突气房间隔及周围骨质增生硬化，无明显骨质破坏。

示例　女，22 岁，右耳听力下降 5 年。行耳颞部 CT 平扫检查。图像如图 6-41。

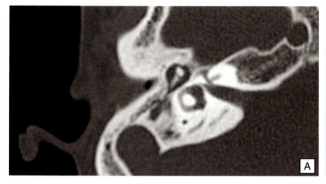 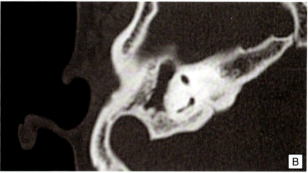

A 为听小骨层面骨窗轴位，B 为乳突窦层面骨窗轴位。右侧鼓室、乳突窦可见片状软组织密度影，边界不清，周围窦壁及乳突窦骨质硬化；听骨链结构完整，未见骨质吸收破坏。

图 6-41　右侧慢性化脓性中耳炎（单纯型），CT 平扫图像

第十九节　鼻窦病变：鼻窦炎

一、鼻窦炎概述及放射科住培要求

鼻窦炎（sinusitis）是鼻窦最常见的炎性病变，多继发于急性鼻炎或急性上呼吸道感染，其中上颌窦因其窦腔最大，发病率亦最高。临床表现多以鼻塞、脓涕、头痛就诊，体格检查表现为鼻窦压痛。

鼻窦炎是放射科住培学员第二年需要掌握的疾病，包含急性鼻窦炎、慢性鼻窦炎、真菌性鼻窦炎（fungal sinusitis）。

二、鼻窦炎的影像特点及示例

鼻窦炎首选 HRCT，可清晰显示鼻腔及鼻窦的骨质破坏和增生硬化，以及窦口－鼻道复合体（包括上

颌窦自然开口、钩突、筛漏斗、半月裂孔、筛泡、中鼻道、中鼻甲及其基板、额窦开口等结构）的累及情况。MRI 主要用于评估鼻部软组织受累情况，与肿瘤性病变相鉴别。

1. 鼻窦炎的 CT 表现及示例

（1）急、慢性鼻窦炎平扫表现为鼻腔及鼻窦黏膜增厚，窦腔内密度增高。

（2）急性鼻窦炎分泌物与黏膜密度类似，可见气液平面，并可随体位变化。真菌性鼻窦炎表现为窦腔内软组织密度伴有点片状致密影。

（3）急性鼻窦炎可伴骨质破坏；慢性鼻窦炎窦壁增生硬化或骨质吸收，窦腔大小正常或缩小；真菌性鼻窦炎窦壁呈膨胀性改变，伴骨质增生硬化或破坏，甚至形成骨质缺损。

（4）侵袭性真菌性鼻窦炎可累及邻近组织结构（如翼腭窝、眼眶等）或颅内。

（5）增强扫描黏膜强化明显，窦腔内分泌物不强化；侵袭性真菌性鼻窦炎窦内病变呈不均匀明显强化。

示例 1 男，42 岁，左耳堵塞感伴鼻塞流涕、头痛 1 年余，行鼻部 CT 平扫检查。图像如图 6-42。

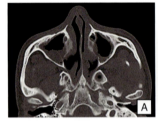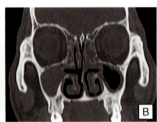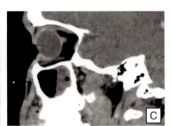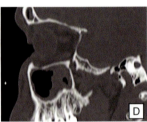

A 为骨窗轴位，B 为骨窗冠状位，C、D 为软组织窗及骨窗矢状位。双侧上颌窦、筛窦、额窦、左侧蝶窦黏膜增厚，窦腔内密度增高，部分窦腔内可见气液平面，窦壁骨质未见破坏征象。左侧乳突窦密度增高伴有骨质增生硬化。

图 6-42　全组鼻窦炎，左侧中耳乳突炎，CT 平扫图像

示例 2 女，47 岁，头痛 1 年余，行头颅 CT 平扫检查。图像如图 6-43。

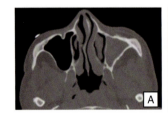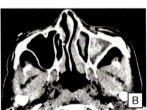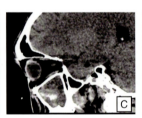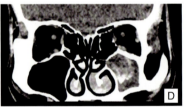

A 为骨窗轴位，B 为脑窗轴位，C 为脑窗矢状位，D 为脑窗冠状位。左侧上颌窦黏膜增厚，窦腔内密度增高，其内可见点片状致密影，窦壁骨质增生硬化。左侧下鼻甲肥大，鼻中隔向右偏曲。

图 6-43　左侧上颌窦真菌性鼻窦炎，CT 平扫图像

2. 鼻窦炎的 MRI 表现及示例

（1）平扫：增厚黏膜呈 T1WI 等信号、T2WI 高信号。

（2）急性期窦腔内分泌物多为浆液性，表现为 T1WI 低信号、T2WI 高信号，若蛋白含量较高，表现为 T1WI 等 / 高信号、T2WI 高信号；真菌性鼻窦炎 T1WI 呈稍低 / 等信号，T2WI 呈低 / 极低信号。

（3）增强扫描：黏膜强化明显，窦腔内分泌物不强化；侵袭性真菌性鼻窦炎窦内病变呈不均匀明显强化。

（4）侵袭性真菌性鼻窦炎需评估邻近组织结构或颅内受累情况。

示例 女，53 岁，头痛 3 天，行头颅 MRI 平扫检查。图像如图 6-44。

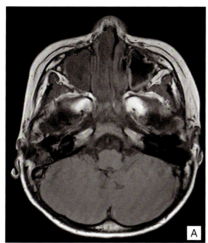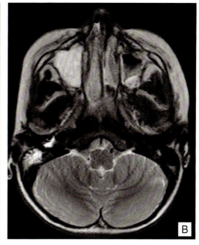

A 为 T1WI 轴位，B 为 T2WI 轴位。右侧上颌窦内见片状 T1WI 稍低信号、T2WI 高信号影填充，左侧上颌窦黏膜增厚呈 T1WI 等信号、T2WI 高信号。右侧乳突窦气房内亦见片状 T2WI 高信号影填充。

图 6-44 双侧上颌窦炎，右侧中耳乳突炎，MRI 平扫图像

第二十节 附加：鼻窦病变 – 鼻窦囊肿

一、鼻窦囊肿概述及放射科住培要求

鼻窦囊肿（cyst of paranasal sinuses）分为鼻窦黏液囊肿和黏膜囊肿，其中黏膜囊肿包括黏膜潴留囊肿及浆液囊肿（黏膜下囊肿）。黏液囊肿多被认为是鼻窦自然开口阻塞引起的黏液潴留，黏液位于黏膜外，多发生在额窦及筛窦，单侧多见；黏膜囊肿为黏膜下的腺体因炎症反应等导致腺体导管开口阻塞引起的黏液潴留，导致腺体扩大，黏液位于黏膜内，多发生在上颌窦。较大的黏液囊肿临床可触及乒乓球样肿块（有弹性），患者可出现眼球突出、头痛、视力障碍等；黏膜囊肿偶因破裂鼻腔内有黄色液体流出。

鼻窦囊肿是放射科住培学员第二年需要掌握的疾病。

二、鼻窦囊肿的影像特点及示例

鼻窦囊肿需结合临床病史及体格检查进行分析，HRCT 可清楚显示鼻窦骨质的改变，MRI 有助于分析囊内成分，但涉及鼻窦骨质改变的鼻窦囊肿注意与恶性肿瘤相鉴别。

1. 鼻窦囊肿的 CT 表现及示例

（1）黏液囊肿 CT 平扫表现为窦腔内类球形等 / 低密度影，窦腔扩大，窦壁变薄。

（2）黏膜囊肿 CT 平扫表现为半球形或球形水样密度影，基底部位于窦壁上，边界清晰、光滑，密度均匀。

（3）增强扫描：病灶内部无强化，周边黏膜可呈环形轻度强化。

（4）脓囊肿（因感染变为脓性）CT 平扫表现为窦腔内高密度影，窦腔骨质毛糙、增生硬化，可引起慢性骨髓炎，增强扫描表现为囊壁增厚，强化明显。

示例 女，39 岁，发现右侧颈部肿物 3 个月余，行颈部 CT 平扫 + 增强扫描检查。图像如图 6-45。

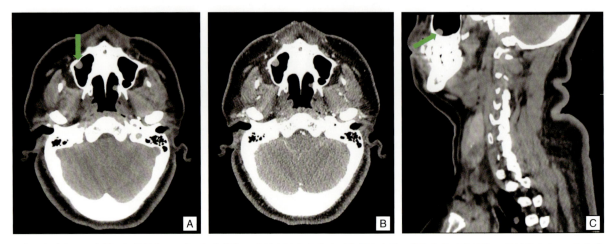

A 为平扫轴位，B 为增强扫描轴位，C 为平扫矢状位。右侧上颌窦内见球形水样密度影，基底部位于窦壁上，直径约 1.0cm，边缘光滑，密度均匀，增强扫描病灶内部无强化。

图 6-45　右侧上颌窦黏膜下囊肿，CT 平扫 + 增强扫描图像

2. 鼻窦囊肿的 MRI 表现及示例

（1）黏液囊肿若黏蛋白含量少，T1WI 呈低信号，T2WI 呈高信号；若黏蛋白含量多，T1WI 及 T2WI 均呈等 / 高信号，窦腔扩大，骨质变薄。

（2）黏膜潴留囊肿：T1WI 呈等 / 稍低信号，T2WI 呈高信号。

（3）黏膜下囊肿：T1WI 呈低信号，T2WI 呈高信号，边缘光滑，信号均匀。

（4）增强扫描：病灶内部无强化，周边黏膜可呈环形轻度强化。

（5）若病灶边缘强化明显，囊壁增厚，提示为脓囊肿。

示例 1　男，61 岁，反复左额部疼痛、上睑下垂 1 个月余，行鼻部 CT 平扫 + 头颅 MRI 平扫检查。图像如图 6-46。

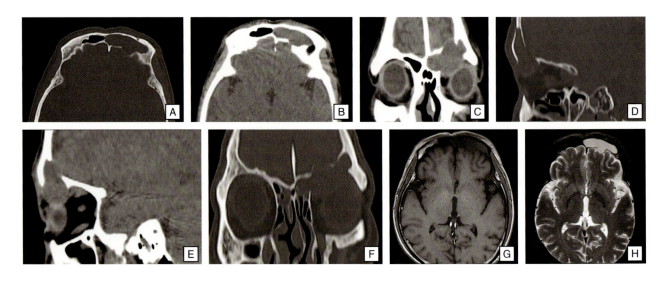

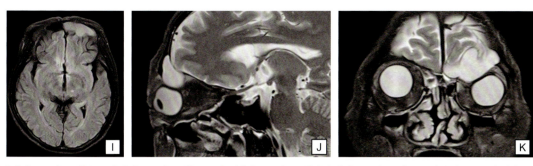

A为CT骨窗轴位，B为CT软组织窗轴位，C为CT软组织窗冠状位，D为CT骨窗矢状位，E为CT软组织窗矢状位，F为骨窗冠状位，G为头颅T1WI轴位，H为头颅T2WI轴位，I为头颅FLAIR轴位，J为左眼T2WI矢状位，K为T2WI冠状位。CT示左侧额窦窦腔扩大，左额窦各壁骨质变薄、局部缺损，其内充满软组织密度影。MRI示左侧额窦窦腔内病灶T1WI呈低信号、T2WI及FLAIR呈高信号，左眼球、眼上肌群、左额叶均可见受压改变。鼻中隔局部向左偏曲，两侧下鼻甲肥大。

图6-46　左侧额窦黏液囊肿，CT平扫+MRI平扫图像

示例2　男，47岁，头晕半个月，行头颅MRI平扫+增强扫描检查。图像如图6-47。

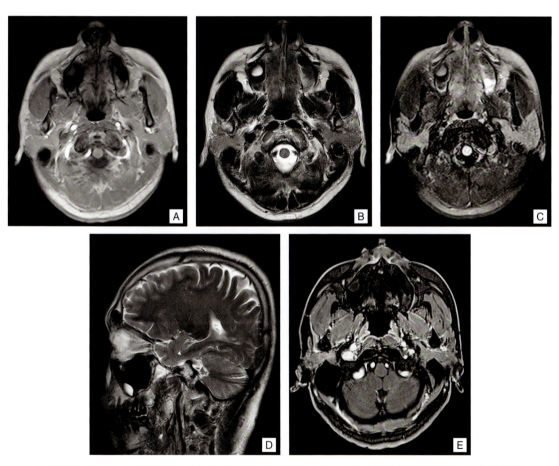

A为T1WI轴位，B为T2WI轴位，C为FLAIR轴位，D为T2WI矢状位，E为T1WI增强扫描轴位。右侧上颌窦内见半球形异常信号影，基底部位于窦壁上，T1WI为等信号，T2WI呈明显高信号，FLAIR呈高信号，大小约1.4cm×1.2cm，边界清晰、光滑，信号均匀，增强扫描病灶内部无强化，周边黏膜呈环形轻度均匀强化。

图6-47　右侧上颌窦黏膜下囊肿，MRI平扫+增强扫描图像

第二十一节　眼眶病变：眼眶外伤

一、眼眶外伤概述及放射科住培要求

眼眶呈四棱锥形，内有眼球、眼外肌、视神经等组织，具有内部结构复杂、精细的特点。眼眶骨折是眼科常见外伤性疾病，临床症状不一，可致复视、眼球运动障碍、失明、球后出血等症状。

眼眶外伤是放射科住培学员第二年需要掌握的疾病。

二、眼眶外伤的影像特点及示例

眼眶外伤主要包括眶壁骨折、眶内异物。MSCT 是眼眶外伤的重要检查方法，其多角度重建与大范围容积扫描所呈现出的三维立体图像，可为影像诊断提供帮助，同时为临床治疗提供直观、真实、细致的影像资料。

（一）眼眶外伤 – 眼眶骨折的 CT 表现及示例

眼眶骨折的 CT 直接征象为眶壁骨质中断、破裂、骨缝分离；眶内壁骨折有时无明显骨质不连续，仅表现为骨质弯曲变形。间接征象表现为上颌窦、筛窦积血，眼眶周围软组织气肿，眶内脂肪疝出。眼眶骨折分为爆裂性骨折、直接外力骨折及复合型骨折。

（1）爆裂性骨折：外力作用于眼部，通过眼球压力传导至眶壁，一般发生于眶部最薄的内壁、下壁。

（2）直接外力骨折：外力作用于眼眶而引起的骨折，多累及突起的眼眶外缘和上缘。

（3）复合性骨折：兼有爆裂性骨折和直接外力骨折的特点，损害范围较广泛。

示例　男，29 岁，外伤致全身多处疼痛 1h 余，行眼部 CT 平扫检查。图像如图 6-48。

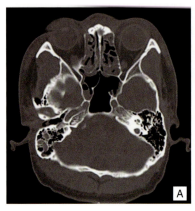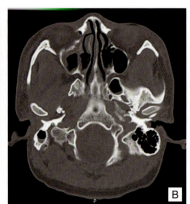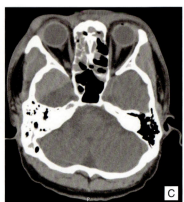

A、B 为不同层面眼眶 CT 平扫骨窗轴位，C 为 CT 平扫软组织窗轴位。右侧眼眶外侧壁、内侧壁、下壁及蝶骨右翼、右侧乳突窦可见骨质连续性中断，其中右眼眶内侧壁及下壁折断略有塌陷；右眼内直肌肌腹稍肿胀；两侧筛窦、蝶窦及右侧上颌窦、右侧乳突气房可见斑片状稍高密度影。右侧颞极颅内板下方见梭形高密度影，厚约 1.3cm。诊断：右侧眼眶内、外侧壁及下壁骨折伴右眼内直肌挫伤；蝶骨右翼及右侧乳突窦骨折；两侧筛窦、蝶窦及右侧上颌窦、右侧中耳乳突外伤性积液；右颞极部硬膜外血肿。

图 6-48　眼眶外伤 – 眼眶骨折，眼部 CT 平扫图像

（二）眼眶外伤 – 眶内异物的 CT 表现及示例

眶内异物的直接征象是眼球内、眼眶内、眼球壁显示异物存留。按异物性质分为金属异物及非金属异物，金属异物 CT 扫描可有放射状伪影，而部分非金属异物 CT 扫描可为阴性表现，部分呈低密度表现，需要密切结合临床进行分析。

示例　男，24 岁，因"头面部穿刺伤，异物存留 2h 余"入院。行头颅 CT 平扫检查。图像如图 6-49。

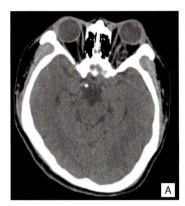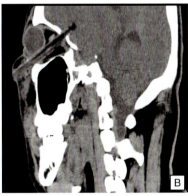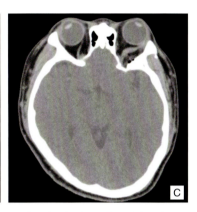

A、C 为不同层面眼眶 CT 平扫软组织窗轴位，B 为 CT 平扫软组织窗矢状位。左眼眶—左额叶见柱状低密度影贯穿，柱状影位于左眼球下方，左侧视神经及左眼外直肌受压向内侧移位且增粗。左眼眶内及颅内见少量积气。诊断：左眼眶及颅内异物存留伴左侧视神经及左眼外直肌挫伤。

图 6-49　眼眶外伤 – 眶内异物，CT 平扫图像

第二十二节　眼眶病变：甲状腺相关性眼病（Graves 眼病）

一、Graves 眼病概述及放射科住培要求

甲状腺相关性眼病（thyroid associated ophthalmopathy，TAO）又称 Graves 眼病，是一种自身免疫性疾病，为成人眼球突出最常见的病因之一，多数为双侧发病，活动期眼外肌肌腹发生炎性反应，慢性静止期发生纤维化。临床多伴有甲状腺功能异常，男女均可发病，以 30—50 岁女性多见，表现为单侧或双侧无痛性眼球突出、上睑退缩（凝视）、复视、眼球运动障碍等，若压迫视神经可产生视力下降等症状。

Graves 眼病是放射科住培学员第二年需要掌握的疾病。

二、Graves 眼病的影像特点及示例

眼球突出结合甲状腺功能异常，临床即可作出诊断。影像特征性表现为眼外肌肌腹增粗，肌腱不增粗，CT 及 MRI 检查重点在于评估病灶范围、与邻近组织的毗邻关系；MRI 平扫及增强检查可以评估病灶的活动性和纤维化程度，还可与肿瘤性病变进行鉴别。对于甲状腺功能正常的患者，CT 及 MRI 检查有助于提高该病的检出率。

1. Graves 眼病的 CT 表现

（1）典型表现：受累眼外肌肌腹增粗，肌腱不增粗（少数也可肌腹肌腱皆增粗）；多为双侧对称性累及；下直肌最常受累，其次为内直肌和上直肌，外直肌最少，密度均匀。

（2）可伴随眶内脂肪密度增高、眼睑肿胀、泪腺增大等表现。

（3）增强扫描：活动期（水肿）表现为轻中度强化，稳定期（纤维化）不强化。

（4）眼球突出。

2. Graves 眼病的 MRI 表现

（1）受累眼外肌肌腹活动期 T1WI 呈低信号，T2WI 呈高信号，晚期 T1WI、T2WI 均呈低信号（纤维化），T2WI 信号越低，纤维化程度越严重。

（2）增强扫描：活动期表现为轻中度强化，稳定期无强化。

（3）可有眶内脂肪增多伴渗出、眼睑肿胀、泪腺增大等表现。

（4）可伴有眼上静脉迂曲扩张和视神经增粗。

（5）眼球突出。

示例 1　女，54 岁，发现眼突伴红肿、视物模糊 6 个月余就诊。实验室甲功五项：总 T3 2.28 nmol/L，总 T4 113.09nmol/L，游离 T3 4.62pmol/L，游离 T4 11.07pmol/L，促甲状腺素 0.01 uIU/mL。行眼眶 MRI 平扫 + 增强扫描检查。图像如图 6-50。

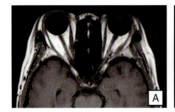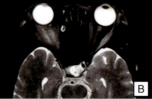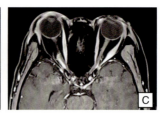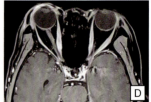

A 为 T1WI 平扫轴位，B 为 T2WI 压脂平扫轴位，C、D 为不同层面 T1WI 增强扫描轴位。左眼内、外直肌及右眼内直肌增粗，以肌腹为主，未累及肌腱，增强扫描可见明显均匀强化。两眼视神经形态、信号未见异常。

图 6-50　Graves 眼病活动期，眼眶 MRI 平扫 + 增强扫描图像

示例 2　女，53 岁，发现突眼伴红肿、视物模糊 8 个月余，行眼部 MRI 平扫 + 增强扫描检查。图像如图 6 51。

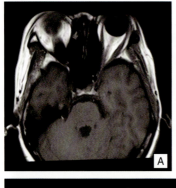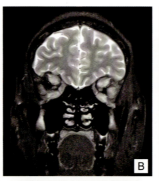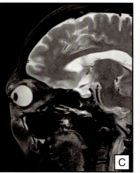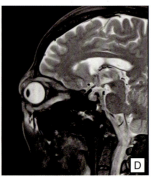

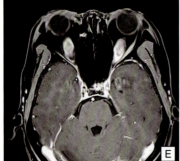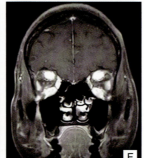

A 为 T1WI 轴位，B 为 T2WI 压脂冠状位，C 为左眼 T2WI 压脂矢状位，D 为右眼 T2WI 压脂矢状位，E、F 分别为 T1WI 增强扫描横轴位、冠状位。左眼上直肌、下直肌、外直肌及右侧上直肌、下直肌、内直肌肌腹明显增粗，T1WI 为等信号，T2WI 呈稍高信号，增强扫描强化明显，肌腱未见增粗。双侧球环完整，眼球稍突出，眼睑肿胀，玻璃体及晶状体形态、信号未见异常。球后脂肪间隙清晰，其内未见异常信号影。

图 6-51　Graves 眼病活动期，眼部 MRI 平扫 + 增强扫描检查图像

第二十三节　眼眶病变：眶内血管瘤

一、眶内海绵状血管瘤概述及放射科住培要求

海绵状血管瘤（cavernous hemangioma）是眶内最常见的良性肿瘤，约80%发生在肌锥内，其内含有大小不等的血管窦腔，外有完整的纤维包膜覆盖。临床以20—40岁女性多见，常为单侧发病，表现为无痛性、缓慢进行性、轴性眼球突出，且不受体位影响，当病灶压迫视神经时，可出现视野缺损。

眶内海绵状血管瘤是放射科住培学员第二年需要掌握的疾病。

二、眶内海绵状血管瘤的影像特点及示例

眶内海绵状血管瘤的强化特点具有特征性表现，行CT平扫+动态增强扫描有助于确诊，MRI检查有助于评估病灶与眼球、视神经及周围组织结构的关系。

1. 眶内海绵状血管瘤的CT表现及示例

（1）平扫：眶内圆形、类圆形软组织密度肿块，边界清晰，边缘可有分叶，密度多均匀，部分病灶内有出血、囊变及钙化。

（2）动态增强扫描：呈"渐进性强化"，首先表现为点片状强化，随后强化范围逐渐扩大，最后病灶全部显著均匀强化（强化特点与病灶内含较多窦腔、血流缓慢、对比剂进入缓慢有关）。

（3）病灶一般不侵犯眼球及视神经，表现为受压移位改变。

（4）眶尖脂肪存在，即眶尖"空虚征"。

示例　女，57岁，右眼胀痛1个月。行头颅CT平扫检查。图像如图6-52。（本病例资料来源于右江民族医学院附属医院）

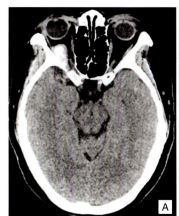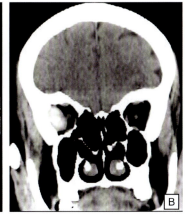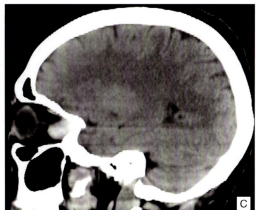

A为头颅CT平扫轴位，B为冠状位，C为右眼矢状位。右眼眶内球后偏外侧见类圆形稍高密度影，边界清，大小约1.6cm×1.0cm×1.3cm，密度均匀，位于外直肌肌锥内，右侧视神经稍受压，邻近骨壁未见异常，眼球未见突出。

图6-52　右眼眶海绵状血管瘤，头颅CT平扫图像

2. 眶内海绵状血管瘤的MRI表现及示例

（1）T1WI呈稍低/等信号，T2WI呈明显高信号，若有出血则符合出血的信号演变规律，含有钙化者T1WI及T2WI多呈低信号，病灶边界清晰，边缘可有分叶。

（2）动态增强扫描呈"渐进性强化"。

（3）眼球及视神经一般表现为受压移位改变，部分病灶可与视神经粘连。

（4）眶尖脂肪存在，即眶尖"空虚征"。

示例 （与 CT 为同一患者）女，57 岁，右眼胀痛 1 个月。行眼眶 MRI 平扫 + 增强扫描检查。图像如图 6–53。

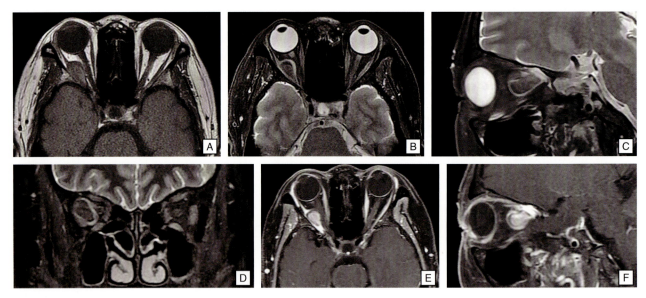

A 为眼眶 T1WI 平扫轴位，B 为 T2WI–FS 轴位，C 为右眼眶 T2WI–FS 矢状位，D 为眼眶 T2WI–FS 冠状位，E 为 T1WI 增强扫描轴位，F 为右眼眶 T1WI 增强扫描矢状位。右眼外直肌肌锥内见椭圆形肿块，边界清，大小约 1.6cm×1.0cm×1.3cm，T1WI 呈等信号，T2WI 压脂序列呈中央稍低信号、周围环状高信号，增强扫描病灶呈明显均匀强化；右侧视神经略受压向内侧偏移。

图 6–53　右眼眶海绵状血管瘤，眼眶 MRI 平扫 + 增强扫描图像

第二十四节　头颈部动脉病变：颈动脉粥样硬化

一、颈动脉粥样硬化概述及放射科住培要求

颈动脉狭窄的主要病因是动脉粥样硬化（占 90% 以上），是导致缺血性脑卒中的常见病因之一。引起脑卒中的机制是：①动脉硬化部位血栓形成导致的动脉栓塞；②斑块胆固醇结晶或其他动脉硬化物质碎屑脱落导致栓塞；③斑块破裂导致颈动脉急性原位血栓性闭塞；④血管重度狭窄或闭塞导致低灌注缺血。随着风险因素的积累，颈动脉硬化导致的脑卒中风险呈年轻化趋势，而脑卒中的高致死率和致残率又给我国带来巨大的经济损失。从预防角度出发，防止颈动脉硬化成为脑卒中的"犯罪"血管、减少急性缺血性脑卒中的发生、降低致残率和致死率是心脑血管疾病的重点预防方向。目前，颈动脉硬化狭窄程度和易损斑块的评估成为临床关注重点。

颈动脉粥样硬化是放射科住培学员第二年需要掌握的疾病。

二、颈动粥样脉硬化的影像特点及示例

颈动脉粥样硬化好发于颈总动脉远端与颈内、颈外动脉分叉处，位置较表浅，彩色多普勒超声检查

因其费用低、检查耗时短、评估可靠性高的特点，目前成为首选检查。当超声检查发现颈动脉重度狭窄（≥70%），或超声发现不稳定斑块时，指南推荐高级卒中中心行磁共振血管壁高分辨率成像检查进一步评估颈动脉斑块的稳定性，例如斑块内出血，或具有较大脂质坏死核伴有较薄的纤维帽，或斑块纤维帽破溃，这些提示该类斑块为易损斑块，可能会导致脑缺血事件，需要进行积极干预治疗。颈动脉 CTA 成像速度快，空间分辨率高，可媲美 DSA，检查目的是观察血管狭窄程度和累及范围。CT 对钙化斑块敏感，但对斑块性质判断不如磁共振。

1. 颈动脉粥样硬化的 CT 表现及示例

（1）CT 平扫：可见高密度钙化斑块，但会影响管腔狭窄评估的准确性；对软斑块难以区分。CTA 表现为光滑／不规则管腔狭窄。

（2）人工智能软件可初步判断软斑块及硬斑块，但需要人工复核。

（3）颈动脉狭窄计算（NASCET 法）：狭窄率（%）=（1-狭窄处直径／狭窄远端正常直径）×100%。狭窄度分级：①轻度（<30%），②中度（30%—69%），③重度（70%—99%），④闭塞。

示例　男，66 岁，鼻咽癌化疗后。行头颈部血管 CTA 检查。图像如图 6-54。

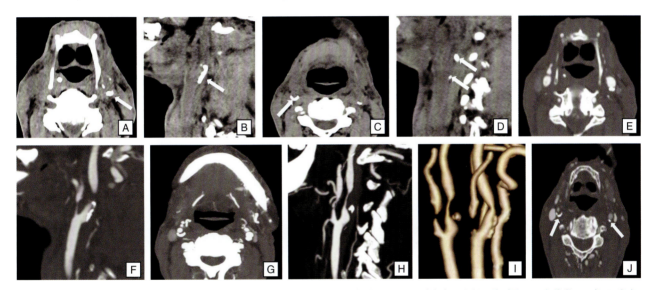

A、C 为平扫轴位，B、D 分别为左、右侧颈内动脉平扫矢状位，E、G 为 CTA 轴位，F、H 分别为左、右侧颈内动脉 CTA 矢状位，I 为 VR 重建，J 为 CTA 骨窗轴位。左侧颈内动脉管腔狭窄，管壁可见钙化灶，CTA 显示钙化灶与内腔间有稍低密度间隙（考虑软斑块），狭窄约 65%；右侧颈总—内动脉起始部管腔狭窄，管壁可见钙化灶，钙化灶与内腔间有稍低密度间隙，间隙宽约 0.3cm，右颈内动脉狭窄约 82%。（箭头提示斑块钙化）。

图 6-54　颈动脉粥样硬化，头颈部 CTA 图像

2. 颈动脉粥样硬化的 MRI 表现及示例

（1）TOF-MRA 可直接显示管腔呈光滑／不规则狭窄，但会高估狭窄程度，目前越来越倾向于使用 CE-MRA 来评估狭窄段。

（2）对血管壁钙化不敏感。

（3）高分辨率 MRI 血管壁成像对斑块内部的脂质坏死核、出血、钙化等成分和纤维帽状况可清楚显示，能对斑块的稳定性提供重要诊断依据。其评估包括：

①血管狭窄程度，参见 CT 表现。

②斑块脂质坏死核，T1WI 呈等／稍高信号，T2WI 等／稍低信号，增强 T1WI 无强化；斑块周围的纤维帽和血管外膜明显强化。

③斑块内出血，是易损斑块的特征之一，T1WI 及 TOF-MRA 原始图像呈高信号。

④斑块内钙化，各序列低信号。

⑤纤维帽，T1WI 增强序列纤维帽光滑、连续线状高信号，提示纤维帽较厚，斑块较稳定；若斑块表面纤维帽无此线状高信号，提示纤维帽较薄，斑块不稳定；若纤维帽表面不规则、局部凹陷（龛影），龛影底部出现 T2WI 明显高信号，T1WI 增强可见强化，提示血栓形成及炎性反应，此斑块亦为不稳定斑块。

示例 1　男，82 岁，头晕 10 余天，院外脑血管造影提示左颈内动脉起始部粥样硬化斑块形成并轻度狭窄。行头颈部 CE-MRA+DSA 检查。图像如图 6-55。

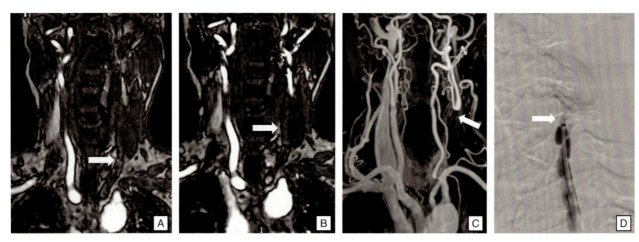

A、B 为颈部 CE-MRA 冠状位，C 为最大密度投影，D 为脑血管造影。左侧颈总动脉未见显影（箭头），左颈内动脉起始段以远显影良好，未见狭窄或扩张。左侧椎动脉起始部血管重度狭窄，其远端血管显影良好，未见狭窄、闭塞及局部膨隆。DSA 显示左颈总动脉远端血管次全闭塞，管壁毛糙不规整。

图 6-55　左侧颈总动脉闭塞，颈部 CE-MRA+DSA 图像

示例 2　男，65 岁，右侧肢体乏力 27 天。院外脑血管 DSA 提示左侧颈内动脉 C1 段闭塞。行颈部血管壁高分辨率 MRI 平扫＋增强扫描检查。图像如图 6-56。

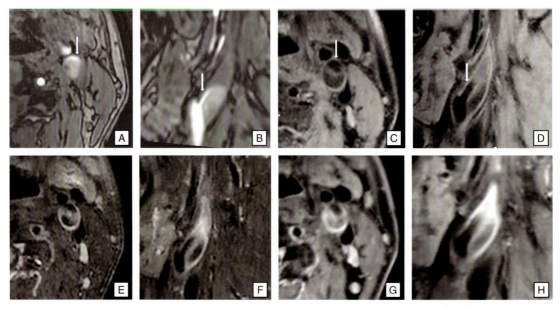

A 为 TOF-MRA 轴位，B 为 TOF-MRA 矢状位，C 为 T1WI 轴位，D 为 T1WI 矢状位，E 为 T2WI-FS 轴位，F 为 T2WI-FS 矢状位，G 为 T1WI 增强扫描轴位，H 为 T1WI 增强扫描矢状位。TOF-MRA：左颈内动脉起始部近端管腔明显狭窄（箭头所指为残存管腔）。血管壁高分辨率 MRI：左侧颈内动脉近端管壁偏心性增厚（箭头所指为残存管腔），病变分布于后方，呈正性重构，狭窄段长约 2.4cm；增厚血管壁信号较均匀，T1WI 及 T2WI-FS 信号稍低，增强后 1 级强化；狭窄段内壁纤维帽较厚，边缘光整。狭窄段远端血管闭塞，增强呈 2 级强化。诊断：左侧颈内动脉起始部动脉粥样硬化并狭窄（斑块为稳定斑块），狭窄段远端血管闭塞。

图 6-56　左侧颈内动脉起始部动脉粥样硬化，颈部血管壁高分辨 MRI 平扫＋增强扫描图像

第二十五节　附加：胼胝体发育不良

一、胼胝体发育不良概述及放射科住培要求

胼胝体发育不良（dysgenesis of the corpus callosum，DCC）分为胼胝体完全缺如和部分缺如。胎儿期胼胝体的发育顺序为膝部—体部—压部—嘴部，因此胼胝体的部分缺如常表现为压部及嘴部的缺如。DCC常伴有神经系统的其他畸形，以脂肪瘤最多见。患者多数无症状或有轻微视觉障碍，临床表现与其合并的其他神经系统畸形相关，可有眼距增宽、癫痫、智力发育迟缓等。

本书将DCC作为放射科住培学员第二年需要额外掌握的疾病。

二、胼胝体发育不良的影像特点及示例

典型的DCC行MRI平扫即可确诊，增强检查可以显示大脑内静脉、大脑大静脉的形态及变化；MRI矢状位扫描可清晰显示胼胝体的解剖结构，有利于评估DCC的程度及提高伴发其他神经系统畸形的检出率。

1. 胼胝体发育不良的CT表现

（1）平扫表现为两侧侧脑室分离趋于平行走行，侧脑室枕角扩大，不对称，第三脑室扩大抬高至两侧侧脑室体部之间。

（2）DCC常合并脂肪瘤，表现为脂肪密度。

（3）增强扫描可见两侧大脑内静脉分离、上移，常合并单大脑前动脉。

2. 胼胝体发育不良的MRI表现

（1）T1WI矢状位表现为胼胝体完全缺如或部分缺如，两侧侧脑室体部分离趋于平行走行，额角缩小，枕角扩大呈"蝙蝠翼"状，第三脑室扩大抬高至两侧侧脑室体部之间。

（2）若合并脑积水，额角也可扩大。

（3）DCC常合并脂肪瘤，脂肪瘤表现为T1WI、T2WI均呈高信号，压脂序列呈低信号。

（4）增强扫描可见两侧大脑内静脉分离、上移，常合并单大脑前动脉。

示例1　男，50岁，摔伤致头部疼痛3h余，行头颅CT+MRI平扫检查。图像如图6-57。

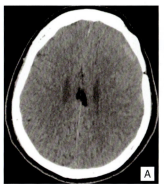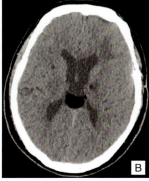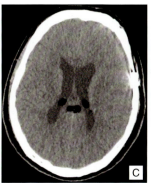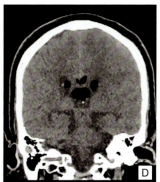

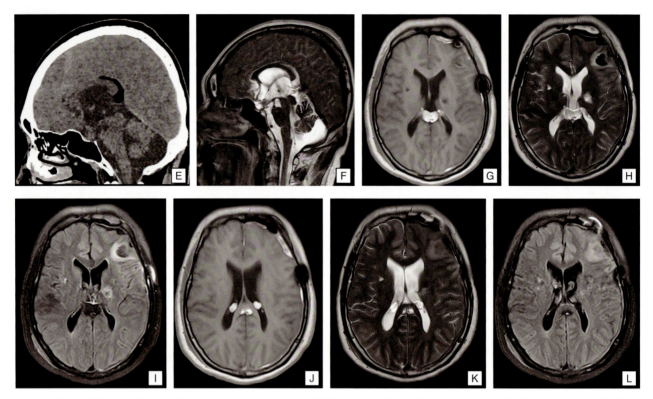

A—C 为 CT 平扫轴位，D 为 CT 平扫冠状位，E 为 CT 平扫矢状位，F 为 T2WI 矢状位，G、J 为 T1WI 轴位，H、K 为 T2WI 轴位，I、L 为 FLAIR 轴位。胼胝体部分体部及压部缺如，相应区域及两侧侧脑室脉络丛均见条片状脂肪密度 / 信号影（T1WI、T2WI 均呈高信号，FLAIR 压脂压水呈低信号）。另可见左额顶部颅骨内板下弧形 T1WI 高、T2WI 低、FLAIR 低信号影，信号欠均匀。左额叶见片状 T1WI 高、T2WI 低、FLAIR 低信号影，周边见片状水肿带。两侧基底节区可见散在片状 T1WI 低、T2WI 高、FLAIR 外高内低信号影，边界清晰。左侧额窦内见 T1WI 低、T2WI 及 FLAIR 高信号影填充。左额骨局部骨皮质不连，并见内固定器。诊断：胼胝体发育不良（部分缺如）合并脂肪瘤；左额顶部硬膜下血肿；左额叶脑挫裂伤；两侧基底节区脑软化灶；左侧额窦炎；额骨术后改变。

图 6-57　胼胝体发育不良（部分缺如）合并脂肪瘤，CT+MRI 平扫图像

示例 2　男，80 岁，右耳耳鸣 5 天，行头颅 MRI 平扫检查。图像如图 6-58。

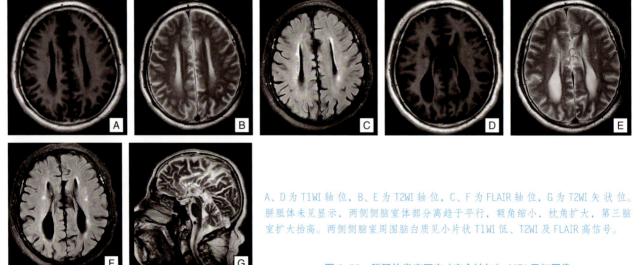

A、D 为 T1WI 轴位，B、E 为 T2WI 轴位，C、F 为 FLAIR 轴位，G 为 T2WI 矢状位。胼胝体未见显示，两侧侧脑室体部分离趋于平行，额角缩小，枕角扩大，第三脑室扩大抬高。两侧侧脑室周围脑白质见小片状 T1WI 低、T2WI 及 FLAIR 高信号。

图 6-58　胼胝体发育不良（完全缺如），MRI 平扫图像

第二十六节　附加：鼻部外伤性病变

一、鼻部外伤性病变概述及放射科住培要求

鼻部外伤性病变有明确鼻部外伤史，可分为鼻骨区骨折及鼻窦骨折，部分合并脑脊液鼻漏、颈内动脉海绵窦瘘等。

本书将鼻部外伤性病变列为放射科住培学员第二年需要额外掌握的疾病，重点在于掌握骨折累及的解剖结构。

（1）鼻骨区：鼻骨、上颌骨额突、骨性鼻中隔、鼻泪管、泪骨、鼻骨缝、鼻颌缝等。

（2）鼻窦骨：额窦（前壁、后壁、内壁、底壁）、上颌窦（前壁、后外壁、内壁、上壁、底壁）、筛窦（前壁、后壁、内侧壁、外侧壁、顶壁、下壁）、蝶窦（上壁、下壁、内壁、外壁、前壁、后壁）。

（3）窦腔内积液/积气间接提示周围结构存在骨折。额窦骨折需与眶上切迹相鉴别。上颌窦上壁骨折可累及眶下管。筛窦骨折可伴额叶损伤或脑脊液鼻漏（需结合临床表现）。蝶窦骨折颈内动脉海绵窦瘘。

二、鼻部外伤性病变的影像特点及示例

HRCT 为首选检查，利用平面三维重建进行观察可清晰显示各骨质结构的改变。CT 脑池造影及磁共振水成像技术可为查找脑脊液鼻漏的漏口位置提供帮助。鼻部外伤性病变的 CT 表现如下。

（1）骨质连续性中断（断端移位/成角）或骨缝分离（＞2mm）或移位，周围软组织肿胀，密度增高。

（2）窦腔内积液表现为片状密度增高影（部分为血性密度）及气体影。

（3）蝶窦骨折并发颈内动脉海绵窦瘘显示为海绵窦扩大、眼上静脉扩张。

（4）活动性脑脊液鼻漏 CT 脑池造影动态观察可见对比剂直接流向鼻咽部（需注意与筛板骨折片鉴别）。

示例 1　男，40 岁，外伤致鼻部疼痛畸形 1 天，行鼻部 CT 平扫检查。图像如图 6-59。

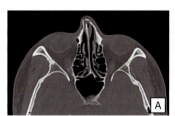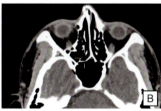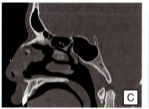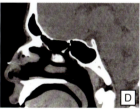

A、B 为轴位骨窗和软组织窗，C、D 为矢状位骨窗和软组织窗。双侧鼻骨连续性中断，断端部分移位、塌陷，周围软组织肿胀并见少许气体影。

图 6-59　鼻骨骨折，CT 平扫图像

示例 2　男，21 岁，头部外伤致疼痛 1 天，行颌面部 CT 平扫检查。图像如图 6-60。

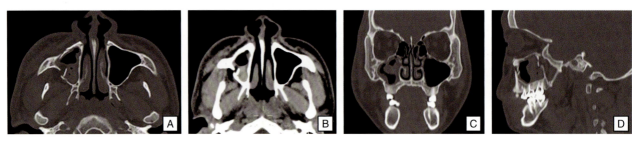

A、B 为骨窗和软组织轴位，C 为骨窗冠状位，D 为骨窗矢状位。右侧上颌窦前壁、后外壁、上壁多发骨质连续性中断，断端部分移位，窦腔内见片状密度增高影填充伴液平面，周围软组织肿胀。

图 6-60　右侧上颌窦骨折累及右侧眶下管，CT 平扫图像

示例 3　男，17 岁，头部外伤术后 4 个月余，行头部 CTA 检查。图像如图 6-61。

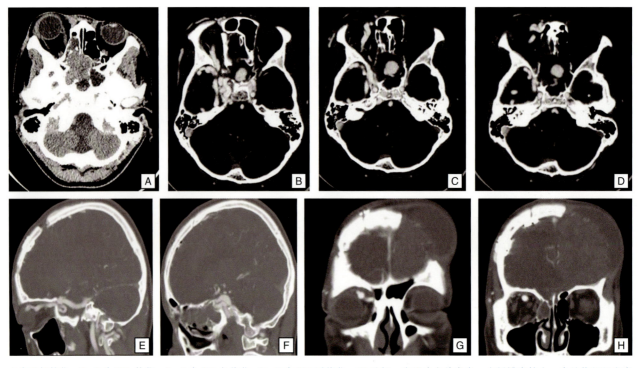

A 为平扫轴位，B—D 为 CTA 轴位，E、F 为 CTA 矢状位，G、H 为 CTA 冠状位。CT 平扫：右眼球向前突出，右侧蝶窦扩大，内见软组织密度影。CTA 示右侧颈内动脉海绵窦段迂曲扩张，周围可见多发迂曲静脉血管显影，部分突入右侧蝶窦内，右颞部深浅静脉、右侧眼上静脉增粗、迂曲。右侧额顶骨局部骨质不连，见金属固定影；左侧额顶骨骨质缺损，呈术后改变。

图 6-61　右侧颈内动脉海绵窦瘘，头部 CTA 图像

第二十七节　附加：脑梗死－静脉性脑梗死

一、颅内静脉及静脉窦血栓形成概述及放射科住培要求

颅内静脉及静脉窦血栓形成（cerebral venous and sinus thrombosis，CVST）是缺血性脑卒中较为罕见的

一种特殊类型，是引起脑静脉回流障碍和脑脊液吸收障碍的重要原因。多见于妊娠期妇女、口服避孕药的女性及年龄小于 45 岁的年轻人群。静脉性脑出血是 CVST 的严重不良预后，其机理为血液高凝状态，促使血管发生痉挛性收缩，引发脑梗死及静脉窦血栓形成风险，由于颅内压升高，最终导致血管破裂，出现大面积脑出血；同时，血管内皮细胞受损，血管壁有大量纤维蛋白样物质沉积，毛细血管通透性增加，当遇到机体血压骤升，脑血管内压升高，易引起血管破裂。

本书将 CVST 列为放射科住培学员第二年需要额外掌握的疾病。

二、颅内静脉及静脉窦血栓形成的影像特点及示例

CT 及 MRI 均可对 CVST 作出明确诊断。由于患者起病急，并发症严重，临床多按卒中流程采用 CT 进行检查。但 MRI 检查是目前最佳的无创性成像技术，可对 CVST 进行分期和更全面评估。静脉窦 DSA 检查为"金标准"，既可明确诊断，又可对血栓进行抽吸治疗。

1. 典型颅内静脉及静脉窦血栓的 CT 表现及示例

（1）CT 平扫：出现绳索征，即颅内静脉及静脉窦内的血栓在低密度脑水肿及脑梗死的衬托下呈现的高密度条带影。

（2）CT 增强：空三角征，即静脉及静脉窦内血栓不强化而呈现为低密度的三角区，但血栓周边的硬脑膜明显强化。

（3）CTV：显示静脉及静脉窦充盈缺损。

（4）早期出现静脉性脑梗死，随着静脉回流障碍，静脉血管可破裂出血。

示例 男，36 岁，头痛一周，加重半天，120 急诊就诊，行头颅 CT 平扫 + 增强扫描及 DSA 检查。图像如图 6-62。

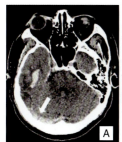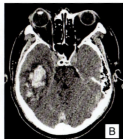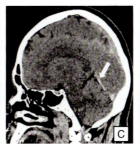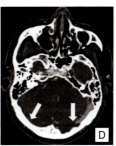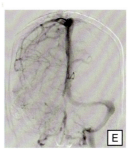

A、B 为不同层面 CT 平扫轴位，C 为 CT 平扫矢状位，D 为 CT 增强扫描轴位，E 为脑血管造影 DSA 静脉期冠状位。右侧颞叶见片状高密度影，CT 值约 67HU，周围见低密度带环绕。右侧横窦、乙状窦、颈内静脉及左侧横窦、直窦、窦汇走行区见带状高密度影（箭头），增强扫描右侧横窦、乙状窦、颈内静脉未见显影（箭头，血栓阻塞），左侧横窦、直窦及窦汇充盈缺损。脑血管 DSA：右侧横窦、乙状窦及颈内动脉未见显影，左侧横窦粗细不均（考虑附壁血栓）。诊断：右侧横窦、乙状窦、颈内静脉及左侧横窦、直窦、窦汇血栓形成，右颞叶脑出血（静脉性）。

图 6-62 脑梗死 – 静脉性脑梗死，头颅 CT 平扫 + 增强扫描及脑血管 DSA 图像

2. 典型颅内静脉及静脉窦血栓的 MRI 表现及示例

（1）急性血栓 T1WI 呈等信号，亚急性期血栓呈高信号。

（2）T2WI 颅内静脉及静脉窦流空信号消失。

（3）T2*GRE 及 SWI 呈开花状低信号，可见静脉侧支循环形成。

（4）MRV 呈充盈缺损或狭窄闭塞性改变。

（5）静脉性脑梗死，T1WI 略低信号，T2WI 及 FLAIR 较高信号，DWI 呈血管源性水肿表现（DWI 等 /

稍高信号，ADC 高信号）。

（6）可合并静脉性脑出血且有占位效应。

示例1 男，36 岁，头痛 1 周，加重半天。行头颅 MRI 平扫 + 增强扫描 +MRV 检查。图像如图 6-63。

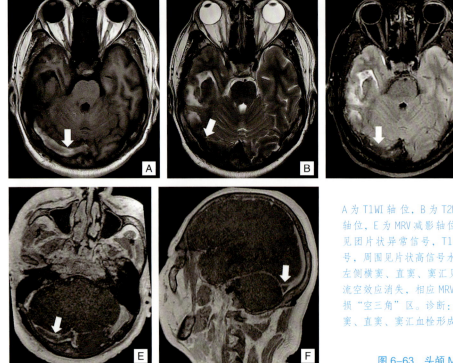

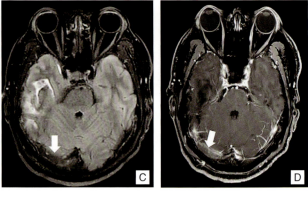

A 为 T1WI 轴位，B 为 T2WI 轴位，C 为 T2-FLAIR 轴位，D 为 MRV 轴位，E 为 MRV 减影轴位，F 为延迟 CE-MRV 矢状位。右侧颞叶见团片状异常信号，T1WI 呈等信号，T2WI 及 FLAIR 等 / 稍低信号，周围见片状高信号水肿带。右侧横窦、乙状窦、颈内静脉及左侧横窦、直窦、窦汇见"绳索"状 T1WI 稍高信号，T2WI 血管流空效应消失，相应 MRV 可见充盈缺损，窦汇见无强化的充盈缺损"空三角"区。诊断：右侧横窦、乙状窦、颈内静脉及左侧横窦、直窦、窦汇血栓形成，右颞叶急性期脑出血（静脉性）。

图 6-63 头颅 MRI 平扫 + 增强扫描 +MRV 图像

示例2 女，48 岁，头晕 1 个月余，加重 3 天。行头颅 CT 平扫、头颅 MRI 平扫 +MRV+SWI 及 DSA 检查。图像如图 6-64。

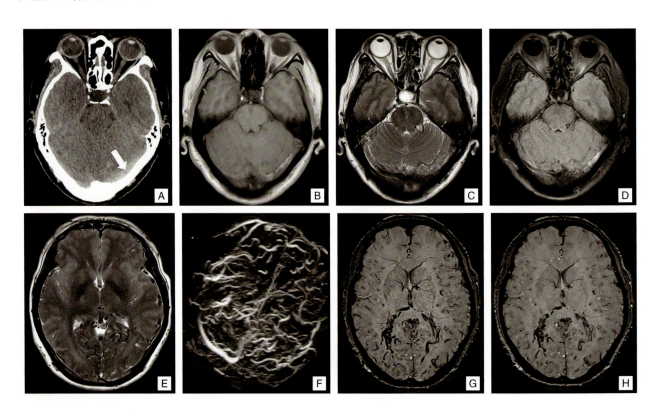

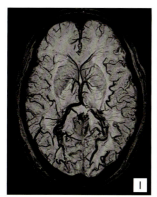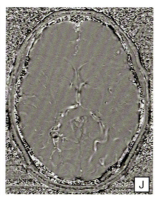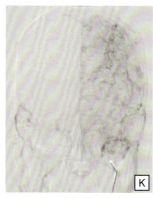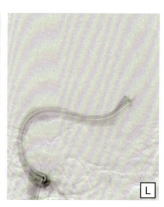

A 为 CT 平扫轴位，B—D 分别为同层面 T1WI、T2WI、T2-FLAIR 轴位，E 为另一层面 T2WI 轴位，F 为 MRV 最大密度投影，G—J 分别为 SWI 序列的 SWI 原始图、幅值图、最小亮度投影、相位图，K 为左颈内动脉造影静脉期，L 为颈内静脉入路颅内静脉窦造影 + 抽吸治疗。CT：颅内静脉窦见条状稍高密度。MRI：颅内静脉窦见条带状 T1WI 稍高信号，T2WI 流空信号消失，FLAIR 呈稍高信号。MRV：上矢状窦、左侧横窦、乙状窦及颈内静脉未见显示，双侧大脑半球见增粗、迂曲、紊乱的皮质静脉影，颅内静脉通过侧支经头皮静脉引流出颅。SWI：颅内多发迂曲、扩张的侧支低信号血管显影。DSA：颅内静脉窦未见显影，左侧大脑半球多发迂曲、扩张血管经头皮静脉引流至双侧横窦、乙状窦。

图 6-64 颅内广泛静脉窦慢性闭塞并侧支循环形成，头颅 CT 平扫、头颅 MRI 平扫 +MRV+SWI 及 DSA 图像

第二十八节 附加：鼻咽纤维血管瘤

一、鼻咽纤维血管瘤概述及放射科住培要求

鼻咽纤维血管瘤（nasopharyngeal angiofibroma，NA）是鼻咽部常见的良性肿瘤，好发于 10—25 岁男性青少年，又称为男性青春期出血性鼻咽纤维血管瘤。肿瘤无包膜，起源于蝶骨体、枕骨底部、翼突内侧的骨膜，富含血管（颌内动脉、咽升动脉供血）及致密纤维组织，其内血管缺乏弹性，壁薄不易收缩，易致大出血，因此不建议进行活检。肿瘤具有侵袭性，可破坏邻近骨质进入颅内、眼眶、鼻窦等并引起相应的症状，最常侵犯翼腭窝。临床多表现为渐进性反复鼻塞、鼻出血、鼻咽部肿物。

本书将鼻咽纤维血管瘤列为放射科住培学员第二年需要额外掌握的疾病。

二、鼻咽纤维血管瘤的影像特点及示例

CT 可显示肿瘤部位及邻近骨质破坏程度，冠状位 CT 有助于显示肿瘤侵入颅内、鼻窦、眼眶的情况。MRI 对评估肿瘤侵犯范围具有重要意义。

1. 鼻咽纤维血管瘤的 CT 表现

（1）平扫表现为鼻咽部软组织肿块，边缘光滑，密度较均匀，一般无钙化灶及静脉石。

（2）翼腭窝最常受侵，可见周围骨质受压推移伴破坏，破坏颅底骨质侵入海绵窦及颅内，肌间隙向外侧移位。

（3）增强扫描呈显著强化，CT 值可大于 100HU，较平扫增高 40HU 以上。

2. 鼻咽纤维血管瘤 MRI 表现

（1）平扫表现为软组织肿块，T1WI 呈等 / 稍低信号，T2WI 呈高信号，内可见散在点条状低信号（血管流空效应），呈"椒盐征"。

（2）增强扫描明显强化。

（3）DWI 扩散不受限。

示例 男，28 岁，反复鼻塞 1 个月余，检查发现鼻咽肿物 2 天，行鼻咽部 MRI 平扫 + 增强扫描及头颈 CTA 检查。图像如图 6-65。

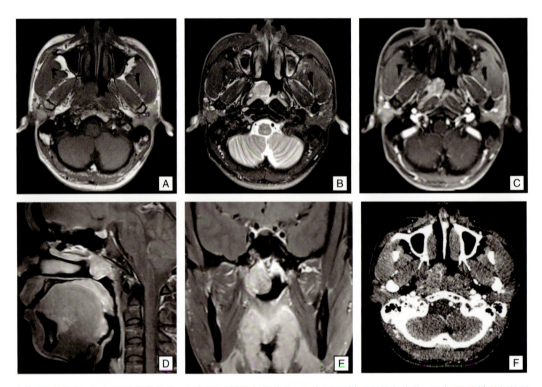

A 为 T1WI 轴位，B 为 T2WI 压脂轴位，C 为 T1WI 增强扫描轴位，D 为 T1WI 增强扫描矢状位，E 为 T1WI 增强扫描冠状位，F 为 CTA 轴位。鼻咽右顶后壁见一类球形软组织肿块突向咽腔，大小约 2.0cm×2.0cm×2.2cm，边缘光整，信号较均匀，T1WI 呈等信号，T2WI 压脂呈稍高信号，其内可见线状低信号流空血管影，增强扫描不均匀明显强化，鼻咽腔右侧黏膜线连续，咽隐窝存在。CTA 示病灶由右侧咽升动脉分支供血。

图 6-65 鼻咽纤维血管瘤，鼻咽部 MRI 平扫 + 增强扫描及 CTA 图像

第七章　呼吸和循环系统疾病（X 线平片和 CT 检查为主，纵隔病变增加 MRI 检查）

第一节　肺部感染：大叶性肺炎

一、大叶性肺炎概述及放射科住培要求

大叶性肺炎（lobar pneumonia）又名肺泡性肺炎，是呼吸系统常见的疾病。该病是由细菌感染导致的呈大叶性分布的肺部急性炎症，病原体多为肺炎链球菌。该病常见诱因有淋雨、受凉、劳累、醉酒或全身麻醉手术后、镇静剂过量等。临床症状有突然寒战、高热、咳嗽、胸痛、咳铁锈色痰以及血白细胞计数增高等。按发病先后顺序可分为充血期、红色肝样变期、灰色肝样变期、吸收消散期。随着抗生素的广泛应用，大叶性肺炎的发病率有所下降且表现多不典型，仅凭临床症状难以与其他肺炎区分，而 X 线平片及 CT 检查可以为诊断该病提供强有力的依据及支持。

大叶性肺炎是放射科住培学员第二年需要掌握的疾病。

二、大叶性肺炎的影像特点及示例

X 线平片及 CT 平扫是大叶性肺炎常用的影像检查方法。X 线平片具有简单便捷、经济实惠的优势；CT 平扫则能更早、更快且更准确地发现病灶，从而为临床诊疗提供依据。X 线平片及 CT 平扫的表现均与病理分期有关，通常 X 线征象较临床症状出现晚。

1. 典型大叶性肺炎的 X 线表现及示例

（1）充血期：此时大部分肺泡尚无渗出物或不完全填充，因此 X 线征象不明显或表现为肺外周带的淡薄模糊影。

（2）实变期：病灶呈大片状、楔形宽基底位于胸膜侧尖端指向肺门的密度均匀或不均匀实变影，形态与肺叶肺段形态相同，越近肺门密度越低，病灶内可见透亮的支气管走行，即"空气支气管征"。病灶多局限在一个肺叶或肺叶内某一个肺段，叶间裂一侧的病变界限清晰，其他部分则模糊。

（3）消散期：病灶内的实变影密度逐渐减低，呈散在、分布不规则且大小不一的斑片状密度增高影。最后病变的肺组织逐渐恢复正常，少数病例会因为长期不吸收而变为机化性肺炎。

示例　女，4 岁，发热 6 天，咳嗽 2 天，行胸部正位 X 线平片检查。图像如图 7-1。

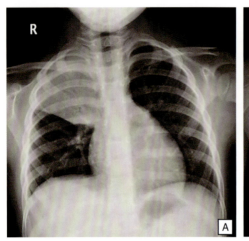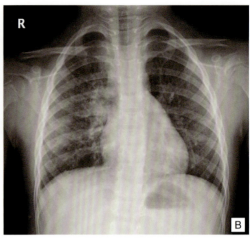

A为实变期：右中上肺野见大片状密度增高影，宽基底位于胸膜侧，病变的水平裂一侧界限清晰，内见空气支气管征，右侧水平裂稍上移。B为消散期：右中上肺野中内带可见散在斑点、小斑片状高密度影，边缘模糊，右侧肺门影增大增浓。

图 7-1　右上肺大叶性肺炎，X 线正位片

2. 典型大叶性肺炎的 CT 表现及示例

（1）充血期：按小叶分布的腺泡样磨玻璃结节，边界不清，病变融合可呈叶段分布。

（2）实变期：病灶呈宽基底位于胸膜侧、尖端指向肺门的楔形改变，密度为部分实变或完全实变，多按肺叶或肺段分布，其内可见"空气支气管征"，病灶邻近叶间裂边缘清楚平直，其余边缘模糊，越近肺门密度越低，此时多为红色肝样变期；实变后期即灰色肝样变期，整个肺叶可以完全实变，密度均匀；实变的肺叶体积与正常时相比较常无变化。

（3）消散期：病灶呈散在且大小不一的斑片状密度增高影，此时亦可见"空气支气管征"；当病变进一步吸收后呈条索状密度增高影或病灶完全消失。

示例　男，21 岁，咳嗽、咳痰、气喘 2 周余，行胸部 CT 平扫检查。图像如图 7-2。

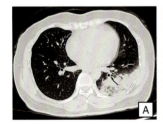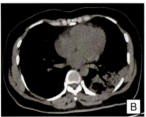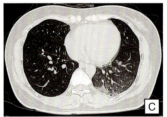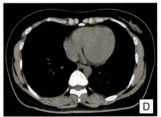

A、B为实变期CT平扫肺窗及纵隔窗轴位，C、D为消散期CT平扫肺窗及纵隔窗轴位。实变期左肺下叶见大片状密度增高影，边缘模糊，密度不均，部分实变，内可见空气支气管征，肺叶体积无明显变化；消散期左肺下叶病灶密度减低，范围较前缩小。

图 7-2　左肺下叶大叶性肺炎，CT 平扫图像

第二节　肺部感染：支气管肺炎

一、支气管肺炎概述及放射科住培要求

支气管肺炎（bronchopneumonia）又称小叶性肺炎，多见于婴幼儿、老年人、极度衰弱的患者或手术

后以及长期卧床的患者。病原体可为细菌性，亦可为病毒性及支原体，以细菌性较常见。常见的致病菌为肺炎链球菌、肺炎双球菌和葡萄球菌等。

支气管肺炎是放射科住培学员第二年需要掌握的疾病。

二、支气管肺炎的影像特点及示例

X 线平片是支气管肺炎的首选影像检查方法，具有简单便捷、经济实惠的优势；对于合并有肺纹理增粗，但病变渗出不明显的患者，可进一步行 CT 检查。

1. 典型支气管肺炎的 X 线表现及示例

（1）病灶分布：沿支气管分布，多见于两侧中下肺野的内、中带；长期卧床患者的坠积性支气管肺炎，病灶多见于两侧脊柱旁及两下肺野。

（2）病灶形态、密度：呈沿支气管周围分布的斑点状或斑片状密度增高影，病灶边缘模糊不清，病灶可融合成片状，密度较淡且不均匀。

（3）其他表现：病灶坏死液化可形成空洞，表现为斑片状影中出现环形透亮影。有时可见肺气囊，为引流支气管因炎性渗出堵塞支气管而形成活瓣作用致空洞内气体逐渐增多所致。当支气管炎性完全阻塞时可见三角形肺不张的致密影，相邻肺野有代偿性肺气肿表现。

（4）继发表现：久不消散的支气管肺炎可引起支气管扩张，融合成片的炎症长期不吸收可演变为机化性肺炎。

示例　男，10 岁，咳嗽 2 天，行胸部 X 线正位片检查。图像如图 7-3。

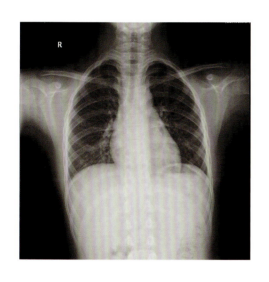

两肺纹理增粗、模糊，两中下肺野内、中带见斑点、斑片状密度增高影，边缘模糊。两肺门不大，心影形态、大小及位置未见异常。两膈面光整，肋膈角锐利。

图 7-3　两肺支气管肺炎，胸部 X 线正位片

2. 典型支气管肺炎的 CT 表现及示例

（1）平扫表现为沿小叶中央支气管分布的腺泡样、树芽状、斑点状或斑片状密度增高影，空气支气管征少见，病灶边缘模糊不清，有时可见"树芽"征周围伴"树雾"征，此征象多见于婴幼儿支原体肺炎患者；病灶可融合成片状，密度多不均匀，边缘模糊。

（2）伴随征象：小片状实变影的周围，常伴阻塞性肺气肿或肺不张，阻塞性肺不张的邻近肺野可见代偿性肺气肿。CT 易于显示病灶中的小空洞。

（3）肺背景：由于支气管炎及支气管周围炎，肺纹理显示增粗、模糊。

示例 1　男，41 岁，发热伴咳嗽、咳痰 1 周，多次行胸部 CT 平扫检查。图像如图 7-4。

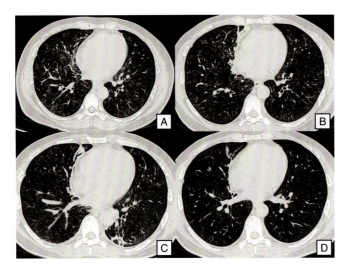

检查日期：A 为 2023-01-03，B 为 2023-01-10，C 为 2023-01-16，D 为 2023-02-04。A 中两肺各叶见散在斑片状密度增高影，边缘较模糊，密度不均匀，沿支气管分布。B 中显示右肺中叶内侧段病灶较前实变。C 中显示右肺中叶、左肺下叶部分病灶较前增多、实变，其中左肺下叶后基底段病灶可见局限肺气肿表现。D 中显示两肺病灶较前明显减少，右肺中叶部分病灶纤维化。

图 7-4　两肺支气管肺炎，胸部 CT 平扫肺窗轴位图像

示例 2　男，6 岁，发热伴咳嗽 7 天，行胸部 CT 平扫检查。图像如图 7-5。

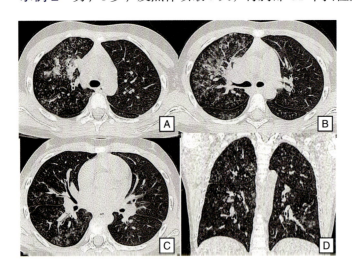

A—C 为肺窗轴位，D 为冠状位图像。右肺上叶及两肺下叶见斑片状密度增高影及散在"树芽征"，边缘较模糊，密度不均匀，沿支气管分布，以右肺上叶为著。

图 7-5　两肺支气管肺炎，胸部 CT 平扫图像

第三节　肺部感染：肺脓肿

一、肺脓肿概述及放射科住培要求

肺脓肿（lung abscess）是由多种化脓性细菌所引起的破坏性疾病。早期肺实质呈化脓性肺炎，继而发生液化坏死形成脓肿。按病程及病变演变的不同分为急性肺脓肿与慢性肺脓肿，感染途径为吸入性、血源性或附近器官感染直接蔓延。急性期有效的抗感染治疗，可使脓液顺利排出，空洞逐渐缩小而闭塞，周围炎症吸收消退，则可留有少许纤维条索影或形成薄壁空洞；若肺脓肿引流不畅，治疗又不及时有效，肺脓肿可迁延不愈，洞壁有大量肉芽组织和纤维组织增生，当洞壁发生纤维化增生则形成慢性肺脓肿。临床症状可表现为畏寒、高热、咳嗽、咳脓臭痰等。

肺脓肿是放射科住培学员第二年需要掌握的疾病。

二、肺脓肿的影像特点及示例

X 线检查可提示病变，但对于准确定位及定性存在局限性。CT 检查能更好地显示病变的位置、大小、内部成分、强化特征、与邻近组织之间的关系等，可以发现较小的病灶，为首选的影像检查方法。

1. 典型肺脓肿的 X 线表现及示例

（1）病灶多表现为单发，多发者常见于血源性肺脓肿；形态不规则，呈结节状或团块状，边缘模糊。

（2）早期呈肺内致密的团状影，病变进展形成厚壁空洞，内壁光滑或凹凸不平，空洞中可见气液平面。

（3）脓肿吸收后，空洞内容物及气液平面逐渐减少、消失，痊愈后可不留痕迹，部分遗留少许纤维条索影。

示例 1　男，17 岁，咳嗽、咳痰 3 天，行胸部 X 线正位检查。图像如图 7-6。

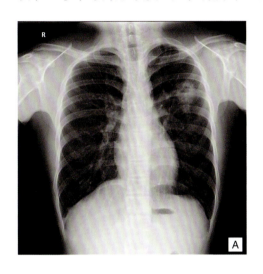

左中上肺野中外带见一团片状密度增高影，边缘模糊，病灶内可见一大小约 2.3cm×1.3cm 的厚壁空洞，内壁光整，其内见气液平面形成。

图 7-6　左上肺肺脓肿，胸部 X 线正位图像

示例 2　男，84 岁，咳嗽 3 个月余，行胸部 X 线正侧位检查。图像如图 7-7。

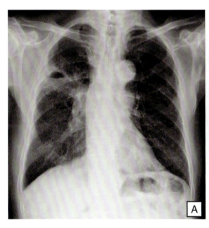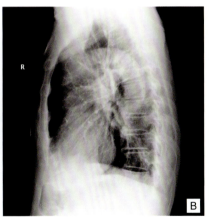

A 为胸部正位，B 为胸部右侧位。右中上肺野中外带见一类球形高密度影，边缘模糊，密度不均，其内见气液平面形成，右肺门影增浓模糊，右侧后肋膈角稍变钝。

图 7-7　右肺肺脓肿，胸部 X 线正侧位图像

2. 典型肺脓肿的 CT 表现及示例

（1）平扫表现为肺内不规则结节状、团块状软组织密度影，单发或多发，可见浅分叶，密度不均匀，内见空洞及气液平面，空洞壁厚，内壁光整，无壁结节。

（2）增强扫描表现为脓肿壁均匀或不均匀的明显环形强化，其内坏死液化区域未见强化。

（3）病灶与邻近胸膜分界清楚，未侵犯周围大血管，邻近骨质无破坏。

（4）慢性肺脓肿周围可伴较广泛纤维条索影、胸膜增厚、支气管牵拉扩张。

（5）可合并胸腔积液或脓胸或脓气胸。

示例 1　男，43 岁，右枕部红肿、疼痛伴脓性分泌物 3 天，行胸部 CT 平扫及增强扫描检查。图像如图 7-8。

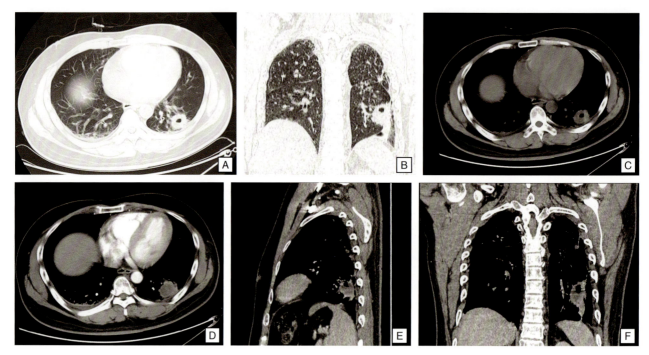

A、B分别为CT平扫肺窗轴位、冠状位，C为CT平扫纵隔窗轴位，D为CT增强扫描动脉期轴位，E、F分别为CT增强扫描动脉期矢状位、冠状位。左肺下叶后基底段见一类圆形肿块影，大小约3.5cm×3.4cm×3.2cm，边缘欠光整，可见浅分叶及长条索影，密度不均匀，内见厚壁空洞及气液平面，空洞内壁光整，无壁结节；增强扫描空洞壁呈环状明显强化，中央液性部分无强化；病灶与邻近胸膜分界清楚，肋骨骨质未见异常。

图7-8 左肺下叶后基底段肺脓肿，CT平扫及增强扫描图像

示例2 男，83岁，咳嗽、咳痰2个月余，行胸部CT平扫及增强扫描检查。图像如图7-9。

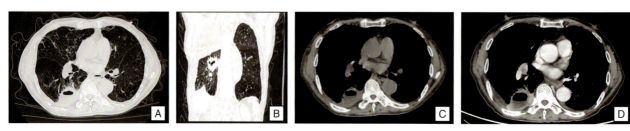

A为CT平扫肺窗轴位，B为CT肺窗冠状位，C为CT平扫纵隔窗轴位，D为CT增强扫描纵隔窗轴位。右肺下叶背段可见一类圆形病灶，大小约4.2cm×3.3cm×4.6cm，内见空洞及气液平面，空洞壁厚，内壁尚光整，未见明显壁结节；增强扫描空洞壁呈环形明显强化，腔内坏死液化区未见强化；病灶邻近胸膜增厚，肋骨骨质未见破坏。两侧胸腔见少量积液。

图7-9 右肺下叶背段肺脓肿，CT平扫及增强扫描图像

第四节　肺部感染：肺结核

一、继发性肺结核概述及放射科住培要求

　　继发性肺结核（secondary tuberculosis of lung）是成年人最为常见的结核类型，好发于两肺上叶尖段、后段和两肺下叶背段，少数亦可发生于肺下叶的基底段或其他部位。基本的病理改变包括渗出、增殖和变

质，可同时存在或以一种为主；在治疗和发展中互相转化，其演变的转归结果包括：病变转向愈合主要表现为吸收、纤维化、钙化，病变趋向恶化则表现为病灶扩大、空洞形成、结核播散灶等。胸部影像主要表现为两肺上叶尖后段及下叶背段多种形态的病灶，如斑片、大片状、结节状、索条状高密度影，或表现为结核瘤、结核空洞，密度多不均匀，反复迁延进展者可出现肺损毁。

继发性肺结核各种基本病理改变的影像特点是放射科住培学员第二年需要掌握的内容。

二、继发性肺结核影像特点及示例

X 线胸片是肺结核筛查或治疗后疗效评估的常用手段。CT 成像是诊断肺结核的主要手段，CT 成像还能准确评估气管、肺门及纵隔淋巴结情况，一般行常规平扫，必要时增强扫描。典型影像表现存在"三多""三少"特征，"三多"即肺结核的多灶性、多态性、多钙化性，"三少"即少肿块性、少结节堆聚性、少强化性。继发性肺结核的影像表现如下。

（1）X 线表现：继发性肺结核好发于两中上肺野，X 线表现多种多样，可表现为渗出性病变、增殖性病灶、干酪性病灶、纤维性病灶、钙化病灶、结核性空洞等各种基本病变，可以同时存在几种病变，以一种表现为主。

（2）浸润性肺结核 CT 影像：两肺斑点、斑片状渗出及实变，呈小叶性分布，其内可见不规则空洞，可呈多发性。

（3）干酪性肺炎 CT 影像：表现为肺叶或肺段实变，轮廓清晰，其内可见大小不一的无壁空洞，可出现"空气支气管征"，同侧和（或）对侧肺内出现结核播散灶。

（4）结核球 CT 影像：纤维包裹的球形干酪病灶，圆形或椭圆形，边缘多光滑，无分叶或浅分叶。病灶内有时可见小点状钙化或小空洞，周围常见小斑点、斑片状卫星灶及病灶周围炎，部分可见"胸膜凹陷征"，增强扫描呈环形强化，其内干酪坏死区无强化。

（5）空洞性肺结核 CT 影像：急性或亚急性期洞壁常呈厚壁，内缘不规则、形态不规整，慢性期则洞壁变薄，或演变为纤维硬壁空洞，一般无液平，多数病例空洞周围散在卫星灶，与空洞相邻的胸膜常有粘连或增厚。

（6）慢性纤维性肺结核 CT 影像：以广泛纤维条索状病灶为特征，多种病灶同时存在，可合并支气管扩张、肺气肿、纵隔和肺门向患侧移位等。

（7）毁损肺 CT 表现：毁损肺段体积缩小，病侧胸廓塌陷，胸膜增厚粘连，毁损肺内多发纤维厚壁空洞、继发性支气管扩张，或伴有多发钙化等，邻近肺门和纵隔结构牵拉移位，其他肺组织出现代偿性肺气肿和新旧不一的支气管播散病灶等。

示例 1 男，79 岁，患者咳嗽、咳痰 5 年余，加重 10 余天，行胸部 CT 平扫+增强扫描检查。图像如图 7-10。

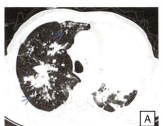
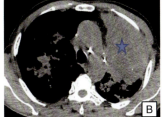
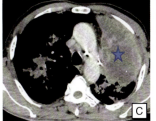
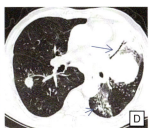

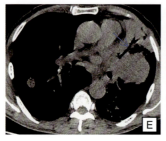
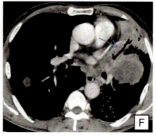

A、D为肺窗横轴位，B、E为CT平扫纵隔窗横轴位，C、F为增强扫描静脉期横轴位。两肺散在多发斑点、结节、斑片状、大片状高密度影（多灶、多态）；病灶沿支气管树分布，可见"树芽征"（细短箭头）；左肺上叶见大片实变影（星号），密度欠均匀，内见含空气支气管影（细长箭头）。

图7-10　两肺继发性肺结核，胸部CT平扫+增强扫描图像

示例2　女，50岁，咳嗽、咳痰2周余，行胸部CT平扫。图像如图7-11。

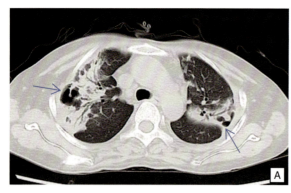
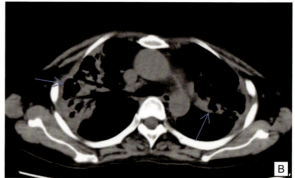

A为肺窗横轴位，B为纵隔窗横轴位。两肺上叶见大片状高密度影，边界清晰，密度不均匀，其内可见含气扩张支气管影及多发大小不等的空腔、空洞（细长箭头），邻近胸膜增厚。

图7-11　两肺上叶干酪性肺结核，胸部CT平扫图像

示例3　男，70岁，患者无不适，常规体检行X线平片及胸部CT平扫检查。图像如图7-12。

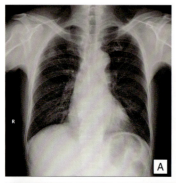
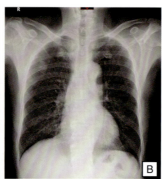
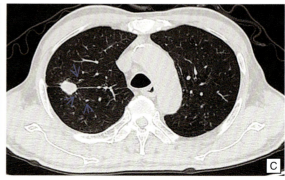

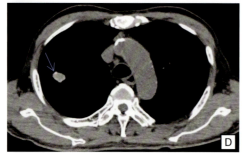

A为2018.11.23胸部X线平片，B为2022.12.08胸部X线平片，C、D分别为胸部CT肺窗和纵隔窗。右肺上叶后段见一球形病灶，边界清晰，大小约为2.0cm×1.6cm，密度欠均匀，边缘及中心可见钙化（细长箭头），浅分叶，长毛刺，邻近胸膜受牵拉，周围见小斑点、条索状卫星灶（细短箭头）。

图7-12　右肺上叶结核球，胸部CT平扫图像

示例 4 男，38 岁，患者咳嗽、咳痰 1 周，行胸部 CT 平扫。图像如图 7-13。

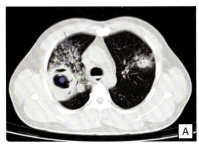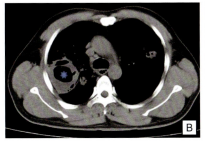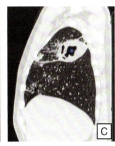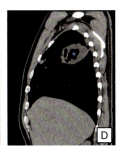

A 为肺窗横轴位，B 为纵隔窗横轴位，C 为肺窗矢状位，D 为纵隔窗矢状位。右肺上叶见巨大厚壁空洞（星形），内壁欠规则，右中上肺叶见多发斑点、结节、条索状高密度卫星灶和播散灶（细长箭头），边界模糊；左肺上叶前段见不均匀斑片状高密度影。

图 7-13 两肺继发性肺结核，右肺上叶结核空洞，胸部 CT 平扫图像

示例 5 男，62 岁，胸闷、气喘 2 周余，行胸部 DR 及 CT 平扫检查。图像如图 7-14。

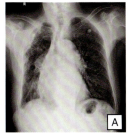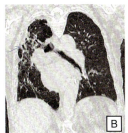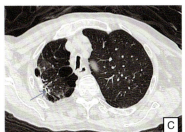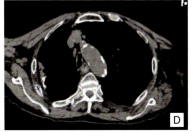

A 为胸部 X 线平片，B 为肺窗冠状位，C 为肺窗横轴位，D 为纵隔窗横轴位。右侧胸廓塌陷，肋间隙变窄，气管及纵隔向右偏移；右肺体积缩小，内见多发条索状高密度影，伴有含气扩张支气管影（细长箭头）、肺大疱和肺气肿；右侧胸膜肥厚、粘连并多发钙化（细短箭头）。

图 7-14 两肺继发性肺结核，胸部 CT 平扫图像

示例 6 男，63 岁，胸部不适查因，行胸部 CT 平扫检查。图像如图 7-15。

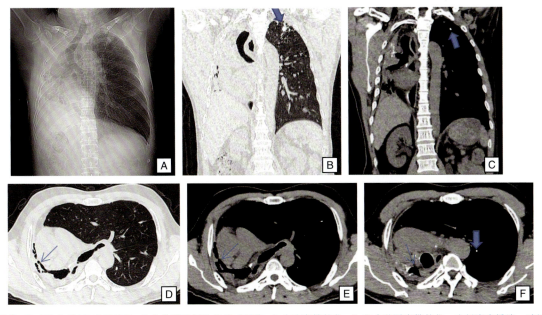

A 为胸部平片，B 为胸部 CT 肺窗冠状位，C 为纵隔窗冠状位重建图像，D 为肺窗横轴位，E、F 为纵隔窗横轴位。右侧胸廓塌陷，肋间隙变窄，气管及纵隔明显右移；右肺体积缩小、实变，内见含气扩张支气管影（细长箭头），右侧胸膜肥厚、粘连并多发钙化；左肺上叶尖后段及下叶背段见钙化斑块（粗箭头）及斑点、条索状高密度影，边界清晰。

图 7-15 两肺继发性肺结核，右肺毁损，胸部 CT 平扫图像

第五节 胸部外伤：肋骨骨折、创伤性湿肺、血气胸

一、胸部外伤概述及放射科住培要求

胸部外伤（chest trauma）是临床常见创伤性疾病，多由交通事故、高处坠落、重物砸伤、爆炸等暴力因素所致，根据伤情可分为闭合性损伤和开放性损伤。常见的胸部外伤主要表现为肋骨骨折、创伤性湿肺和血气胸等。肋骨骨折是胸部外伤中最常见的损伤之一，可单发或多发，还可以是单一肋骨多处骨折。创伤性湿肺是指由胸部创伤引起肺实质微血管受损，致肺泡内充血、渗出或出血、间质水肿所形成的一种综合病症。血气胸是指胸膜腔同时出现积血和积气，临床症状为胸痛、呼吸困难、咯血等，严重时可出现失血性休克、急性呼吸窘迫综合征、心包压塞等并发症，极大威胁生命健康。影像检查是诊断胸部外伤的重要手段之一，常用于明确病因及病变范围，为临床及时救治提供准确有效的诊疗依据。

胸部外伤是放射科住培学员第二年需要掌握的疾病。

二、胸部外伤的影像特点及示例

X线平片是急诊筛查胸部外伤的首选影像检查方法，具有简便快捷、辐射量少的优势，可以快速评估肋骨骨折、液气胸、肺部损伤等，并可极大提高伤后复查效率，但对于无移位骨折、早期肺挫伤等细微结构的判断难以觉察。CT是评估胸部外伤更为准确有效的影像手段，可以发现隐匿性骨折，可对轻度肺挫伤或被大量胸腔积液掩盖的肺损伤的部位、类型和严重程度作出准确判断，同时可观察周围软组织或脏器的损伤情况。近年来，骨三维重建及人工智能（AI）的推广应用显著提高了肋骨骨折的检出率。

1. 胸部外伤的X线表现

（1）肋骨骨折：表现为骨皮质连续性中断，可单发或多发，可完全性或不完全性，边缘锐利或圆钝（陈旧性骨折），骨折线形状为线状、不规则形或仅骨皮质皱褶，断端对位良好或不佳。

（2）创伤性湿肺：表现为肺纹理增粗、模糊，肺野内单发或多发的斑片状、片状高密度影，边缘模糊，形态不规则，密度多不均匀。

（3）血气胸：肺外围气体为异常透亮区，内无肺纹理结构，胸腔下部为液体高密度影，气液交界处表现为边界平直锐利的气液平面，同侧膈面变平，肋膈角变钝。当一侧肺压缩比例大于50%时要遵照放射科危急值项目进行及时处理。

（4）可合并肺不张、肺气囊、纵隔或皮下气肿、周围软组织异物等其他胸部损伤表现。

（5）可合并创伤性主动脉损伤，主要表现为纵隔增宽、主动脉轮廓消失、气管右移等。

（6）以上X线征象多在同一病例中同时存在，少数单独发生。

2. 胸部外伤的CT表现

（1）肋骨骨折：平扫表现为骨皮质连续性中断，可单发或多发，可完全性或不完全性，边缘锐利或圆钝（陈旧性骨折），骨折线形状为线状、不规则形或仅骨皮质皱褶，断端对位良好或不佳。

（2）创伤性湿肺：表现为肺内单发或多发高密度、磨玻璃密度影，形态不规则，可为斑片状、云雾状，边缘模糊，密度多不均匀，内见"空气支气管征"，可表现为叶、段分布。

（3）血气胸。

①游离性血气胸：肺外围积气表现无肺纹理透亮区，形态为条带状、大片状；游离性积血沉积于后胸壁下方，为新月形高密度影，CT值多在35HU以上；部分可见气液平面；被压缩的肺组织可见清晰的

脏层胸膜线呈弧形细线样软组织影，与胸壁平行并向胸壁方向凸出。

②包裹性血气胸：表现为局限性梭形高密度影，内见积气，可见环形软组织密度影包绕，边缘清楚，囊腔内见气液平面。

③当一侧肺压缩比例大于50%时要遵照放射科危急值项目进行及时处理。

（4）可合并肺不张、肺气囊、肺血肿、纵隔或皮下气肿、胸膜下血肿、胸部其他部位骨折、周围软组织异物等其他胸部损伤表现。

（5）可合并肝脏、胰腺、脾脏、双肾及肾上腺等其他部位脏器挫裂伤或血肿，也可出现腹腔积气、积血。

（6）可合并创伤性主动脉损伤，主要表现为主动脉轮廓异常、假性动脉瘤、内膜片显示、壁内血肿、对比剂外渗、纵隔或腹膜后血肿等。

（7）以上CT征象多在同一病例中同时存在，少数单独发生。

示例　男，67岁，车祸伤致右胸、右肩关节疼痛1天，胸腔闭式引流术引流出淡红色血性液体，行胸部CT平扫、骨三维重建及X线正位片检查。图像如图7-16、图7-17。

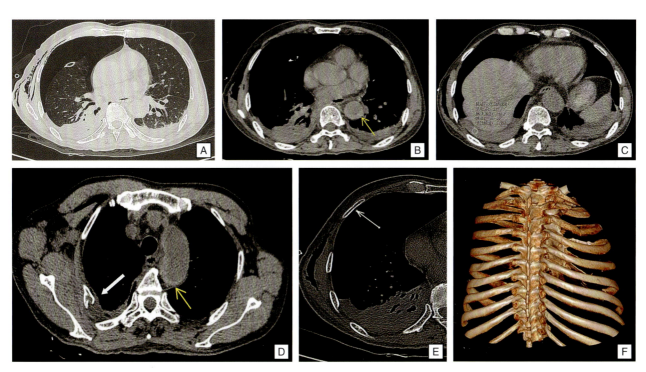

A为CT平扫肺窗轴位，B—D为CT平扫纵隔窗轴位，E为CT平扫骨窗轴位，F为CT骨三维重建。右肺外围见无肺纹理透亮积气，右侧胸膜腔见弧带状高密度积血影，CT值35HU，右肺压缩约55%—65%。两肺下叶见条片状高密度影，边缘模糊，密度不均，局部肺不张，可见"空气支气管征"。左侧胸膜腔见少量水样密度影。主动脉弓及降主动脉管壁可见弧形高密度影（黄箭头），提示壁内血肿。右前侧胸壁积气。右侧第1—4肋骨完全性骨折，边缘锐利，部分对位对线不佳，并见胸膜下血肿（粗白箭头）；右侧第5前肋局部骨皮质皱褶（细白箭头）。右侧胸腔见引流管留置。

图7-16　胸部外伤行胸腔闭式引流术第2天，胸部CT平扫及骨三维重建图像

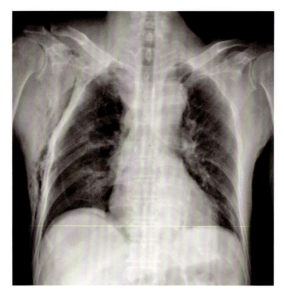

两侧纹理模糊、增粗，右肺见多发斑片状高密度影，边缘模糊。右下胸腔可见无肺纹理透亮区，右肺组织压缩约20%—30%。双侧肺门不大，纵隔未见异常。心影呈主动脉型，心胸比率约0.55，主动脉增宽迂曲。双侧膈面光滑，肋膈角锐利。右侧胸壁见多发条带状积气。右侧多根肋骨骨折，边缘锐利，部分折端对位对线不佳；右侧肩锁关节间隙增宽（半脱位）。右侧胸腔见引流管留置。

图7-17 胸部外伤行胸腔闭式引流术第3天，胸部X线正位片

第六节 气道病变：慢性阻塞性肺疾病

一、慢性阻塞性肺疾病概述及放射科住培要求

慢性阻塞性肺疾病（chronic obstruction pulmonary disease，COPD）是全球关注的重大公共卫生问题，2019年世界卫生组织统计COPD是全球第三大致死疾病。其定义得到不断地更新完善，根据《慢性阻塞性肺疾病全球倡议（global initiative for chronic obstructive lung disease，GOLD）2023年修订版》，慢性阻塞性肺疾病的定义为：COPD是一种异质性肺部状态，以慢性呼吸道症状（呼吸困难、咳嗽、咳痰）为特征，是由于气道异常（支气管炎、细支气管炎）和/或肺泡异常（肺气肿）导致的持续性（常为进展性）气流阻塞。COPD本质是一种呼吸道的慢性炎症反应并持续气流受限导致肺通气功能障碍为特征，且气流受限不可逆，呈进行性发展。其临床表现类型包括慢性支气管炎型和肺气肿型。早期病变局限于细小气道，仅因小气道闭塞而远端气道容积增大，动态肺顺应性降低，影像表现为空气潴留征，需使用双气相CT才能观察到这一征象。随着病情进展，开始出现典型影像表现，CT评价主要注重对肺气肿、气道、肺血管的评价，对应影像主要以空气潴留（肺气肿）、慢性支气管炎及肺源性心脏病为主要表现。

COPD是放射科住培学员第二年需要掌握的内容。

二、慢性阻塞性肺疾病的影像特点及示例

（一）肺气肿

肺气肿（emphysema）是指肺内持续性的、以终末细支气管远端的结构，如呼吸性细支气管、肺泡管、肺泡囊和肺泡等过度膨胀、气道弹性减退、充气和肺容积增大，可同时伴有气道壁破坏，但没有明显纤维

化为特征的病理状态。不同年龄阶段均可发生肺气肿。随着 COPD 的进一步发展，即可出现典型的肺气肿影像表现；根据其发生部位可将肺气肿分为小叶中心型、全小叶型和间隔旁型。

CT 是肺气肿首选的影像检查方法，可以清楚显示肺气囊的形态、大小、位置、数量等情况，进一步明确肺气肿的类型。典型肺气肿的 CT 表现如下。

（1）肺气肿 CT 表现为圆形或类圆形低密度区，内无肺纹理结构，直径＜ 1.0cm。

（2）小叶中心型肺气肿位于小叶中央，表现为肺叶内散在分布、多发、直径为数毫米的低密度区域。这些肺气肿区域大多被周围正常的肺结构围绕。

（3）全小叶型肺气肿表现为弥漫性分布的低密度区域，可见伴行血管变细、稀疏。

（4）间隔旁型肺气肿表现为分布于胸膜下的低密度区域，低密度区之间通常可见菲薄的小叶间隔形成的壁。

示例 1　男，46 岁，小叶中心型肺气肿。图像如图 7-18。

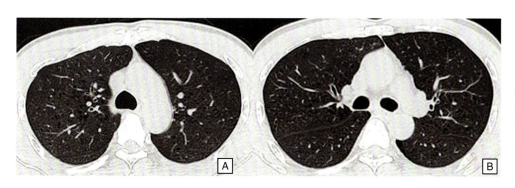

两肺上、下叶散在分布、多发、直径为数毫米的圆形低密度区域，位于小叶中央。

图 7-18　示例 1 胸部 CT 平扫肺窗轴位图像

示例 2　男，67 岁，全小叶型肺气肿。图像如图 7-19。

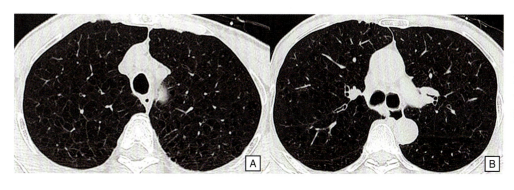

两肺各叶见弥漫多发、大小不等的类圆形低密度区域，可见伴行血管的变细、稀疏。

图 7-19　示例 2 胸部 CT 平扫肺窗轴位图像

示例 3　男，43 岁，间隔旁型肺气肿。图像如图 7-20。

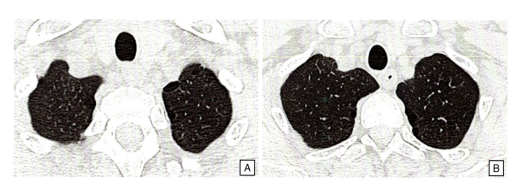

两肺上叶胸膜下见数个椭圆形低密度区域，可见菲薄的壁。

图 7-20　示例 3 胸部 CT 平扫肺窗轴位图像

（二）慢性支气管炎

慢性支气管炎（chronic bronchitis）是指支气管黏膜及其周围组织的慢性非特异性炎症。主要病理变化为支气管黏膜的杯状细胞显著增生，黏液腺增大，管腔内分泌物增加。病变早期，气道上皮细胞增生、鳞状上皮化生、变性、坏死，上皮细胞的纤毛粘连、稀疏脱落，清除功能削弱，分泌物淤积不易排出。随着病变进展，出现支气管壁的充血、水肿、黏膜糜烂。晚期黏膜发生萎缩性改变，气道壁弹力纤维破坏，周围纤维组织增加，造成管腔的僵硬或塌陷。病变由较大的支气管延伸至细支气管和肺泡壁，肺组织结构破坏，形成阻塞性肺气肿和间质性纤维化，最后可导致肺源性心脏病。慢性支气管炎的影像特点如下。

（1）X线表现：早期X线表现可阴性。随着病变发展，可出现肺纹理增多、增粗、边缘模糊、扭曲、紊乱，以两中下肺野显著。细支气管炎及其周围炎，肺泡壁的纤维化可形成不规则索条状及网格状阴影。慢性支气管炎常合并肺气肿，表现为肺野透亮度增加，肺纹理稀疏。

（2）CT能更加清晰地显示支气管壁增厚及肺间质纤维化、肺纹理走行异常。合并肺气肿者，因胸腔压力增高挤压气管两侧壁，气管可呈刀鞘样改变。

（三）肺源性心脏病

肺源性心脏病（cor pulmonale）简称肺心病，是由于支气管、肺、胸廓或肺血管病变导致肺血管阻力增加，引起肺动脉高压，最终导致右心室结构和（或）功能改变的疾病。根据起病缓急和病程长短，分为急性和慢性肺源性心脏病，临床上后者多见。其病因主要是以COPD最多见，占80%—90%，其次为支气管哮喘、支气管扩张症等。另外，胸廓运动障碍、肺血管疾病等也可以引起肺心病，但较为少见。本节指的是COPD引起的肺源性心脏病。肺源性心脏病的影像特点如下。

DR及CT表现除肺、胸基础疾病及急性肺部感染的特征外，尚可有肺动脉高压征：右下肺动脉干扩张，其横径＞15mm，横径与气管横径之比值＞1.07；肺动脉段明显突出或其高度＞3mm；右心室增大征，心尖圆隆、上翘；残根征——中心肺动脉扩张和外周分支纤细。

示例 男，66岁，反复咳嗽、咳痰、气喘10余年，活动时气喘明显。行胸部X线平片、CT平扫检查。图像如图7-21。

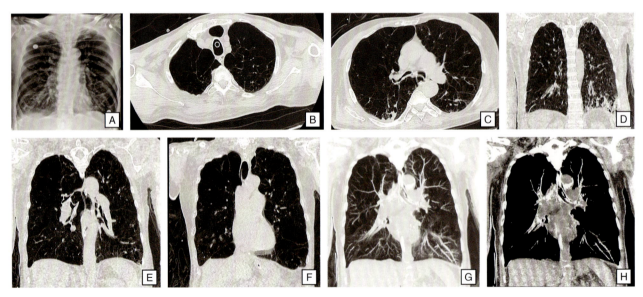

A为胸部床边正卧位片，B、C为胸部CT平扫肺窗轴位，D—F为MPR冠状位肺窗，G、H分别为肺窗、纵隔窗最大密度投影冠状位。胸廓饱满呈桶状胸，两肺野透亮度增高，肋间隙增宽；两肺见散在斑片状透亮度增高区，部分融合呈大片状，肺纹理稀疏纤细，走行僵直，两下肺支气管壁增厚，周围可见条索状及网格状高密度影，边缘模糊；两肺门肺动脉血管增粗呈残根样改变，右下肺动脉明显增宽，横径约2.4cm；肺动脉段突出，心尖圆隆上翘。

图7-21 慢性支气管炎、肺气肿（混合型）并肺源性心脏病，胸部X线及CT平扫图像

第七节　肺部肿瘤：肺癌病理与影像

一、肺癌病理与影像概述和放射科住培要求

肺癌（lung cancer）严重威胁人类生命健康，其发病率与死亡率一直位居恶性肿瘤之首。不同病理类型的肺癌其治疗方案不同，影像诊断对肺癌病理类型的预测具有重要的临床价值，特别是对那些有禁忌证而无法穿刺活检的患者获益更大。因此，对肺癌不同病理类型、同一病理类型的不同发展阶段，通过影像与病理对照分析与总结，可提高影像对肺癌病理类型预测的准确率。

肺癌病理与影像是放射科住培学员第二年需要掌握的内容。

二、肺癌病理与影像对照

肺腺癌约占原发性肺癌的 55%—60%，不包括原位癌，其中绝大部分是普通型腺癌，而黏液型腺癌仅占 3% 左右。肺腺癌来自肺泡上皮及 Clara 细胞，是真正意义上的"周围型"，其生长方式主要过程是首先附壁生长，然后发展到乳头状生长及腺泡状生长，最后发展到实体性或微乳头状生长；但是否存在直接浸润性生长，目前尚无明确证据。肺腺癌的不同生长方式对应着不同的肿瘤分化程度：附壁生长——高分化，乳头状生长——中分化，腺泡状生长——中分化，微乳头生长、实体性生长及筛孔样生长——低分化。

肺腺癌的病理特点在高分辨率 CT 上具有一定的特征性表现。普通型腺癌的附壁生长时期，一般表现为磨玻璃密度结节，磨玻璃与正常肺组织分界清楚，其内可见支气管扩张及空泡征，随着肿瘤浸润的进展，肿瘤组织的密度逐渐增高，空气含量逐渐减少，最终形成实变。中分化的肿瘤，由于肿瘤内部存在不同时期的生长方式，因此形成混合磨玻璃结节（即亚实性结节）。随着肿瘤进一步分化，到低分化时期，多呈实变密度表现，其对应的病理为实体性生长或微乳头状生长。图像如图 7-22 至图 7-25。

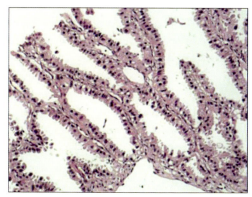 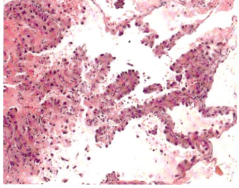 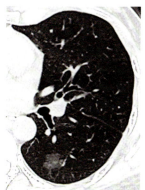

病理表现为镜下肺泡间隔相对一致，肿瘤细胞紧贴肺泡壁生长，排列紧密，单层，柱状或鞋钉样，有异型性。CT 表现为左肺下叶纯磨玻璃结节（代表附壁生长期），边界清晰。

图 7-22　贴壁型生长的浸润性腺癌病理与 CT 对照

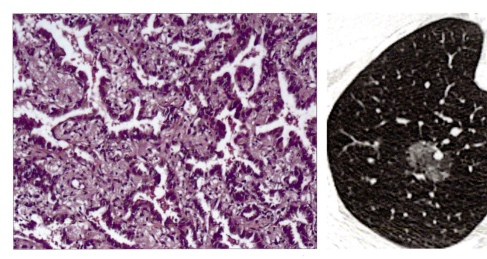

病理表现为镜下肿瘤细胞排列紧密，形成带有纤维血管轴心的乳头状结构，肿瘤细胞呈立方形或柱状，有明显异型性。CT表现为右肺上叶椭圆形不均匀磨玻璃影，边界清晰，其密度较附壁生长型进一步增加。

图 7-23 乳头状生长的浸润性腺癌病理与 CT 对照

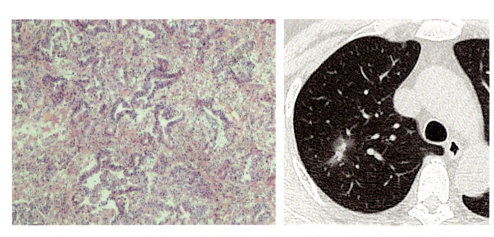

病理表现为镜下肿瘤细胞排列拥挤，围成椭圆形腺泡状或管腔状结构，细胞异型性大。CT表现为右肺上叶混合磨玻璃影结节，其内可见不规则实性区，周围磨玻璃影与正常肺组织分界清楚，其密度进一步增高，周围可见细小毛刺。

图 7-24 腺泡状生长为主的浸润性腺癌病理与 CT 对照

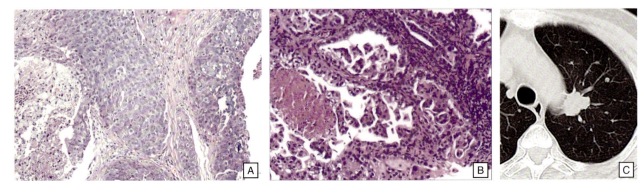

病理表现为镜下肿瘤呈实性片状、巢团样分布，细胞呈多角形，排列密集，可见游离或漂浮的花瓣样细胞簇，缺乏纤维血管轴心，异型性明显。CT表现为左肺上叶主动脉弓旁见不规则分叶状实性结节，边界清晰，可见分叶，无毛刺。

图 7-25 实体性生长及微乳头状生长的浸润性腺癌病理表现与 CT 对照

三、肺鳞癌的病理与影像对照

鳞癌起源于鳞状上皮化生，易见于吸烟患者。肺鳞癌的生长方式是，首先在支气管黏膜面柱状上皮细胞化生形成不典型增生，即原位癌；然后向支气管壁浸润，浸润有两种形式：一种是向支气管黏膜及黏膜下浸润；另一种是向支气管壁上的结构浸润；最后发展到支气管外的肺组织，进而形成明显肿块。因此，早期往往在支气管黏膜面形成棱形病变，管腔无狭窄，此时影像不仔细观察容易漏诊；当肿瘤进一步扩大向腔内突出，形成结节或肿块，可引起管腔狭窄，出现阻塞性肺炎或阻塞性肺气肿，此时在影像上易被发现；但是，有少部分鳞癌可发生在肺的外围，即周围型鳞癌，此时阻塞性改变不明显。鳞癌的生长特点是呈巢团状向周围浸润生长，往往与正常肺组织分界清楚，可见浅分叶，形如"土豆"，毛刺少见，多为粗短毛刺表现；另外，鳞癌团块内容易出现多灶坏死，且坏死彻底，与瘤组织之间分界清楚，当坏死灶之间相互融合，可形成较有特征性的"湖泊"样坏死改变，肿瘤坏死往往位于肿块胸膜侧。图像如图7-26。

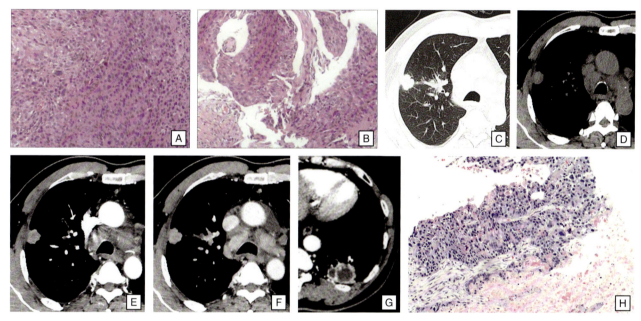

A、B为肺鳞癌病理图示：镜下肿瘤细胞呈巢状实性，在纤维间质中呈浸润性生长，细胞异型性明显，部分细胞呈棱形，部分细胞呈球形或者类球形，染色粗大，无明显核仁，可见核分裂象，部分细胞间见细胞间桥。C为CT平扫轴位肺窗，D为平扫CT纵隔窗，E、F分别为同病例的CT轴位纵隔窗动脉期及静脉期：右肺上叶胸膜下区见一类球形结节影，边缘分叶，可见细小毛刺，增强扫描呈不均匀中度强化，结节侵犯胸膜，邻近胸膜外脂肪线消失，呈"栽脏"征。G、H分别为另一病例CT增强扫描纵隔窗轴位及其病理图：CT增强扫描可见左肺下叶后基底段肿块内明显、彻底坏死无强化区，与强化的肿瘤组织分界清楚；病理图显示右下部分为坏死组织，中央部分为肿瘤组织，两者分界清楚。

图7-26 肺鳞癌的病理表现与影像对照

四、小细胞肺癌的病理与影像对照

小细胞肺癌约占原发性肺癌的10%，生存率极低，与吸烟密切相关，其病理特点是细胞相对较小，增殖快且细胞密集，呈燕麦状；侵袭力强，坏死小且不彻底，细胞核往往还在，与肿瘤组织之间分界不清。小细胞癌是侵袭性最强的肺癌，具有生长速度快、易沿着淋巴道转移及较早发生转移的特点，高达60%的患者发现时已有淋巴结转移，转移肿大的淋巴结可融合形成冰冻纵隔；常有原发肿瘤较小而已有纵隔淋巴结转移，即所谓"娘小崽大"的特点。

小细胞肺癌的CT特点：肺门纵隔冰冻征，肺周围原发病灶较小但转移淋巴结融合呈大肿块，即具有"娘小崽大"的特点；肿瘤边缘可清楚，可见腊肠样突起，增强扫描可见血管包埋征及沼泽地样坏死，坏死特点是多灶性坏死，由于坏死不彻底，坏死区内还有肿瘤细胞，因此坏死边界不清。图像如图7-27。

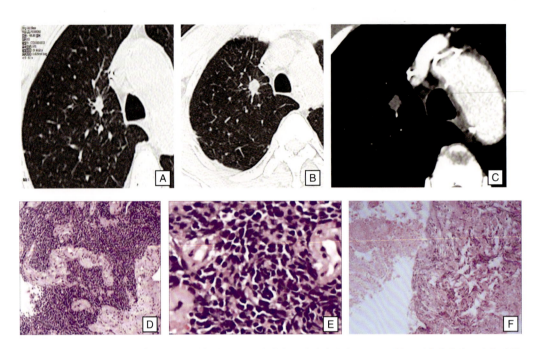

A—C 为同一病例 CT 平扫肺窗轴位及 CT 增强扫描纵隔窗轴位：右肺上叶尖段见一小椭圆形实性结节，边缘毛刺，增强扫描呈不均匀强化，其内可见边界不清的无强化小坏死区。D—F 为该病例小细胞肺癌病理图：肿瘤细胞密集，呈燕麦状，沿疏松间隙浸润性生长，坏死区内可见残留较多的肿瘤细胞。

图 7-27　小细胞肺癌的影像与病理表现对照

第八节　肺部肿瘤：肺错构瘤

一、肺错构瘤概述及放射科住培要求

肺错构瘤（hamartoma）是肺内较常见的良性肿瘤，由内胚层与间胚层发育异常而形成，占所有肺良性肿瘤的 75%，约 90% 发生于肺实质内，10% 发生于支气管。临床上以中老年患者为主，通常无症状，有时可表现为咯血。根据发生部位，可分为周围型、中央型，以周围型更多见。

肺错构瘤是放射科住培学员第二年需要掌握的疾病。

二、肺错构瘤的影像特点及示例

X 线平片是肺错构瘤常用的影像检查方法，具有简单便捷、经济实惠的优势。CT 扫描可以进一步观察病灶的形态、边缘、内部成分、强化程度等，更有利于病灶的定性。典型肺错构瘤的 CT 表现及示例如下。

（1）形态、大小：多呈球形或类球形，直径多小于 2.5cm，边缘清晰光滑，可有分叶。

（2）密度：可见钙化，呈斑点状或"爆米花"样；部分含脂肪密度，CT 值为 –90—–40HU。

（3）增强扫描：大多无强化或轻度强化。

（4）中央型错构瘤可见主支气管或叶支气管腔内结节状病灶，可出现阻塞性肺炎和阻塞性肺不张的表现。

示例　女，53 岁，体检发现肺结节 2 天，行胸部 CT 平扫及增强扫描检查。图像如图 7-28。

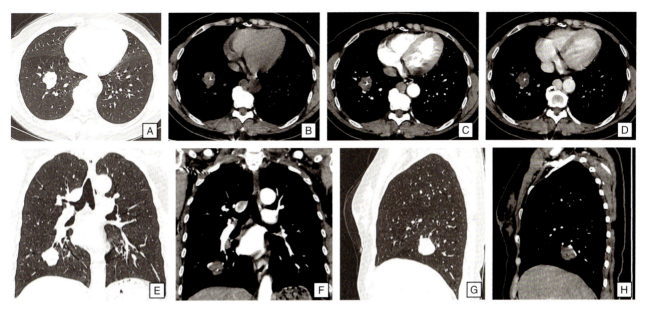

A 为 CT 平扫肺窗轴位，B 为 CT 平扫纵隔窗轴位，C、D 分别为 CT 增强扫描动脉期、静脉期纵隔窗轴位，E 为 CT 平扫肺窗冠状位，F 为 CT 增强扫描动脉期纵隔窗冠状位，G 为 CT 平扫肺窗矢状位，H 为 CT 增强扫描动脉期纵隔窗矢状位。右肺下叶前基底段见一类球形实性结节，边界清晰，边缘浅分叶，大小约 2.7cm×2.5cm×2.8cm，其内密度不均匀，可见小结节状钙化灶；增强扫描病灶强化不明显。两侧肺门及纵隔未见肿大淋巴结。双侧胸膜无增厚，胸膜腔未见积液。

图 7-28　右肺下叶前基底段错构瘤，胸部 CT 平扫及增强扫描图像

第九节　肺部肿瘤：肺转移瘤

一、肺转移瘤概述及放射科住培要求

肺是转移瘤的好发脏器，其转移途径包括血行转移、淋巴道转移和直接蔓延或侵犯，以血行转移最为常见。初期可无任何症状，其后可表现为咳嗽、呼吸困难、胸闷、咯血和胸痛等，多数患者先有原发肿瘤的临床症状和体征，但也可缺乏原发肿瘤的临床表现。原发肿瘤以绒毛膜癌、乳腺癌多见，恶性软组织肿瘤、骨肉瘤、肝癌、胰腺癌次之，此外还有肾癌、前列腺癌、甲状腺癌等。

肺转移瘤是放射科住培学员第二年需要掌握的疾病。

二、肺转移瘤的影像特点及示例

肺转移瘤的诊断主要依赖于影像检查，包括 X 线平片和 CT。在 X 线胸片检查中对心膈后区病变或者较小的隐匿性病变检出率不高，常出现漏诊的情况，无法为临床诊断提供全面的参考信息。相对于 X 线检查来说，CT 检查所反馈的信息更全面、分辨率更高，通过容积扫描后进行多方位图像重建，能更直观地观察患者肺部病变情况，对病变的定位和定性诊断具有较高的临床应用价值。

1. 典型肺转移瘤的 X 线平片表现及示例

（1）血行转移表现为单发或两肺多发大小不等、边缘清楚的结节或肿块影，以中下肺野外带常见，密度均匀，少数可见空洞或钙化。小结节及粟粒灶多见于甲状腺癌、肝癌、胰腺癌及绒毛膜上皮癌转移。多发及单发较大的肿块常见于肾癌、结肠癌、骨肉瘤及精原细胞瘤转移。

（2）淋巴道转移表现为自肺门向外放射状分布的条索影、网状影及多发小结节影，可合并肺门和纵隔淋巴结肿大。

（3）肿瘤直接蔓延或侵犯表现为原发肿瘤邻近的肺内结节或肿块。

（4）常合并胸腔积液。

示例　男，75岁，确诊乙状结肠中分化管状腺癌1年余，行胸部X线平片检查。图像如图7-29。

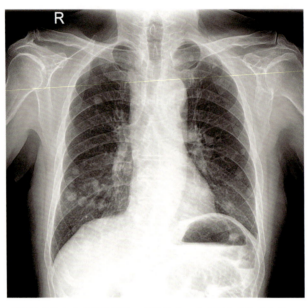

两肺见多发大小不等结节影，边缘清楚，以两侧中下肺野为著。

图7-29　两肺多发转移瘤，胸部X线正位片

2. 典型肺转移瘤的CT表现及示例

（1）血行转移表现为多发或单发结节/肿块影，大小不一，多呈球形或类球形，边缘清楚，密度均匀，随机分布，以中下肺多见；部分可见空洞或钙化；伴有出血时可出现"晕圈征"，即磨玻璃影环绕结节，边缘模糊。

（2）淋巴道转移常表现为单侧或双侧肺内网状、结节状、小片状或小条状密度增高影，支气管血管束不规则结节状增厚，小叶间隔增厚呈串珠状改变或胸膜下三角形细线结构。

（3）肿瘤直接蔓延主要体现在肺癌癌灶周围散在多发规则或不规则形结节影，可具有原发灶特点，如分叶状、毛刺征等。

（4）肿瘤直接侵犯肺组织多见于胸膜、胸壁及纵隔的恶性肿瘤，表现为原发肿瘤邻近的肺内肿块。

（5）常合并胸腔积液，约半数有纵隔及肺门淋巴结肿大。

示例1　男，41岁，乙型肝炎病史，确诊原发性肝癌2年余，行胸部CT平扫及增强扫描检查。图像如图7-30。

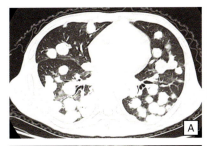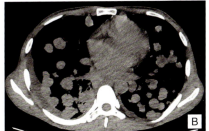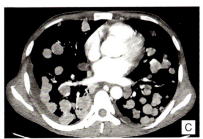
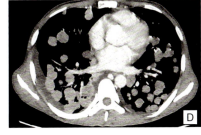

A、B 分别为 CT 平扫肺窗、纵隔窗轴位，C、D 分别为 CT 增强扫描动脉期、静脉期纵隔窗轴位。两肺各叶见多发大小不等的结节状病灶，边界清晰，部分融合，增强扫描呈均匀明显强化。两侧胸腔见少量积液。胸廓诸骨未见骨质破坏。

图 7-30　两肺多发转移瘤，CT 平扫及增强扫描图像

示例 2　女，53 岁，咳嗽咳痰 3 个月余，行胸部 CT 平扫及增强检查。图像如图 7-31。

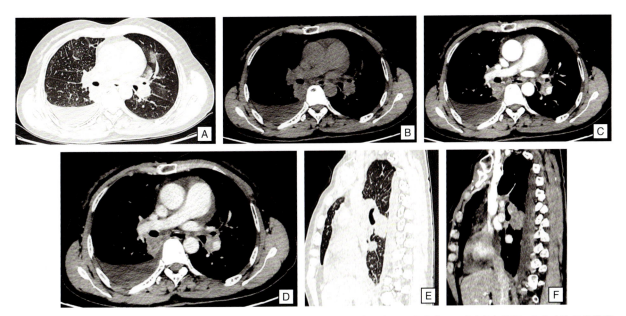

A、B 分别为 CT 平扫肺窗、纵隔窗轴位，C、D 分别为 CT 增强扫描动脉期、静脉期纵隔窗轴位，E 为肺窗矢状位，F 为动脉期纵隔窗矢状位。右中间段支气管后壁增厚，相应后缘见一实性结节影，大小约 2.3cm×2.0cm×3.0cm，边缘可见浅分叶，增强扫描呈不均匀中度强化，支气管未见闭塞；两肺支气管血管束增粗，周围伴有多发小结节，小叶间隔不规则增厚。右侧胸腔见中等量积液。纵隔及两肺门区见多发淋巴结，部分融合，增强扫描呈不均匀强化。胸廓诸骨未见骨质破坏。

图 7-31　右肺鳞癌并肺内淋巴道转移，CT 平扫及增强扫描图像

第十节　纵隔肿瘤：胸腺瘤

一、胸腺瘤概述及放射科住培要求

胸腺瘤（thymoma，TM）是前纵隔最为常见的原发性肿瘤，主要发生于成年人，多数患者无任何症状，部分患者因肿瘤压迫或侵犯周围结构而产生相应症状，其中重症肌无力最为常见。病理上胸腺瘤起源于胸腺上皮细胞，根据上皮细胞形态及上皮细胞与淋巴细胞的比例，可分为 A、AB、B1、B2、B3 型胸腺瘤，也可分为低危型（A、AB、B1）、高危型（B2、B3）。低危型的总体生存率明显更高，复发率也更低，以手术切除为主，而部分高危胸腺瘤则需要额外的辅助治疗。因此，高、低危胸腺瘤的定性诊断对于术前评估十分重要。

胸腺瘤是放射科住培学员第二年需要掌握的纵隔疾病。

二、胸腺瘤的影像特点及示例

X 线平片检查可提示病变，但对于准确定位及定性有难度。CT 及 MRI 检查能更好地显示肿块的位置、大小、强化特征、与邻近组织和脏器之间的关系等。CT 平扫及增强扫描是胸腺瘤首选的影像检查方法。典型胸腺瘤的 CT 表现如下。

（1）平扫表现为前纵隔类球形、椭圆形或分叶状肿块，边缘清楚或不规则（非侵袭性时包膜光整、边缘清楚；侵袭性时，包膜不光整、边缘不规则），密度均匀 / 不均匀（不均匀时，囊变、坏死为低密度，出血为高密度，钙化为 CT 值＞ 90HU 的致密影）。

（2）增强扫描病灶呈均匀 / 不均匀轻 – 中度强化，坏死、囊变区未见强化。

（3）非侵袭性胸腺瘤与邻近结构（如甲状腺、血管、心脏等）分界清楚。

（4）侵袭性胸腺瘤可侵犯大血管等邻近结构，侵及胸膜可引起胸膜结节及胸腔积液，侵及心包可引起心包积液，周围脂肪间隙消失。

（5）可合并纵隔淋巴结肿大（短径＞ 1cm）。

示例 1　男，44 岁，检查发现纵隔占位 2 个月余，行胸部 CT 平扫＋增强扫描检查。图像如图 7-32。

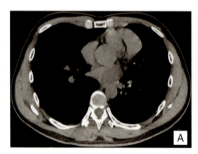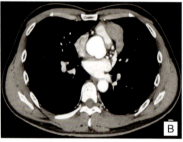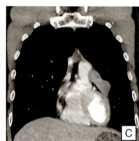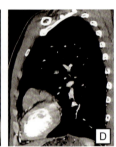

A 为 CT 平扫纵隔窗轴位，B 为 CT 增强扫描动脉期纵隔窗轴位，C、D 分别为 CT 增强扫描静脉期纵隔窗冠状位、矢状位。左前纵隔（肺动脉干根部左旁）见团片状软组织密度灶，大小约 4.9cm×2.1cm×4.1cm，边界较清，密度均匀；增强扫描病灶呈较均匀轻度强化，相邻肺动脉干受压变扁，未见明确侵犯征象，周围脂肪间隙清晰。

图 7-32　左前纵隔非侵袭性胸腺瘤，CT 平扫及增强扫描图像

示例 2　女，59 岁，体检发现左纵隔肿物 1 个月余，行胸部 CT 平扫＋增强扫描检查。图像如图 7-33。

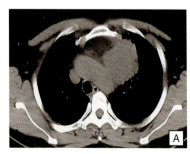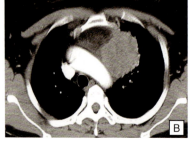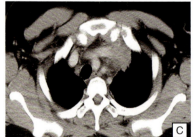

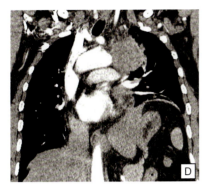
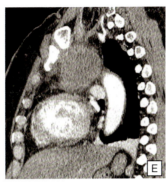

A 为 CT 平扫纵隔窗轴位，B、C 分别为 CT 增强扫描动脉期、静脉期纵隔窗轴位，D、E 分别为 CT 增强扫描动脉期纵隔窗冠、矢状位。左前上纵隔（主动脉号旁）见团块状软组织密度灶，大小约 5.6cm×5.6cm×5.2cm，边缘欠光整，密度尚均匀，增强扫描病灶呈不均匀中度强化，其与左头臂静脉局部分界不清，周围脂肪间隙模糊。

图 7-33　左前上纵隔侵袭性胸腺瘤，CT 平扫及增强扫描图像

第十一节　附加：纵隔肿瘤 – 胸腺癌

一、胸腺癌概述及放射科住培要求

胸腺癌（thymic carcinoma，TC）来自胸腺上皮，病理类型包括鳞状细胞癌、神经内分泌癌、淋巴上皮样癌、黏液表皮样癌、未分化癌、基底细胞癌、肉瘤样癌、透明细胞癌、乳头状癌等，以鳞状细胞癌最为常见。胸腺癌占所有纵隔肿瘤的 2.7%，占胸腺上皮肿瘤的 5.0%—36.0%，好发于中老年人，临床表现为胸痛、咳嗽、上腔静脉综合征、高钙血症、类癌综合征等。

本书将胸腺癌列为放射科住培学员第二年需要额外掌握的疾病。

二、胸腺癌的影像特点及示例

CT 平扫及增强扫描是胸腺癌最重要的影像评估手段，不但能显示肿瘤形态，还能显示血供情况及毗邻血管关系。MRI 扫描在显示肿瘤内部成分、判断浸润程度方面优于 CT，对于有碘对比剂禁忌的患者，MRI 可作为评估胸腺癌的备选检查方法。典型胸腺癌的 CT 表现如下。

（1）平扫表现为前上纵隔胸腺区域不规则形肿块影，边缘分叶，密度多不均匀（坏死、囊变区密度减低，出血表现为高密度影），可见微钙化或泥沙样钙化。

（2）增强扫描呈不均匀中度或明显强化。

（3）可侵及肺、胸膜、心包、大血管等邻近组织。

（4）可发生淋巴结及远处器官转移。

（5）可出现胸腔积液及心包积液。

示例　女，50 岁，反复胸痛 2 年余，加重 1 个月余，行胸部 CT 平扫及增强扫描检查。图像如图 7-34。

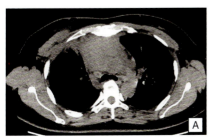
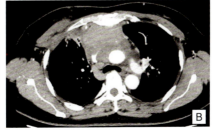
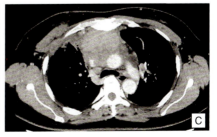

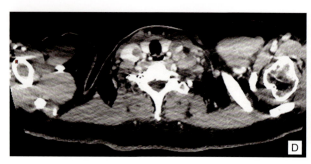
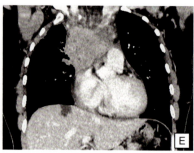
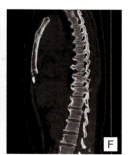

A 为 CT 平扫纵隔窗轴位，B 为 CT 增强扫描动脉期纵隔窗轴位，C、D 为 CT 增强扫描静脉期纵隔窗轴位，E 为 CT 增强扫描静脉期纵隔窗冠状位，F 为 CT 平扫骨窗矢状位。前上纵隔见软组织密度肿块影，范围约 7.7cm×6.1cm×7.6cm，密度欠均匀，增强扫描呈不均匀明显强化；邻近右前胸壁胸膜增厚，病灶局部与心包、升主动脉、上腔静脉分界不清，心包见少量弧形积液；上腔静脉、左侧头臂静脉不规则变形狭窄，两侧颈内静脉、左锁骨下静脉见充盈缺损。纵隔见多发淋巴结显示，最大约 1.5cm×1.0cm，增强扫描强化尚均匀。气管及其分支未见阻塞征象。两侧胸腔无积液。胸骨后缘见成骨性骨质破坏，余胸廓诸骨未见破坏。

图 7-34   前上纵隔胸腺癌，胸部 CT 平扫及增强扫描图像

第十二节   纵隔肿瘤：淋巴瘤

一、纵隔淋巴瘤概述及放射科住培要求

纵隔淋巴瘤（mediastinal lymphoma）是指发生于纵隔内起源于淋巴结或结外淋巴组织的恶性肿瘤，临床上可分为霍奇金淋巴瘤和非霍奇金淋巴瘤。多见于青少年，其次为老年人，早期多无症状，仅触及表浅淋巴结肿大，中晚期可出现发热、疲劳、胸骨后隐痛、吞咽困难等。

纵隔淋巴瘤是放射科住培学员第二年需要掌握的疾病。

二、纵隔淋巴瘤的影像特点及示例

X 线平片检查可提示病变，但对于定性诊断有难度。CT 检查为纵隔淋巴瘤常用的影像检查手段，可以准确地显示出纵隔淋巴瘤的位置、大小、形态、数量等情况，观察病灶与周围组织结构的关系。典型纵隔淋巴瘤的 CT 表现及示例如下。

（1）平扫表现为位于前、中纵隔的肿块，圆形、椭圆形或不规则形，边缘模糊或清楚，常融合成团块状，密度均匀或不均匀，且略低于软组织密度（可出现中心坏死低密度区）。

（2）增强扫描病灶多呈均匀轻度强化，少数可出现环形强化；肿块包埋强化血管呈"血管漂浮征"。

（3）可跨间隙、跨中线生长，部分可侵犯邻近骨质，如胸骨、肋骨等。

（4）可压迫上腔静脉等大血管或气管，可合并胸腔积液及心包积液，可伴随全身其他部位淋巴结肿大。

示例   女，42 岁，胸部不适 1 周，行胸部 CT 平扫及增强扫描检查。图像如图 7-35。

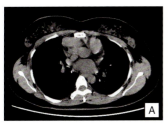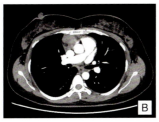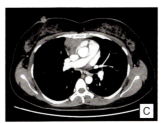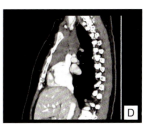

A 为 CT 平扫纵隔窗轴位，B、C 分别为 CT 增强扫描动脉期、静脉期纵隔窗轴位，D 为 CT 增强扫描静脉期纵隔窗矢状位。上前中纵隔内见团块状不规则软组织密度肿块影，边界不清，范围约 4.2cm×2.7cm×5.6cm，密度均匀，增强扫描呈均匀轻度强化；血管周围脂肪间隙消失；升主动脉、上腔静脉受压向左后方移位。

图 7-35 纵隔霍奇金淋巴瘤，胸部 CT 平扫及增强扫描图像

第十三节 纵隔肿瘤：神经源性肿瘤

一、纵隔神经源性肿瘤概述及放射科住培要求

神经源性肿瘤（neurogenic tumour）是最为常见的纵隔肿瘤之一，来源于胸腔内神经鞘、交感神经节及副神经节组织，包括神经鞘瘤、神经纤维瘤、节细胞神经瘤、节细胞神经母细胞瘤、副神经节瘤等。该病常缺乏特异性临床表现，大部分为偶然发现，部分症状有胸痛、肩背部放射痛、咳嗽、胸闷、气促等；肿瘤较大时可出现各种压迫症状，如喘憋、上腔静脉综合征、霍纳综合征等。

纵隔神经源性肿瘤是放射科住培学员第二年需要掌握的疾病。

二、纵隔神经源性肿瘤的影像特点及示例

CT 是纵隔神经源性肿瘤较常用的影像评估手段，可准确定位、明确病灶数目，还能显示血供情况及毗邻组织关系。MRI 在显示肿瘤内部成分、判断病灶与神经的关系方面优于 CT。

1. 纵隔神经源性肿瘤的典型 CT 表现及示例

（1）平扫表现为后纵隔脊柱旁类圆形或椭圆形肿块，良性者边缘清楚，恶性者边缘不清；密度均匀或不均匀，略低于胸壁肌肉（瘤内囊变区密度降低，出血表现为高密度影）；除神经母细胞瘤可见斑点状、砂砾状钙化外，大部分神经源性肿瘤较少钙化。

（2）肿瘤与纵隔夹角以钝角多见，其最大径位于纵隔内。

（3）良性肿瘤可在邻近椎体、椎间孔或肋骨上形成光滑压迹；恶性肿瘤易侵犯邻近组织结构；肿块可通过椎间孔进入椎管而呈哑铃状改变，椎间孔扩大。

（4）增强扫描肿瘤呈不同程度强化。

（5）可合并胸腔积液。

示例 1 男，59 岁，因"肺炎"行胸部 CT 平扫发现脊柱旁占位，进一步行胸部 CT 增强扫描检查。图像如图 7-36。

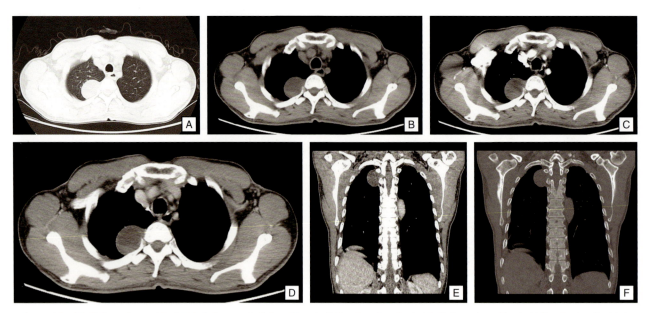

A 为 CT 平扫肺窗轴位,B 为 CT 平扫纵隔窗轴位,C、D 分别为 CT 增强扫描动脉期、静脉期纵隔窗轴位,E 为 CT 增强扫描骨静脉期纵隔窗冠状位,F 为 CT 平扫骨窗冠状位。右后上纵隔脊柱旁(胸 2—4 椎体水平)见一椭圆形囊实性肿块向右侧胸腔突出,大小约 3.5cm×3.0cm×3.6cm,边缘光整,肿块局部与胸 3/4 右侧椎间孔关系较密切,相应椎间孔扩大,邻近骨质未见破坏,邻近右肺上叶受压;增强扫描肿块实性部分呈轻度强化,囊性部分未见强化。

图 7-36 右后上纵隔神经鞘瘤,胸部 CT 平扫及增强扫描图像

示例 2 男,51 岁,检查发现后纵隔肿物 4 个月余,行胸部 CT 平扫及增强扫描检查。图像如图 7-37。

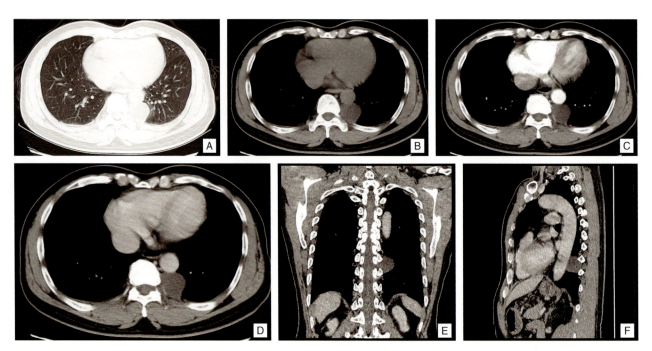

A 为 CT 平扫肺窗轴位,B 为 CT 平扫纵隔窗轴位,C、D 分别为 CT 增强扫描动脉期、静脉期纵隔窗轴位,E、F 分别为 CT 增强扫描静脉期纵隔窗冠状位、矢状位。胸 9 椎体水平左后下纵隔降主动脉后方可见一类球形囊状低密度灶,边界清晰,大小约 3.5cm×3.4cm×3.4cm,密度均匀,CT 值约为 15HU,增强扫描未见强化;病灶部分突入椎间孔,相应左侧椎间孔扩大,邻近肺组织受压。纵隔及大血管旁未见肿大淋巴结。胸廓诸骨未见骨质破坏。

图 7-37 左后下纵隔神经纤维瘤,胸部 CT 平扫及增强扫描图像

示例 3　男，4岁，检查发现纵隔肿瘤2年余，无特殊不适，行胸部CT平扫及增强检查。图像如图7-38。

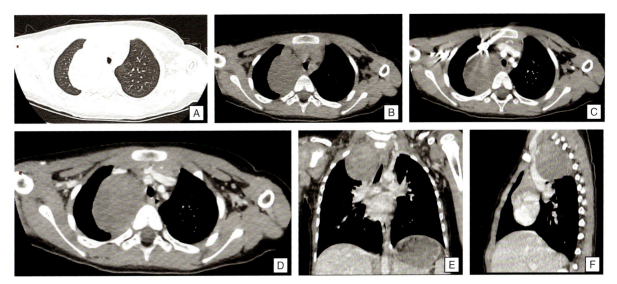

A为CT平扫肺窗轴位，B为CT平扫纵隔窗轴位，C、D分别为CT增强动脉期、静脉期纵隔窗轴位，E、F分别为CT增强静脉期纵隔窗冠状位、矢状位。右后上纵隔见一类圆形软组织密度肿块影，边界清晰，范围约5.3cm×5.2cm×5.1cm，密度较均匀，增强扫描病灶呈不均匀轻度延迟强化，右头臂静脉受压局部稍变窄，邻近肺组织受压。心脏大小、形态正常。纵隔及大血管旁未见肿大淋巴结。胸廓诸骨骨质结构完整。

图 7-38　右后上纵隔节细胞神经瘤，胸部CT平扫及增强扫描图像

2. 纵隔神经源性肿瘤的典型 MRI 表现及示例

（1）平扫表现为后纵隔脊柱旁类圆形或椭圆形肿块，良性者边缘清楚，恶性者边缘不清；信号均匀或不均匀，T1WI为稍低信号，T2WI为稍高信号，合并囊变时T2WI信号更高。

（2）肿瘤与纵隔交角以钝角多见，其最大径位于纵隔内。

（3）良性肿瘤可在邻近椎体、椎间孔或肋骨上形成光滑压迹；恶性肿瘤易侵犯邻近组织结构；肿块可通过椎间孔进入椎管而呈哑铃状改变，椎间孔扩大。

（4）增强扫描肿瘤实性部分呈不同程度的强化，囊变区无强化。

（5）可合并胸腔积液。

示例　男，59岁，因"肺炎"行胸部CT平扫发现脊柱旁占位，进一步行MRI平扫检查。图像如图7-39。

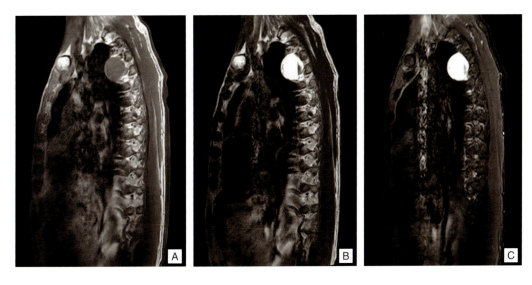

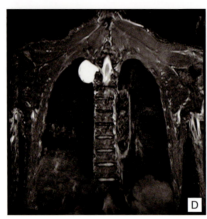
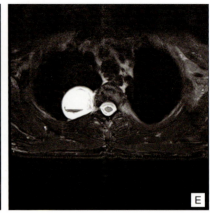

A 为 T1WI 矢状位，B 为 T2WI 矢状位，C—E 分别为 T2WI 压脂序列矢状位、冠状位、轴位。右后上纵隔胸 2—4 椎体水平见一椭圆形异常信号影，边界清晰，大小约 3.6cm×3.5m×3.9cm，T1WI 为低信号，T2WI 及 T2WI 压脂呈明显高信号，内信号不均，可见液液分层；邻近肋骨及胸椎局部骨质信号稍增高，相应胸 3/4 椎间孔略有扩大，胸髓形态、大小及信号未见异常。

图 7-39　右后上纵隔神经鞘瘤，胸椎 MRI 平扫图像

第十四节　纵隔肿瘤：胸内甲状腺肿

一、胸内甲状腺肿概述及放射科住培要求

胸内甲状腺肿（intrathoracic goiter）为胸骨后或纵隔内甲状腺肿块，多位于气管前间隙，也可发生在纵隔任何部位。该病常见于 40 岁以上女性。胸内甲状腺肿一般可分为三种类型：Ⅰ型为不完全型胸骨后甲状腺肿，Ⅱ型为完全型胸骨后甲状腺肿，Ⅲ型为胸内迷走甲状腺肿。

胸内甲状腺肿是放射科住培学员第二年需要掌握的疾病。

二、胸内甲状腺肿的影像特点及示例

颈胸部 X 线平片可作为初步筛查的方法。CT 平扫及增强扫描是胸内甲状腺肿的最佳影像检查手段，可准确定位，判断病灶与甲状腺的关系，同时观察有无其他恶性征象。典型胸内甲状腺肿的 CT 表现如下。

（1）平扫表现为Ⅰ型病灶与颈部甲状腺直接相连，Ⅱ型病灶以纤维韧带与颈部甲状腺相连，Ⅲ型病灶为纵隔内孤立性异位肿块；肿块边缘光滑，密度与正常甲状腺相近，密度均匀或不均匀，可有钙化、囊变（钙化表现为致密影，囊变表现为低密度影）。

（2）增强扫描实质部分呈持续性明显强化，与正常甲状腺强化程度一致；囊变及钙化区无强化。

（3）少数可发生恶变，表现为病灶边缘不规则、周围脂肪间隙消失、颈部淋巴结肿大等。

示例　女，59 岁，咳嗽、咳痰 2 周余，行颈部 CT 平扫及增强扫描检查。图像如图 7-40。

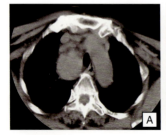
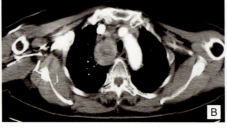
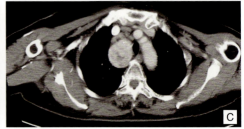

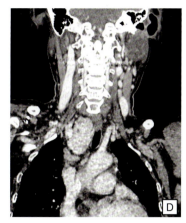
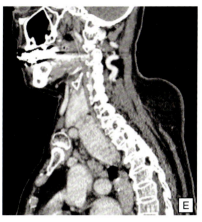

A 为 CT 平扫轴位，B、C 分别为 CT 增强扫描动脉期、静脉期轴位，D、E 分别为 CT 增强扫描静脉期冠状位、矢状位。甲状腺右叶明显增大，向下延伸至上纵隔内，约平胸 3 椎体下缘，大小约 4.6cm×3.4cm×9.5cm，其内密度不均匀，可见边缘模糊的点片状低密度区，增强扫描实质部分呈不均匀持续强化，病灶边缘清楚，气管受推挤向左偏移。

图 7-40　胸内甲状腺肿（Ⅰ型）伴结节性甲状腺肿，颈部 CT 平扫及增强扫描图像

第十五节　胸膜病变：液气胸

一、液气胸概述及放射科住培要求

液气胸（hydropneumothorax）是指在气胸的基础上合并有胸膜腔积液，常见原因包括外伤、手术或近期穿刺引流胸腔积液时气体进入胸膜腔。当胸腔积液血细胞比容大于外周血血细胞比容的 50% 时可诊断为血气胸，其原因为胸内血管、心脏、肺组织等破裂出血而导致血液进入胸膜腔内。

液气胸是放射科住培学员第二年需要掌握的疾病。

二、液气胸的影像特点及示例

X 线平片是液气胸首选的影像筛查方法，具有简单便捷、经济实惠的优势；CT 检查有助于病因诊断，对观察肺、软组织、肋骨、积液等病变优于 X 线；当一侧肺压缩比例大于 50% 时，需要遵照放射科的危急值项目进行及时处理。

1. 典型液气胸的 X 线表现及示例

（1）肺外围气体为异常透亮区，内无肺纹理结构，胸腔下部为液体致密影，气 – 液交界处表现为边界平直锐利的气液平面，同侧膈面变平，肋膈角变钝。

（2）包裹性液气胸多见于胸腔外侧壁，在包裹性积液阴影上方为透亮气体及气液平面。

（3）多房性液气胸可见多个高低、长短不一的气液平面。

（4）观察肺内有无肺结核、慢性支气管炎肺气肿、肺大疱、肺恶性肿瘤等；被压缩的肺组织可见清晰的高密度弧线样边缘（气胸线），密度高于正常肺组织并向肺门方向收缩。

（5）重视其他间接征象的观察，如胸廓扩大、肋间隙增宽、有无纵隔及皮下气肿、肋骨骨折等。

示例　男，35 岁，外伤致右胸部疼痛，行胸部 X 线平片检查。图像如图 7-41。

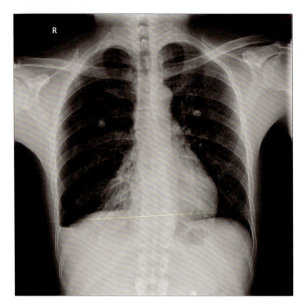

右侧胸廓饱满、肋间隙增宽，右侧肺外围见大片状无肺纹理异常透亮区，右下胸可见气液平面，相应右侧肋膈角变钝，右肺组织压缩程度约为50%。右下肺见片状高密度影；左肺内未见异常密度影。右侧锁骨近端骨折，折端未见分离移位；余胸廓诸骨未见异常。未见纵隔及皮下气肿。

图 7-41　右侧液气胸，胸部 DR 正位片

2. 典型液气胸的 CT 表现及示例

（1）肺外围气体为异常透亮区，内无肺纹理结构，形态为条带状、大片状或局限包裹状，同侧胸膜腔可见积液（合并积血表现为高密度影）。

（2）观察肺内有无肺结核、慢性支气管炎肺气肿、肺大疱、肺恶性肿瘤等，如为肺大疱破裂所致则需提示肺大疱破口位置及大小；被压缩的肺组织可见清晰的脏层胸膜线呈弧形细线样软组织影，与胸壁平行并向胸壁方向凸出。

（3）重视其他间接征象的观察，如胸廓扩大、肋间隙增宽、有无纵隔及皮下气肿、肋骨骨折等。

示例　男，21岁，左侧胸闷1天余，查体：左上肺呼吸音消失，行胸部 CT 平扫检查。图像如图7-42。

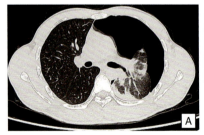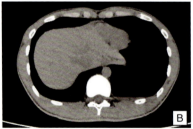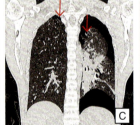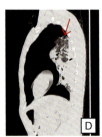

A 为 CT 平扫肺窗轴位，B 为 CT 平扫纵隔窗轴位，C、D 分别为 CT 平扫肺窗冠状位、矢状位。左侧胸廓饱满，肋间隙增宽。左肺外围可见大片状异常透亮区，内无肺纹理结构，并可见压缩的肺组织边缘，左肺被压缩约75%，相应左肺体积缩小、部分实变。两肺上叶尖段见多发小囊状透亮影（肺大疱）。纵隔稍向右侧偏移，气管及其分支走行通畅，未见阻塞征象。左侧胸腔少量积液。胸廓诸骨骨质结构完整，未见纵隔及皮下积气。

图 7-42　左侧液气胸，胸部 CT 平扫图像

第十六节　胸膜病变：胸膜增厚、粘连、钙化

一、胸膜增厚、粘连、钙化概述及放射科住培要求

多种疾病可以引起胸膜不同程度的增厚，本节叙述的胸膜增厚为胸膜炎引起的胸膜纤维组织增生或结核肉芽组织增生所致。胸膜粘连是指脏层胸膜与壁层胸膜纤维素渗出、增生，多由胸膜结核、胸膜炎以及胸部损伤后引发。胸膜钙化是由胸腔内机化的血块或干酪坏死物质等存在时，发生钙盐沉着所形成，多见于结核性胸膜炎、化脓性胸膜炎及外伤性血胸等；某些尘肺，如滑石肺及石棉肺，也可有胸膜钙化；胸膜钙化常常和胸膜增厚、粘连同时存在。

胸膜增厚、粘连、钙化多合并其他疾病存在，其影像诊断是放射科住培学员第二年需要掌握的内容。

二、胸膜增厚、粘连、钙化的影像特点及示例

胸膜增厚、粘连、钙化的主要影像检查方法是X线平片，具有便捷、经济的优点。CT检查能检出胸片上难以分辨的病灶，有助于胸膜病变良恶性的鉴别。典型胸膜增厚、粘连、钙化的影像表现如下。

1. X线平片表现

局限性胸膜增厚常发生在肋膈角处，X线正位胸片可见肋膈角变钝、变浅或变平，不随体位变化而改变；胸膜增厚在切线位观察表现为肺野边缘的致密线影；当胸膜增厚较广泛，达到一定厚度时，则使患侧肺野密度增高，还可见患侧肋间隙变窄、纵隔或膈肌移位。较大、较多的胸膜钙化X线平片易显示，小而少的钙化通常显示不清。

2. CT表现

胸膜增厚表现为沿胸壁内侧走行的软组织密度影，根据病变形态不同可显示为结节、条带、肿块等，另外还能较清晰显示钙化、包裹积液等，增强扫描检查有助于胸膜增厚良恶性的鉴别。

示例　女，69岁，因咳嗽、气喘3天入院，既往有肺结核病史，已治愈多年，行胸部X线平片及CT检查。图像如图7-43。

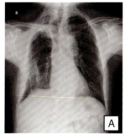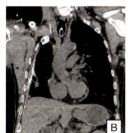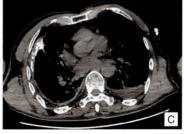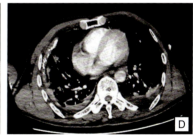

A为胸部正位片，示右侧胸廓狭小，肋间隙变窄，气管及纵隔右偏，右侧胸腔外侧壁及胸膜顶见条带状致密影，邻近肺野见边界清晰的条索、片状致密影；B为CT平扫纵隔窗冠状位，C为CT平扫纵隔窗轴位，见沿右侧胸壁内侧的条带状软组织样密度影及斑点状、小条状致密钙化灶；D为CT增强动脉期纵隔窗轴位，右胸壁内侧增厚胸膜未见强化。两侧胸腔可见少量积液。

图7-43　右侧胸膜增厚、粘连、钙化，X线平片及CT图像

第十七节 心脏病变：先天性心脏病

一、心脏病变概述及放射科住培要求

常见心脏病分为先天性心脏病、获得性心脏病、心肌病和心包病变。本节主要叙述先天性心脏病中的法洛四联症和房间隔缺损。法洛四联症（tetralogy of Fallot，TOF）是新生儿中最常见的青紫型先天性心脏病，由四种基本畸形构成：肺动脉、肺动脉瓣或（和）瓣下狭窄，多为中到重度，以漏斗部狭窄或合并肺动脉瓣环、瓣膜部狭窄多见；室间隔缺损，主要位于膜部；主动脉骑跨，为主动脉根部前移，骑跨于室间隔之上；右心室肥厚，为继发性改变，与肺动脉狭窄有关。房间隔缺损（atrial septal defect，ASD）是成人常见的先天性心脏病之一，为左、右心房之间的间隔发育不全，遗留缺损造成血流可相通的先天性畸形，在心房水平存在分流，可引起相应的血流动力学异常；房间隔缺损可单独或与其他类型的心血管畸形并存。

风湿性心脏病是获得性心脏病，多发生于青壮年女性，目前认为与溶血性链球菌感染有关，受侵犯的心脏瓣膜表现为水肿、炎症及赘生物形成等改变，而后瓣膜增厚、硬化、钙化、粘连、融合等，使瓣膜开放和关闭功能受损；风湿性心脏病主要累及二尖瓣，主动脉瓣次之，瓣膜狭窄或关闭不全，导致不同的血流动力学异常及心脏病理改变。风湿性心脏病将在本章第十八节进行讲述。

以上所述的心脏病是放射科住培学员第二年均需要掌握的疾病。

二、部分先天性心脏病的影像特点及示例

心脏病种类繁多，超声心动图检查是心脏病的主要检查手段，是利用超声检查心脏和大血管的解剖结构及功能状态的一种首选无创性技术。X线平片提供的诊断信息有限，CT或MRI心血管成像除观察心脏结构异常外，主要观察合并的大血管畸形等。

（一）典型法洛四联症的影像表现

1. X线平片表现

心影主动脉弓突出，肺动脉段凹陷，心尖圆钝、上翘，呈"靴形心"，肺门影缩小，肺血管纹理稀疏。

2. CT表现

CTA多平面重组图像可很好地显示肺动脉狭窄、室间隔缺损、主动脉骑跨及右心室肥厚，并可进行测量，此外还能显示各大血管及主要分支、侧支循环血管。

示例 男，4岁，发育迟缓、发绀，原诊断为先天性心脏病，行X线平片及心脏CT增强扫描检查。图像如图7-44。

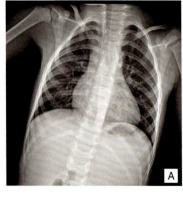
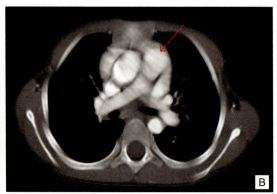

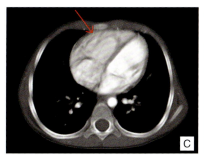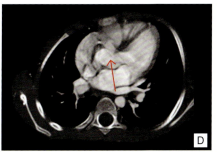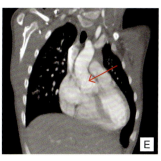

A 为 X 线平片，可见心腰段凹陷、心尖部圆隆、稍上翘致心影呈"靴形心"；B 显示肺动脉干近端增宽，为肺动脉瓣狭窄（此层面未显示）后高速血流冲击所致；C 显示右心室增大，容积略大于左心室，因病程不长，心室壁未见明显肥厚；D 中斜横轴位重建显示室间隔膜部缺损；E 为斜冠状位重建，显示主动脉根部位于室间隔区域，骑跨于左右心室之间。

图 7-44 法洛四联症，X 线平片及心脏 CT 增强扫描图像

（二）典型房间隔缺损的影像表现

1. X 线平片表现

肺血增多，表现为肺动脉段隆起，肺纹理增粗，肺门血管扩张；心影增大，右心房、室增大为其突出表现，呈"二尖瓣形"心脏，主动脉结多数偏小或正常。

2. CT 表现

直接显示房间隔缺损的部位和大小，表现为横断面两心房间隔连续性中断，右心房、室增大，以右心房增大为主，肺动脉增宽。

示例 男，1 岁 9 个月，体检发现先天性心脏病，偶有活动后气促，休息后症状明显缓解，行 X 线平片及心脏 CT 增强检查。图像如图 7-45。

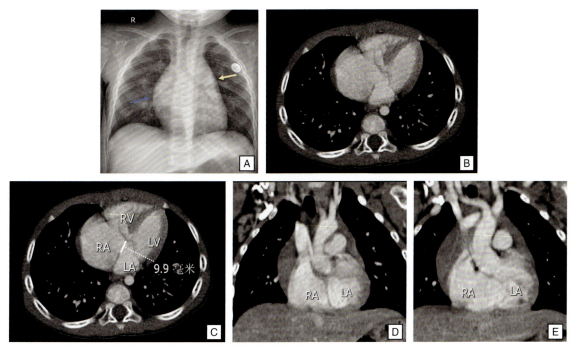

A 为 X 线平片，可见肺纹理增粗、模糊（肺血增多），心影肺动脉段（黄箭头）及右心房段膨隆（蓝箭头）；B、C 为 CT 增强四腔心轴位图像，显示房间隔下段连续中断，测量缺损长度约 9.9mm；D、E 为冠状位连续层面，D 显示此层面左右心房间隔完整，E 为房间隔缺损层面，左右心房间无软组织间隔显示。

图 7-45 房间隔缺损，X 线平片及心脏 CT 增强图像

第十八节　心脏病变：风湿性心脏病

一、风湿性心脏病概述及放射科住培要求

风湿性心脏病（rheumatic heart disease）是指由于风湿热活动累及心脏的一组疾病，可分为急性风湿性心肌炎及慢性风湿性心瓣膜病。急性期风湿热累及心脏，包括心包、心肌、心内膜，其中主要以心肌受累较为严重，影像无特异性表现，仅在心脏磁共振上表现为非特异性的心肌炎改变（详见心肌病章节）。慢性风湿性心瓣膜病为急性期后遗留下来的心脏病变，在心脏瓣膜交界处发生粘连，瓣膜口缩小，可发生于任何瓣膜，以二尖瓣损害最为常见，其次是主动脉瓣。由于心脏瓣膜病的改变，使体循环和肺循环发生病理性改变，最后导致心脏和肺部出现相应的影像改变。

风湿性心脏病是放射科住培学员第二年需要掌握的疾病。

二、风湿性心脏病的影像特点及示例

X线平片仅可以观察肺部及心影大小及形态的改变，但无法观察瓣膜及心肌，对于中、早期的瓣膜病变并不敏感。多层螺旋CT可观察心脏结构、瓣膜改变（如左心房扩大、二尖瓣钙化等）。心脏磁共振（CMR）具有多方位多参数成像、组织分辨率高等特点，不仅能显示心脏的三维立体结构，而且能通过电影序列观察瓣膜的运动改变。

（一）风湿性心脏病的X线表现及示例

X线表现：二尖瓣狭窄时，心影呈二尖瓣形，肺动脉段突出，左心房及右心室增大，伴有二尖瓣关闭不全时左心室亦有增大，有时左心房影内可见到钙化。主动脉瓣狭窄时，心影正常或主动脉型，左心室不同程度增大，左心房可增大但较左心室增大轻，多数患者升主动脉中段局限性扩张，主动脉瓣区可见钙化。主动脉瓣关闭不全，多数心影呈主动脉型，左心房为中度以上增大，左心室增大，升主动脉、主动脉弓普遍扩张。联合瓣膜损伤时，心脏常常明显增大，当瓣膜受累程度不同时，X线常仅显示受累较重的瓣膜病变的征象。出现肺瘀血、肺静脉高压时，肺部可观察到相应征象。

示例　男，66岁，气喘、呼吸困难入院，行胸部X线平片检查。图像如图7-46。

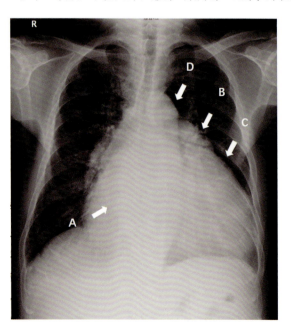

箭头A：双房影，箭头B：肺动脉段隆起，箭头C：左心耳膨出，箭头D：主动脉影缩小。

图7-46　风湿性心脏病，胸部X线平片图像

（二）风湿性心脏病的 CT 表现及示例

CT 表现：可见瓣叶增厚（瓣膜厚度 > 0.3cm）、钙化及心房、心室的增大，部分病例平扫或增强可显示左心房附壁的血栓。使用心电门控扫描，在心动周期不同时相可显示瓣膜的运动受限及瓣口的狭窄，但不能直接显示瓣膜的关闭不全。还需观察左心室和室间隔的厚度，观察升主动脉、主肺动脉有无扩张。典型征象如图 7-47。

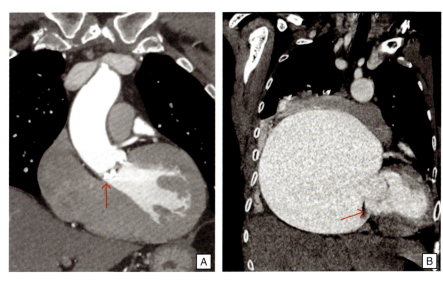

A 为主动脉瓣增厚、钙化，B 为二尖瓣增厚、左心房增大。

图 7-47　风湿性心脏病，心脏 CT 增强图像

示例　女，74 岁，气喘、不能平卧入院，行心脏 CT 增强检查。图像如图 7-48。

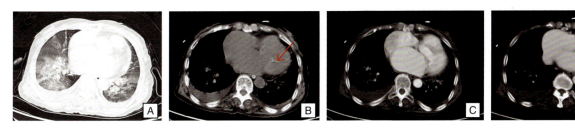

A 为 CT 肺窗，可见肺门周围分布为主的渗出性病灶及邻近肺小叶间隔增厚（肺水肿）；B 显示左心房增大明显，二尖瓣区钙化，两侧胸腔积液；C、D 为心电门控不同周期的心脏增强扫描图像，可见二尖瓣增厚、钙化，形态较固定，左心房明显增大。

图 7-48　风湿性心脏病，心脏 CT 增强扫描图像

（三）风湿性心脏病的 MRI 表现及示例

电影序列观察各房室大小、瓣膜的运动及瓣膜狭窄、关闭不全产生的低信号血流、反流。左右心房四腔心正常参考值：前后径 ≤ 5cm，左右径 ≤ 4cm；左右心室四腔心正常参考值：左心室横径 ≤ 5.5cm，右心室横径 ≤ 4.5cm。典型征象如图 7-49。

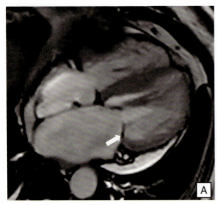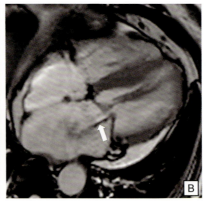

A 中箭头为二尖瓣增厚、信号减低并开放受限，考虑二尖瓣狭窄；B 为收缩期二尖瓣区向心房侧的束状低信号血流，考虑二尖瓣关闭不全。

图 7-49　风湿性心脏病四腔心电影图像

第十九节　心包病变：缩窄性心包炎

一、心包病变的放射科住培要求

根据《住院医师规范化培训内容与标准（2022 年版）》，心包病变是放射科住培学员第一、第二年均需要掌握的疾病，其中第一年掌握心包积液，第二年掌握缩窄性心包炎。

二、缩窄性心包炎的影像特点及示例

缩窄性心包炎（constrictive pericarditis）是因为心包积液吸收不彻底，引起心包肥厚、粘连、钙化，逐渐发展而成，是比较常见的心包疾患。X 线可以观察心影大小和形态的改变，CT 可以观察各房室的大小及心包的增厚、钙化，心脏磁共振电影序列可观察心肌壁的运动。

1. 缩窄性心包炎的 X 线表现及示例

（1）心脏正常或轻中度增大。

（2）三角形心脏（心缘僵直，各弓界欠清楚）。

（3）心包钙化。

（4）右侧房室受累，上腔静脉、奇静脉可扩张。

（5）左侧房室受累，肺淤血及胸腔积液。

典型征象如图 7-50。

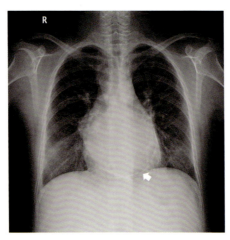

各心缘僵直，弓界显示不清，箭头处为心包钙化。

图 7-50　缩窄性心包炎，胸部 X 线正位片图像

2. 缩窄性心包炎的 CT 表现及示例

（1）心包增厚（脏壁层分界不清，形态不规则，分布不均匀）。

（2）心包钙化（呈条片或斑片状钙化）。

（3）心室轮廓变形，舒张受限。

（4）不同程度的心房扩张及上腔静脉、奇静脉扩张。

（5）肝、脾肿大，腹水及胸腔积液等。

典型征象如图 7-51。

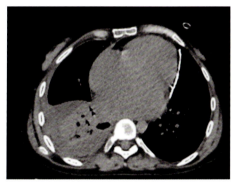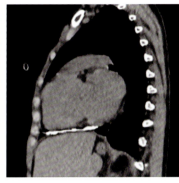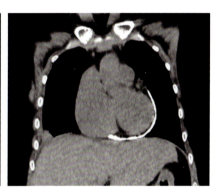

心包增厚、钙化，心室轮廓变形、舒张受限；右肺下叶炎症、不张，右侧胸腔积液。

图 7-51　缩窄性心包炎，胸部 CT 平扫纵隔窗图像

3. 缩窄性心包炎的 MRI 表现及示例

（1）心包不规则增厚，T1WI 呈等信号。

（2）心包钙化呈极低信号。

（3）左右心房增大、心室腔变小，心室缘变形，室间隔僵直。

（4）心脏电影序列显示心壁运动幅度降低，舒张受限。

典型征象如图 7-52。

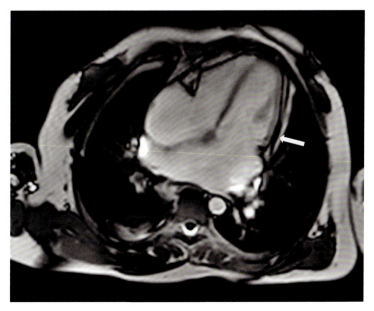

双房增大，箭头处心包增厚、钙化，呈极低信号。

图 7-52　缩窄性心包炎，心脏磁共振电影图像

第二十节　主动脉病变：真性动脉瘤

一、主动脉瘤概述及放射科住培要求

主动脉瘤（aortic aneurysm）是主动脉病理性扩张状态，分为真性动脉瘤和假性动脉瘤两种。真性动脉瘤是由于主动脉中层的结构薄弱或破坏后为纤维组织所代替，使主动脉壁变薄，失去原有的韧性，在高压血流冲击下使动脉壁膨出，逐渐形成囊状或梭形膨大，瘤壁是由动脉壁的三层组织结构组成；病因主要是动脉粥样硬化、梅毒性、先天性、外伤性、大动脉炎和 Marfan 综合征等。假性动脉瘤是动脉壁被撕裂或穿破，血液流出被周围组织包裹形成。形成原因包括创伤性、感染性、医源性、先天性、动脉粥样硬化和肿瘤性等，以创伤最常见。

真、假性动脉瘤均为放射科住培学员第二年需要掌握的疾病。

二、真性动脉瘤的影像表现及示例

X 线平片对动脉瘤的诊断价值极为有限。CTA 是主动脉瘤最常用且有效的检查方法，判断标准为主动脉管腔局限性扩大（胸主动脉瘤直径＞ 4cm，腹主动脉瘤直径＞ 3cm），或病变管径超过邻近相对正常主动脉的 50%。

典型主动脉瘤的影像表现如下。

1. X 线平片表现

胸主动脉瘤表现为纵隔影增宽或局部隆突，突起部位至少一个体位与主动脉相连；腹主动脉瘤一般无法清晰显示；主动脉瘤瘤壁钙化可显示瘤体轮廓。

2. CT 表现

主动脉可呈局限性囊状或梭形膨大，胸主动脉瘤直径＞ 4cm，腹主动脉瘤直径＞ 3cm，或病变管径超过邻近正常主动脉的 50%。钙化沿瘤壁分布、无内移改变，部分病例瘤腔内可见沿管壁分布、边缘凹凸不平、无强化的血栓。如果 CT 平扫见病变血管周围不规则斑片状高密度影，增强扫描见血管腔外斑片状对比剂外溢征象，提示主动脉瘤的破裂出血。

示例　男，70 岁，腹痛多日，入院前的当日突然腹痛加重，行腹部 CT 平扫、CTA 检查。图像如图 7-53。

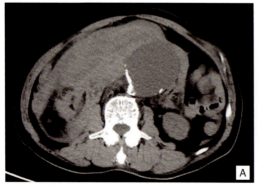
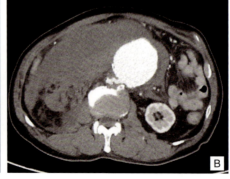
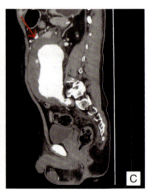

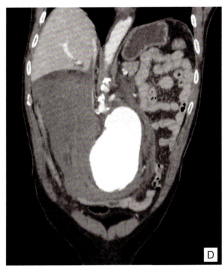
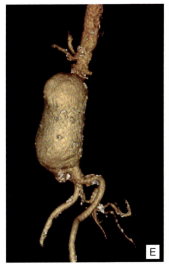
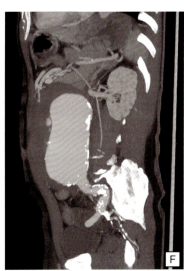

A 为 CT 平扫横断位图像，见腹主动脉增宽，右前方腹腔内见团片状不均匀稍高密度影；B 为 CTA 横断位图像，显示腹主动脉局部囊状扩张；C、D 为多平面重组矢状位及冠状位图像，显示腹主动脉呈囊袋样扩大，动脉瘤周围及腹腔血肿无强化，动脉瘤前上方可见结节状对比剂显示，为对比剂渗漏；E 为 VR 重建图像，显示腹主动脉囊袋样扩大的全貌；H 为斜矢状位 MIP 图像，显示动脉瘤全貌及血管钙化分布情况，动脉瘤上部前方的对比剂渗漏。

图 7-53 腹主动脉瘤破裂出血，CT 平扫及 CTA 图像

第二十一节 主动脉病变：假性动脉瘤

一、主动脉瘤概述及放射科住培要求

详见本章第二十节的相关内容。

二、假性动脉瘤的影像表现及示例

X 线平片对假性动脉瘤的诊断价值极为有限，CTA 是诊断假性动脉瘤最常用且有效的检查方法。典型假性动脉瘤的影像表现如下。

1. X 线表现

诊断价值有限；如发生于胸主动脉，部分患者胸片可见纵隔影增宽或局限性突出纵隔轮廓外的肿块影；发生于腹主动脉则一般无法显示；瘤体巨大压迫邻近结构，可观察到相应结构移位情况。

2. CT 表现

CTA 及多种后重建技术应用，可直观、立体、多方位地显示假性动脉瘤的发生部位、大小、与邻近组织器官的关系；可以显示主动脉的基础病变，另外还能准确评估邻近结构及其他脏器的情况，为主动脉假性动脉瘤的病因诊断提供重要信息；与 DSA 相比，CTA 可清晰显示瘤壁及血栓情况，对瘤体大小的显示与实体相符；如增强扫描见瘤体以外的对比剂外溢征象，则提示存在瘤体破裂出血。由于假性动脉瘤没有动脉壁，瘤体外缘不规则，多突出于主动脉轮廓之外，因此瘤体形态一般呈类球形或不规则形囊腔；部分瘤体可见破口与载瘤动脉相通，较小者呈"窄颈"样，破口较大则显示不清，表现为相应主动脉管腔的不规则扩大；通常瘤体内可见薄厚不一的低密度附壁血栓，部分病例可见血栓完全填充瘤体呈不强化的软组织密度；部分病例瘤壁可有钙化；部分病例的邻近载瘤动脉可有受压变细或扩张。假性动脉瘤大小的测量应包括有对比剂的瘤腔和不强化的血栓区域，测量最大的长径及与之垂直的短径。

示例 男，60岁。因"反复腹痛1个月余，呕血、解血便3天"行腹部CT平扫、CTA检查。图像如图7-54。

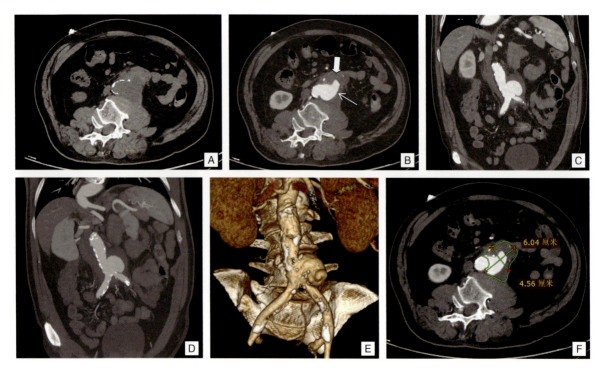

A为CT平扫横轴位图像，见腹主动脉下端左前缘不规则隆突，管壁钙化呈不完整开口环；B为CTA横轴位图像，显示突出于腹主动脉左前缘的不规则囊腔（细箭头），囊腔外侧见不强化的附壁血栓（粗箭头）；C、D分别为斜冠状面重组图像和斜冠状位最大密度投影图像，显示腹主动脉窄颈样破口与假性动脉瘤相连接，并显示假性动脉瘤与腹主动脉关系、腹主动脉管壁钙化情况；E为VR重建图像，立体显示假性动脉瘤与腹主动脉连接情况；F示假性动脉瘤的大小为6.04cm×4.56cm。

图7-54 腹主动脉下端假性动脉瘤，CT平扫及CTA图像

第二十二节　主动脉病变：主动脉夹层

一、主动脉夹层概述及放射科住培要求

主动脉夹层（aortic dissection，AD）是由于各种原因导致主动脉内膜和中层撕裂，血液通过内膜撕裂口进入中层，使主动脉内膜和部分中层剥离，病变沿着主动脉长轴发展，其管腔被撕裂内膜片分隔成真假两腔。

主动脉夹层是放射科住培学员第二、第三年均需要掌握的疾病，其中第二年掌握典型主动脉夹层的分型及诊断。

二、主动脉夹层的影像诊断及示例

CTA是主动脉夹层的首选影像检查方法。典型主动脉夹层的CT表现如下。

1.CT平扫

内膜钙化向管腔内移是主动脉夹层典型的CT平扫表现，为重要的提示诊断征象。另根据病变不同发

展程度，可见主动脉管腔局限性或广泛增宽，伴发纵隔、心包或胸腔积液及积血。

2. CTA

①真、假腔的显示，真、假腔可同时显影，或假腔强化和排空比真腔延迟，假腔内血栓形成可呈平扫略高密度，当多个破裂口存在时，真、假腔较难区分。一般情况下假腔较大，真腔比较小，但并不能完全以大小来判断真、假腔，要结合破口的数目、位置及血流动力学来综合分析判断真、假腔。

②撕裂的内膜瓣，主要是增强薄层图像显示管腔内弯曲的线样低密度影。

③破口的显示，破口为真腔和假腔之间沟通的管道，病变的近端及远端分别见一个或多个破口，横断面图像多可显示，利用多平面重组、仿真内镜技术更有助于破口的显示，撕裂情况复杂或因血栓形成时显示困难。

④根据病变累及范围，主动脉夹层常用以下两种临床分型。Debakey 分型：I 型，夹层起源于升主动脉，伸展到主动脉弓及降主动脉；Ⅱ型，夹层范围仅限于升主动脉（未超过头臂干动脉水平）；Ⅲ型，夹层起自降主动脉近端（左侧锁骨下动脉开口远端），可伸展至腹主动脉。Standford 分型：A 型，凡是夹层累及升主动脉者；B 型，夹层仅累及胸降主动脉及其远端者。另外，横断面或多平面重组图像可观察主要器官的供血血管是发自真腔还是假腔。

⑤主动脉夹层渗漏或破裂，可见心包、纵隔和胸腔积液和积血。

示例　男，65 岁，突发剧烈胸痛 4h，行胸腹部 CT 平扫、CTA 检查。图像如图 7-55。

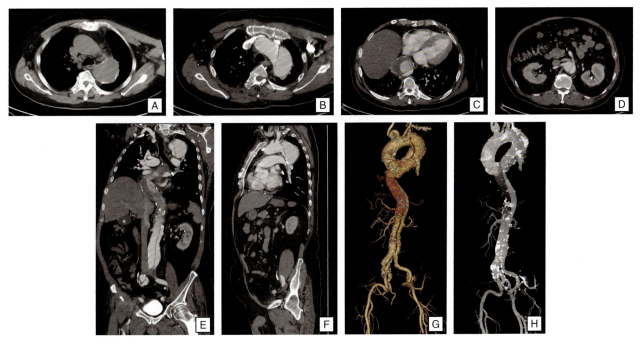

A 为 CT 平扫横断位图像，显示降主动脉近端管腔内稍高密度内膜片影及降主动脉增宽；B—D 为 CTA 横断位图像，显示主动脉的真腔（较小者）、假腔（较大者）；D 显示肠系膜上动脉开口于真腔，右肾动脉开口于假腔；E 为斜冠状位重组图像，显示夹层自降主动脉近端起始，远端累及右髂总动脉；F 为斜矢状位重组图像，显示夹层近端破口位于左锁骨下动脉开口远端；G、H 分别为 VR 重建图像和 3D MIP 图像，能全面显示主动脉夹层的概况，包括夹层破口位置、真假腔形态、主要器官动脉起源、夹层累及范围等。

图 7-55　主动脉夹层（Debakey Ⅲ型 /Standford B 型），CT 平扫、CTA 图像

第八章　消化系统疾病（消化道造影、CT 和 MRI 检查为主）

第一节　食管病变：食管静脉曲张

一、食管静脉曲张概述及放射科住培要求

门静脉高压症（portal hypertension）是指由不同原因引起的门静脉血流受阻或者血流异常增多而导致门静脉系统压力增高和广泛侧支循环形成的临床综合征。食管静脉曲张（esophageal varices，EV）是门静脉高压最重要的侧支循环，其最常见病因为肝硬化。EV 是由食管任何部位的静脉血量增加和（或）回流障碍所致的疾病，根据曲张的起始部位分为起自食管下段的上行性食管静脉曲张与食管上段的下行性食管静脉曲张，前者多见。临床上，患者食管黏膜下静脉由于曲张变薄，易被粗糙的食物损伤或黏膜面发生溃疡或糜烂破裂，引起呕血或柏油样大便，门静脉高压所致食管静脉曲张常伴有脾大、腹水、肝功能异常等表现，严重可发生失血性休克，甚至死亡。EV 的诊断方法持续发展和完善，其"金标准"诊断应首选胃镜检查，而对于胃镜不耐受或风险太大的患者，可行影像检查。

食管静脉曲张是放射科住培学员第二年需要掌握的疾病。

二、食管静脉曲张的影像特点及示例

钡餐是食管静脉曲张的首选影像检查方法，可观察食管静脉曲张的扩张程度，但对于食管胃底腔外的静脉曲张、有无侧支循环形成等情况无法显示。CT 平扫及增强检查在肝病患者中应用广泛，腹部多层螺旋 CT 增强扫描及 CT 血管成像可直接显示食管胃静脉曲张，测量静脉曲张的大小，同时还可以直观评估门体分流等情况，还能发现内镜及钡餐造影检查无法发现的腔外病变。

1. 典型食管静脉曲张的钡餐造影表现及示例

钡餐造影表现：食管中下段黏膜皱襞增粗、迂曲，呈蚯蚓状或串珠状充盈缺损，管壁柔软，钡餐通过无受阻，严重者食管蠕动减弱、钡剂排空延迟。

示例　男，45 岁，呕吐 2 天入院，慢性乙肝后肝硬化失代偿期。行上消化道钡餐造影检查。图像如图 8-1。

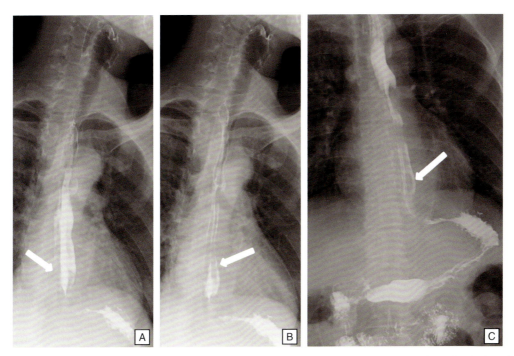

A 为充盈像，B、C 为黏膜像。食管中下段黏膜皱襞增粗、迂曲，充盈像见蚯蚓状充盈缺损影，边缘光滑，管壁柔软，钡剂通过未见受阻。

图 8-1　食管下段静脉曲张，上消化道钡餐造影图像

2. 典型食管静脉曲张的 CT 表现及示例

（1）CT 平扫：食管壁增厚，轮廓呈分叶状、结节样改变，若食管腔内含气，则腔面为扇贝状；食管周围可见软组织影。

（2）CT 增强：动脉期未见强化，门静脉期可见食管黏膜下及食管周围多发、边界清晰的圆形、条状、蛇行状的明显均匀强化影，和邻近静脉强化程度一致。可以合并胃底、心包膈静脉、腹壁、腹膜后、大网膜、肠系膜静脉增粗。

示例　男，31 岁，呕血、黑便 1 天，行上腹部 CT 平扫 + 增强扫描及 CTV 血管成像检查。图像如图8-2。

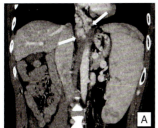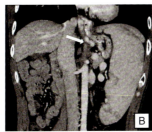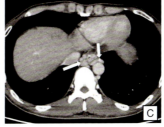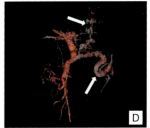

A—C 为 CT 增强扫描门静脉期冠状位、轴位，D 为门静脉期血管重建 VR 图。食管下段 - 胃底管腔内、腔外见增粗、迂曲的血管影，强化程度与邻近下腔静脉相似。VR 图示门静脉主干增粗，食管 - 胃底静脉、脾静脉迂曲、扩张。

图 8-2　食管下段静脉曲张，CT 增强扫描及 VR 重建图像

第二节　食管病变：食管癌的 TNM 分期

一、食管癌概述及放射科住培要求

概述详见第一篇第三章第十四节的消化道病变：消化道肿瘤 – 食管癌部分。

食管癌确诊靠胃镜活检，但内镜无法观察癌灶浸润深度及腔外受累情况。影像学在食管癌分期中起重要作用，CT 平扫及增强为最主要检查手段，可观察肿瘤浸润深度、与周围结构及器官的关系、区域淋巴结转移及周围血管侵犯，能对食管癌进行较为准确的 TNM 分期，从而为临床选择治疗方案提供可靠依据。

放射科住培学员需要在第二年时掌握食管癌的 TNM 分期。

二、食管癌 TNM 分期及示例

食管癌的 TNM 分期如下。

1. T 分期

Tis：重度不典型增生（HGD）。

T1：肿瘤侵犯黏膜固有层、黏膜肌层或者黏膜下层。

　　T1a 肿瘤侵犯黏膜固有层或黏膜肌层。

　　T1b 肿瘤侵犯黏膜下层。

T2：肿瘤侵犯食管固有肌层。

T3：肿瘤侵犯食管外膜。

T4：肿瘤侵犯邻近组织。

　　T4a 肿瘤侵犯食管周围组织，如胸膜、心包、奇静脉、膈肌或腹膜。

　　T4b 肿瘤侵犯周围重要结构，如主动脉、椎体或气管。

2. N 分期

Nx：区域淋巴结转移不能确定。

N0：无区域淋巴结转移。

N1：1—2 枚区域淋巴结转移。

N2：3—6 枚区域淋巴结转移。

N3：≥ 7 枚区域淋巴结转移。

3. M 分期

M0：无远处转移。

M1：有远处转移。

示例　男，67 岁，进行性吞咽困难 1 个月余，加重伴呕吐 1 天，行颈 + 胸部 CT 平扫及增强扫描检查。图像如图 8-3。

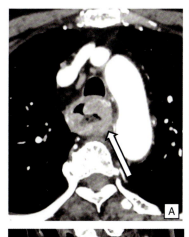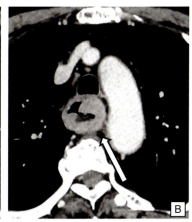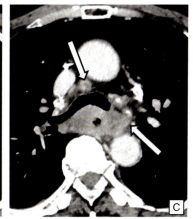

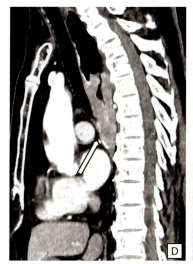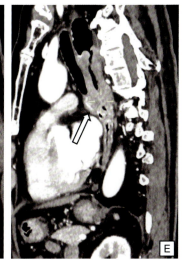

A—C 为 CT 增强扫描动脉期、静脉期轴位示食管壁不规则增厚并软组织肿块形成，呈不均匀明显强化，病变区食管壁部分外缘不光整（提示肿瘤侵犯食管外膜），纵隔见数个肿大淋巴结，呈不均匀强化。D 为 CT 增强扫描动脉期矢状位示胸 5—8 椎体水平食管壁不规则增厚并软组织肿块形成，部分突入管腔内，累及范围约 10cm，相应食管管腔狭窄，肿块以上食管稍扩张，增强扫描病变呈不均匀强化，病灶累及深肌层，且部分食管壁外缘不光整；E 为 CT 增强扫描动脉期斜矢状位可显示病变全貌。

图 8-3　食管胸中段鳞状细胞癌（T3N2M0），CT 平扫及增强扫描检查图像

第三节　食管病变：早期食管癌

一、食管癌概述及放射科住培要求

概述详见第一篇第三章第十四节的消化道病变：消化道肿瘤 - 食管癌部分。

早期食管癌及时根治预后良好，内镜或手术切除后 5 年生存率大于 90%，但食管癌在早期很少有症状，或仅有间歇性的食物通过滞留感或异物感，往往不引起重视。早期食管肿瘤仅浸润至食管黏膜、黏膜下层，在影像学上表现不明显或仅有食管壁轻微增厚，X 线钡餐造影尤其是气钡双重造影可以显示早期食管癌，胃镜检查取活检是确诊方法。

放射科住培学员在第二年需要掌握早期食管癌的影像表现。

二、早期食管癌的影像特点及示例

X 线钡餐造影尤其是气钡双重造影是检查、发现早期食管癌的重要方法，其检出率高于 CT，但由于对比剂停留时间过短，不容易显影观察，从而发生误诊或漏诊。所以在诊断早期食管癌时，应仔细观察食管壁的柔软度及食管黏膜像，当发现食管壁僵硬或发生黏膜中断、破坏时，就需要结合早期临床症状作出诊断，必要时行电子胃镜进一步检查。

（1）钡剂造影表现

①平坦型：切线位可见管壁边缘欠规则，扩张性稍差或钡剂涂布不连续；黏膜粗糙呈细颗粒状或大颗粒网状，提示癌灶糜烂。病灶附近黏膜粗细不均、扭曲或聚拢、中断。

②隆起型：病变呈不规则隆起、分叶或花边状边缘，表面呈颗粒状或结节状的充盈缺损，可由溃疡形成。

③凹陷型：切线位示管壁边缘轻微不规则，正位像可为单个或数个不规则浅钡斑，其外围见多个小颗粒状隆起或黏膜皱襞集中现象。

（2）CT表现

早期食管癌在CT上可无明显表现，或仅表现为食管局部黏膜增厚、毛糙，增强扫描可呈不均匀强化。

示例　男，52岁，因大便发现肝吸虫卵入院，入院后行胃镜检查意外发现食管黏膜病变，活检病理提示食管鳞状细胞癌，行胸部CT平扫＋增强扫描及食管钡餐造影检查。图像如图8-4。

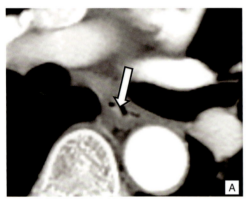
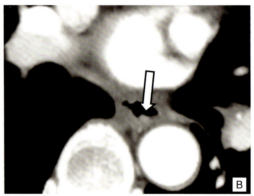
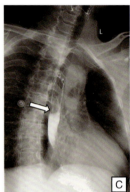

A、B为胸部CT增强扫描动脉期轴位，示食管中段（胸6椎体水平）后壁局部黏膜不规则稍增厚，增强扫描可见强化，强化密度高于肌层，病灶未累及肌层；C食管吞钡造影右前斜位示食管胸段（胸6椎体水平）后壁局部黏膜破坏，相应食管壁僵硬。

图8-4　食管中段早期食管癌（T1N0M0），CT增强扫描及食管钡餐造影图像

第四节　胃及十二指肠病变：十二指肠憩室

一、十二指肠憩室概述及放射科住培生要求

十二指肠憩室（duodenal diverticula，DD）是指肠壁局部向外膨出形成的袋状突起，是导致其他上消化道疾病的危险因素。近年来，越来越多的DD被内镜及腹部CT、MRI等影像检查发现。十二指肠憩室最常见的部位是十二指肠壶腹周围。DD无特定症状，可能会出现饱腹感、恶心、餐后疼痛等类似消化性溃疡的症状，部分严重的憩室常常合并有胆胰管相关疾病（Lemmel综合征），如壶腹部的十二指肠憩室压迫胆总管导致梗阻性黄疸、胰腺炎等。有明显影像表现的DD诊断并不难，更为重要的是需要掌握其并发症的影像表现及Lemmel综合征分级，而这一点往往容易被影像科医生忽略。

DD是放射科住培学员第二年需要掌握的疾病。

二、DD 影像特点及示例

X 线造影可以很好地显示十二指肠憩室，但无法观察肠腔外及腹部其他器官的情况，因此有明显症状及并发症的 DD 需要进行 CT 检查，CT 对 DD 及其并发症的诊断具有很高的特异性和敏感性。而 MRI 往往不作为常规检查项目，仅在特殊情况下使用。

（一）DD 影像表现

（1）X 线造影

憩室通常表现为突出肠腔外的圆形或椭圆形囊袋，肠黏膜光滑，合并憩室炎时毛糙。

（2）CT 表现

十二指肠憩室常表现为十二指肠内侧壁向腔外突出的囊状病灶，一般颈部较狭窄，内可有气液平面；增强扫描憩室壁强化，与十二指肠肠壁强化一致；可合并憩室炎、胰腺炎、胆管扩张及炎症。

（二）Lemmel 综合征分级

有学者根据十二指肠乳头旁憩室并发症的严重程度进行分级（仅供参考），但不一定适合所有的 DD。其分级如下。

0 级：单纯十二指肠憩室。

1 级：涉及胆胰相关炎症，包括非结石性胆囊炎、胆管炎、憩室周围炎症和水肿性胰腺炎。

2 级：伴发胆系结石或梗阻性黄疸。

3 级：伴发各类急重症，如重症胰腺炎等。

示例　女，63 岁，腹部疼痛约 6h，淀粉酶、脂肪酶明显升高，拟急性胰腺炎收入院，既往半年前有急性胰腺炎、胆囊炎病史在外院治疗（具体不详），行上腹部 CT 平扫及增强扫描检查。图像如图 8-5。

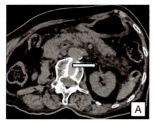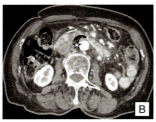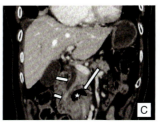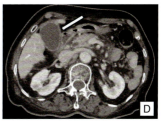

A 中 CT 平扫轴位胰腺周围见渗出影（胰腺炎）；B 中增强扫描动脉期轴位示十二指肠水平部上方向腔外突出的囊状影（星号），其内可见气液平面，增强扫描壁环形强化；C 中门静脉期冠状位示十二指肠水平部上方憩室合并胆总管下段壁增厚且明显强化（胆管炎，短箭头），肝外胆管轻度扩张（短箭头）；D 中 CT 门静脉期轴位示胆囊壁稍增厚、毛糙（胆囊炎）。

图 8-5　十二指肠水平部憩室合并胆道梗阻、胰腺炎、胆囊炎、胆管炎，即 Lemmel 综合征（1 级），CT 平扫及增强扫描图像

第五节　胃及十二指肠病变：胃溃疡的 CT 诊断

一、消化性溃疡概述及放射科住培要求

消化性溃疡（peptic ulcer，PU）是指胃肠道黏膜被胃酸和胃蛋白酶消化而发生的溃疡。胃溃疡（gastric ulcer，GU）和十二指肠溃疡（duodenal ulcer，DU）是最常见的消化性溃疡。DU 发病率高于 GU，且男性更多见；GU 好发于中老年，DU 好发于青壮年。临床主要表现为中上腹疼痛、反酸嗳气、恶心呕吐等胃

肠道症状；溃疡疼痛与饮食之间有明显的相关性和节律性，GU 表现为进食—疼痛—缓解（餐后痛），DU 表现为疼痛—进食—缓解（饥饿痛）；PU 并发症多见，常见上消化道出血、穿孔、梗阻及癌变等。

胃镜检查是确诊消化性溃疡的首选方法，X 线造影检查及 CT 也各具优势，可为消化性溃疡的诊断补充更多信息，尤其是对部分不能接受胃镜检查的患者。

GU 及 DU 是放射科住培学员第一、第二年均需要掌握的疾病，难度逐年递进，第一年掌握十二指肠溃疡的 X 线造影表现，以及良恶性胃溃疡 X 线造影的鉴别诊断，第二年掌握典型胃溃疡（包括溃疡型胃癌）及其并发症的 CT 诊断。

二、胃溃疡的 CT 表现及示例

X 线造影检查可显示胃溃疡的部位、大小及周围胃黏膜的情况；但近年来 CT 在显示溃疡病灶及整体评估中发挥越来越重要的作用，CT 增强扫描不仅能显示出胃溃疡及相应部位胃壁结构改变，还能清晰显示胃肠道腔外组织结构受累情况。典型胃溃疡的 CT 表现如下。

（1）平扫表现为溃疡处胃壁均匀增厚，黏膜下低密度水肿改变，多发生于胃小弯侧，较深溃疡可见凹陷的溃疡面，溃疡面光滑，邻近浆膜层外缘可有炎性渗出。

（2）增强扫描表现为动脉期强化的胃黏膜连续性中断。

（3）可发生消化道出血、穿孔及梗阻等并发症。

（4）当胃溃疡恶变或胃癌合并溃疡时，表现为胃壁不规则增厚、软组织肿块形成、腔内溃疡伴有周围淋巴结肿大及远处转移，增强扫描溃疡周围胃壁强化明显。

示例 男，56 岁，上腹痛 2 年余、加重 1 个月余，行上腹部 CT 平扫 + 增强扫描检查。图像如图 8-6。

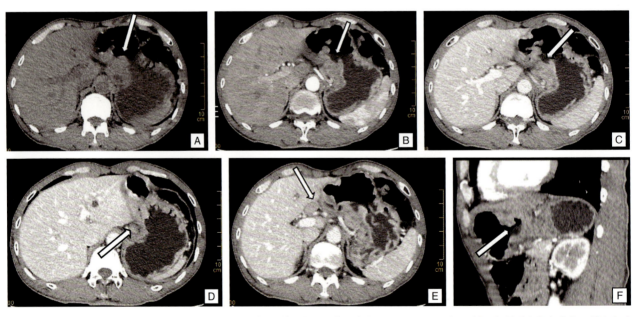

A 为 CT 平扫轴位，B 为 CT 增强扫描动脉期轴位，C—E 为 CT 增强扫描门静脉期轴位不同层面，F 为 CT 增强扫描动脉期矢状位。胃腔充盈良好，胃小弯侧胃壁不规则增厚并形成软组织肿块，相应部位胃黏膜破坏中断，局部溃疡形成呈"火山口样"改变；病变区胃壁外缘毛糙伴周围脂肪间隙密度增高，胃周小弯侧、肝门区见多个淋巴结显示，部分肿大；增强扫描增厚胃壁及肿大淋巴结呈不均匀明显强化。肝 S3 见一类圆形低密度影，边界清晰，增强扫描未见强化（囊肿）。胆道系统、脾脏、胰腺未见异常。

图 8-6 胃小弯溃疡型胃癌并区域淋巴结转移（T4aN2Mx），CT 平扫及多期增强扫描图像

第六节　胃及十二指肠病变：胃印戒细胞癌

一、胃癌概述及放射科住培要求

胃癌（gastric carcinoma）是我国发病率和死亡率都较高的消化道恶性肿瘤，印戒细胞癌（signet ring cell carcinoma，SRCC）是其中一种特殊类型，世界卫生组织将肿瘤组织主要成分（＞50%）由印戒细胞（具有突出胞浆黏蛋白的肿瘤细胞）组成的腺癌定义为印戒细胞癌。胃印戒细胞癌起源于胃黏膜固有层中胃腺体的峡部及颈上部未分化干细胞，是一种分化程度低、具有特征性的黏液分泌性腺癌。胃印戒细胞癌发病率占原发性胃癌的3.4%—3.9%，且近年来逐渐上升，具有发病年龄轻、分化差、侵袭性强、恶性程度高、胃壁内弥漫性浸润型生长等特点，严重影响着患者的生活质量和生存期，早期诊断和治疗是提高患者生存率的关键。

胃癌是放射科住培学员第一、第二、第三年均需要掌握的疾病，难度按年度逐年递进，第一年掌握典型胃癌病例，第二年掌握特殊类型胃癌（如胃印戒细胞癌），第三年掌握胃癌TMN分期，逐年递进系统地掌握胃癌的影像诊断。

二、胃癌的影像特点及示例

影像检查目前已广泛应用于胃癌的诊断和临床治疗效果的评估，其中多层螺旋CT薄层增强扫描的高空间分辨率和高对比度使得CT在评价胃癌T分期、胃癌血供、胃周血管以及淋巴结转移等方面的准确性大大提高，为临床精确诊疗提供了有效的参考。

早期胃印戒细胞癌缺乏特异性CT表现，进展期胃印戒细胞癌的弥漫性浸润型外观和溃疡浸润型外观较其他类型胃癌更为常见，这与胃印戒细胞癌病理特征相符，即Borrmann Ⅲ型和Ⅳ型是进展期胃印戒细胞癌最常见的模式。

（1）平扫：肿瘤沿着胃壁浸润性生长，从黏膜层至胃壁各层。表面常见颗粒样增生，黏膜平坦而粗糙，黏膜与黏膜下层固定，胃壁增厚，柔软度降低。可伴有较多的纤维增生，导致胃壁僵硬，当侵及全胃时致整个胃壁弥漫性增厚，胃腔缩窄，称"皮革胃"。

（2）增强扫描：常出现分层强化，当癌灶尚未浸润全层时，胃印戒细胞癌增厚层及强化层均为内层，与相对强化较弱的中外层形成分层强化，黏膜下层的强化程度较高。当癌灶弥漫性浸润全层时，多层结构保留较少，此时表现出非分层、均匀强化。大部分胃印戒细胞癌CT增强扫描病灶会有延迟强化表现，尤其是出现低强化区的延迟强化，即强化峰值多位于延迟期。

（3）淋巴结转移：增大淋巴结呈蚕食状或囊状、周边高密度中心低密度、相对高密度及花斑状、呈串珠状排列、呈块状增大且对血管产生压迫或者短轴与长轴比值≥0.7、环状强化、非均一强化及动脉期强化等征象的出现均可能提示转移淋巴结。

（4）腹膜转移：是胃癌最常见的转移方式，如腹膜、肠系膜、腹腔脂肪组织广泛受累，可造成腹部肠曲、脏器位置固定，呈"冰冻状"，称之为"冰冻腹"。

示例　男，42岁，腹痛、呕吐半个月余，行全腹部CT平扫及增强扫描检查。图像如图8-7。

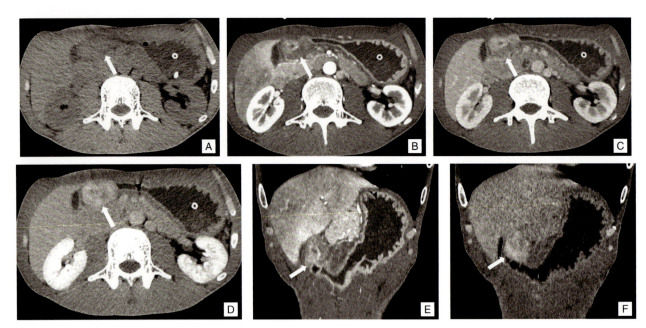

A 为 CT 平扫轴位，B—D 分别为 CT 增强扫描动脉期、门静脉期、平衡期轴位，E、F 分别为 CT 增强扫描动脉期、门静脉期冠状位。胃腔充盈尚可，胃窦部胃壁明显不均匀增厚，较厚处约 1.5cm，相应胃腔狭窄，增强扫描动脉期增厚胃壁呈不均匀明显强化，可见分层样强化改变，低强化区延迟强化。胃窦周围脂肪间隙模糊，未见肿大淋巴结。动脉期肝脏实质见片状一过性高灌注，门静脉期及延迟期与肝实质呈等密度。

图 8-7　胃窦部印戒细胞癌，CT 平扫及多期增强扫描图像

第七节　结直肠病变：结直肠癌

一、结直肠癌概述及放射科住培要求

黏液腺癌（mucinous adenocarcinoma，MAC）是结直肠腺癌中一个独特的亚型，占结直肠癌的 5%—15%，其特征为瘤体含丰富（至少占 50%）的黏液，临床症状无特异性，具有较强的侵袭性，易出现淋巴结及腹膜转移，局部复发率较高，在影像诊断时特别需要注意观察有无腹膜种植转移。

概述详见第一篇第三章第十六节的消化道病变：消化道肿瘤 – 结直肠癌。

结直肠癌是放射科住培学员第一、第二、第三年均需要掌握的疾病，难度逐年递进，其中第一年掌握典型结肠腺癌病例，第二年掌握黏液腺癌（易误诊）等少见病理类型病例，第三年掌握小而扁平病例（侧向发育型肿瘤，易漏诊）及高分辨率 MRI 直肠癌病例，逐年递进地系统掌握结直肠癌的影像诊断。

二、结直肠黏液腺癌的影像特点及示例

CT 是结直肠黏液腺癌的重要影像检查方法，可准确定位、明确病灶数目，同时观察肠腔内外侵犯情况，观察腹膜及腹腔其他脏器、淋巴结是否转移，特别需要注意观察有无腹膜种植转移，结直肠黏液腺癌尤其需要注意与炎性病变鉴别。典型结直肠黏液癌的 CT 表现如下。

（1）肠壁环形明显不规则增厚，病灶范围较广泛。

（2）增强扫描病灶呈不均匀明显强化，可见不同比例的低密度不强化区域，这与病理上含丰富的黏液有关，低密度区可合并有钙化。

（3）可并发肠梗阻。

（4）具有较强的侵袭性，易合并淋巴结及腹膜种植转移。

（5）可发生其他器官转移。

示例 1　男，58 岁，反复腹胀、腹痛 12 天，行全腹部 CT 平扫 + 增强扫描检查。图像如图 8-8。

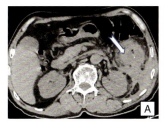 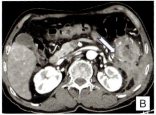 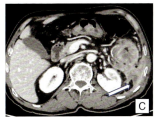 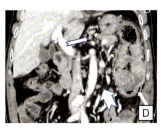

A—C 分别为全腹部 CT 平扫、增强扫描动脉期、门静脉期轴位，D 为门静脉期冠状位。降结肠壁环形不规则增厚、僵硬并形成软组织肿块、累及长度约 10cm，相应管腔狭窄，病灶密度不均匀，内见多发低密度囊性区域，增强扫描实性部分呈不均匀明显强化，囊性部分不强化（黏液）；肠壁浆膜面模糊，累及邻近腹膜、左肾前筋膜；病变周围及肠系膜区见多发淋巴结显示，较大者直径约 0.9cm。

图 8-8　降结肠黏液腺癌（T4N2Mx），CT 平扫及多期增强扫描图像

需要注意同时多发结肠癌、其他肠段多发腺瘤性息肉的情况。

示例 2　男，69 岁，反复腹胀、腹痛 12 天，行全腹部 CT 平扫 + 增强扫描检查。图像如图 8-9。

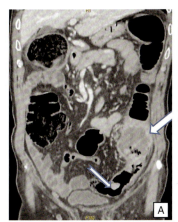 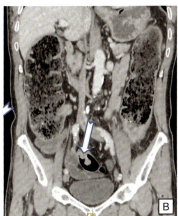 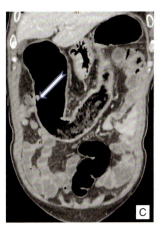

降结肠黏液腺癌（黏液含量高）并肠梗阻（A）、乙状结肠管状腺癌（B），结肠多发腺瘤性息肉（A、C）。

图 8-9　全腹部 CT 增强门静脉期冠状位重建图像

第八节　肝脏病变：肝脓肿

一、肝脓肿概述及放射科住培要求

　　肝脓肿（liver abscess，LA）是致病菌通过胆道、肝动脉、门静脉或直接蔓延等途径侵入肝脏而引起的肝内局灶性、化脓性病变，是临床上常见的消化系统感染性疾病之一。肝脓肿好发于肝右叶，常见病原菌包括细菌、真菌、阿米巴，其中细菌性肝脓肿最为常见，占肝脓肿发病率的 80%。多见于老年人及有糖尿病、脂肪肝的中青年，临床主要症状有高热、寒战、肝区疼痛、压痛等，实验室检查白细胞计数和中性粒细胞百分比升高。肝脓肿分为三期：炎症期、脓肿形成初期、脓肿形成期。

　　肝脓肿是放射科住培学员第二年需要掌握的疾病。

二、肝脓肿的影像特点及示例

超声常作为肝脓肿的首选影像检查方法，具有简单、经济、无创等特点。CT 检查特异性较超声高，可发现较小病灶，在肝脓肿的不同时期呈现不同的影像表现。超声和 CT 不仅可用于诊断，还可以引导介入穿刺治疗。肝脓肿的 MRI 平扫及增强特点与 CT 表现相似，但是 MR-DWI 对于肝脓肿的显示更具特征性和优越性，表现为脓腔 DWI 扩散受限，ADC 图呈低信号。肝脓肿的病理改变过程：炎症期肝组织水肿充血、白细胞浸润；脓肿形成初期肝细胞开始出现坏死，部分溶解、液化，形成数个小脓包；脓肿形成期较小的脓肿逐渐融合成较大的脓腔，内部液化坏死较为彻底。CT 和 MRI 平扫及增强能反映脓肿各个时期的病理改变，对诊断和治疗效果有较高价值，其中脓肿形成期的影像表现最具特征性，本节以脓肿形成期为例进行阐述。

1. 典型肝脓肿的 CT 表现（脓肿形成期）

（1）平扫：

①脓腔为单发或多发低密度区，呈圆形或类圆形。

②脓肿壁呈稍高于脓腔但低于正常肝组织的环形带。

③早期病变边界多数不清楚，后期边界较为清楚。

④约 20% 的脓肿内可出现气体或液平，发现气体为可靠征象。

（2）增强扫描：

①环靶征为病灶中心低密度区不强化，周围环呈不同程度的强化；"单环"代表强化脓肿壁，"双环"代表脓肿壁 + 周围水肿带，"三环"代表脓肿壁内层坏死无强化 + 外层纤维肉芽肿组织 + 周围水肿带。

②脓腔不强化，动脉期病灶周围肝实质一过性高灌注。

③多房脓肿显示病灶内多发线状样分隔，增强后分隔常有强化，呈蜂窝状改变。

2. 典型肝脓肿的 MRI 表现（脓肿形成期）

（1）平扫：

①脓腔在 T1WI 呈均匀或不均匀的低信号，T2WI 呈极高信号。

②环绕的脓肿壁，在 T1WI 上信号强度高于脓腔而低于肝实质，T2WI 呈中等信号。

③脓肿壁外侧的水肿带 T1WI 呈稍低信号，T2WI 呈稍高信号。

（2）增强：脓肿壁及分隔厚薄均匀持续强化，呈蜂窝样改变，脓腔不强化；脓肿周围的水肿 MRI 敏感性高于 CT，T1WI 呈稍低信号，T2WI 为稍高信号，称为"晕环征"；环靶征表现同 CT。

（3）DWI：较具特征性，壁及分隔在高 b 值 DWI 无扩散受限；而脓腔在高 b 值 DWI 呈高信号，ADC 图呈低信号，扩散受限。此征象为与肝内胆管癌等恶性肿瘤的 MR 鉴别诊断要点。

示例 男，38 岁，反复腹痛伴发热 5 天，行上腹部 CT 平扫 + 增强扫描检查。图像如图 8-10。

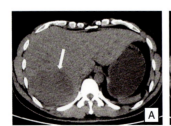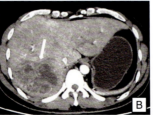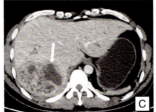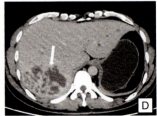

A 为 CT 平扫轴位，B—D 分别为 CT 增强扫描动脉期、门静脉期、平衡期轴位。肝 S7 见大小约 6.0cm×8.6cm×7.8cm 稍低密度肿块影，密度不均匀，边界不清，增强扫描病灶呈蜂窝状改变，动脉期病灶壁及分隔强化明显，门静脉期、平衡期持续强化，壁薄光整，内部低密度区无强化，门静脉期呈"双环"改变。肝内胆管轻度扩张。

图 8-10 肝 S7 脓肿（脓肿形成期），上腹部 CT 平扫及多期增强扫描图像

同一患者，行肝胆胰 MRI 平扫 + 增强（肝特异性对比剂）扫描检查。图像如图 8-11。

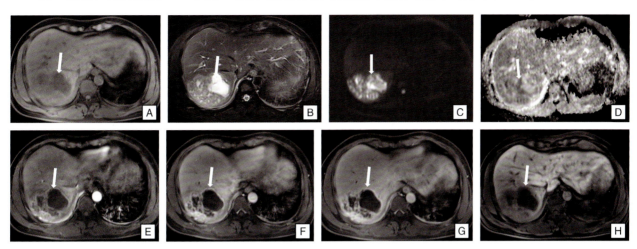

A 为 T1WI，B 为 T2WI-FS，C、D 为高 b 值 DWI 及 ADC，E—G 分别为增强扫描动脉期、门静脉期、延迟期，H 为肝胆特异期。肝脏外形稍增大，肝 S7 见一大小约 6.0cm×8.6cm×7.8cm 的肿块影，信号不均匀，T1WI 为稍低信号伴有更低信号区，T2WI 压脂呈稍高信号伴有点片状更高信号影，边界清晰；病灶环壁 DWI（b=1000）及 ADC 图均为等/稍高信号，坏死区 DWI（b=1000）呈明显高信号，ADC 部分呈低信号；增强扫描病灶呈蜂窝状改变，动脉期壁及分隔即明显强化，门静脉期、延迟期持续强化，壁薄光整，内部可见点片状无强化区，肝胆特异期壁及分隔为稍低信号，坏死区呈低信号。肝内胆管轻度扩张。

图 8-11　肝 S7 脓肿（脓肿形成期），肝胆胰 MRI 平扫及多期增强扫描图像

第九节　肝脏病变：肝内胆管癌

一、肝内胆管癌概述及放射科住培要求

胆管癌（cholangiocarcinoma）起源于胆管的上皮细胞，可发生于胆管的任何部位，分为肝内胆管癌、肝门部胆管癌以及肝外胆管癌；其发病隐匿，恶性程度高，患者预后差。早期临床症状往往无特殊表现，随着病情发展，患者可出现腹痛、乏力、恶心、纳差、黄疸等。若为肝门部胆管癌或肝外胆管癌，常以无痛性黄疸为首发症状。血清肿瘤标志物 CA19-9 和 CEA 通常升高。

肝内胆管癌（intrahepatic cholangiocarcinoma，ICC）又称周围型胆管癌，起源于肝脏二级胆管及以上分支胆管上皮细胞，是肝内第二大常见恶性肿瘤。根据病理类型主要分为腺癌、鳞癌和腺鳞癌三种，腺癌最常见，占比超过 90%。ICC 形态多样，主要分为肿块型、管周浸润型、管内生长型、混合型，其中以肿块型及混合型常见。

ICC 是放射科住培学员第二年需掌握的疾病。

二、肝内胆管癌影像表现及示例

CT 平扫呈不均匀稍低密度灶，常见分叶，边界不清；增强扫描动脉期病灶外周呈不均匀明显强化，静脉期及延迟期外周强化减退，中央可见延迟强化；周围胆管扩张，可见扩张胆管受侵及包埋征象；可合并病变区肝内胆管结石；可发生邻近肝包膜皱缩。

MRI 特异性较高：①T2WI 压脂序列肿块多呈内高外低信号改变；②卫星灶表现为肿块邻近区域散在小结节；③DWI 多表现为外周扩散受限明显，中央区扩散受限较弱，表现为"黑白靶征"；④可见邻近肝包膜回缩；⑤增强扫描呈外周快进快出，中央渐进性强化。

若肿块位于肝外胆管，除了与肝内胆管肿块的影像特点相同外，还可见胆管的突然截断、形态不规则、边缘不对称，梗阻以上肝内胆管表现为"软藤样"扩张。

示例 男，72岁，因"发现皮肤、巩膜黄染半个月余"入院。行上腹部CT平扫+增强扫描检查。图像如图8-12。

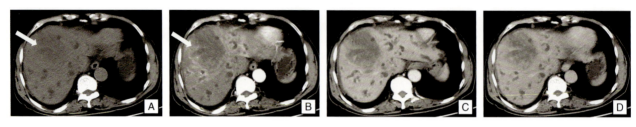

A为平扫，B为动脉期，C为门静脉期，D为平衡期。肝S4-8见大小约7.8cm×7.2cm×7.3cm的不规则稍低密度肿块影，边界欠清，密度不均匀，增强扫描动脉期边缘明显强化，中央轻度强化，门静脉期及延迟期边缘强化减退，中央区延迟强化。肝内胆管呈弥漫性"软藤样"扩张，病变区可见胆管受侵中断。

图8-12　肝S4-8肝内胆管癌，上腹部CT平扫+增强扫描各期轴位图像

该患者2天后行上腹部MRI平扫+增强扫描检查，图像如图8-13。

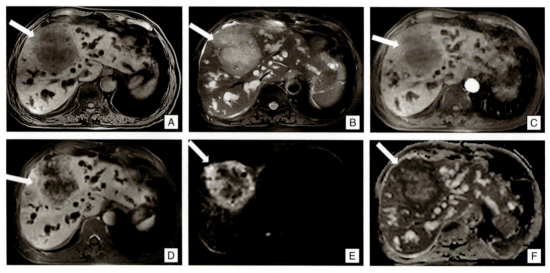

A为T1WI，B为T2WI压脂，C为增强扫描动脉期，D为增强扫描延迟期，E为高b值DWI，F为ADC图。肝S4-8见大小约7.8cm×7.2cm×7.3cm的异常信号肿块影，T1WI为稍低信号，T2WI压脂呈稍高-高信号，边界清，信号不均，DWI示病灶周围呈高信号、中央呈等信号，相应ADC呈周围低信号、中央稍高信号；动态增强扫描动脉期边缘不均匀强化，延迟期内见不均匀片状延迟强化灶；肝内胆管呈弥漫性"软藤样"扩张。

图8-13　肝S4-8肝内胆管癌，上腹部MRI平扫+增强扫描各期轴位图像

第十节　肝脏病变：肝转移瘤

一、肝转移瘤概述

肝转移瘤（liver metastases）是肝脏最常见的继发性恶性肿瘤，因为肝脏是恶性肿瘤常见的转移器官之一。恶性肿瘤转移至肝脏主要有四条途径：经肝动脉转移、经门静脉转移、直接侵犯、经肝门部淋巴结转移。容易发生肝转移的肿瘤有消化道肿瘤、肺癌、乳腺癌等，大多数肝转移瘤为多发。

肝转移瘤是放射科住培学员第二年需掌握的疾病。

二、肝转移瘤的影像特点及示例

CT/MRI 平扫：肝实质内多发大小不等的类圆形结节或肿块，少数单发；密度 / 信号可均匀或不均匀；多数结节边界清晰，少数较大肿块边缘模糊。

CT/MRI 增强：乏血供（常见）——环形强化，中央多见无强化区，如"牛眼征"。富血供——动脉期明显强化、门静脉期强化减退，类似于肝癌强化方式。囊性转移瘤——病灶密度为囊性，边缘强化但隐蔽，有时仅可见强化的壁结节，易被忽略而被误诊为囊肿。

示例 1　男，56 岁，盲肠癌术后 3 年就诊，行腹部 CT 平扫 + 增强扫描。图像如图 8-14。

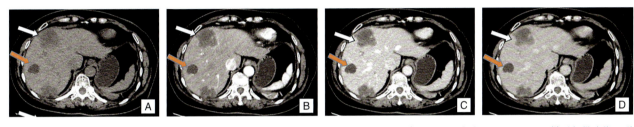

A 为平扫，B 为增强扫描动脉期，C 为门静脉期，D 为平衡期。肝脏见多发类圆形稍低密度影，最大者约 6.0cm×5.0cm，增强扫描边缘环形强化，内部无强化，其中肝 S7 一病灶侵及右侧局部横膈。另肝 S7-8 交界区（橙色箭头）见一直径约 2.7cm 的类圆形低密度影，边界清晰，密度均匀，CT 值约 7HU，增强扫描无强化。

图 8-14　肝脏多发转移瘤，肝 S7、S8 交界区囊肿，上腹部 CT 平扫 + 增强扫描各期轴位图像

示例 2　男，45 岁，确诊鼻咽癌 2 年，行上腹部 MRI 平扫 + 增强（特异性对比剂）扫描检查。图像如图 8-15。

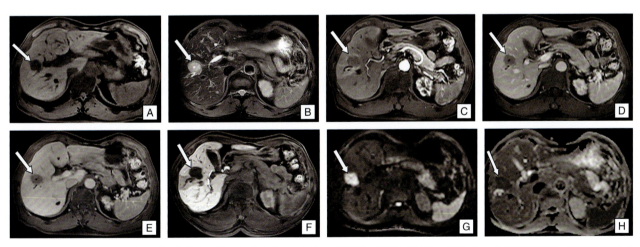

A—H 分别为 T1WI、T2WI 压脂、增强扫描动脉期、门静脉期、延迟期、肝胆期、DWI 及 ADC 图。肝 S5 见一类圆形 T1WI 低、T2WI 压脂稍高信号影，边界清晰，大小约 2.5cm×2.2cm×3.3cm，信号不均，DWI 序列为高信号，ADC 图呈低信号，提示病灶扩散受限；增强扫描动脉期病灶呈明显环形强化，门静脉期及延迟期强化减退，见"牛眼征"，肝胆特异期病灶无摄取，呈明显低信号。

图 8-15　肝 S5 转移瘤，上腹部 MRI 平扫 +DWI+ 增强扫描各期轴位图像

示例 3 患者因小肠间质瘤术后 1 年入院复查。行上腹部 CT 平扫 + 增强扫描、MRI 平扫 + 增强扫描检查。图像如图 8-16。

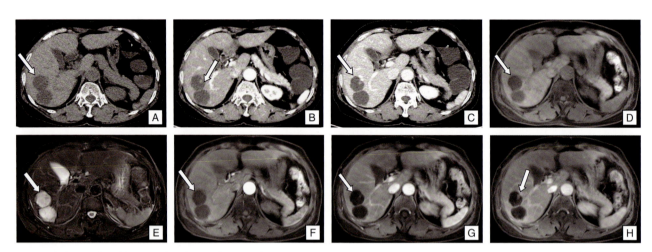

A—C 分别为 CT 平扫、增强扫描动脉期及门静脉期图像。肝右叶见 2 个类球形低密度灶，边界清晰，较大者直径约 2.8cm，增强扫描病灶内见壁结节强化。D—H 分别为 T1WI、T2WI 压脂、MRI 增强动脉早期、动脉晚期、门静脉期图像。肝右叶见 2 个囊性病灶，较大者直径约 2.8cm，T1WI 为低信号，T2WI 压脂呈高信号，信号不均匀，其内可见 T2WI 压脂稍高信号壁结节，增强扫描壁结节强化。

图 8-16 肝右叶多发转移瘤，上腹部 CT 平扫 + 增强扫描、MRI 平扫 + 增强扫描轴位图像

第十一节　胆系病变：胆囊癌

一、胆囊癌概述及放射科住培要求

胆囊癌（gallbladder carcinoma）是最常见的胆道系统恶性肿瘤，胆囊癌多起源于胆囊底部和体部，组织病理学 90% 为腺癌，因其具有恶性程度高、发病隐匿和极易复发转移等特点，总体预后极差，患者 5 年生存率仅为 5%，未达到根治患者的 5 年生存率为 0。胆囊癌综合治疗方式主要有外科治疗、放化疗、靶向治疗和免疫治疗等。胆囊癌对放化疗敏感性极低，且靶向治疗和内分泌治疗在临床仍处于探索阶段，因此外科根治手术是最有效的治疗方式。

胆囊癌是放射科住培学员第二年需要掌握的疾病。

二、胆囊癌的影像特点及示例

超声在临床应用广泛，操作简单、方便且无创，对筛查早期胆囊癌有明显优势，但漏误诊率较高，这可能与医师手法、病灶小、胆汁黏稠度等因素有关。CT、MRI 对胆囊癌的显示有明显优势，且能通过多种重建方式全方位观察病变，但 CT 在早期胆囊癌与慢性胆囊炎、胆囊腺肌病的鉴别方面容易混淆，造成误诊。MRI 可实现多参数、多角度及功能成像，对胆囊癌的诊断准确率较高。近几年影像学的发展对术前评估起到了很好的推动作用，特别是肿瘤的分期诊断，包括原发肿瘤大小（T）、区域淋巴结状态（N）和远处转移（M），对肿瘤的分期评估及后续治疗起着至关重要的作用。

1. 典型胆囊癌的 CT 表现及示例

（1）直接征象。

①胆囊壁增厚型：胆囊壁局限性或弥漫性的不规则增厚，内缘凹凸不平，增强扫描强化明显。

②结节型：胆囊底、体部单发或多发向腔内生长的乳头状结节，基底部可局限性增厚，胆囊腔存在。

③肿块型：胆囊窝显示软组织肿块，致使胆囊腔明显缩小或消失，肿块密度不均匀，强化明显，肿块与肝周边可分界不清。

（2）间接征象。

①直接侵犯邻近肝组织：邻近肝组织出现稍低密度区，增强扫描异常强化。

②胆囊内可合并结石。

③肝内转移瘤表现。

④直接侵犯胆管或肝门淋巴结转移压迫：肝门水平胆道梗阻，肝内胆管不同程度扩张。

示例　男，71 岁，反复腹部疼痛 10 天，行上腹部 CT 平扫＋增强扫描检查。图像如图 8-17。

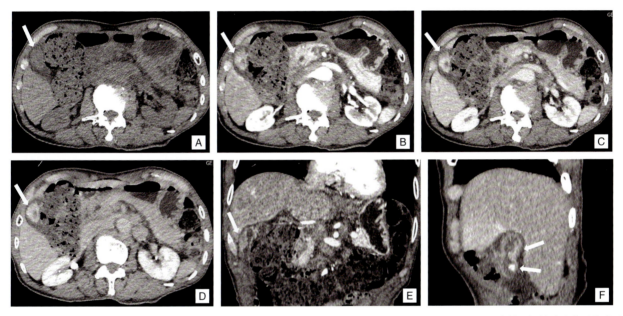

A 为 CT 平扫轴位，B 为增强扫描动脉期轴位，C 为增强扫描门静脉期轴位，D 为增强扫描平衡期轴位，E、F 为增强扫描动脉期冠状位及矢状位。胆囊呈"葫芦样"改变，壁毛糙，囊壁局部不规则增厚，最厚处约 0.8cm，增强扫描囊壁呈不均匀明显强化；胆囊腔内见大小约 0.8cm×0.7cm 的颗粒状致密影；胆囊周围脂肪间隙模糊，胆囊窝积液。

图 8-17　胆囊癌，胆囊结石并胆囊炎，上腹部 CT 平扫及多期增强扫描图像

2. 典型胆囊癌的 MRI 表现及示例

（1）胆囊壁不规则增厚，T1WI 呈稍低信号，T2WI 稍高信号，DWI 表现为高信号，相应 ADC 呈低信号（扩散受限）；T2WI 上肿块周围的肝实质可出现不规则高信号带，提示肿瘤侵犯肝脏。MRCP 显示胆胰管解剖关系，对浸润胆道的胆囊癌较为敏感。

（2）增强扫描：肿块动脉期明显强化，门静脉期或延迟期持续强化。

示例　男，63 岁，反复胸腹部疼痛半个月余，行肝胆胰 MRI 平扫＋增强扫描检查。图像如图 8-18。

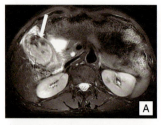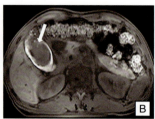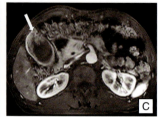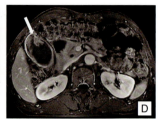

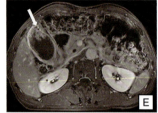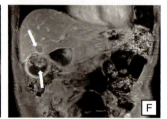

A 为 T2WI 压脂轴位，B 为 T1WI 轴位，C—E 分别为增强扫描动脉期、门静脉期、平衡期轴位，F 为增强扫描延迟期冠状位。胆囊底壁不规则增厚，信号不均匀，T1WI 稍低信号，T2WI 稍高、稍低信号，增强扫描动脉期呈不均匀明显强化，门静脉期、平衡期呈持续强化；邻近肝实质见一直径约 1.0cm 的类圆形异常强化结节。

图 8-18 胆囊癌并肝转移，肝胆胰 MRI 平扫及多期增强扫描图像

第十二节 胆系病变：肝外胆管癌

一、肝外胆管癌概述及放射科住培要求

肝外胆管癌（extrahepatic cholangiocarcinoma，ECC）是指起源于肝外胆管包括肝门区至胆总管下端胆管的恶性肿瘤。在美国癌症联合会（American Joint Committee on Cancer，AJCC）第 8 版指南中，肝外胆管癌分为肝门胆管癌和远端胆管癌，其中发生在肝总管及其以上肝外胆管是肝门胆管癌，发生在肝总管以下胆管是远端胆管癌。近年来，肝外胆管癌的发病率逐渐升高，且预后较差，当患者出现黄疸、腹痛、消瘦等临床症状时常提示疾病已进入中晚期，而早期胆管癌较难发现。按照《消化系统肿瘤 WHO 分类》（第 5 版）ECC 病理类型包括胆管上皮癌、鳞状细胞癌、腺鳞癌和未分化癌等，以胆管上皮癌最多见。ECC 按其病理形态学又可大致分为三型：浸润型、结节型以及乳头型，其中以浸润型最为多见。结节型及乳头型 ECC 表现为沿胆管壁向腔内生长的结节或肿块，肿瘤长径一般小于 2cm；浸润型 ECC 表现为沿胆管壁周径生长并可引起胆管局限性狭窄，晚期则可发生胆道梗阻。美国癌症联合会 2017 年发布的第 8 版 TNM 分期系统对 ECC 分期进行了完善。

ECC 是放射科住培学员第二年需要掌握的疾病。

二、肝外胆管癌的影像特点及示例

影像检查是当前诊断 ECC 的首选检查方法，包括彩色多普勒超声、CT、MRI、PET/CT、PET/MR 以及经内镜逆行性胰胆管造影术（ERCP），而比较理想的影像检查方法是 CT 及 MRI，既能明确病变位置，又能确定病变与周围肝实质及血管的关系，包括是否发生淋巴结转移及远处转移等。

1. 典型肝外胆管癌的 CT 表现及示例

肿瘤病变近侧端胆道扩张，病变胆管内出现结节状 / 肿块样病灶，或偏心性 / 环形不均匀增厚，边缘不规则，尤其是管内结节乳头型胆管癌的胆管扩张更显著，常表现为"软藤状"弥漫性肝内胆管扩张，狭窄段以下胆管正常，胆囊增大，无胰管扩张。由于肿瘤中心含丰富的纤维组织而细胞成分较少，对比剂进入和廓清速度较慢，增强后动脉期肿块轻度强化，门静脉期及平衡期延迟强化。

示例　男，53 岁，发现皮肤、巩膜黄染 1 个月余，行上腹部 CT 平扫 + 增强扫描及胆道造影检查。图像如图 8-19。

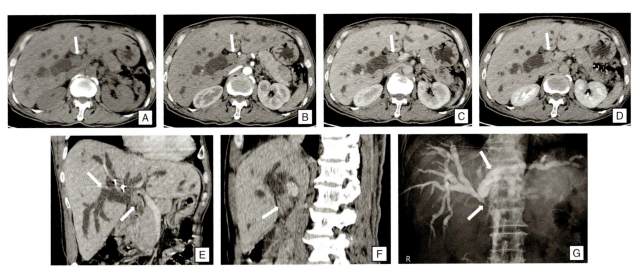

A—D 分别为 CT 平扫、增强扫描动脉期、门静脉期、平衡期轴位，E、F 为增强扫描平衡期冠状位、矢状位，G 为经皮胆道造影。右侧肝内胆管可见一体外引流管留置。肝门部胆管内见一大小约 2.4cm×1.8cm×1.4cm 的软组织密度结节影，密度均匀，边界清，病变段胆管明显狭窄，其以上肝内胆管弥漫性明显扩张，呈"软藤征"，病灶以下肝外胆管未见扩张；增强扫描动脉期病灶轻度强化，门静脉期、平衡期可见渐进性强化。经皮胆道造影示肝门部肝总管明显狭窄梗阻，肝内胆管"软藤样"扩张。

图 8-19　肝门部胆管癌，CT 平扫 + 多期增强扫描及胆道造影图像

2. 典型 ECC 的 MRI 表现及示例

肿瘤在 T1WI 上为稍低信号，T2WI 稍高信号，DWI 为高信号，相应 ADC 呈低信号（扩散受限），增强表现与 CT 相似；MRCP 显示胆总管截断性梗阻，管腔狭窄，偏心性，腔内有不规则充盈缺损，狭窄段以上胆管及肝内胆管明显扩张呈"软藤样"改变，胆囊增大。

示例　男，66 岁，纳差查因，行肝胆胰 MRI 平扫 + 增强扫描检查。图像如图 8-20。

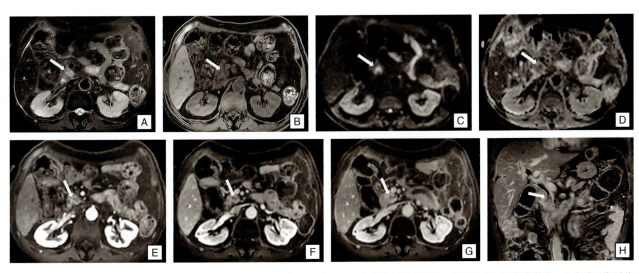

A 为 T2WI 压脂轴位，B 为 T1WI 轴位，C 为 DWI（b=1000），D 为 ADC 图，E—G 为增强扫描动脉期、门静脉期、平衡期轴位，H 为延迟期冠状位。胆总管下段管壁不均匀环形增厚并突向腔内，表现为 T1WI 等信号、T2WI 稍高信号，DWI 呈高信号，ADC 图为低信号（扩散受限）；增强扫描动脉期病变呈不均匀轻−中度强化，门静脉期、平衡期渐进性延迟强化，边缘欠清，病变大小约 1.5cm×1.2cm×1.1cm，相应胆管腔狭窄，其上肝内外胆管可见扩张。

图 8-20　胆总管下段胆管癌，MRI 平扫、DWI 及多期增强扫描图像

第十三节 胆系病变：胆系炎症与结石

一、胆系炎症与结石概况及放射科住培要求

胆道结石是胆道系统常见疾病，胆固醇代谢失调及胆汁淤积是结石形成的主要原因，主要包括胆囊结石、胆总管结石、左右肝管及肝总管结石、肝内胆管结石，可单独存在，也可合并发生。胆囊结石合并胆总管结石属于胆道结石中复杂类型，且易引起胆囊炎、胰腺炎等，通常临床上建议尽早清除结石，以促使胆汁顺畅流通。常规的内科疗法难以避免结石残留，需采取手术治疗。术前应明确结石分布情况、胆道系统病变及肝实质病变。

胆系炎症与结石是放射科住培学员第一年、第二年都需要掌握的疾病，其中第一年掌握典型病例，第二年掌握不典型病例。

二、胆系炎症与结石的影像特点及示例

目前超声、CT、MRI 已成为本病临床主要检查手段，超声检查具有操作方便、费用低、非侵袭性、可重复检查等优点，但其诊断准确性容易受到医生的操作水平和肠气等主客观因素的影响。在决定行外科手术治疗前需要行其他影像检查。CT 可全面显示结石分布、胆管系统扩张、肝脏实质病变，与超声联合应用能提供可靠诊断依据。MRI+MRCP 可全面显示结石的分布、肝实质的病变、胆管狭窄及扩张，是无创性胆道系统成像方法，兼具断层扫描及胆道成像的优点。所以，影像诊断报告要对胆道结石进行全面描述，然后作出定性诊断，可为临床选择诊疗方案提供重要依据。胆系炎症与结石的影像表现如下。

胆系结石分为胆色素型、胆固醇型和混合型。胆色素型结石为致密影（最常见），胆固醇型结石为脂肪密度影，混合型结石为混杂密度。极少数胆结石表现为 CT 等密度影而无法显示，MRI-T1WI、T2WI 均呈无信号或低信号可明确诊断，从而弥补 CT 无法显示的不足。胆道炎症表现为胆道壁环形均匀增厚，增强扫描呈持续均匀强化，可有胆管狭窄，可伴胆道积气。

示例 1 女，65 岁，上腹痛 8h，行上腹部 CT 平扫＋增强扫描及肝胆胰 MRI 平扫及 MRCP 检查。

先行 CT 平扫＋增强扫描检查，图像如图 8-21。后行肝胆胰 MRI 平扫＋MRCP 检查，图像如图 8-22。

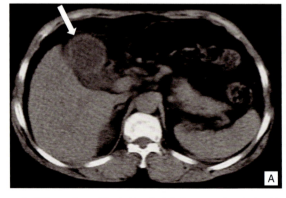
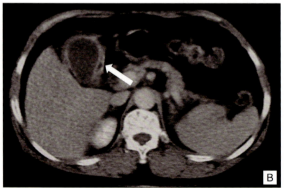

A 为 CT 平扫轴位，B 为 CT 增强扫描门静脉期轴位。胆囊壁水肿、增厚，边缘毛糙，胆囊窝见少量积液，胆囊腔内未见明确异常密度影。

图 8-21 胆囊炎，上腹部 CT 平扫及增强扫描门静脉期轴位图像

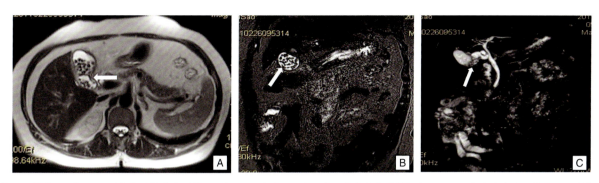

A 为 T2WI 轴位，B 为 MRCP 冠状位原始薄层图像，C 为 MRCP 重建。胆囊腔内见多发小结节样低信号影，胆囊壁稍水肿、增厚，胆总管、肝总管、肝内胆管、主胰管未见扩张及充盈缺损。

图 8-22　胆囊多发结石并胆囊炎，肝胆胰 MRI 平扫及 MRCP 图像

示例2　女，32岁，腹痛并黄疸半个月余，行上腹部 CT 平扫 + 增强扫描、肝胆胰 MRI 平扫及 MRCP 检查。图像如图 8-23、图 8-24。

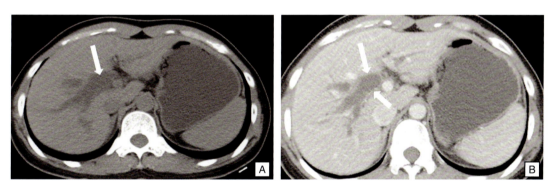

A 为 CT 平扫轴位，B 为 CT 增强扫描门静脉期轴位。肝内胆管扩张，壁稍增厚，胆管内未见明确结石影，增强扫描扩张胆管的胆管壁可见强化。

图 8-23　肝内胆管扩张、胆管炎，上腹部 CT 平扫及增强扫描门静脉期轴位图像

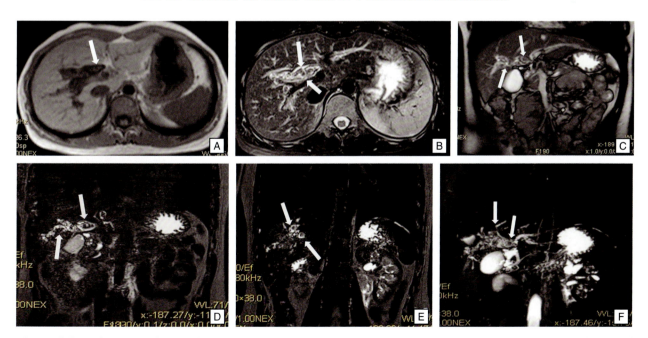

A 为 T1WI 轴位，B 为 T2WI 压脂轴位，C 为 T2WI 冠状位，D、E 为 MRCP 冠状位原始薄层图像，F 为 MRCP 重建。肝内胆管见多发大小不等 T1WI 等信号、T2WI 稍低信号影，MRCP 示肝内胆管多发充盈缺损影，胆管壁稍增厚。肝外胆管、主胰管未见扩张及充盈缺损，胆囊未见异常。

图 8-24　肝内胆管多发结石并胆管扩张、胆管炎，肝胆胰 MRI 平扫及 MRCP 图像

第十四节　胰腺病变：胰腺炎

一、胰腺炎概述及放射科住培要求

急性胰腺炎、慢性胰腺炎概述详见第一篇第三章消化、泌尿系统疾病的第十一节胰腺病变：胰腺炎。

胰腺炎是放射科住培学员第一、第二、第三年均需要掌握的疾病，难度逐年递进，第一年掌握急性胰腺炎、慢性胰腺炎的典型征象，第二年进一步掌握比较复杂的胰腺炎，例如胰腺癌并胰腺炎，第三年则需掌握特殊类型胰腺炎如自身免疫性胰腺炎，以便系统地掌握胰腺炎的影像表现。

二、导致胰腺炎的原因及示例

胰腺炎的病因主要由胆系疾病及暴饮暴食引发，胆系疾病有结石、寄生虫、肿瘤等，CT、MRI 等影像检查除了发现胰腺炎并对胰腺炎的类型及严重程度进行评估以外，还需要尽可能寻找引起胰腺炎的原因，为临床制订治疗方案提供依据。

示例　男，55 岁，腹痛 10 余天，体重减轻 5kg。行上腹部 CT 平扫及增强扫描检查。图像如图 8-25。

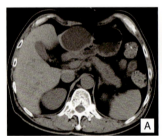
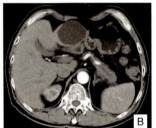
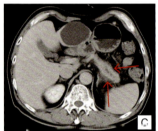
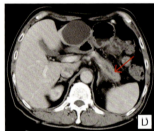

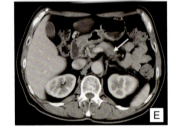

A 为 CT 平扫轴位，B 为 CT 增强扫描动脉期轴位，C、E 为门静脉期轴位，D 为平衡期轴位。胰腺体部可见大小约 0.7cm×0.5cm 的相对低强化结节（E，胰腺癌，易漏诊），胰腺体尾部胰管轻度扩张（D），胰腺体尾部肿胀增粗，周围脂肪间隙模糊，可见条片状渗出影（C）。

图 8-25　胰腺体部胰腺癌伴胰腺炎，CT 平扫及多期增强扫描图像

上述患者 2 个月后行上腹部 MRI 平扫 + 增强扫描复查。图像如图 8-26。

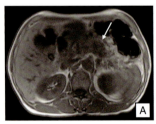
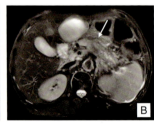
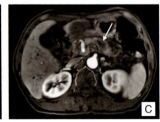
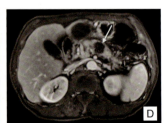

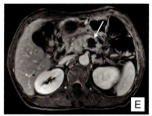
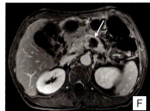
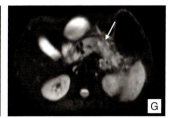
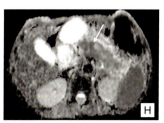
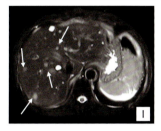

A 为 T1WI，B 为 T2WI 压脂，C 为增强扫描动脉晚期，D 为增强扫描静脉期，E 为增强扫描平衡期，F 为增强扫描延迟期，G 为 DWI，H 为 ADC，I 为 T2WI 压脂。胰腺体部见 T1WI 稍低、T2WI 压脂稍高信号结节状病灶，大小约 1.5cm×1.4cm（较前增大），信号不均匀，边界不清，增强扫描相对低强化，DWI 呈高信号，相应 ADC 图呈低信号；肝脏新见多发小转移瘤（I）。

图 8-26 胰腺体部胰腺癌并肝脏多发转移瘤，MRI 平扫及增强扫描图像

第十五节 胰腺病变：胰腺癌

一、胰腺癌概述及放射科住培要求

胰腺癌（pancreatic carcinoma）为胰腺最常见的恶性肿瘤，约占胰腺恶性肿瘤的 75%—90%，男性多于女性，40—70 岁为发病高峰年龄，胰腺癌起病隐匿，侵袭性强，预后差。胰腺癌多发生在胰头部，早期无特异性症状和体征；随病情进展，胰头癌可导致进行性无痛性梗阻性黄疸，有时表现为反复发作的急性胰腺炎，胰腺体尾部肿瘤晚期可出现持续性剧烈的左腰背部疼痛。影像检查是胰腺癌诊断、分期、评估肿瘤可切除性以及治疗后随诊的重要手段。

胰腺癌的 TNM 分期有助于临床对胰腺癌的可切除性进行术前评估。影像检查对胰腺癌 TNM 分期具有重要价值，放射科住培学员第二年应掌握胰腺癌的 TNM 分期。

二、胰腺癌的 TNM 分期及示例

胰腺癌的 TNM 分期如下。

1. T 分期

Tx：原发肿瘤无法评估。

T0：无原发肿瘤证据。

Tis：原位癌（包括高级别导管上皮内瘤变、导管内乳头状黏液性肿瘤伴重度异型增生、导管内管状乳头状肿瘤伴重度异型增生、黏液性囊性肿瘤伴重度异型增生）。

T1：肿瘤最大径 ≤ 20mm。

T1a：肿瘤最大径 < 5mm。

T1b：5mm <肿瘤最大径 ≤ 10mm。

T1c：10mm <肿瘤最大径 ≤ 20mm。

T2：20mm <肿瘤最大径 ≤ 40mm。

T3：肿瘤最大径 > 40mm。

T4：肿瘤侵及腹腔动脉、肠系膜上动脉和（或）肝总动脉无论肿瘤大小。

2. N 分期

Nx：区域淋巴结无法评估。

N0：无区域淋巴结转移。

N1：1—3 枚区域淋巴结转移。

N2：≥ 4 枚区域淋巴结转移。

3. M 分期

M0：无远处转移。

M1：有远处转移。

示例 男，66 岁，腹痛 10 天，行上腹部 CT 平扫 + 增强扫描及 MRI 平扫 + 增强扫描检查。图像如图 8-27。

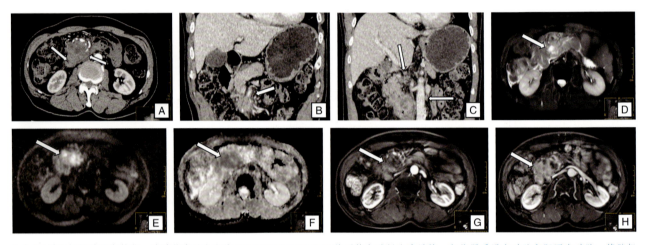

A 为 CT 增强扫描动脉期轴位，胰腺钩突见大小约 4.8cm×3.2cm×5.1cm 的不均匀稍低密度肿块，包绕肠系膜上动脉和肝固有动脉，管壁粗细不均，十二指肠水平段受侵；B 为 CT 门静脉期冠状位，肿块侵犯肠系膜上静脉，内可见充盈缺损；C 为 CT 门静脉期冠状位，腹主动脉旁、胰周数个淋巴结显示；D 为 T2WI-fs，胰头钩突部见稍高信号肿块影，边界模糊不清，内见斑片状高信号坏死区；E、F 为高 b 值 DWI（b=1000）肿块呈高信号，相应 ADC 图呈低信号；G、H 分别为 MRI 增强扫描动脉晚期和门静脉期，动脉晚期肿块呈不均匀轻度强化，门静脉期病变实质进一步强化，内见片状无强化区（坏死区），肿块边界模糊，与周围血管分界不清。

图 8-27　胰头钩突部胰腺癌（T4N1M0），上腹部 CT 增强扫描及 MRI 平扫及增强扫描图像

第十六节　胰腺病变：胰腺神经内分泌肿瘤

一、胰腺神经内分泌肿瘤概述及放射科住培要求

胰腺神经内分泌肿瘤（pancreatic neuroendocrine tumors，PNETs）是一组起源于神经内分泌细胞的少见的异质性胰腺肿瘤，可发生于各年龄段，无性别差异；大部分缓慢生长，生物学行为及预后好于胰腺癌；据临床表现分为非功能性（70%）和功能性（30%）两大类。非功能性神经内分泌肿瘤患者一般无任何症状，常因肿瘤体积较大产生压迫症状以及恶性者出现转移症状而就诊。而功能性神经内分泌肿瘤患者因分泌激素不同，可分为胰岛素瘤、胃泌素瘤、舒血管肠肽瘤、胰高血糖素瘤、生长激素释放抑制激素瘤等，以胰岛素瘤最常见。功能性神经内分泌肿瘤患者根据肿瘤分泌激素而出现不同的临床症状，例如胰岛素瘤患者表现为低血糖甚至昏迷，胃泌素瘤患者表现为顽固性消化性溃疡。

最新版《医学影像诊断学》第 5 版以及《中国神经内分泌肿瘤诊断指南（2020）》推荐使用 WHO

2019 年发布的消化系统肿瘤第 5 版分类及分级标准，根据肿瘤分化程度把神经内分泌肿瘤分为高分化的神经内分泌肿瘤和低分化的神经内分泌癌，根据 Ki-67 增殖指数和核分裂象进行分级，G1 级：核分裂 < 2/10HPF、Ki-67 < 3%；G2 级：核分裂 2—20/10HPF，Ki-67 为 3%—20%；G3 级：核分裂 > 2—20/10HPF，Ki-67 > 20%。神经内分泌癌根据细胞大小分为：大细胞神经内分泌癌、小细胞神经内分泌癌、混合性神经内分泌 - 非神经内分泌肿瘤（以前称为混合型神经内分泌癌）。

胰腺神经内分泌肿瘤是放射科住培学员第二年需要掌握的疾病。

二、胰腺神经内分泌肿瘤的影像特点及示例

影像检查目前用于明确肿瘤的部位、肿瘤影像特点以及有无周围淋巴结和肝脏转移等。增强 CT 检查可作为神经内分泌肿瘤患者的首选影像检查方法，CT 诊断特异性高于 MRI，但是敏感性低于 MRI。

典型胰腺神经内分泌肿瘤的 CT、MRI 表现及示例如下。

（1）功能性神经内分泌肿瘤多数瘤体较小，CT 平扫极易漏诊，仅有少数肿瘤较大，出现局限性肿块；增强 CT 绝大多数功能性肿瘤强化明显，动脉期肿瘤强化明显高于正常胰腺组织，静脉期肿瘤密度与正常胰腺组织密度接近，但是直径 < 2cm 的肿瘤敏感性降低。少数肿瘤为乏血供，动脉期强化不明显，呈较低密度，甚至为囊性改变。神经内分泌癌往往体积较大，边界不清，坏死、囊变、钙化常见，与胰腺癌难鉴别，可以侵犯周围血管，还可以发生肝脏或周围淋巴结转移。

（2）非功能性神经内分泌肿瘤往往体积较大，常因邻近器官的局部压迫或出现转移症状而就诊，肿块体积越大侵袭性越强。多发生在胰腺体尾部，肿块密度可不均匀，可出现液化、坏死、钙化。增强 CT 检查显示，肿瘤不均匀强化，实性部分强化较明显，坏死部分仍呈低密度。神经内分泌肿瘤 MRI 表现为 T1WI 低信号、T2WI 高信号。G2—3 级肿瘤易发生肝转移。

示例 1　男，74 岁，反复上腹部疼痛 3 个月余。行上腹部 CT 平扫及增强扫描检查。图像如图 8-28。

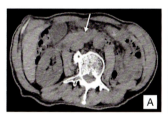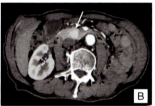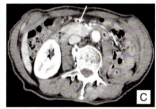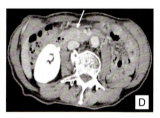

A 为平扫轴位，B 为增强扫描动脉期轴位，C 为增强扫描门静脉期轴位，D 为增强扫描平衡期轴位。胰头钩突部见类球形稍低密度结节，大小约 1.7cm×1.5cm×1.6cm，增强扫描动脉期可见明显强化，病灶密度明显高于周围正常胰腺组织，门静脉期、平衡期强化程度逐渐降低，平衡期与周围正常胰腺组织强化程度相似。

图 8-28　胰头钩突部胰岛细胞瘤，CT 平扫及多期增强扫描图像

示例 2　女，31 岁，反复上腹部疼痛 5 个月余。行上腹部 CT 平扫及增强扫描检查。图像如图 8-29。

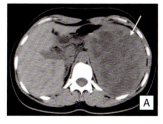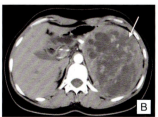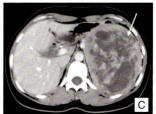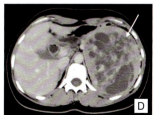

A 为平扫轴位，B 为动脉期轴位，C 为门静脉期轴位，D 为平衡期轴位。胰腺尾部见巨大软组织肿块，大小约 12.5cm×10.7cm×13.8cm，边界不清楚，密度不均匀，增强扫描实性部分呈不均匀明显强化，低密度区域未见强化。

图 8-29　胰腺高分化神经内分泌癌，CT 平扫及多期增强扫描图像

第十七节　脾病变：脾梗死

一、脾梗死概述及放射科住培要求

脾梗死（splenic infarction）是指由于脾动脉或其分支闭塞导致局部脾组织的缺血性坏死。常见原因为动脉粥样硬化形成斑块脱落、心脏内壁血栓脱落、肿瘤、炎症或血液性疾病等引起的脾动脉或其分支的栓塞。临床上脾梗死大多无症状，部分患者可有左上腹疼痛、左膈抬高、左侧胸腔积液、发热等。

脾梗死是放射科住培学员第二年需要掌握的疾病。

二、脾梗死的影像特点及示例

脾脏疾病常用的影像检查方法包括超声、CT、MRI、血管造影等。脾梗死首选超声检查，当病变超声表现不典型时，可进一步行 CT 或 MRI 检查。

1. 典型脾梗死的 CT 表现及示例

（1）平扫梗死灶表现为底部朝脾脏外缘、尖端朝向脾门的楔形低密度区，少数梗死灶也可呈不规则形，当病灶合并出血时可见高密度影。

（2）增强扫描门静脉期图像诊断最佳，梗死灶无强化，边界较平扫显示更清晰；当整个脾脏梗死时，仅表现为脾包膜强化。

（3）陈旧性脾梗死密度可恢复正常，瘢痕收缩可引起脾脏轮廓出现收缩变形情况。

（4）伴随征象：可有脾大，急性期还可合并胸腹水。

示例　女，67 岁，腹胀伴皮肤、巩膜黄染 1 个月余，行上腹部 CT 平扫及增强扫描检查。图像如图 8-30。

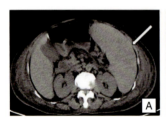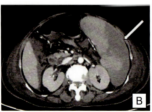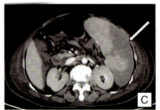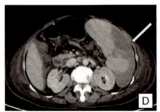

A 为平扫轴位，B 为增强扫描动脉期轴位，C 为门静脉期轴位，D 为平衡期轴位。脾脏明显增大，超过 10 个肋单元，脾脏密度不均，其内可见多发尖端朝向脾门的楔形稍低密度影，边缘模糊，增强扫描各期均未见强化，边界较平扫显示清楚；腹腔脂肪间隙模糊，可见多发斑片状液性密度影。腹壁皮下可见渗出、水肿改变。

图 8-30　脾梗死，上腹部 CT 平扫及增强扫描各期图像

2. 典型脾梗死的 MRI 表现及示例

（1）急性期和亚急性期梗死灶由于含水量高，T1WI 梗死区域呈低信号（出血性梗死呈高信号），T2WI 梗死区域呈不均匀高信号，DWI 为高信号，增强扫描无强化。

（2）慢性期脾梗死 MRI 各个序列均为低信号，增强扫描无强化。

（3）陈旧性脾梗死 T1WI、T2WI 均为低信号，脾脏轮廓变形、不规整，增强扫描周围的瘢痕组织可有轻度强化。

示例 男，53 岁，肝癌术后 1 年余，行肝胆胰 MRI 平扫 + 增强扫描检查。图像如图 8-31。

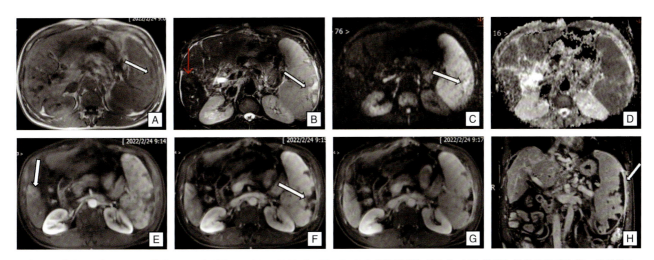

A 为 T1WI 轴位，B 为 T2WI-FS 轴位，C、D 分别为 DWI（b=1000）及 ADC，E—G 为多期增强扫描轴位，H 为增强扫描延迟期冠状位。脾脏增大，约占 10 个肋单元，脾脏包膜下见多发楔形、不规则形 T1WI 低信号、T2WI-FS 高信号影，DWI（b=1000）可见小斑片状稍高信号，相应 ADC 图呈混杂信号；增强扫描脾脏内异常信号未见强化，脾脏包膜可见强化。残肝边缘不规整，S5 段见 T1WI 稍低、T2WI 稍高信号结节，增强扫描环形强化（肝内瘤灶）。胰腺及双肾未见异常，肝门区及腹膜后未见肿大淋巴结。

图 8-31　脾梗死，上腹部 MRI 平扫及多期增强扫描图像

第十八节　急腹症：消化道穿孔

一、急腹症概述及放射科住培要求

详见第一篇第三章第一节的急腹症概述及放射科住培要求。

二、消化道穿孔概述、影像特点及示例

详见第一篇第三章第一节的消化道穿孔概述。

胃肠道穿孔最常见的原因为消化性溃疡，其他少见原因有胃肠道肿瘤合并穿孔、阑尾炎合并穿孔等；气腹量多时容易发现，少量气腹时立位腹部平片可无阳性发现或仅见膈下小条片状低密度影，腹部 CT 见腹腔内散在小气泡影，在影像诊断时特别需要注意观察，以免造成漏诊；当 CT 发现阑尾炎、胃肠道肿瘤等情况时应注意观察有无气腹（穿孔）。

放射科住培学员在第一年掌握典型胃肠道穿孔病例的基础上，第二年应掌握上述几种情况。

示例 1 男，46 岁，腹痛 2 天，加重 11h 入院，行腹部立位片检查及上腹部 CT 平扫检查。图像如图 8-32。

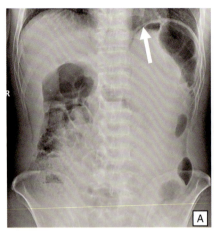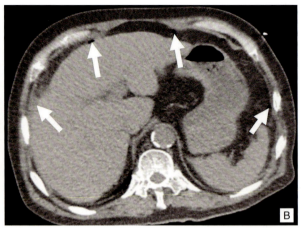

A 为立位腹部平片，B 为 CT 平扫轴位。立位腹部平片示左膈下窄弧形气体影；CT 示肝、脾前方数个散在小气泡影，肝周见窄弧形水样密度影。

图 8-32　气腹（手术证实十二指肠球部溃疡穿孔），立位腹部平片及上腹部 CT 平扫图像

示例 2　男，59 岁，腹痛 4 天，行下腹部 CT 平扫检查。图像如图 8-33。

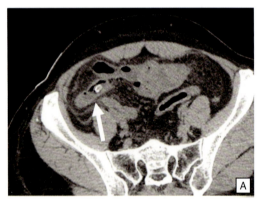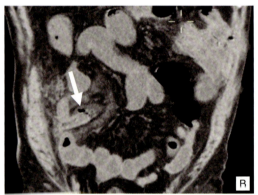

A 为轴位，B 为冠状位。阑尾增粗，横径约 1.2cm，内见粪石影，周围见渗出影及游离气体影。

图 8-33　急性阑尾炎并穿孔，下腹部 CT 平扫图像

第十九节　急腹症：肠梗阻

一、急腹症概述及放射科住培要求

详见第一篇第三章第一节的急腹症概述及放射科住培要求。

二、肠梗阻概述、影像特点及示例

详见第一篇第三章第二节的肠梗阻概述。

肠梗阻在立位腹部平片表现为肠管扩张、拱形肠管影、宽大的气液平面，可根据影像表现初步判断肠梗阻的位置和类型；CT 除了显示肠梗阻诊断以外，还可显示引起肠梗阻的原因及具体部位，粘连性肠梗阻除了肠管扩张、气液平面外大多无阳性发现，少数可见梗阻位置旁的纤维黏膜系带，机械性肠梗阻可见梗阻位置的肠壁不规则增厚或肿块（肿瘤）等。成人大肠梗阻最常见原因为大肠癌，小肠最常见原因为粘连性，幼儿最常见的肠梗阻原因为肠套叠。

放射科住培学员在第一年掌握典型肠梗阻征象的基础上，第二年应对肠梗阻的原因进行分析。

示例1　女，44岁，肛门停止排便、排气2天，腹痛、呕吐17h入院，既往有子宫切除手术史。行立位腹部平片、全腹部CT平扫及增强扫描检查。图像如图8-34。

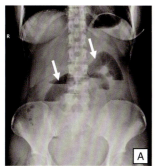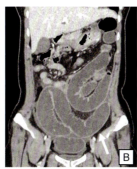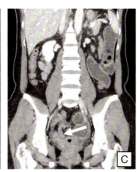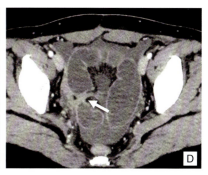

A为立位腹部平片，B、C为CT门静脉期冠状位，D为动脉期轴位。立位腹部平片示中腹部小肠扩张，见数个拱形肠管影及气液平面；CT示部分小肠扩张及大量积液，梗阻点位于盆腔内右侧回肠，并见条索状纤维系带。盆腔内见少量积液。

图8-34　小肠粘连性肠梗阻，立位腹部平片及全腹部CT增强扫描图像

示例2　女，68岁，腹痛腹胀10余天，肛门停止排气6天，行全腹部CT平扫及增强扫描检查。图像如图8-35。

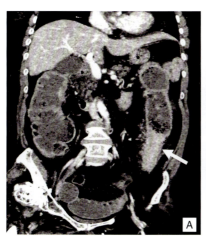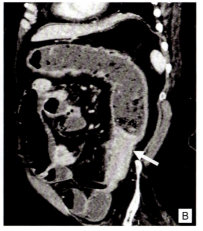

A为门静脉期冠状位，B为门静脉期斜矢状位。降结肠局部肠壁增厚并软组织肿块形成，增强扫描可见明显强化，相应肠管狭窄梗阻，近端结肠扩张并见大量内容物。

图8-35　降结肠癌并大肠梗阻，全腹部CT增强扫描图像

第二十节　急腹症：腹部外伤

一、急腹症概述及放射科住培要求

详见第一篇第三章第一节的急腹症概述及放射科住培要求。

二、腹部外伤概述、影像特点及示例

详见第一篇第三章第三节的腹部外伤概述。

影像检查对于判断腹部外伤的部位、性质以及指导治疗方式的选择有重要意义。CT 是首选的影像检查方法，腹部 CT 增强扫描是腹部外伤影像检查的"金标准"，尤其对腹部实质脏器外伤的判断具有非常高的特异性和敏感性，可发现平扫无法显示的小挫裂伤，并可对肝、脾、肾等腹部脏器损伤进行分级。

腹部外伤分级对进一步指导临床决策十分必要。1994 年，美国创伤外科协会（AAST）提出腹部脏器外伤分级法并于 2018 年进行修订，这一分级标准被较为广泛接受。

放射科住培学员在第一年掌握腹部外伤典型病例的基础上，第二年应进一步掌握其分级。

（一）肝损伤分级

美国创伤外科学会（AAST）的手术分级：Ⅰ级，包膜下血肿范围＜ 10% 肝表面，包膜裂伤，肝实质裂伤深度＜ 1cm；Ⅱ级，包膜下血肿范围达 10%—50% 肝表面，肝实质内血肿最大径＜ 10cm，实质裂伤深度 1—3cm，长度＜ 10cm；Ⅲ级，包膜下血肿范围＞ 50% 或进行性扩张，实质血肿最大径＞ 10cm，实质裂伤深度＞ 3cm；Ⅳ级：损伤累及 25%—75% 肝叶或一叶中累及 1—3 个肝段；Ⅴ级，损伤累及＞ 75% 肝叶或一叶中累及＞ 3 个肝段，肝旁静脉损伤，如肝后下腔静脉，主要肝静脉；Ⅵ级，肝完全撕脱。

CT 影像学 Becker 分级：Ⅰ级，肝包膜撕裂，表面撕裂＜ 1cm，包膜下血肿最大径＜ 1cm，仅见肝静脉血管周围轨迹；Ⅱ级，肝撕裂深度约 1—3cm，中央和包膜下血肿的最大径为 1—3cm；Ⅲ级，肝撕裂深度＞ 3cm，实质内和包膜下血肿的最大径＞ 3cm；Ⅳ级，实质裂伤超过 2 段，肝内血肿或血管裂伤超过 1 段；Ⅴ级，组织破坏或血管裂伤累及两叶。

示例 男，18 岁，腹部外伤 3 天，右上腹疼痛。行上腹部 CT 平扫及增强扫描检查。图像如图 8-36。

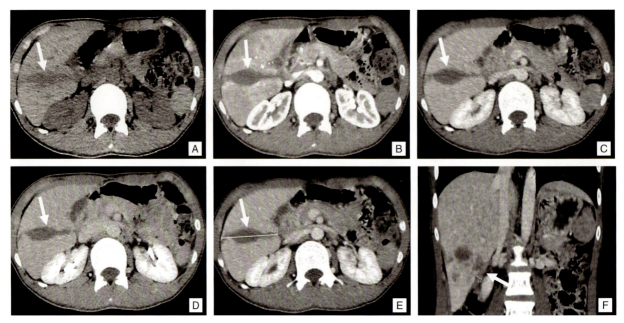

A—D 分别为上腹部 CT 平扫、增强扫描动脉期、门静脉期、平衡期轴位，E 为门静脉期轴位，F 为门静脉期冠状位。肝 S5-6 交界区见条片状低密度影，撕裂深度约 6.3cm，增强扫描无强化，包膜下见厚约 0.8cm 的血肿影。肝内血管走行、形态未见异常，未见活动性出血。

图 8-36 肝 S5-6 段挫裂伤（Ⅲ级），CT 平扫及多期增强扫描图像

（二）脾损伤分级

美国创伤外科学会（AAST）于 2018 年提出了新的脾脏损伤分级系统：Ⅰ级，包膜下血肿，表面积＜ 10%，包膜撕裂深度（＜ 1 cm）；Ⅱ级，包膜下血肿，表面积为 10%—50%，实质内直径＜ 5cm，撕裂深入实质（1—3cm），未伤及小梁血管；Ⅲ级，包膜下血肿，表面积＞ 50% 或扩展性包膜下或实质内血肿破裂，实质内血肿直径＞5cm或伴扩展；Ⅳ级，撕裂深入实质＞3cm或累及小梁血管，累及脾段或脾门血管，导致脾失血供＞25%；Ⅴ级，脾脏完全破裂，脾门血管断裂致全脾无血供。

　　示例　男，27岁，外伤致左上腹疼痛，急诊CT平扫怀疑左肾挫裂伤。行上腹部CT平扫及增强扫描检查。图像如图8-37。

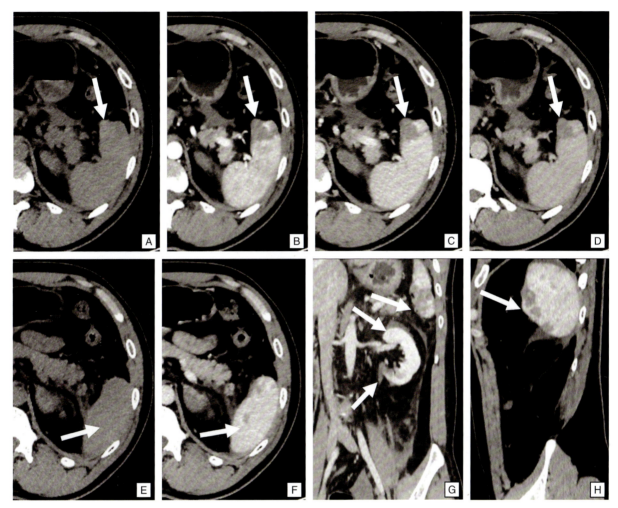

A—D分别为CT平扫、增强扫描皮质期、实质期、排泄期轴位，E、F分别为CT平扫、实质期轴位，G、H分别为实质期冠状位和矢状位。脾脏见包膜下血肿，小于表面积的50%；脾脏前下部见大小约3.0cm×2.5cm的团片状稍高密度影，增强扫描未见强化；增强扫描见条片状不强化撕裂影，深入实质约2.5cm；脾实质内尚可见平扫无法显示的小片状不强化低密度影（E、F）；脾脏动静脉显影良好。同时可见左肾挫裂伤及包膜下积液，左侧肾周筋膜增厚。

图8-37　脾脏前下部挫裂伤（Ⅱ级），CT平扫及多期增强扫描图像

（三）肾损伤分级

　　美国创伤外科学会（AAST）于2018年提出了新的肾脏损伤分级系统，CT影像标准为：Ⅰ级，肾挫伤或肾包膜下血肿，无撕裂伤；Ⅱ级，肾皮质撕裂（＜1cm），肾周血肿局限于肾周筋膜内，未累及肾集合系统；Ⅲ级，未累及肾集合系统的肾皮质撕裂（＞1cm）；Ⅳ级，肾透壁撕裂（累及皮质、髓质及肾集合系统），肾盂撕裂或肾盂输尿管完全撕裂，在无活动性出血的情况下由于血管血栓形成引起的部分或完全性肾梗死，节段性肾血管内膜损伤或血栓形成；Ⅴ级，肾粉碎，脏器血流完全阻断伴活动性出血，肾动/静脉主干从肾门处撕裂或断裂。

示例 男，35 岁，外伤后左上腹及左腰部疼痛，伴解肉眼血尿。行下腹部 CT 平扫及增强扫描检查。图像如图 8-38。

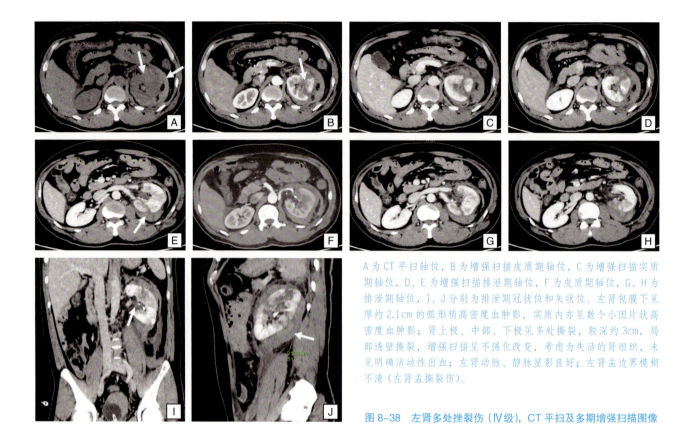

A 为 CT 平扫轴位，B 为增强扫描皮质期轴位，C 为增强扫描实质期轴位，D、E 为增强扫描排泄期轴位，F 为皮质期轴位，G、H 为排泄期轴位，I、J 分别为排泄期冠状位和矢状位。左肾包膜下见厚约 2.1cm 的弧形稍高密度血肿影，实质内亦见数个小团片状高密度血肿影；肾上极、中部、下极见多处撕裂，较深约 3cm，局部透壁撕裂，增强扫描呈不强化改变，考虑为失活的肾组织，未见明确活动性出血；左肾动脉、静脉显影良好；左肾盂边界模糊不清（左肾盂撕裂伤）。

图 8-38　左肾多处挫裂伤（Ⅳ级），CT 平扫及多期增强扫描图像

第九章　泌尿生殖系统疾病（包括腹膜后病变，以 CT 和 MRI 检查为主）

第一节　泌尿系先天发育异常：马蹄肾

一、马蹄肾概述及放射科住培要求

马蹄肾（horseshoe kidney）是融合肾中最常见的类型，为双肾上极或下极相互融合，以下极融合多见，双肾融合部分称为峡部，为肾实质或纤维组织，肾轴转为斜向内或向下。马蹄肾多见于男性，大部分患者无症状，或因触及腹部肿块，或因并发肾积水、肾结石和尿路感染就诊而发现。约 1/3 患者伴有其他畸形，如泌尿系其他畸形、胃肠道、呼吸及骨骼畸形。

马蹄肾是放射科住培学员第二年需要掌握的疾病。

二、马蹄肾的影像特点及示例

影像检查对确诊马蹄肾具有重要价值。

1. 典型马蹄肾的 X 线表现

（1）平片检查隐约可见两肾影位置较低，两肾下极斜向内侧靠近脊柱，有时可见跨越中线的峡部。

（2）静脉尿路造影检查两下肾盏距离缩短，而上肾盏距离增大，且伴有肾旋转不良，肾盂肾盏转向内下方，输尿管向中线靠近。

2. 典型马蹄肾的 CT 和 MRI 表现

（1）双肾下极在脊柱或腹主动脉前方相连，增强扫描可见强化的双肾下极实质融合为一体。

（2）双肾旋转不良，肾门多位于肾前方。

（3）CT 三维重建可直观显示马蹄肾全貌，双肾呈倒八字形或 U 字形分布。

（4）CTU 和 MRU 可全面显示肾盂及输尿管的形态与走行，明确有无积水及扩张。

示例　女，23 岁，检查发现左肾积水 2 年余，行腹部 CT 平扫 + 增强扫描、IVP 及 MRU 检查。图像如图 9-1。

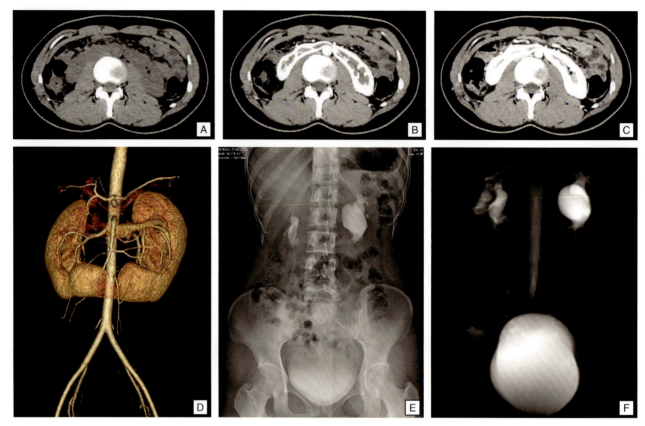

A—C 为 CT 平扫及增强扫描，CT 平扫示双肾下极在腹主动脉前方相连，双肾旋转不良，增强扫描可见强化的双肾下极实质相互融合；D 为 VR 重建图，双肾呈"U"字形分布；E、F 为 IVP 及 MRU，可见双侧肾盂肾盏扩张积水，左侧明显，两侧肾盂肾盏转向内下方。

图 9-1　马蹄肾，CT、IVP 及 MRU 图像

第二节　泌尿系先天发育异常：重复肾

一、重复肾概述及放射科住培要求

肾盂输尿管重复畸形即重复肾（duplication of kidney）是泌尿系统常见的先天畸形之一，每一个肾脏分为上、下两部分，各有一套肾盂和输尿管。根据重复的程度可分为具有两个独立肾盂和输尿管的完全性重复畸形、两个输尿管下行至某处汇合并共同开口于膀胱的不完全性重复畸形，以不完全性重复畸形多见。完全性重复畸形的两条输尿管在膀胱的开口部位，一般表现为下肾盂输尿管在膀胱的开口部位正常，而上肾盂输尿管为异位开口，如开口于尿道、子宫、阴道等。异位输尿管口可发生狭窄，导致上方肾盂、输尿管积水。重复肾一般无症状，但异位输尿管口在子宫和阴道时可出现尿漏，有时可并发感染、积水、结石等。

重复肾是放射科住培学员第二年需要掌握的疾病。

二、重复肾的影像特点及示例

影像检查对确诊重复肾具有重要价值，发现重复肾应弄清楚输尿管情况，有无输尿管异位开口。

1. 重复肾的 X 线表现

（1）平片检查无特殊发现。

（2）静脉尿路造影检查显示同侧肾区有两套肾盂、肾盏及输尿管，上肾盂较小一般只连接 1—2 个肾盏，下肾盂较大，可见多个肾盏与之相连，并可见两支输尿管汇合或分别进入膀胱或异位开口在其他位置。如上方肾盂、输尿管扩张积水，则尿路造影可能不显影。

2. 重复肾的 CT 和 MRI 表现

（1）平扫和增强延迟图像均能显示同侧肾脏内相互分离的两个肾盂及与其相连的两条输尿管，冠状位显示更清楚，多平面重组可清楚显示其形态结构及毗邻关系。

（2）CTU 和 MRU 可全面显示双肾盂双输尿管畸形的全貌，以及积水扩张的肾盂和输尿管。

示例 男，31 岁，反复右腰腹痛，再发加重 2h，行 KUB+IVP 检查。图像如图 9-2。

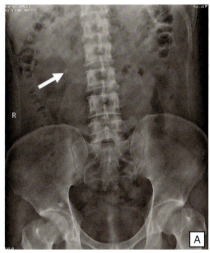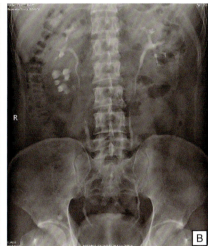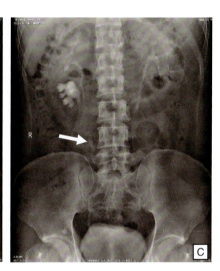

A 为腹部平片 KUB，B、C 为静脉注射对比剂后摄片。KUB 右肾区见结石影（A 中箭头所示），大小约 0.8cm×0.5cm；静脉注射对比剂后右肾区见两套肾盂、肾盏及输尿管，上肾盂较小，下肾盂较大，下组肾盂肾盏轻度扩张积水，肾盏杯口平钝，平片所示结石位于下组肾盂－输尿管移行处，两套重复输尿管于腰 4 椎体水平汇合（C 中箭头所示）。

图 9-2 右侧重复肾，KUB+IVP 图像

第三节 泌尿系先天发育异常：输尿管囊肿

一、输尿管囊肿概述及放射科住培要求

输尿管囊肿又称输尿管膨出（ureterocele），是输尿管末端在膀胱黏膜下囊性扩张，并向膀胱内膨出所致的一种畸形。原因不明，多认为输尿管口先天性狭窄致其膀胱壁内段扩张并突入膀胱所致，约 50% 病例的上段尿路发生扩张、积水。按输尿管口位置与囊肿的关系分为：①单纯型囊肿（膀胱内型），指囊肿开口位于膀胱内；②异位型囊肿，指囊肿开口于膀胱颈、尿道或子宫，多合并输尿管重复畸形。输尿管囊肿常见于成年女性，临床上无症状或有梗阻、感染、结石表现。

输尿管囊肿是放射科住培学员第二年需要掌握的疾病。

二、输尿管囊肿的影像特点及示例

影像检查对确诊输尿管囊肿具有重要价值。

1. 典型输尿管囊肿的 X 线表现

（1）静脉尿路造影检查显示病侧肾盂、肾盏和输尿管有不同程度扩张、积水。

（2）病侧输尿管膀胱入口处有一囊肿，囊肿与扩张的输尿管相连犹如伸入膀胱的蛇影，囊肿即为蛇头，称为"蛇头征"。

（3）当囊内与膀胱内均有对比剂充盈时，囊壁为一环状透亮影。

（4）囊内无对比剂时表现为球形光滑的充盈缺损。

2. 典型输尿管囊肿的 CT 和 MRI 表现

（1）在膀胱三角区可见薄壁球形囊肿，CT/MRI 平扫表现为囊内尿液样密度或信号，而壁的密度或信号类似于膀胱壁。

（2）CTU 和 MRU 表现类似于排泄性尿路造影所见。

示例 女，44 岁，右腰背部胀痛伴畏寒发热 1 天，行下腹部 CT 平扫及 IVP 检查。图像如图 9-3。

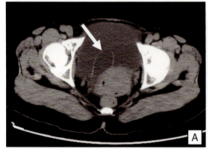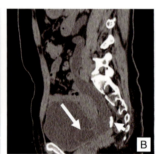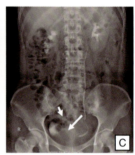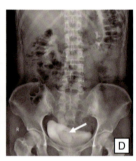

A、B 分别为 CT 平扫轴位、矢状位；C、D 为 IVP。CT 示右侧膀胱三角区见薄壁圆形水样低密度影（长箭头），右输尿管扩张积水，右输尿管下段见多发小结石（短箭头）；IVP 示右侧肾盂肾盏及输尿管扩张积水，肾盏杯口干秃，右输尿管下段见多发颗粒状致密影（短箭头），右输尿管膀胱入口处见"蛇头征"，内见对比剂充盈呈边缘环状透亮影（长箭头），大小约 3.9cm×2.6cm。

图 9-3　右输尿管囊肿，下腹部 CT 平扫及 IVP 图像

第四节　肾脏病变：肾囊肿

一、肾囊肿概述及放射科住培要求

肾囊肿（renal cyst）为常见病，通常无症状，当囊肿合并出血或继发感染时可出现腰、腹部疼痛不适，多为隐痛、钝痛。囊肿多源自肾皮质，大小不等，可单发或多发。

肾囊肿是放射科住培学员第二年需要掌握的疾病。

二、肾囊肿的影像特点及示例

超声是肾脏疾病筛查的主要手段，具有经济实惠、方便快捷的优势；CT、MRI 为肾囊肿的进一步检查手段，CT 平扫及 MRI 平扫常可对单纯性肾囊肿及多囊肾作出明确诊断，平扫诊断不明确的需要进行

CT 或 MRI 增强检查。

1. 肾囊肿的 CT 表现及示例

（1）单纯性肾囊肿表现为肾脏内边界清晰的球形水样低密度影，壁薄而难以显示。

（2）增强扫描囊肿无强化。

（3）囊肿若位于肾盂旁，则为肾盂旁囊肿。

（4）单纯性肾囊肿如发生出血、感染和钙化，则转变为复杂性囊肿，表现为囊内密度增高，囊壁增厚、钙化。

示例　女，62 岁，体检发现左肾囊肿 7 年，行下腹部 CT 平扫及增强扫描检查。图像如图 9-4。

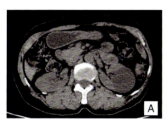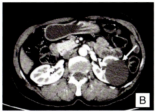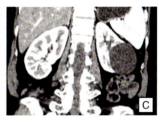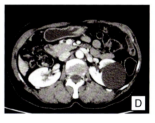

A 为 CT 平扫轴位，B、C 分别为增强扫描皮质期轴位、冠状位，D 为增强扫描实质期轴位。左肾中下极可见一类球形低密度影向肾轮廓外突起，边缘清楚、锐利，大小约 3.6cm×2.8cm×3.8cm，密度均匀，CT 值约 8HU，增强扫描未见强化，周围脂肪间隙清晰。

图 9-4　左肾单纯性囊肿，CT 平扫及增强扫描图像

2. 肾囊肿的 MRI 表现及示例

（1）单纯性囊肿表现为球形 T1WI 低信号、T2WI 高信号影。

（2）复杂性囊肿由于囊液内蛋白含量较高或有出血性成分，而在 T1WI 上呈不同程度高信号，T2WI 上仍维持较高信号；MRI 很难显示囊肿壁的钙化。

（3）增强检查病灶无强化。

示例　男，32 岁，体检发现右肾囊肿，行双肾 MRI 平扫及增强扫描检查。图像如图 9-5。

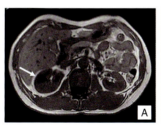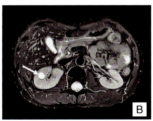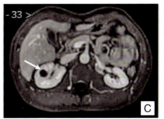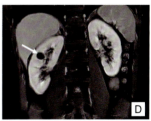

A 为 T1WI 轴位，B 为 T2WI 脂肪抑制序列轴位，C、D 分别为增强扫描轴位、冠状位。右肾实质见一类球形囊状影，表现为 T1WI 低信号，T2WI-FS 明显高信号，信号均匀，边缘清楚、锐利，增强扫描未见强化。

图 9-5　右肾单纯性囊肿，MRI 平扫及增强扫描检查图像

第五节　肾脏病变：肾血管平滑肌脂肪瘤

一、肾血管平滑肌脂肪瘤概述及放射科住培要求

肾血管平滑肌脂肪瘤（renal angioleiomyolipoma）是肾脏最常见的良性肿瘤。病理上肿瘤由不同比例的成熟脂肪、平滑肌和发育不良血管构成，多数以脂肪成分为主。好发于中青年女性，一般为孤立性，常无临床症状，肿瘤较大时可触及腹部包块，瘤内出血时可发生局部疼痛，如瘤体破裂可出现急性腹痛、腰背痛、腹内出血、休克等症状。约 20% 的患者并发结节性硬化。常见于青少年，肿瘤常为双侧肾脏多发，多伴智力发育迟缓、癫痫及面部皮脂腺瘤等。

肾血管平滑肌脂肪瘤为放射科住培学员第二年需要掌握的疾病。

二、肾血管平滑肌脂肪瘤的影像特点及示例

超声是肾脏疾病的首选影像检查方法，具有简单快捷、经济实惠的优势，可评估器官结构、大小、形态改变及病灶回声、血供情况；CT 为肾血管平滑肌脂肪瘤的常规检查方法，可评估病变累及范围及毗邻关系；MRI 对疾病诊断及鉴别诊断有重要价值。

1. 肾血管平滑肌脂肪瘤的典型 CT 表现及示例

（1）肿瘤的 CT 表现取决于其内脂肪与非脂肪成分的比例。

（2）平扫：典型表现为肾实质内边界清晰的混杂密度肿块，瘤内可见脂肪成分（明显低密度）及血管、平滑肌组织（软组织密度）；并发急性出血时，肿块内可见高密度出血灶。

（3）增强扫描：肿块呈不均匀强化，脂肪低密度区无强化，而血管性结构强化明显。

示例　男，24 岁，体检发现左肾占位 3 个月余，行腹部 CT 平扫及增强扫描检查。图像如图 9-6。

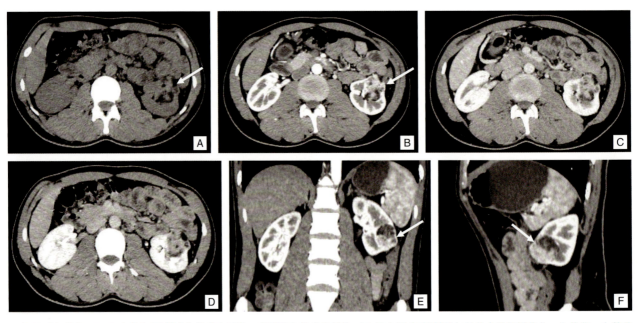

A 为 CT 平扫轴位，B—D 分别为 CT 增强扫描肾皮质期、实质期和排泄期轴位，E、F 分别为 CT 增强扫描肾皮质期冠状位、矢状位。左肾见一混杂密度肿块影，大小约 4.0cm×3.1cm×3.9cm，内见斑片状脂肪密度及软组织密度影，边缘清楚；增强扫描软组织密度影呈不均匀明显强化，脂肪区域未见强化；肿块部分突出于肾轮廓之外，周围脂肪间隙清晰。腹膜后大血管旁未见肿大淋巴结。

图 9-6　左肾血管平滑肌脂肪瘤，CT 平扫及多期增强扫描检查

2. 肾血管平滑肌脂肪瘤的典型 MRI 表现及示例

（1）在 T1WI 和 T2WI 上肿块均呈混杂信号，肿块内可见脂肪信号（T1WI 高信号、T2WI 高信号，脂肪抑制序列信号降低）。

（2）并发出血时，随着出血期不同而表现为不同信号强度。

（3）增强扫描肿块呈不均匀强化，脂肪成分区无强化，而血管性结构强化较明显。

示例 男，24 岁，体检发现左肾占位 3 个月余，行双肾 MRI 平扫及增强扫描检查（与上述 CT 为同一患者）。图像如图 9-7。

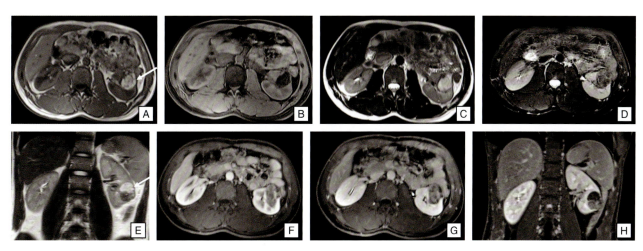

A、B 分别为 T1WI、T1WI 脂肪抑制轴位，C、D 分别为 T2WI、T2WI 脂肪抑制轴位，E 为 T2WI 冠状位，F、G 分别为增强扫描皮质期、实质期轴位，H 为增强扫描实质期冠状位。左肾见一混杂信号肿块影，内见团片状脂肪成分，表现为 T1WI 及 T2WI 高信号，脂肪抑制序列呈低信号；增强扫描肿块呈不均匀强化，脂肪成分未见强化。周围脂肪间隙清晰。腹膜后未见肿大淋巴结。

图 9-7 左肾血管平滑肌脂肪瘤，MRI 平扫及多期增强扫描图像

第六节 肾脏病变：肾细胞癌

一、肾细胞癌概述及放射科住培要求

肾细胞癌（renal cell carcinoma，RCC）简称肾癌，是最常见的肾脏恶性肿瘤，发病年龄多为 40 岁以上，男性多见。肿瘤来源于肾小管上皮细胞，透明细胞癌是其最常见的病理类型，占 60%—80%，其次为乳头状肾细胞癌、嫌色细胞癌、集合管癌等。典型临床表现是无痛性血尿、腹痛和腹部包块。

肾细胞癌是放射科住培学员第二年需要掌握的疾病。

二、肾细胞癌的影像特点及示例

超声是肾脏疾病的首选影像检查方法，具有简单快捷、经济实惠的优势，可初步评估器官结构、大小、形态改变及病灶回声、血供情况；CT 平扫及增强为肾细胞癌的常规检查方法，可评估病变累及范围及毗邻关系；MRI 对疾病诊断及鉴别诊断有重要价值。

1. 肾癌（以肾透明细胞癌为例）的典型 CT 表现及示例

（1）平扫表现为肾实质肿块，呈类圆形或分叶状，肿瘤较大时突向肾外；密度均匀或不均匀，瘤内可发生坏死、囊变、出血，瘤内坏死、囊变区密度减低，出血区为高密度影。

（2）增强扫描肿瘤实性成分呈不均匀明显强化，以肾皮质期强化最明显，实质期强化迅速减退，呈"快进快出"型强化方式。

（3）肿瘤可向外侵犯肾周结构；肾静脉、下腔静脉可有癌栓形成；晚期可发生淋巴结和（或）血行转移。

示例 女，56 岁，体检超声发现右肾占位 1 天，行下腹部 CT 平扫及增强扫描检查。图像如图 9-8。

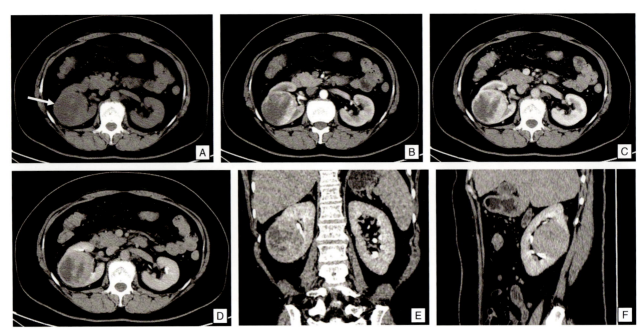

A 为 CT 平扫轴位，B—D 分别为 CT 增强扫描肾皮质期、实质期和排泄期轴位，E、F 分别为 CT 增强扫描肾排泄期冠状位、矢状位。右肾后部实质内可见一等、稍低密度肿块影，边缘清楚，大小约 6.2cm×5.8cm×6.0cm，增强扫描肿块呈不均匀明显强化，以皮质期强化最明显，实质期、排泄期强化逐渐下降，内见无强化坏死区，肾窦脂肪、肾盂、肾盏受压改变；未见血管侵犯表现，腹膜后未见肿大淋巴结。

图 9-8 右肾透明细胞癌，CT 平扫及多期增强扫描图像

2. 肾癌（以肾透明细胞癌为例）的典型 MRI 表现及示例

（1）MRI 信号多不均匀，在 T1WI 上呈等或稍低于肾皮质信号，T2WI 上大多呈混杂高、稍高、稍低信号；肿瘤边缘可出现假包膜，表现为 T1WI 及 T2WI 上薄的低信号环。

（2）DWI 肿块呈高信号，ADC 值降低。

（3）增强扫描肿瘤实性成分呈不均匀明显强化，以肾皮质期强化最明显，实质期强化迅速减退，呈"快进快出"型强化方式。

（4）肿瘤可向外侵犯肾周结构；肾静脉、下腔静脉可有癌栓形成；晚期可发生淋巴结和（或）血行转移。

示例 女，56 岁，体检超声发现右肾占位 1 天，行双肾 MRI 平扫及增强扫描检查。图像如图 9-9。（与上述 CT 示例为同一病例）

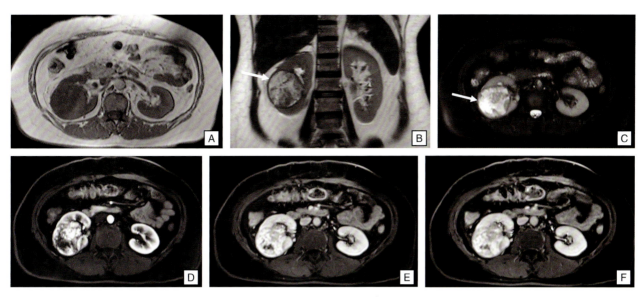

A 为 T1WI 轴位，B 为 T2WI 冠状位，C 为 T2WI 脂肪抑制序列轴位，D—F 分别为增强扫描肾皮质期、实质期和排泄期轴位。右肾后部实质可见一类球形肿块影，边缘清楚，以 T1WI 稍低信号、T2WI 高信号为主，内见小片状 T1WI 更低信号、T2WI 更高信号液化坏死区，病灶边缘可见 T2WI 低信号假包膜；增强扫描肿块呈不均匀明显强化，以皮质期强化最明显，实质期、排泄期强化逐渐下降，内见无强化坏死区，肾窦脂肪、肾盂、肾盏受压改变；未见血管受侵表现，腹膜后未见肿大淋巴结。

图 9-9　右肾透明细胞癌，MRI 平扫及多期增强扫描图像

第七节　肾脏病变：泌尿系结核

一、泌尿系结核概述及放射科住培要求

泌尿系结核多继发于其他部位的结核，常为肾结核先发病，输尿管及膀胱结核多继发于肾结核。好发于青壮年男性，单侧泌尿系多见。当病变早期仅局限于肾脏时，患者无明显症状，累及膀胱后则出现尿频、尿急、尿痛等膀胱刺激症状。

泌尿系结核是放射科住培学员第二年就需要掌握的疾病。

二、泌尿系结核的影像特点及示例

超声是肾脏疾病筛查的主要手段，具有经济实惠、方便快捷的优势；X 线平片可发现钙化灶；尿路造影可显示肾盂、肾盏破坏；CT、MRI 检查对诊断泌尿系结核具有重要价值，尤以 CT 检查更有优势。典型泌尿系结核的 CT、MRI 表现如下。

（1）病变早期局限于肾脏，表现为肾实质内类球形或不规则囊性灶（CT 呈低密度，MRI 呈 T1WI 低信号及 T2WI 高信号灶），边缘模糊，增强扫描周边可有强化，内部不强化，代表结核空洞；病变进展，可部分乃至全部肾盂肾盏呈囊状扩张。晚期肾结核可钙化，全肾钙化时称肾自截。

（2）输尿管结核早期常无异常发现或可呈轻度扩张；进展期累及输尿管壁，表现为输尿管壁增厚，管腔多发不规则狭窄与扩张，呈串珠状、笔杆状表现。若累及对侧输尿管膀胱开口处，则表现为一侧尿路结核，对侧肾积水。

（3）病变累及膀胱时，表现为膀胱壁增厚，内缘不规则；晚期，膀胱腔体积变小、挛缩，偶可见膀

胱壁钙化。

示例 男，32 岁，左侧腰背部疼痛 3 天，行下腹部 CT 平扫及增强扫描检查。图像如图 9-10。

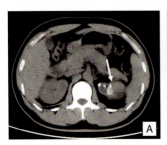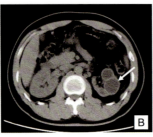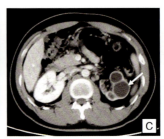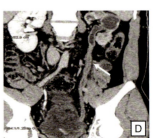

A、B 为 CT 平扫轴位，C 为 CT 增强扫描轴位，D 为 CT 增强扫描冠状位曲面重建。左肾形态不规则，体积稍缩小，肾实质变薄，左肾上极可见多发结节状钙化灶；左肾内见多个类球形囊状低密度影，增强扫描囊壁轻度强化，囊内无强化。左输尿管全程管壁增厚、强化，管腔不规则狭窄及扩张，呈"串珠状"改变。膀胱壁不均匀稍增厚、强化。左肾及输尿管周围脂肪间隙清晰。

图 9-10 左侧泌尿系结核，CT 平扫及增强扫描图像

第八节 肾上腺病变：肾上腺增生

一、肾上腺增生概述及放射科住培要求

肾上腺增生（adrenal hyperplasia）指由各种原因引起肾上腺组织细胞非肿瘤性增多，是库欣综合征最常见的病因。可为皮质或髓质增生，以皮质增生多见；可为单侧或双侧增生。大多数无症状，部分患者可出现向心性肥胖、满月脸、皮肤紫纹、痤疮、毛发多、月经不规律等症状。

肾上腺增生是放射科住培学员第二年需要掌握的疾病。

二、肾上腺增生的影像特点及示例

对于肾上腺增生，CT 为首选检查方法，可清楚显示双侧肾上腺大小、形态及密度改变；MRI 空间分辨率较低，可作为辅助检查手段。肾上腺增生的典型 CT 表现如下。

（1）常表现为肾上腺局部或弥漫性增大，但增大的肾上腺密度、外形基本保持正常。

（2）侧肢厚度大于 10 mm 和（或）面积大于 150 mm^2。

（3）少数病例增大的肾上腺边缘可有一些小结状突起。

（4）增强扫描增大的肾上腺强化均匀。

示例 女，56 岁，有高血压病史，外院发现左侧肾上腺占位 5 年余。行双侧肾上腺 CT 平扫及增强扫描检查。图像如图 9-11。

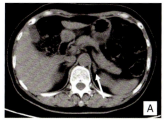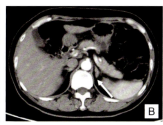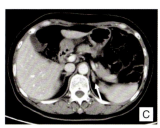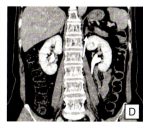

A 为 CT 平扫轴位，B、C 分别为 CT 增强扫描动脉期、静脉期轴位，D 为 CT 增强扫描冠状位。左侧肾上腺内肢增粗（箭头），平扫及增强扫描检查密度与正常肾上腺实质密度相似，左侧肾上腺外形仍保持正常。右侧肾上腺大小、形态、密度未见异常。

图 9-11　左侧肾上腺增生，CT 平扫及多期增强扫描图像

第九节　肾上腺病变：肾上腺腺瘤

一、肾上腺腺瘤概述及放射科住培要求

肾上腺腺瘤（adrenal adenoma）为肾上腺最常见的肿瘤，包括功能性腺瘤（库欣腺瘤、醛固酮瘤）和无功能性腺瘤。库欣腺瘤患者常表现为库欣综合征，醛固酮瘤患者常表现为原发性醛固酮增多症。功能性腺瘤的大小多 < 3cm，而无功能性腺瘤常较大。

肾上腺腺瘤是放射科住培学员第二年就需要掌握的疾病。

二、肾上腺腺瘤的影像特点及示例

CT 为肾上腺疾病的最佳检查方法，可清楚显示双侧肾上腺大小、形态及密度改变，结合临床可对一部分肾上腺腺瘤作出定性诊断。MRI 化学位移同、反相位成像有助于脂质的检出，有助于定性诊断。

1. 肾上腺腺瘤的典型 CT 表现及示例

（1）平扫表现为类圆形或椭圆形结节 / 肿块，边缘清楚，大小多为 2—3cm，腺瘤密度多低于或类似肾实质。

（2）增强扫描肿瘤呈轻至中度强化；动态增强检查，肿瘤快速强化和迅速廓清。

（3）同侧肾上腺残部和对侧肾上腺可萎缩、变小。

示例　女，60 岁，超声检查发现右肾上腺占位 1 天，行腹部 CT 平扫及增强扫描检查。图像如图 9-12。

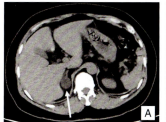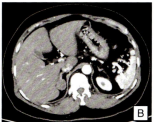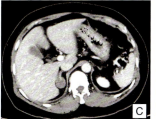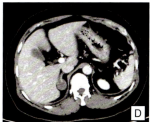

A 为 CT 平扫轴位，B—D 分别为 CT 增强扫描动脉期、静脉期和延迟期轴位。右侧肾上腺内肢见一类球形低密度结节，CT 值约 −7HU，边界清，大小约 2.3cm×2.0cm×2.6cm，增强扫描动脉期呈不均匀中度强化，静脉期、延迟期强化减退。

图 9-12　右侧肾上腺腺瘤，CT 平扫及多期增强扫描图像

2. 肾上腺腺瘤的典型 MRI 表现及示例

（1）表现为类圆形或椭圆形结节/肿块，边缘清楚，在 T1WI 和 T2WI 上，肿瘤信号强度分别类似或高于肝实质；由于腺瘤内常富含脂质，因而在化学位移反相位上信号强度下降。

（2）增强扫描肿瘤呈轻至中度强化；动态增强扫描检查，肿瘤快速强化和迅速/逐渐廓清。

示例 女，74 岁，胸部 CT 检查发现左肾上腺占位 1 个月，既往有高血压病史 10 余年，行肾上腺 MRI 平扫及增强扫描检查。图像如图 9-13。

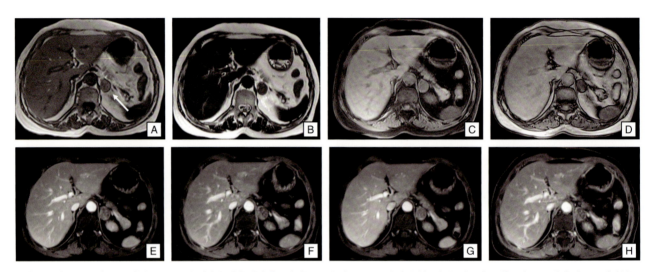

A 为 T1WI 轴位，B 为 T2WI 轴位，C、D 分别为化学位移成像同相位、反相位，E—H 为动态增强扫描动脉期、静脉期、平衡期和延迟期轴位。左侧肾上腺见一结节影，边缘清楚，大小约 2.3cm×1.6cm，信号均匀，其 T1WI、T2WI 信号与肝实质信号相当，反相位图像信号不均匀下降；增强扫描病灶呈不均匀中等度强化，动脉期快速强化，静脉期、平衡期及延迟期强化逐渐下降。

图 9-13 左侧肾上腺腺瘤，MRI 平扫及多期增强扫描图像

第十节 前列腺病变：前列腺增生

一、前列腺增生概述及放射科住培要求

良性前列腺增生（benign prostatic hyperplasia，BPH）是引起中老年男性排尿障碍的常见泌尿生殖系统疾病。研究表明，60 岁男性 BPH 发病率大于 50%，80 岁时达 80% 以上。BPH 主要表现为组织学上的前列腺间质和腺体成分的增生、解剖学上的前列腺增大、尿动力学上的膀胱出口梗阻和下尿路症状，临床常见尿频、尿急、夜尿增多及排尿困难等症状。

前列腺增生是放射科住培学员第二、第三年都需要掌握的疾病，难度逐年递进，第二年掌握前列腺体积明显增大的典型 BPH 病例，第三年掌握前列腺体积无增大或增大不明显、易漏诊的 BPH 病例，逐年递进深入、系统地掌握前列腺增生的影像诊断。

二、前列腺增生的影像特点及示例

超声检查简单便捷、经济实惠，是 BPH 的首选检查方法；对于体积明显增大的 BPH，CT 检查能确切显示前列腺增大，但难以与早期前列腺癌鉴别；MRI 检查软组织分辨率高，能清楚分辨前列腺各解剖

带，有助于前列腺病变的诊断和鉴别，MRI的价值要优于超声和CT。

1. 典型BPH的CT表现及示例

（1）前列腺弥漫性对称性增大，可向上呈弧形或分叶状凸向膀胱，如在耻骨联合上方2cm以上层面仍可见到前列腺，和（或）前列腺横径超过5cm，即可判断为前列腺增大。

（2）增大的前列腺边缘光滑锐利，内可见高密度钙化灶，其余密度无改变。

（3）增强扫描：增生的前列腺强化明显。

示例　男，75岁，夜尿增多5年，血尿1周，行盆腔CT平扫+增强扫描检查。图像如图9-14。

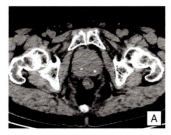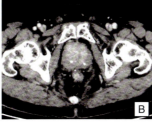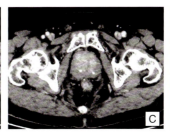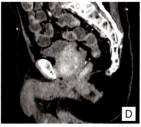

A为CT平扫轴位，B、C分别为增强扫描动脉期、静脉期轴位，D为增强扫描静脉期矢状位。前列腺对称性增大并向上凸压迫膀胱，大小约5.5cm×4.9cm×5.8cm，矢状位示前列腺超过耻骨联合上方2cm，前列腺内见小结节状钙化灶，增强扫描中央腺体呈较均匀明显强化，外周带轻度强化，前列腺包膜光滑。

图9-14　前列腺增生，CT平扫+增强扫描图像

2. 典型BPH的MRI表现及示例

（1）前列腺体积增大，以移行带和中央带增大为主。

（2）T1WI上，增大的前列腺多为均一低信号，少数可见斑点、斑片状高信号，代表出血。

（3）T2WI上，移行带和中央带体积明显增大，当以腺体增生为主时，呈结节样不均一高信号，若基质增生明显，则以中等或低信号为主，增生结节周围可见光滑的低信号环，为纤维组织构成的假包膜；前列腺外周带多维持正常较高信号，并显示受压变薄甚至消失。

（4）DWI检查，增大的前列腺内无局限性扩散受限灶。

（5）增强扫描，增生结节血供相对丰富，强化较明显，但多不均匀。

示例　男，73岁，进行性排尿困难2年余，排尿不出1天，行前列腺MRI平扫+增强扫描检查。图像如图9-15。

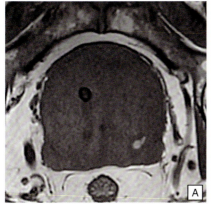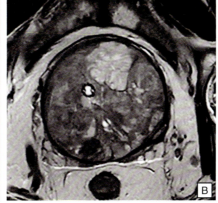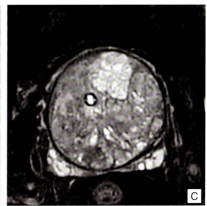

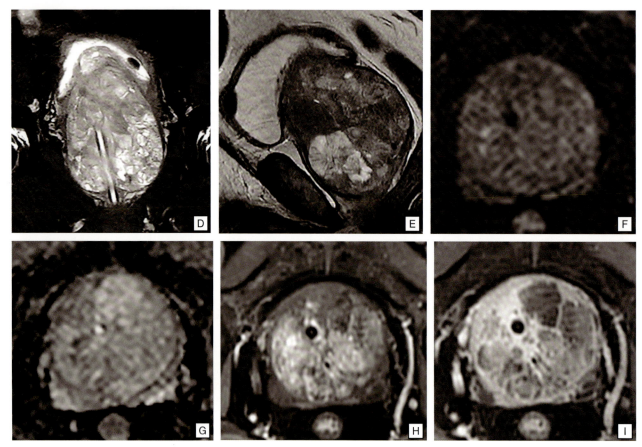

A 为 T1WI 轴位, B 为 T2WI 轴位, C 为 T2WI-FS 轴位, D 为 T2WI-FS 冠状位, E 为 T2WI 矢状位, F、G 分别为 DWI（b=1000s/mm²）、相应 ADC 图轴位, H 为增强扫描早期轴位, I 为增强扫描晚期轴位。前列腺体积明显增大, 大小约为 6.7cm×6.5cm×9.4cm, 前列腺明显上凸压迫膀胱下壁; T1WI 以等信号为主, 内可见小片状稍高信号; T2WI 移行带信号不均匀, 可见多发大小不等结节, 以高及稍高信号为主, 周围见环状低信号假包膜, 两侧外周带受压变薄、消失; 增强扫描前列腺呈不均匀明显强化, 内可见多发小片状相对低信号, 前列腺包膜完整。

图 9-15 前列腺增生, MRI 平扫 + 增强扫描图像

第十一节 前列腺病变：前列腺癌

一、前列腺癌概述及放射科住培要求

前列腺癌（prostate cancer，PCa）是老年男性最常见的泌尿生殖系统恶性肿瘤，近年来随着人口老龄化、生活方式及饮食结构等的变化，我国前列腺癌的发病率呈明显上升趋势。前列腺癌 95% 为腺癌，主要发生在前列腺的外周带（占 70%），其次是移行带，少数起源于中央带，其生长可侵犯相邻区，并可突破前列腺被膜，进而侵犯周围脂肪、精囊等邻近结构，还可发生淋巴结和血行转移，后者以骨转移多见且常为成骨性骨转移。实验室检查前列腺特异性抗原（PSA）常升高。

前列腺癌是放射科住培学员第二、第三年都需要掌握的疾病，难度逐年递进。其中第二年掌握局限于前列腺、没有向周围组织器官侵犯的早期前列腺癌病例，第三年掌握向周围组织器官侵犯及远处转移的进展期前列腺癌病例。

二、前列腺癌的影像特点及示例

多参数 MRI 是前列腺癌首选的影像检查方法，也是目前公认的前列腺检查的最佳方式，在 PCa 的早期诊断、定位、分期、侵袭性评估、随访等方面均具有重要价值。典型早期前列腺癌的 MRI 表现如下。

（1）前列腺癌多发生于外周带，可表现为前列腺不对称增大、轮廓不规则。

（2）T1WI 上，前列腺癌与前列腺组织均为一致性较低信号，难以识别肿瘤。

（3）T2WI 上，发生于外周带的前列腺癌表现为正常高信号的外周带内出现单发或多发低信号结节，或一侧外周带呈弥漫性低信号。位于中央带及移行带的前列腺癌则与良性增生结节不易区分。

（4）DWI 表现为明显高信号结节，相应的 ADC 图为低信号。

（5）动态增强扫描，位于外周带的前列腺癌多为早期强化，部分强化显著，增强扫描晚期病灶可因对比剂快速廓清而信号降低。

（6）MRS 检查，前列腺癌结节的 Cit（枸橼酸盐）峰明显下降，而 Cho 峰明显增高和（或）(Cho+Cre)/Cit 的比值显著增高。

示例　男，69 岁，检查发现前列腺特异性抗原升高，行前列腺 MRI 平扫＋增强扫描检查。图像如图 9-16。

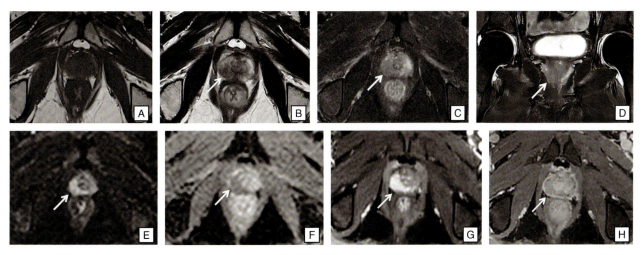

A 为 T1WI 轴位，B 为 T2WI 轴位，C 为 T2WI-FS 轴位，D 为 T2WI-FS 冠状位，E、F 分别为 DWI（b=1000s/mm²）、相应 ADC 图轴位，G 为增强扫描早期轴位，H 为增强扫描晚期轴位。前列腺大小形态正常，右侧外周带局部 T2WI 高信号减低，并可见结节状低信号影（箭头），大小约 1.7cm×1.1cm，DWI 呈高信号，相应 ADC 图为低信号，增强扫描早期强化显著，晚期强化减退，前列腺周围包膜尚完整。

图 9-16　右侧外周带前列腺癌，MRI 平扫＋增强扫描图像

第十二节　女性生殖系统病变：子宫肌瘤

一、子宫肌瘤概述及放射科住培要求

子宫肌瘤（uterine leiomyoma）是女性生殖系统最为常见的良性肿瘤，由子宫平滑肌及纤维间质组成。根据肿瘤与肌层的关系，分为黏膜下肌瘤、肌壁间肌瘤、浆膜下肌瘤及阔韧带肌瘤。较大肌瘤可发生变性，包括玻璃样变、黏液样变、红色样变、囊性变、脂肪变性、钙化等。子宫肌瘤好发于 30—50 岁女性，临床主要表现为子宫增大，月经量增多，较大肌瘤可触及下腹部肿块，并出现压迫症状，如尿频、排尿或排便困难等。

子宫肌瘤是放射科住培学员第二年需要掌握的疾病。

二、子宫肌瘤的影像特点及示例

超声是妇科疾病首选的影像筛查方法，具有简单便捷、经济实惠的优势，对诊断子宫肌瘤有较高的特异性及敏感性。MRI 检查可多方位多参数成像，更能清楚地显示病灶的位置、大小、数目及与周围组织结构的关系，影像具有特征性，是重要的影像检查手段。CT 对显示子宫肌瘤范围、肌瘤内钙化、鉴别诊断有一定的价值，但分辨率远不及 MRI，一般不用于常规检查。

1. 典型子宫肌瘤的 CT 表现

（1）小的肌瘤 CT 不易观察；较大肌瘤表现为子宫肌壁不规则增厚，可见局限性结节 / 肿块向子宫外突出。子宫局部或整体增大、变形，可呈分叶状，宫腔变形。

（2）平扫密度可等、略低或略高于正常子宫肌层，发生变性时可见不规则低密度区，部分可见钙化。

（3）增强扫描多呈明显强化，肌瘤内变性时强化减弱或不强化。

示例 女，49 岁，腹胀半年，左下腹痛 2 天。行盆腔 CT 平扫及增强扫描检查。图像如图 9-17。

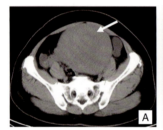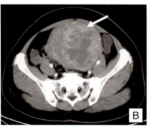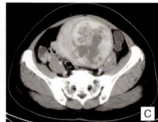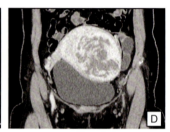

A 为 CT 平扫轴位，B、C 分别为 CT 增强扫描动脉期、静脉期轴位，D 为 CT 增强扫描静脉期冠状位。子宫体积增大，形态欠规则；子宫左侧壁肌层内见一类球形等密度肿块（箭头），内密度欠均匀，边界清晰，大小约 10.5cm×9.0cm×10.0cm，增强扫描呈不均匀明显强化，与正常子宫肌层强化相当，内见多发不强化低密度区。宫腔受压向右侧偏移，子宫内膜未见增厚。盆腔未见积液及肿大淋巴结。

图 9-17 子宫平滑肌瘤伴玻璃样变性，CT 平扫及多期增强扫描图像

2. 典型子宫肌瘤的 MRI 表现及示例

（1）典型肌瘤表现为类圆形或椭圆形结节 / 肿块，T1WI 呈等或略低信号，T2WI 呈低信号，边界清晰。

（2）肌瘤边缘可见 T2WI 环形高信号带，为瘤周水肿或小静脉、小淋巴管的扩张。

（3）发生变性时，肌瘤信号不均匀：玻璃样变性、黏液样变性或坏死、囊变可致 T2WI 信号增高；红色变性和脂肪变性时表现为不同时期出血和脂肪信号，T1WI、T2WI 常呈不均匀高信号；钙化在 T1WI、T2WI 上均为更低信号。

（4）增强扫描肌瘤呈不均匀持续性强化，强化程度与正常子宫肌层相似或略低，肌瘤内变性时强化减低或不强化。

示例 女，47 岁，月经紊乱 1 年余。行盆腔 MRI 平扫及增强扫描检查。图像如图 9-18。

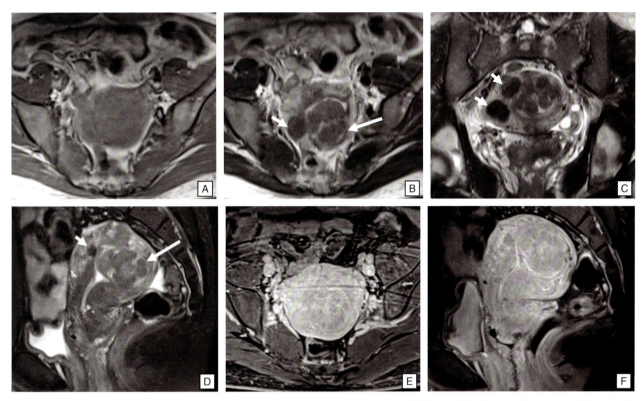

A 为 T1WI 轴位，B、C 分别为 T2WI 轴位、冠状位，D 为 T2WI 脂肪抑制矢状位，E、F 分别为增强扫描轴位、矢状位。子宫外形增大，子宫腔内见一类圆形肿块（长箭头），信号不均匀，以 T1WI 等信号、T2WI 稍低信号为主，内混杂条片状 T2WI 高信号影，边界较清楚，大小约 3.8cm×4.4cm×3.5cm；子宫肌层内见多个大小不等类圆形、椭圆形 T1WI 略低、T2WI 低信号影（短箭头），信号均匀，边界清晰，最大者位于右侧壁，约 3.2cm×2.2cm×2.8cm；增强扫描上述病灶强化明显，强化程度略低于正常子宫肌层；子宫腔受压变形，内膜未见增厚。盆腔内少量积液，未见肿大淋巴结。所示骨盆诸骨未见异常信号影。

图 9-18　多发子宫肌瘤（肌壁间及黏膜下肌瘤），MRI 平扫及增强扫描图像

第十三节　女性生殖系统病变：卵巢囊腺瘤

一、卵巢囊腺瘤概述及放射科住培要求

卵巢囊腺瘤是卵巢常见的良性肿瘤，起源于卵巢上皮，包括浆液性囊腺瘤（serous cystadenomas）和黏液性囊腺瘤（mucous cystadenomas），好发于中年女性，单侧发病多见，主要临床表现是腹盆部肿块、腹胀，较大肿块可产生压迫症状。浆液性囊腺瘤通常为单房状，囊腔内为清澈液体；黏液性囊腺瘤常呈多房状，囊腔内为黏稠液体，富含蛋白质。

卵巢囊腺瘤是放射科住培学员第二年需要掌握的疾病。

二、卵巢囊腺瘤的影像特点及示例

超声是妇科疾病首选的影像筛查方法，具有简单便捷、经济实惠的优势；对于超声检查发现的盆腔包块病例，还需要进行 CT 或 MRI 平扫及增强进一步检查，其中 MRI 检查对显示囊内分隔以及判断囊内成分如蛋白、出血等更具优势。

1. 卵巢浆液性囊腺瘤的 CT、MRI 表现及示例

（1）浆液性囊腺瘤表现为盆腔附件区较大的囊性肿块，囊内分隔少，常呈单房状，囊壁及分隔薄而均匀，边缘光滑，囊内密度/信号均匀，为接近水样密度/信号的液体。DWI 扫描多无或轻度扩散受限。

（2）增强检查，囊壁和分隔轻中度均匀强化，囊液无强化。

示例 1 女，26 岁，触及下腹部包块 5 天。行盆腔 CT 平扫及增强扫描检查。图像如图 9-19。

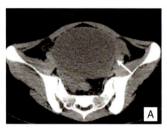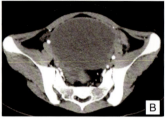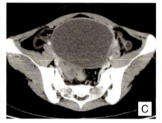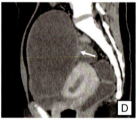

A 为 CT 平扫轴位，B、C 分别为 CT 增强扫描动脉期、静脉期轴位，D 为 CT 增强扫描静脉期矢状位。盆腔内子宫前上方见一椭圆形囊性包块（箭头），边界清晰，大小约 10.5cm×8.4cm×13.7cm，囊内呈均匀低密度，CT 值约 23HU，囊壁薄而均匀，增强扫描囊壁呈均匀轻度强化，囊内无强化，未见分隔及壁结节，病灶与左侧附件关系密切。

图 9-19　左侧卵巢浆液性囊腺瘤，CT 平扫及多期增强扫描图像

示例 2 女，43 岁，检查发现盆腔包块 1 个月余。行盆腔 MRI 平扫及增强扫描检查。图像如图 9-20。

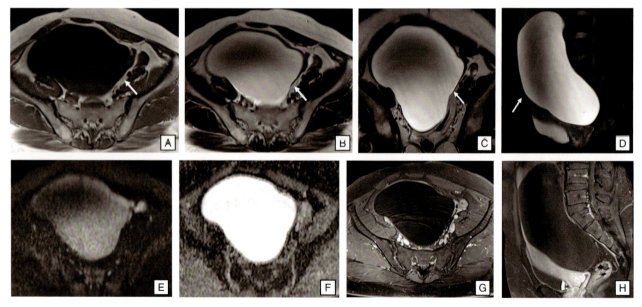

A 为 T1WI 轴位，B、C 分别为 T2WI 轴位、冠状位，D 为 T2WI 脂肪抑制序列矢状位，E、F 分别为 DWI（b=1000s/mm²）、相应 ADC 图轴位，G、H 分别为增强扫描轴位、矢状位。盆腔区见一巨大囊性占位（箭头），边界光滑清楚，大小约 15.0cm×9.0cm×17.4cm，囊内信号均匀，T1WI 呈低信号，T2WI 及 T2WI 脂肪抑制序列呈高信号，未见分隔，囊壁薄而均匀，DWI 未见扩散受限；增强扫描囊壁呈轻度均匀强化，囊性部分无强化，未见壁结节。右侧卵巢未见显示；左侧卵巢形态、信号未见明显异常。盆腔未见积液及肿大淋巴结。

图 9-20　右侧卵巢浆液性囊腺瘤，MRI 平扫及增强扫描图像

2. 卵巢黏液性囊腺瘤的 CT、MRI 表现及示例

（1）黏液性囊腺瘤表现为盆腔内较大的多房囊性肿块，边缘光滑，囊内有分隔，壁和分隔多较薄且均匀一致，少数者较厚或有乳头状软组织突起，应注意与交界性肿瘤或囊腺癌鉴别。

（2）因囊液蛋白含量较高，其囊内密度高于浆液性囊腺瘤，且各房密度可有差异。T1WI 信号强度有不同程度增高，T2WI 呈高、略高信号，且各房信号可有差异；DWI 扫描多无或轻度扩散受限。

（3）增强检查，囊壁和分隔轻中度均匀强化，囊液无强化。

示例1 女，44岁，下腹痛伴腰胀2个月余。行腹部CT平扫及增强扫描检查。图像如图9-21。

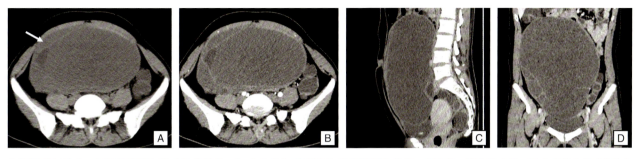

A为CT平扫轴位，B为CT增强扫描动脉期轴位，C、D分别为CT增强扫描静脉期矢状位、冠状位。腹盆腔内见一巨大囊性占位（箭头），边界清晰，大小约17.3cm×10.1cm×22.4cm，密度不均匀，呈低、稍低密度，内见多发分隔，囊壁及分隔薄且均匀；增强扫描囊壁及分隔轻中度均匀强化，囊性成分无强化，未见壁结节。

图9-21 右侧卵巢黏液性囊腺瘤，CT平扫及多期增强扫描图像

示例2 女，60岁，腹胀1周，检查发现盆腔包块半天。行盆腔MRI平扫及增强扫描检查。图像如图9-22。

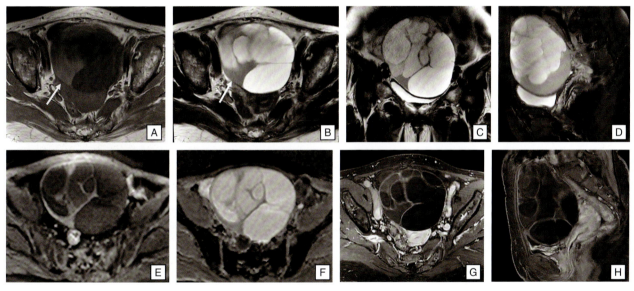

A为T1WI轴位，B、C分别为T2WI轴位、冠状位，D为T2WI脂肪抑制序列矢状位，E、F分别为DWI（b=1000s/mm²）、相应ADC图轴位，G、H分别为增强扫描轴位、矢状位。盆腔内见一巨大类球形囊性病灶（箭头），边界清晰，大小约11.2cm×8.9cm×12.3cm，信号不均匀，T1WI呈低、稍高混杂信号，T2WI呈高、稍高混杂信号，内见多发分隔，囊壁及分隔薄且均匀；DWI示部分病灶囊壁及分隔呈稍高信号，ADC图呈等/略低信号；增强扫描囊壁及分隔强化均匀，囊性部分无强化，未见壁结节。子宫、膀胱受压推移。盆腔未见积液及肿大淋巴结。

图9-22 左侧卵巢黏液性囊腺瘤，MRI平扫及增强扫描图像

第十四节　女性生殖系统病变：卵巢畸胎瘤

一、卵巢畸胎瘤概述及放射科住培要求

畸胎瘤（teratoma）是常见的卵巢肿瘤，也是最常见的生殖细胞肿瘤，以成熟性囊性畸胎瘤（mature cystic teratoma）最为多见，又称皮样囊肿。多发生于育龄期妇女，肿瘤生长缓慢，通常无症状，大者可触及肿块，少数患者由于肿瘤扭转、破裂或感染而出现下腹部疼痛。肿瘤内含脂肪、毛发、骨骼、牙齿、头皮等结构，常表现为含脂肪和（或）水样密度的囊性肿块，可有钙化或骨化，囊腔内壁常可见单个或多个实性或囊实性突起（称为头结节或 Rokitansky 结节）。当实性成分呈透壁侵犯、囊壁增厚且强化明显、直接浸润邻近结构时，是畸胎瘤恶变的重要征象。卵巢甲状腺肿是畸胎瘤的一种，主要由成熟甲状腺组织组成（甲状腺组织占肿瘤组织 50% 以上）。

卵巢畸胎瘤是放射科住培学员第二年需要掌握的疾病。

二、卵巢畸胎瘤的影像特点及示例

超声是妇科疾病首选的影像筛查方法，具有简单便捷、经济实惠的优势。对于超声检查发现的盆腔包块病例，还需要进行 CT 或 MRI 平扫及增强进一步检查，其中 CT 检查对于钙化和骨骼的观察十分清楚；MRI 检查可多方位多参数成像，有助于脂肪和实性结节的观察。

1. 典型卵巢畸胎瘤的 CT 表现及示例

（1）盆腔内球形、卵圆形或分叶状肿块，与周围组织分界清楚。

（2）典型表现为囊性或囊实性混合密度肿块，瘤内含有脂肪密度影和高密度钙化、骨骼或牙齿，囊腔内壁可见软组织密度结节，有的可见脂液平面、漂浮的碎屑等。

（3）增强扫描病变实性部分呈轻中度强化，囊性部分无强化。

示例　女，46 岁，检查发现盆腔包块 3 年余。行盆腔 CT 平扫及增强扫描检查。图像如图 9-23。

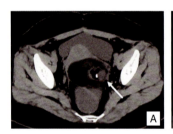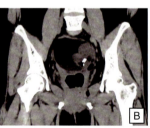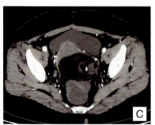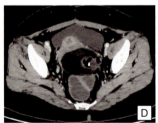

A、B 分别为 CT 平扫轴位、冠状位，C、D 分别为 CT 增强扫描动脉期、静脉期轴位。盆腔内于子宫后方见一卵圆形混杂密度肿块（箭头），边界清晰，大小约 8.6cm×6.4cm×7.8cm，病灶以脂肪密度为主，CT 值约 -130HU，左内侧壁可见混杂密度结节，内含脂肪、钙化及少许软组织成分，增强扫描软组织成分轻度强化，子宫受压向右前推移。盆腔未见积液及肿大淋巴结。

图 9-23　卵巢成熟性囊性畸胎瘤，CT 平扫及多期增强扫描图像

2. 典型卵巢畸胎瘤的 MRI 表现及示例

（1）盆腔附件区混杂信号肿块，病变内脂肪 T1WI、T2WI 呈高信号，脂肪抑制序列信号明显降低，常可见脂 - 液分层或液 - 液分层，T1WI 化学位移序列正、反相位有助于检出肿瘤内少量脂质成分；钙化或牙齿常呈片状或结节状，T1WI、T2WI 均为极低信号；囊壁内常有一个或数个乳头状凸起。

（2）DWI 序列多数为轻度或无明显扩散受限表现。

（3）增强扫描病变实性部分呈轻度强化，囊性部分无强化。

示例　女，21 岁，检查发现盆腔包块 4 年余。行盆腔 MRI 平扫及增强扫描检查。图像如图 9-24。

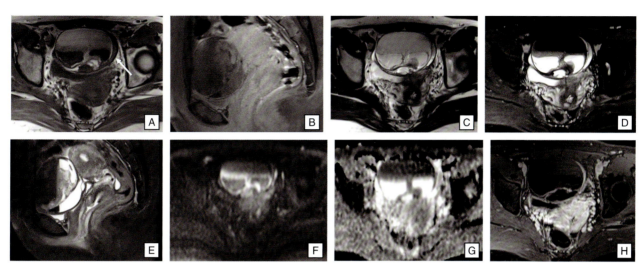

A 为 T1WI 轴位，B 为 T1WI 脂肪抑制序列矢状位，C 为 T2WI 轴位，D、E 分别为 T2WI 脂肪抑制序列轴位、矢状位，F、G 分别为 DWI（b=1000s/mm²）、相应 ADC 图轴位，H 为增强扫描轴位。盆腔内子宫前方见一椭圆形混杂信号肿块（箭头），边界清晰，大小约 9.0cm×6.5cm×7.5cm，信号不均匀，内可见分层改变，上层为 T1WI、T2WI 高信号，T1WI 及 T2WI 脂肪抑制序列呈低信号；下层以 T1WI 低、T2WI 高信号为主，内混杂条带状 T1WI、T2WI 稍高信号影，并见条状 T1WI、T2WI 等信号分隔；DWI 病灶内见条带状稍高信号，ADC 值略减低。增强扫描病灶囊壁及分隔呈轻中度强化。盆腔少量积液，未见肿大淋巴结。

图 9-24　卵巢成熟性囊性畸胎瘤，MRI 平扫及增强扫描图像

第十五节　附加：卵巢功能性囊肿

一、卵巢功能性囊肿概述及放射科住培要求

卵巢囊肿（ovarian cyst）是妇科常见疾病，可见于任何年龄段，以育龄期女性最为多见。按照来源分为非赘生性卵巢囊肿、赘生性卵巢囊肿、卵巢子宫内膜异位囊肿、输卵管系膜囊肿。其中非赘生性卵巢囊肿，即卵巢功能性囊肿，主要包括滤泡囊肿、黄体囊肿、黄素化滤泡囊肿、妊娠黄体囊肿、卵巢间质增生、卵泡膜细胞增生、卵巢重度水肿等，与月经周期密切相关，可自行消退。常无症状，部分患者可有月经改变、腹部不适等症状。当囊肿破裂、出血或囊肿蒂扭转时，可出现急性下腹痛。

本书将卵巢功能性囊肿列为放射科住培学员第二年需要额外掌握的疾病。

二、卵巢功能性囊肿的影像特点及示例

超声是妇科疾病首选的影像筛查方法，具有简单便捷、经济实惠的优势；当超声特征不典型或囊肿持续增大时，可考虑进行 MRI 检查，能提高诊断的特异性，且还可与子宫内膜异位囊肿、囊性畸胎瘤等鉴别。卵巢功能性囊肿的 MRI 表现如下。

（1）盆腔附件区单房囊性包块，类球形或椭圆形，囊壁薄而均匀，边缘光滑，囊内信号均匀，为接近水样信号的液体。

（2）功能性卵巢囊肿常见出血，急性出血时，囊肿呈 T1WI 等高信号、T2WI 低或等低信号；亚急性出血时，T1WI、T2WI 均呈高信号；慢性陈旧性出血时，T1WI 呈等低信号，T2WI 呈低信号。少量出血在T2WI 高信号囊液底部可见低信号层。

（3）增强检查，囊壁轻－中度均匀强化，囊液无强化。

示例1　女，41 岁，子宫内膜癌患者，术前行盆腔 MRI 平扫及增强扫描检查。图像如图 9-25。

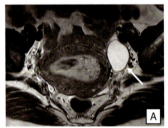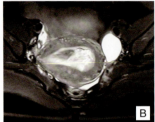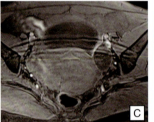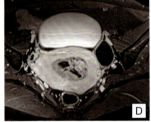

A 为 T2WI 轴位，B 为 T2WI 脂肪抑制序列轴位，C 为 T1WI 脂肪抑制序列轴位，D 为增强扫描轴位。子宫增大，子宫内膜弥漫性不规则增厚，信号不均匀，增强扫描呈不均匀强化。盆腔左侧附件区见一椭圆形囊性病灶（箭头），大小约 3.5cm×2.4cm×3.0cm，边界光滑清楚，囊内信号均匀，T1WI 呈低信号，T2WI 及 T2WI 脂肪抑制序列呈高信号，未见分隔，囊壁薄而均匀；增强扫描囊壁呈轻度均匀强化，囊性部分无强化，未见壁结节。

图 9-25　子宫内膜癌，左侧卵巢滤泡囊肿，MRI 平扫及增强扫描图像

示例2　女，40 岁，不孕症，超声检查发现盆腔包块 2 天，行盆腔 MRI 平扫及增强扫描检查。图像如图 9-26。

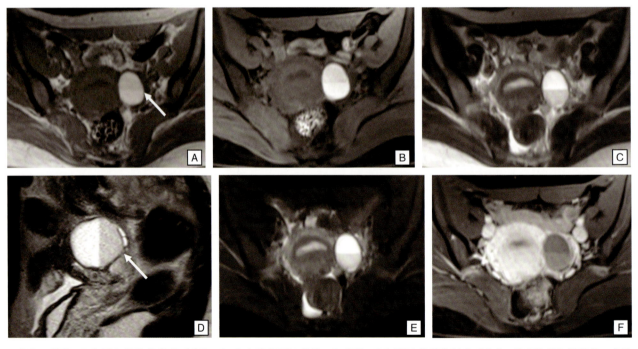

A 为 T1WI 轴位，B 为 T1WI 脂肪抑制序列轴位，C、D 分别为 T2WI 轴位、矢状位，E 为 T2WI 脂肪抑制序列轴位，F 为增强扫描轴位。盆腔左侧附件区见一椭圆形异常信号灶（箭头），边界光滑清楚，大小约 3.4cm×3.0cm×2.4cm，内可见液－液分层，上层呈 T1WI 中等高信号、T2WI 明显高信号，下层呈 T1WI 明显高信号、T2WI 中等高信号，增强扫描病灶边缘呈环形中度均匀强化，囊内无强化。

图 9-26　左侧卵巢黄体血肿，MRI 平扫及增强扫描图像

第十六节　附加：卵巢子宫内膜异位囊肿

一、卵巢子宫内膜异位囊肿概述及放射科住培要求

卵巢子宫内膜异位囊肿（ovarian endometriotic cyst，OEC）是指功能性的子宫内膜细胞异位至卵巢，伴随生理性月经周期出血、积血而形成卵巢内含巧克力样液体的囊肿，也被称为巧克力囊肿。好发于育龄期女性，主要临床表现为痛经、慢性盆腔痛、性交痛、月经异常、不孕等。

本书将卵巢子宫内膜异位囊肿列为放射科住培学员第二年需要额外掌握的疾病。

二、卵巢子宫内膜异位囊肿的影像特点及示例

超声是妇科疾病首选的影像筛查方法，具有简单便捷、经济实惠的优势，可明确囊肿的部位、大小，初步判断囊肿的性质。对于超声诊断不明确的盆腔包块病例，还需要进行 CT 或 MRI 平扫及增强进一步检查，其中 MRI 检查对显示病变的组织成分和囊液信号特点、病变范围与邻近组织关系、有无异位到盆腔其他部位，具有很大价值，是筛选或诊断子宫内膜异位囊肿的最佳无创性检查方法。

卵巢子宫内膜异位囊肿的 CT、MRI 表现如下。

（1）盆腔附件区囊性肿块，可单侧或双侧发病，类球形多见，囊壁厚薄不均，外缘不规则，内壁较光整，一般无壁结节，囊内可见分隔。

（2）囊液密度通常较高，CT 值由水样到新鲜血样不等，CT 值约 20—50HU。

（3）MRI 信号不均匀，由于囊肿的出血时间及病程长短不一，导致 MRI 信号表现多样。急性出血时，囊肿呈 T1WI 等高信号、T2WI 低或等低信号；亚急性出血时，T1WI、T2WI 上均呈高信号；慢性陈旧性出血时，T1WI 呈等低信号，T2WI 呈低信号。

（4）增强检查，囊壁和分隔中度均匀强化，囊液无强化。

（5）主囊周围可伴有小囊（称为"卫星囊"），为较特征性表现。

（6）病灶位置较固定，与周围粘连明显，可与子宫、直肠、乙状结肠、膀胱有不同程度粘连。

示例 1　女，42 岁，进行性痛经 11 年余，腹痛 1 天余，行盆腔 CT 平扫及增强扫描检查。图像如图 9-27。

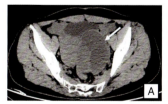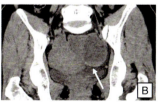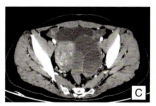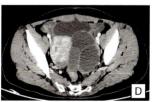

A、B 分别为 CT 平扫轴位、冠状位，C、D 分别为 CT 增强扫描动脉期、静脉期轴位。盆腔左侧附件区见一多房囊性肿块，大小约 9.2cm×7.4cm×7.3cm，内见多发分隔，囊内密度不均，CT 值 16—42HU；增强扫描囊壁及分隔可见轻度强化，囊液无强化，部分囊壁及分隔稍厚，内壁光整，未见壁结节。病灶与子宫、直肠分界欠清，子宫受压向右移位。盆腔未见积液及肿大淋巴结。

图 9-27　左侧卵巢子宫内膜异位囊肿，CT 平扫及多期增强扫描图像

示例 2　女，42 岁，进行性痛经 11 年余，腹痛 1 天余，行盆腔 MRI 平扫及增强扫描检查。图像如图 9-28。（与 CT 示例为同一病例）

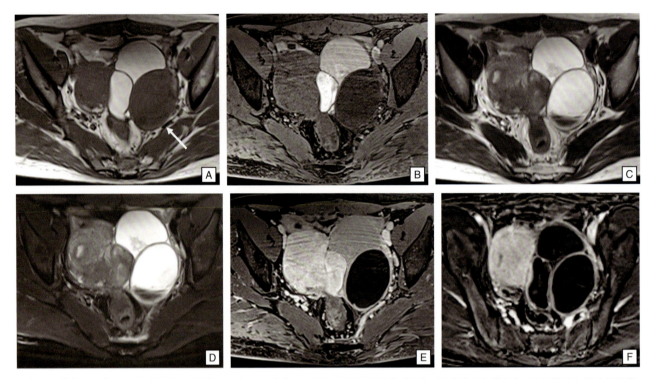

A 为 T1WI 轴位，B 为 T1WI 脂肪抑制序列轴位，C 为 T2WI 轴位，D 为 T2WI 脂肪抑制序列轴位，E 为增强扫描轴位，F 为增强扫描减影图像。盆腔内左侧附件区见一多房囊性占位，大小约 9.2cm×7.4cm×7.3cm，囊内见多发分隔，信号不均，部分囊腔呈 T1WI、T2WI 高信号，部分囊腔呈 T1WI 高、T2WI 略低信号，另见一囊腔呈 T1WI 低信号，T2WI 可见液－液分层，上层为高信号，下层为低信号。增强扫描囊壁及分隔可见轻中度均匀强化，囊液无强化，囊壁及分隔稍厚，内壁光整，未见壁结节。病灶与子宫、直肠分界欠清，子宫受压向右移位。盆腔未见积液及肿大淋巴结。

图 9-28　左侧卵巢子宫内膜异位囊肿，MRI 平扫及增强扫描图像

第十七节　附加：子宫腺肌病

一、子宫腺肌病概述及放射科住培要求

子宫腺肌病（adenomyosis）是指具有生长功能的子宫内膜腺体和基质侵入肌层的良性病变，多发生于绝经前妇女，特别是经产妇，常出现痛经、月经过多及异常子宫出血等症状。按影像表现可分为弥漫型子宫腺肌病与局限型子宫腺肌病。

本书将子宫腺肌病列为放射科住培学员第二年需要额外掌握的疾病。

二、子宫腺肌病的影像特点及示例

超声是妇科疾病首选的影像筛查方法，具有简单便捷、经济实惠的优势，对诊断子宫腺肌病有较高的特异性及敏感性。MRI 检查可准确定位、明确病灶范围，同时观察盆腔其他脏器、淋巴结情况，是诊断子宫腺肌病的重要影像检查方法。CT 软组织分辨率有限，对子宫腺肌病的诊断价值不高，故较少使用。

典型子宫腺肌病的 MRI 表现。

（1）子宫体积增大，轮廓光整。

（2）弥漫型病变：结合带弥漫性均匀或不均匀增厚，厚度超过 1.2cm，T1WI 呈等信号，T2WI 呈相对

均匀的低信号，与正常肌壁分界不清。

（3）局限型病变：结合带局限性增厚或外肌层内类球形 / 不规则形结节 / 肿块影，以子宫后壁多见，边界多较模糊，信号强度与结合带相近。

（4）T1WI、T2WI 病变区出现点状或斑片状高信号灶。

（5）增强扫描：病变呈不均匀明显强化，强化程度与子宫肌层相当。

示例 1　女，44 岁，反复痛经 7 年，月经紊乱 1 年余。行盆腔 MRI 平扫及增强扫描检查。图像如图 9–29。

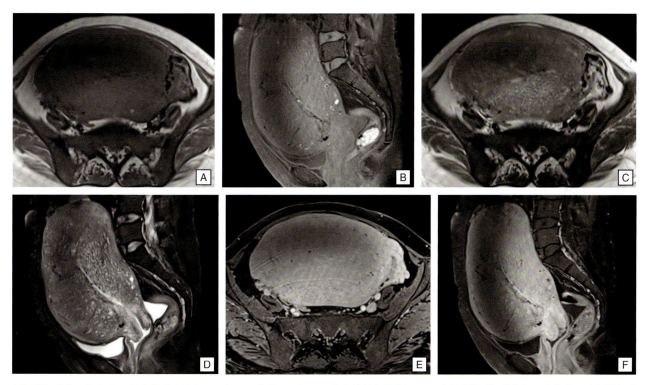

A 为 T1WI 轴位，B 为 T1WI 脂肪抑制矢状位，C 为 T2WI 轴位，D 为 T2WI 脂肪抑制矢状位，E、F 分别为增强扫描轴位、矢状位。子宫体部明显增大，结合带增宽，呈团片状 T1WI 等、T2WI 等 / 稍低信号，信号不均匀，内混杂多发斑点状、小囊状 T1WI 及 T2WI 高信号影，与正常肌层分界不清，增强扫描病灶呈略不均匀明显强化，与子宫肌层强化程度相当。子宫内膜未见增厚。盆腔少量积液，未见肿大淋巴结。

图 9–29　子宫腺肌病（弥漫型），MRI 平扫及增强扫描图像

示例 2　女，34 岁，阴道流血伴腹痛 1 天余。行盆腔 MRI 平扫及增强扫描检查。图像如图 9–30。

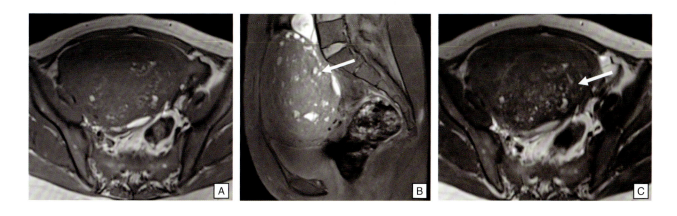

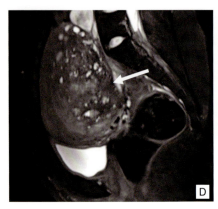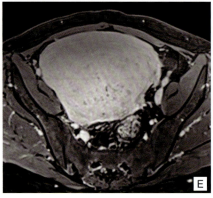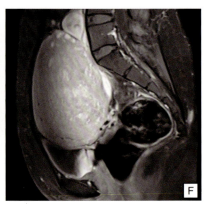

A 为 T1WI 轴位，B 为 T1WI 脂肪抑制矢状位，C 为 T2WI 轴位，D 为 T2WI 脂肪抑制矢状位，E、F 分别为增强扫描轴位、矢状位。子宫体部不均匀增大，子宫后壁结合带增宽呈团片状（箭头），边界不清晰，范围约 7.3cm×5.8cm×9.5cm，以 T1WI 等信号、T2WI 稍低信号为主，内混杂多发斑点状、小囊状 T1WI、T2WI 高信号影，增强扫描病变呈略不均匀明显强化，与正常肌层强化相当，内见斑点、小囊状不强化区。子宫腔受压向前推移、变窄，子宫内膜未见增厚。盆腔未见积液及肿大淋巴结。

图 9-30　子宫腺肌病（局限型），MRI 平扫及增强扫描图像

第十八节　附加：泌尿系先天发育异常－异位肾

一、异位肾概述及放射科住培要求

正常情况下，肾脏位于腹膜后脊柱两旁的肾窝内，相当于胸 11 和腰 3 椎体之间，不在此位置者称为异位肾（renal ectopia）。异位的肾脏高者可达胸腔及膈下，低者位于下腹区、髂窝或盆腔，其中位于对侧肾下方者称为横过异位肾。根据常见部位分为三类：①盆腔肾，最常见，异位肾位于盆腔内；②交叉异位肾，一侧肾脏由原侧跨过中线移位到对侧，而输尿管仍位于原侧；③胸内肾，肾脏位于患侧胸腔。异位肾大小一般正常，但常伴旋转不良，易导致肾盂引流不畅而出现肾结石或积水。可合并泌尿生殖系统、骨骼、心脏等部位畸形。异位肾可无明显临床症状，大多于体检时无意发现，如并发感染，则表现出相应的临床症状。

本书将异位肾列为放射科住培学员第二年需要额外掌握的疾病。

二、异位肾的影像特点及示例

CT 检查对确诊异位肾具有重要价值，因而成为首选的影像检查方法。

异位肾的 CT 表现如下。

（1）原肾区内未见肾影，在盆腔、胸腔、对侧等寻见类似肾结构。

（2）增强扫描强化程度及方式与肾完全一致，常伴有供血动脉异常及肾副动脉，并伴有肾旋转不良。

（3）不随体位移动，或移动度低。

（4）无肾移植手术史。

示例　女，40 岁，体检发现左肾异位。行下腹部 CT 增强扫描检查。图像如图 9-31。

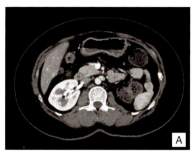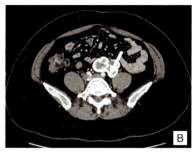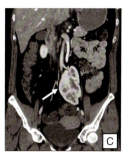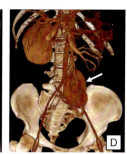

A、B均为动脉期轴位，C为动脉期冠状位，D为VR重建图像。左肾区内未见肾影，左下腹部见肾结构，其强化程度及方式与右肾一致，伴肾旋转不良。

图9-31　左侧异位肾，下腹部CT增强扫描图像

第十章 骨骼肌肉系统疾病（X 线平片、CT 检查为主，辅以 MRI 检查）

第一节 骨关节外伤：骨折

一、骨折概述和放射科住培要求

概述详见第一篇第四章第一节的"（四肢关节、脊椎）骨折与脱位"。

骨折与脱位是放射科住培学员第一、第二年均需要掌握的疾病，难度逐年递进，第一年以 X 线平片为主，第二年以 X 线平片、CT 检查为主，辅以 MRI 检查。

对于放射科住培学员，第二年需要掌握容易漏诊、复杂或不典型的骨折与脱位。

二、不典型骨折的影像表现及示例

不典型骨折包括骨的轻微变形、骨小梁骨折、隐匿性骨折、复杂结构骨折等，主要表现为病变局部骨皮质皱褶、突起、骨小梁断裂伴局部骨髓水肿或血肿，此类骨折常需 CT 或 MRI 进一步明确诊断。

示例1 男，7 岁，摔伤致右前臂疼痛、活动障碍 2 天余。行右腕关节 X 线正侧位片检查。图像如图 10-1。

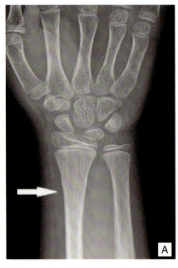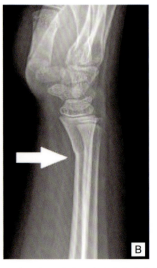

右桡骨远侧干骺端掌、桡侧骨皮质皱褶，骨折端对位对线良好，周围软组织未见明显肿胀；余右腕关节诸骨未见骨折和脱位征象。

图 10-1 右桡骨远侧干骺端青枝型骨折，右腕关节正侧位片图像

示例 2　男，30 岁，车祸致左膝疼痛、活动障碍 3 h。行左膝关节 X 线正、侧位片检查。图像如图 10-2。

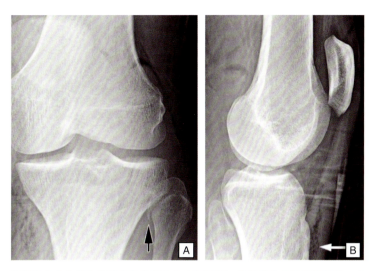

左腓骨小头皮质中断并可疑游离骨片（黑箭头），近折端向胫侧轻度移位；左髌骨上移呈高位状态，髌下软组织积气（白箭头），髌腱增厚；关节皮下积气、软组织肿胀；余关节对应关系良好，未见异常。

图 10-2　左腓骨近端骨折合并左髌骨脱位，左膝关节正侧位片图像

第二节　骨关节外伤：关节脱位

一、关节脱位概述及放射科住培要求

概述详见第一篇第四章第一节的"（四肢关节、脊椎）骨折与脱位"。

骨折与脱位是放射科住培学员第一、第二年均需要掌握的疾病，难度逐年递进，第一年以 X 线平片为主，第二年以 X 线平片、CT 检查为主，辅以 MRI 检查。

对于放射科住培学员，第二年需要掌握容易漏诊、复杂或不典型的骨折与脱位。

二、容易漏诊的关节脱位示例

示例　男，32 岁，因摔伤致左踝关节疼痛、活动障碍半天。左踝关节 X 线正、侧位片及 CT 平扫。图像如图 10-3。

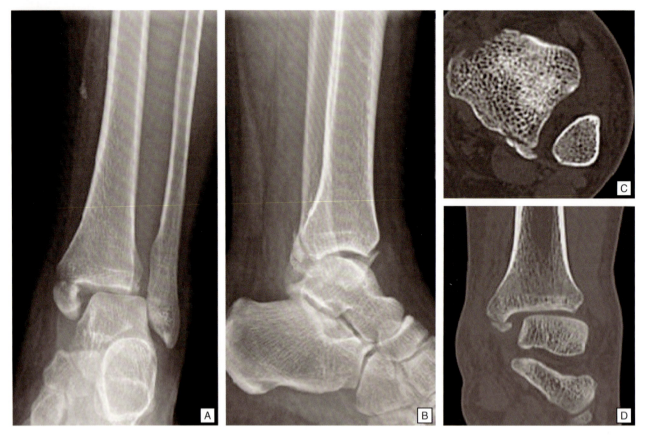

A、B为X线正侧位片，C、D为CT平扫轴位与冠状位骨窗图像。距骨与腓骨外移导致胫距关节面失去正常对应关系（仅对位约2/3）、胫腓下关节间隙增宽；内、后踝骨皮质连续性中断，骨折端略有分离、移位，周围软组织明显肿胀。

图 10-3　左内、后踝骨折并胫距及胫腓下关节脱位图像

第三节　骨肿瘤样病变：骨纤维异常增殖症

一、骨纤维异常增殖症概述及放射科住培要求

骨纤维异常增殖症（fibrous dysplasia of bone）亦称骨纤维结构不良，为骨的正常组织被增生纤维组织逐渐替代的疾病，是一种骨的肿瘤样病变；伴发皮肤色素沉积、性早熟等内分泌异常等骨骼以外的临床症状者称为奥尔布莱特（Albright）综合征。可单或多骨发病，儿童及青年期（11—30岁）多见，男女比例约为 3 ∶ 2。该病发展缓慢，单骨及早期病变常无症状，负重部位的病灶可导致骨骼弯曲变形或跛行、局部疼痛，头面部或颌部常造成不对称性畸形，并可有头痛、鼻塞、流涕、眼球突出、视神经萎缩等症状，并发病理骨折出现局部疼痛，颅面骨的典型病变表现为"骨性狮面"。骨纤维异常增殖症出现生长加速、疼痛加剧时，需警惕恶变为骨肉瘤、纤维肉瘤、软骨肉瘤等的可能。

骨纤维异常增殖症为放射科住培学员第二年需要掌握的疾病。

二、骨纤维异常增殖症的影像特点及示例

X线平片为骨纤维异常增殖症首选的影像检查技术，亦为骨骼病变最常用的诊断方法，具有简单快捷、经济实惠的特点；复杂或深部结构如颅面部则CT扫描可以更好地显示病灶范围、对邻近组织的影响，

常规平扫基本上能满足临床诊断要求；MRI 组织分辨率更佳，纤维组织、囊变、出血、软骨及残存骨髓脂肪显示较有特征性，其中纤维成分 T1WI 和 T2WI 中呈等信号，复杂病例可以行 MRI 检查。

1. 骨纤维异常增殖症的典型 X 线表现

（1）四肢骨病变可为囊状膨胀、磨玻璃样、丝瓜络样及虫蚀样四种表现，病变类型单独出现较少，而多种类型并存更为常见，但无全身或病肢、病骨骨质疏松现象。①囊性膨胀性改变：存在单囊及多囊两种形态，多数呈单囊膨胀性生长透亮区，边缘硬化、皮质菲薄、外缘光滑而内缘不整，囊内外可有散在条索状骨纹或斑点状钙化，为本病的特征性表现，管状骨及肋骨多见；多囊性病灶常为圆形或椭圆形多发透亮区，与周围骨质分界清楚，可见较短骨嵴自边缘伸入囊内呈梅花瓣状，常见于髂骨、胫骨、股骨近端。②磨玻璃样改变：正常骨纹消失，髓腔闭塞形如磨玻璃状，多并发于囊状膨胀性改变中，亦可有粗大骨纹和钙化斑点交错，多见于长管状骨和肋骨。③丝瓜络样改变：骨膨胀增粗、皮质变薄甚至消失，小梁粗大、扭曲似丝瓜络。④虫蚀样改变：呈单发或多发溶骨性破坏，边缘锐利形如虫蚀，有时与溶骨性转移灶难以鉴别。

（2）颅面骨主要表现为外板和板障的骨质膨大、增厚和囊性改变，正常骨结构消失而呈现磨玻璃样或骨质显著硬化，可伴不规则粗大的小梁结构或斑点状钙化，少数病例呈虫蚀样改变。颅面骨病变主要表现为三种基本征象，但大多病例为多种征象并存：①囊状膨胀改变即类畸形性骨炎型，表现为颅骨局限或广泛性增大畸形，板障呈单囊状，外板变薄外凸，内板可增厚，局限病灶边界较清，广泛者分界模糊呈磨玻璃样或均匀性密度增高；②磨玻璃样改变，板障闭塞、骨小梁消失，颅骨呈磨玻璃样密度增高；③硬化改变，相对少见，呈分叶状膨胀性骨质增生、密度增高、硬化、边界清晰。

2. 骨纤维异常增殖症的典型 CT 表现

骨纤维异常增殖症的 CT 表现主要有囊型和硬化型两种，前者主要见于四肢骨，表现为囊状低密度区，皮质变薄，骨干可见膨胀，囊内有磨玻璃样钙化，囊状低密度区可形成多囊并囊内粗大骨小梁，边缘可硬化。硬化型病变在颅面骨或颅底骨多见，特点是不均匀性密度增高，病区有散在颗粒样低密度灶。

示例 1　男，14 岁，右髋外伤疼痛 4 个月余，病理：骨纤维结构不良。行右髋关节 DR 正位片、CT 平扫及 MRI 平扫检查。图像如图 10-4。

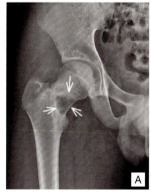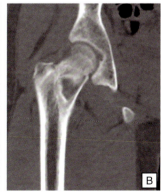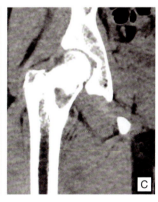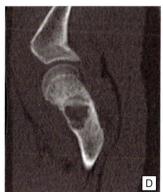

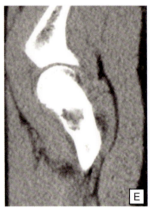
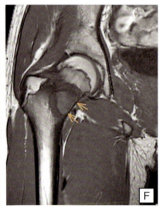
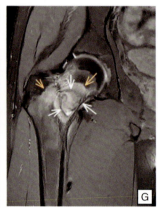
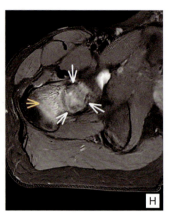

A 为右髋关节正位片，B、C 分别为右髋关节 CT 冠状位重建骨窗与软组织窗图像，D、E 分别为右髋关节 CT 矢状位重建骨窗及软组织窗图像，F、G 分别为冠状位 T1WI、压脂 PDWI，H 为轴位压脂 PDWI。右股骨颈可见囊状膨胀性骨质破坏低密度区，边缘硬化；MRI 呈 T1WI 等低信号、压脂 PDWI 高信号，边缘硬化改变，邻近骨髓水肿；似合并病理性骨折，髋关节肌群未见肿胀，关节未见积液，未见骨膜反应。

图 10-4　右股骨颈骨纤维异常增殖症图像

示例 2　女，59 岁，头颅 CT 扫描偶然发现颅骨病变。行头颅 CT 平扫及三维重建检查。图像如图 10-5。

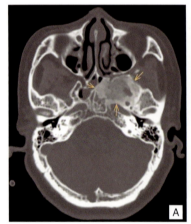
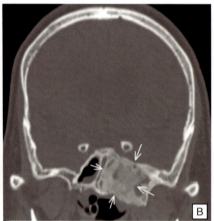
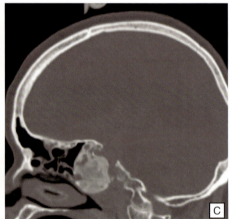

A—C 分别为 CT 轴位、冠状位、矢状位骨窗重建图像。左侧蝶骨膨胀性、磨玻璃样密度异常改变，病变局限，邻近颅底骨孔/管道、蝶窦受压，密度较均匀，未见骨膜增生及病理性骨折。

图 10-5　左侧蝶骨骨纤维异常增殖症图像

示例 3　女，7 岁，偏侧性左侧头痛半个月。行头颅 CT 平扫及多方位重建检查。图像如图 10-6。

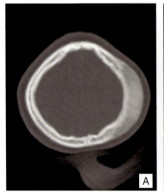
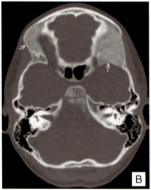
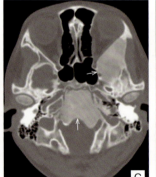
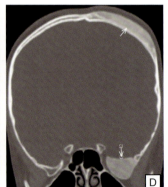

A—C 为 CT 平扫轴位骨窗重建图，D 为冠状位骨窗重建图。枕骨斜坡、左侧顶骨、左侧蝶骨及额骨可见多处膨胀性、磨玻璃样密度骨质破坏，密度尚均匀，骨皮质变薄，病变边界尚清，邻近结构受压推移，未见骨膜增生及病理性骨折。

图 10-6　颅骨骨纤维异常增殖症图像

第四节　骨肿瘤样病变：动脉瘤样骨囊肿

一、动脉瘤样骨囊肿概述及放射科住培要求

动脉瘤样骨囊肿（aneurysmal bone cyst，ABC）病因尚不明确，可能与外伤或局部血流变化相关。最常见的临床表现为局部疼痛，可触及局部包块，也可产生压迫症状及病理性骨折。绝大多数动脉瘤样骨囊肿患者发病年龄为 10—20 岁，女性略多于男性，好发部位为长骨干骺端，以股骨及胫骨多见，也可发生于颅骨、脊椎椎体及附件。

动脉瘤样骨囊肿是放射科住培学员第二年需要掌握的内容，为了避免误诊，需掌握好动脉瘤样骨囊肿与骨巨细胞瘤的鉴别诊断要点。

二、动脉瘤样骨囊肿的影像特点及示例

X 线检查经济便捷，辐射剂量低，对于典型动脉瘤样骨囊肿病例可作出定性诊断；当病变不典型、早期病变 X 线平片呈阴性或因解剖结构复杂观察受限时，应行 CT/MRI 平扫及增强进一步检查。

1. 动脉瘤样骨囊肿的典型 X 线及 CT 表现

（1）溶骨期：病灶可呈轻度膨胀性生长，无明显骨间隔。

（2）膨胀期：典型者表现为长骨干骺端偏心性骨质破坏，边界清晰，骨皮质菲薄，病灶内可见骨嵴、骨间隔，可有骨膜反应。

（3）成熟期：骨质增生硬化明显，囊壁及骨间隔增厚。

（4）可为膨胀性溶骨性骨质破坏，周围骨皮质变薄，边缘尚完整。

（5）部分可见液液平面（囊腔内血红细胞的沉积与血浆）。

2. 动脉瘤样骨囊肿的典型 MRI 表现

（1）MRI 表现为膨胀性生长的骨质破坏区，边界清晰，囊腔内以液体信号为主，其内可见分隔及液平。

（2）分隔多为纤维成分，MRI 表现为低信号；囊液内可见 T1WI 高信号，考虑与高铁血红蛋白相关。

示例　男，56 岁，左髋关节疼痛 3 年。行髋关节 X 线正位片、CT 及 MRI 平扫检查。图像如图 10-7。

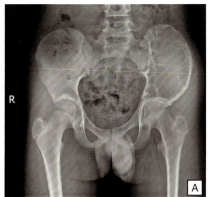
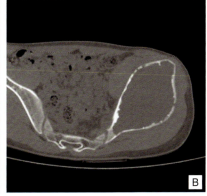
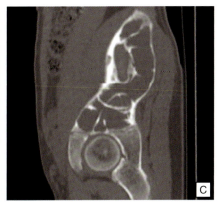

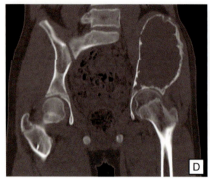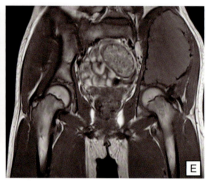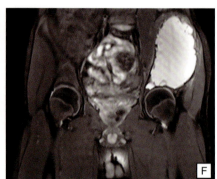

A 为髋关节正位，B—D 分别为 CT 骨窗轴位、矢状位、冠状位图像，E、F 为冠状位 T1WI、T2WI-FS。左髂骨密度/信号不均，可见多房囊性膨胀性破坏区，大小约 7.0cm×11.8cm×11.0cm，病灶内见多发骨嵴，边缘硬化，范围达邻近关节面但未见关节侵犯，同侧臀肌、髂腰肌推移或受压萎缩，未见骨膜增生及病理性骨折，未见区域淋巴结增大。

图 10-7　左髂骨翼动脉瘤样骨囊肿图像

第五节　骨肿瘤：骨巨细胞瘤

一、骨巨细胞瘤概述及放射科住培要求

　　骨巨细胞瘤（giant cell tumor of bone，GCTB）常称良性骨巨细胞瘤或破骨细胞瘤，为常见的原发性骨肿瘤之一（约占 5%），占所有良性骨肿瘤的 20%。好发于 20—40 岁骨骺闭合后患者，女性多于男性，全身所有长管状骨均可发生，以膝关节及肩关节构成骨为多见，非管状骨以脊椎多见，下颌骨少见。临床上以局部间歇性疼痛、肿胀及邻近关节功能受限为主。病理上肿瘤起源于非成骨性间叶组织，其中主要由大量的增殖性单核细胞及破骨细胞样多核巨细胞组成，侵犯长骨造成偏心性溶骨性破坏，按分化程度可分为 Ⅰ 级（良性或低度恶性）、Ⅱ 级（侵蚀性）、Ⅲ 级（恶性）骨巨细胞瘤，临床上以 Ⅰ 级较为常见。骨巨细胞瘤具有较强侵袭性，对骨质的溶蚀破坏作用大，极少数有反应性新骨生成及自愈倾向，可穿过骨皮质形成软组织包块及病理性骨折等。术后复发率高，可出现局部恶性变或肺转移，该疾病诊断主要以"临床＋影像＋病理"三结合为原则。

　　骨巨细胞瘤是放射科住培学员第二年需要掌握的疾病。

二、骨巨细胞瘤的影像特点及示例

　　X 线平片、CT、MRI 检查是常用的影像检查方法，其中 X 线平片能对大多数 GCTB 作出诊断，CT 三维重建技术可以进一步观察病灶形态、范围及骨皮质受侵犯情况，CT 及 MRI 增强检查可观察病灶血供及病灶与周围大血管的关系，为临床制订手术方案提供参考依据。

　　典型骨巨细胞瘤的 X 线平片、CT、MRI 表现如下。

　　（1）好发于长骨骨端。

　　（2）偏心溶骨性及膨胀性骨质破坏。

　　（3）骨嵴与皂泡征，无钙化。

　　（4）病灶边界清晰，无硬化边，无骨膜反应。

　　（5）恶变者，可见骨皮质中断及软组织肿块等。

　　（6）CT 平扫病灶呈软组织密度，增强扫描病灶强化明显。

　　（7）MRI 病灶呈 T1WI 中等或低信号、T2WI 混杂信号，增强扫描表现为不均匀中度强化，合并动脉

瘤样骨囊肿时出现液液平面。

（8）可合并病理性骨折。

示例　女，29岁，反复左膝疼痛3年。行X线正、侧位片＋CT平扫＋增强扫描＋MRI及病理检查。图像如图10-8。

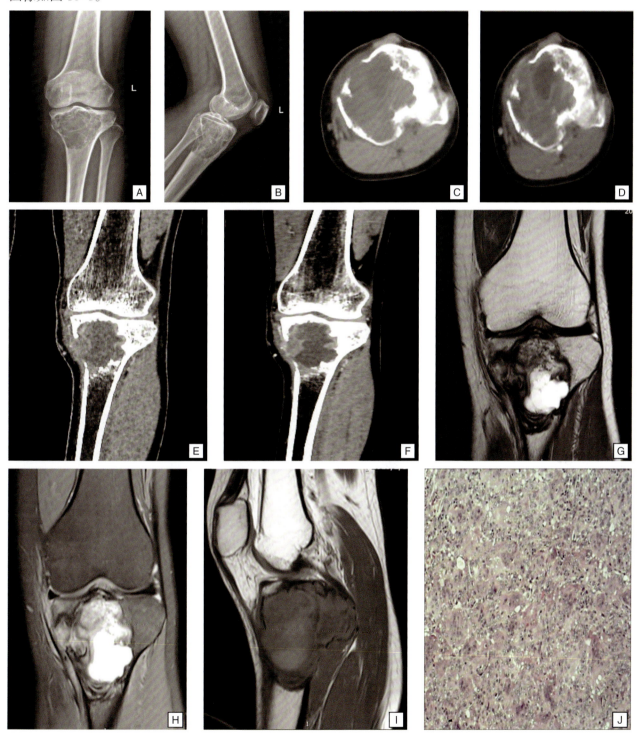

A、B为X线正侧位片，C为CT平扫横断位软组织窗，D—F为CT增强扫描横断位与冠状面图像，G—I分别为MRI冠状位T2WI、压脂PDWI及矢状位T1WI，J为病理图。平片示左胫骨上端偏心性、膨胀性溶骨破坏区，可见"皂泡"征，内伴骨嵴，无硬化边及骨膜反应，骨皮质变薄并局部中断；CT平扫病灶呈不均匀等、低密度改变，骨皮质多处中断伴邻近局部软组织肿胀，增强扫描实性成分呈不均匀轻－中度强化；MRI平扫示病灶信号混杂，呈T1WI等、低信号为主，T2WI及压脂PDWI高、等、低不均匀信号，内见多条带状低信号分隔，邻近骨髓未见水肿，周围局部软组织稍肿胀，关节面未见侵犯中断，关节未见积液。免疫组化：CK（－）、Vimentin（＋）、S-100（－）、CD34（－）、CD68（＋）、Ki-67肿瘤细胞阳性率约30%，病理结果支持骨巨细胞瘤。

图10-8　左胫骨上段骨巨细胞瘤图像

第六节　骨肿瘤：骨肉瘤

一、骨肉瘤概述及放射科住培要求

概述详见第一篇第四章第五节骨肿瘤：骨肉瘤。

骨肉瘤是放射科住培学员第一、第二年均需要掌握的疾病，难度逐年递进，其中第二年重点掌握骨肉瘤的 CT、MRI 表现。

二、骨肉瘤的影像表现及示例

CT 与平片都是通过 X 线成像，两者征象基本类似，如骨质破坏、瘤骨形成、骨膜反应等，但通过 CT 三维重建等后处理技术更有利于观察早期骨质增生硬化、骨皮质破坏、骨膜反应及软组织肿块等改变，通过 CT 增强扫描，能进一步明确肿瘤血供情况、肿瘤周围血管有无推压移位、包绕或侵蚀，同时亦可了解有无远处转移等。MRI 检查在显示肿瘤周围骨髓水肿及周围软组织侵犯范围、骨骺及关节软骨的侵犯等方面优于 CT 检查。骨肉瘤的典型 CT、MRI 表现如下。

1. CT 表现

（1）松质骨的不规则形或虫蚀状骨质破坏。

（2）肿瘤组织内残留骨或肿瘤骨形成。

（3）放射状骨膜反应及 Codman 三角。

（4）肿瘤周围软组织肿胀或软组织肿块。

（5）增强扫描肿瘤实质部分（非骨化部分）可见明显强化。

（6）肿瘤周围血管或神经受挤压、侵犯。

2. MRI 表现

（1）呈不均匀的 T1WI 低信号、T2WI 高信号。

（2）病变外形不规则，边缘多欠清。

（3）肿瘤周围软组织肿胀或软组织肿块。

（4）增强扫描不但能了解肿瘤血供情况，而且还能对肿瘤范围作出比较明确的判断。

（5）MRI 在显示肿瘤周围骨髓水肿及软组织侵犯范围方面具有优势，但是在显示细小骨化或钙化方面不如 CT。

示例 1　男，16 岁，右肩关节胀痛伴活动障碍 1 周余。行右肩关节 X 线正位片、CT 平扫及重建、MRI 平扫及增强扫描、病理检查。图像如图 10-9。

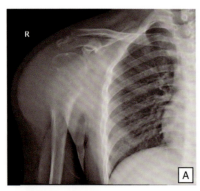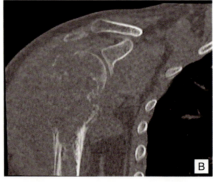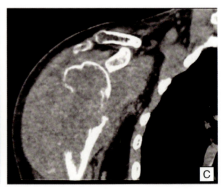

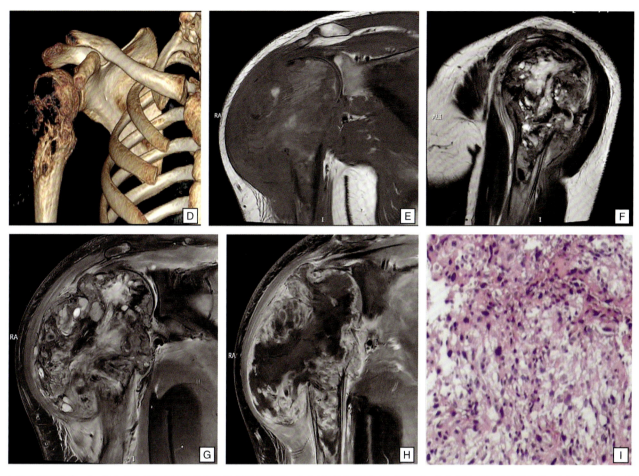

A 为 X 线正位片，B、C 分别为 CT 平扫骨窗及软组织窗冠状位，D 为 CT 骨三维 VR 重建图，E—H 为 MRI 平扫及增强扫描，I 为病理图片。X 线正位片示右肱骨近端不规则虫蚀样骨质破坏伴软组织肿块和骨膜反应；CT 平扫示右肱骨近端溶骨性骨质破坏、不规则软组织肿块影、肱骨骨膜反应及病变区病理性骨折；MRI 平扫 + 增强示右肱骨上段不规则骨质破坏伴髓腔内外软组织肿块，T1WI、T2WI、PDWI 压脂序列均呈高低混杂信号，增强扫描呈不均匀明显强化，邻近肌肉受压及受侵。病理：（右肱骨肿瘤）异形细胞呈片状增生，破坏骨质；免疫组化：Ki-67 (+，> 5%)，CD99 (+)，CD68 (+)，EMA (-)，S-100 (-)，Vimentin (部分 +)，SMA (-)，SATB2 (+)，形态学及免疫组化结果提示骨肉瘤。

图 10-9　右肱骨近端溶骨型骨肉瘤图像

示例 2　男，20 岁，发现右大腿肿物 1 年余，局部无红肿、破溃，其间未予诊治，后肿物逐渐变大，行走时疼痛不适。行右股骨 CT 平扫及重建、MRI 平扫、病理检查。图像如图 10-10。

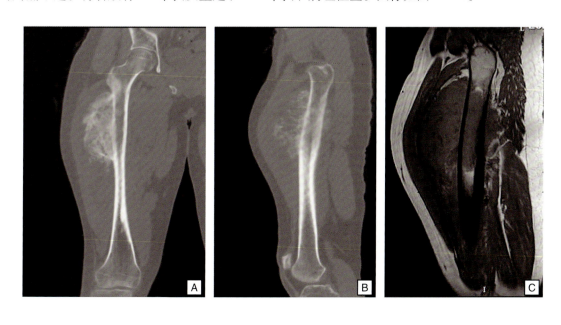

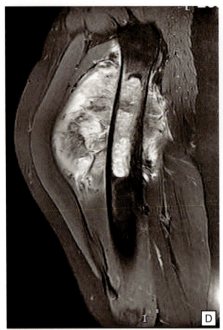
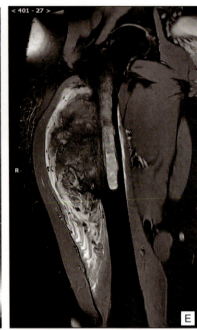
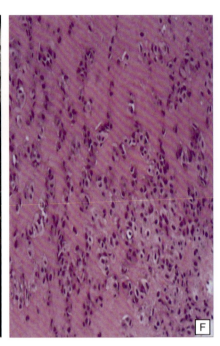

A、B 分别为 CT 平扫冠状位及矢状位骨窗，C—E 分别为 MRI 平扫 T1WI、T2WI 及 PDWI 压脂序列图像，F 为病理图片。CT 平扫示右股骨中上段巨大成骨性骨质破坏并软组织肿块形成，可见放射状骨膜反应和 Codman 三角，肿块内见较多分叶状、斑片状不均匀肿瘤骨，骨髓腔可见不均匀密度增高影填充；MRI 平扫显示右侧股骨中上段不规则骨质破坏并周围软组织肿块影，T1WI 呈等信号，其中可见小斑片状低信号，T2WI 及 PDWI 压脂序列呈不均匀高信号，病变区可见骨膜反应，邻近肌肉受压及受侵。病理：（右大腿骨肿瘤穿刺组织）镜下可见软骨结构及不规则骨样骨质，其间密集分布、核浓染、形态不规则的瘤细胞；免疫组化：Vimentin（+++），CD99（++），Bcl-2（++），CD34（-），SMA（-），CK（-），考虑成骨型骨肉瘤。

图 10-10　右股骨中上段成骨型 / 硬化型骨肉瘤图像

第七节　骨肿瘤：骨转移瘤

一、骨转移瘤概述及放射科住培要求

骨转移瘤（bone metastases）指发生于骨外组织或器官的恶性肿瘤转移至骨，不包括原发性骨肿瘤。发生率大约占全身转移性肿瘤的 15%—20%，仅次于肺转移和肝转移。原发灶以乳腺、肺、前列腺、肾及甲状腺等恶性肿瘤最为常见，且因容易发生骨转移被称为亲骨性肿瘤，皮肤癌、口腔癌、食管癌、结肠癌等很少发生骨转移而称为厌骨性肿瘤。骨外恶性肿瘤转移至骨的主要途径为血液循环系统，少数为淋巴系统。骨转移最常发生于富含红骨髓的脊柱，其次是骨盆、肋骨、颅骨、股骨及肱骨近端。临床症状主要是疼痛，多为持续性，夜间加重，可出现肿块、病理性骨折和压迫症状等表现。

骨转移瘤是放射科住培学员第二年需要掌握的疾病。

二、骨转移瘤的影像特点及示例

骨转移瘤的影像检查方法包括 X 线平片、CT 扫描、MRI 检查、核医学显像等。CT 既可观察骨质破坏，亦能评价有无软组织肿块并判断病灶坏死、囊变及出血等；MRI 对仅存于骨髓的早期转移灶具有很高灵敏度，能准确显示侵犯部位、范围及周围软组织情况，椎管侵犯的评价以 MRI 为首选。

典型骨转移瘤的 X 线、CT、MRI 表现如下。

X线上可呈溶骨性、成骨性及混合性，以溶骨性病变最常见，开始呈局部虫蚀样改变，进而大面积骨破坏；脊椎转移瘤一般不累及椎间盘，椎体呈扁平压缩变形，而外伤性压缩骨折多为楔形；成骨性转移较少，表现为斑点状或结片状边缘模糊的高密度影。

CT扫描表现为局灶性或多发、弥漫性溶骨/成骨/混合性骨质破坏病灶，可伴邻近软组织肿块及病理性骨折，增强扫描可对病灶的坏死、囊变、出血及周围血管侵犯等作出评价。

MRI成像对骨髓早期转移灶具有高灵敏度，可以准确显示侵犯部位、范围及周围软组织情况；骨转移瘤T1WI通常呈稍低信号，T2WI呈等/稍高信号并常见高信号环，出血、坏死或囊变时信号混杂，增强扫描实性成分呈不同程度异常强化。

示例　女，53岁，左乳癌术后13年。行胸椎CT平扫、MRI平扫检查。图像如图10-11。

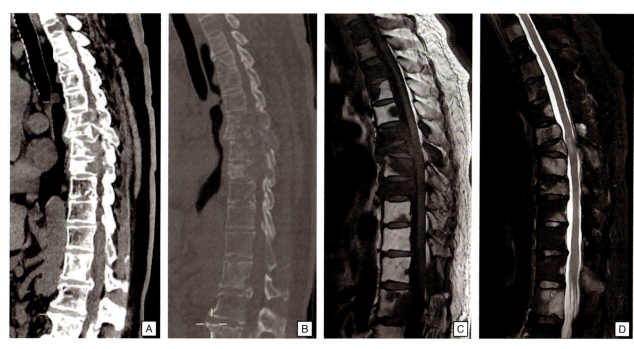

A、B分别为CT矢状位重建的软组织窗及骨窗，胸椎椎体及附件见多处溶骨性破坏并周围软组织肿胀/肿块，C、D分别为MRI矢状位的T1WI、T2WI压脂图像，胸椎椎体及附件可见多发大小不等的片状T1WI稍低、T2WI稍高信号影，邻近软组织肿胀，部分椎体变扁并向后压迫椎管，相应节段胸髓水肿，病灶未见累及椎间盘。

图10-11　脊柱骨转移瘤图像

第八节　骨关节炎症：骨关节/脊柱结核

一、骨关节/脊柱结核概述及放射科住培要求

骨关节结核（osteoarticular tuberculosis）95%以上继发于肺结核，脊柱结核（spinal tuberculosis）在骨关节结核中最为常见，关节结核紧随其后，其他骨结核很少见。脊柱结核好发于胸腰段，治疗不及时则容易导致脊柱畸形。关节结核好发于儿童和少年，由结核分枝杆菌经血行到骨或关节，停留在丰富的骨松质和负重大、活动较多的关节（如髋、膝关节）而发病。关节结核分为骨型和滑膜型（以骨型关节结核多见），前者先为骨骺、干骺端发病，后蔓延至关节，侵犯滑膜及关节软骨；后者是结核菌先侵犯滑膜，较

晚才破坏关节软骨及骨端。晚期，关节组织和骨质均有明显改变时因无法分型而称为全关节结核。全身症状可有盗汗、低热、食欲减退、逐渐消瘦等。

骨关节结核，尤其是脊柱结核，在日常工作比较常见，为放射科住培学员第二年需要掌握的疾病。

二、骨关节／脊柱结核的影像特点及示例

骨关节／脊柱结核的影像检查方法主要为X线平片、CT和MRI，其中X线平片对于四肢骨结核的诊断比较直观；CT能更清楚显示骨质破坏，并可发现死骨及病理骨折碎片，明确结核脓肿和骨碎片位置、大小，及其与周围大血管、组织器官的关系；MRI是显示骨关节／脊柱结核病灶和累及范围最敏感的方法，能更早发现病灶并有效评估结核病变对椎管、脊髓及神经的影响，因此脊柱结核首选MRI检查，对诊断、鉴别诊断及疗效评价均有很大的帮助。典型骨关节／脊柱结核的X线、CT、MRI表现如下。

1. X线表现

脊柱结核：①中心型（椎体型），多见于胸椎，椎体内骨质破坏；②边缘型（椎间型），腰椎结核多属此型，椎体的前缘、上缘或下缘局部骨质首先破坏，再向椎体和椎间盘侵蚀蔓延，椎间隙变窄为其特点之一；③韧带下型（椎旁型），主要见于胸椎，病变在前纵韧带下扩展，椎体前缘骨质破坏，椎间盘完整；④附件型，较少见，以脊椎附件骨质破坏为主，累及关节突时常跨越关节。

关节结核：骨型关节结核以髋、肘常见，常发生在骨骺与干骺结核的基础上，可见关节周围软组织肿胀、关节骨质破坏及关节间隙不对称狭窄等。滑膜型关节结核多发病于膝和踝关节，早期表现为关节囊和软组织肿胀，关节间隙正常或稍增宽，邻近关节骨质疏松；随着病变发展，在关节非承重面出现虫蚀状骨质破坏，且关节上下骨端多对称受累；晚期，肉芽组织增生，病变修复，关节面及破坏边缘变清晰并可出现硬化，可有纤维性关节强直。

2. CT表现

脊柱结核：同X线表现，但可进一步观察骨质破坏、死骨、病理性骨折、冷脓肿等情况，结核病灶与周围大血管、组织器官的关系，以及病变突入椎管的情况。

关节结核：骨型关节结核CT同X线表现，滑膜型关节结核CT能更有效显示关节增厚、关节腔积液和周围软组织改变。

3. MRI表现

脊柱结核：受破坏的椎体和椎间盘T1WI呈稍低信号，T2WI多呈混杂信号，增强检查呈不均匀强化；脓肿和肉芽肿T1WI呈稍低信号，T2WI多为混杂高信号，DWI可见脓腔扩散受限，增强检查呈不均匀／均匀／环状强化，脓肿壁薄且均匀强化、脓腔不强化为其特点；观察椎管内病变的范围、脊髓及神经根受压等情况以MRI最具优势。

关节结核：能够更清楚地显示关节腔积液、滑膜肿胀充血、结核肉芽组织、软骨及软骨下骨破坏、关节周围的冷性脓肿等。

示例 男，28岁，胸背部疼痛伴双下肢乏力、麻木21天。行胸椎CT及胸椎MRI检查。图像如图10-12。

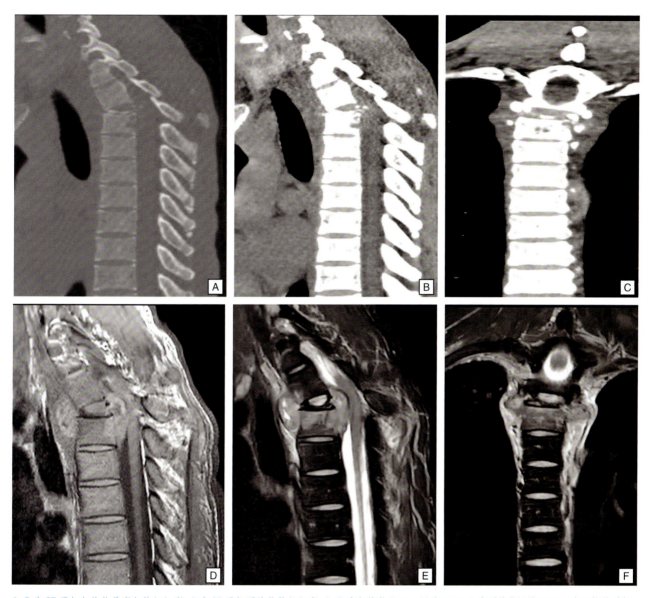

A、B 为 CT 平扫矢状位骨窗与软组织窗，C 为 CT 平扫冠状位软组织窗，D、E 为矢状位 T1WI、压脂 T2WI，F 为冠状位压脂 T2WI。胸 3 椎体破坏、变形，胸椎以胸 2/3 为中心后凸畸形；胸 2 椎体边缘亦见不规则破坏并骨髓水肿及散在死骨或钙化灶，胸 2/3 椎间盘受累变形，椎旁可见梭形肉芽肿并广泛渗出（冷脓肿），其中椎管病变致椎管狭窄、脊髓受压变性。

图 10-12　胸椎结核图像

第九节　骨关节炎症：类风湿性关节炎

一、类风湿性关节炎概述及放射科住培要求

类风湿关节炎（rheumatoid arthritis，RA）是一种以多发性、非特异性慢性关节炎症为主要临床表现的高致残性自身免疫性疾病，以对称性侵犯手足小关节为特征。发病机制目前尚不明确，多认为在遗传易感因素基础上加环境因素致病，其基本病理表现为滑膜炎和血管炎，并逐渐出现关节软骨和骨破坏，最终导致关节畸形和功能丧失，可并发肺部疾病、心血管疾病、恶性肿瘤、骨折及抑郁症等。流行病学调查显示，我国 RA 的患病率为 0.42%，患者总数约 500 万，男女比约为 1：4，可发生于任何年龄，多见

于 45—54 岁。临床表现为关节不同程度的疼痛、肿胀，可伴活动受限，以近端指间关节、掌指关节、腕、肘、肩、膝、踝和足趾关节受累最为多见，通常呈对称性，可表现单关节炎，亦可累及颈椎、颞颌关节、胸锁和肩锁关节。

RA 为放射科住培学员第二年需要掌握的内容。

二、类风湿性关节炎的影像特点及示例

X 线是 RA 患者最主要的影像检查方法。早期表现为小关节多发对称性梭形肿胀，关节面边缘骨质侵蚀，软骨下骨质吸收囊变，关节间隙因关节积液可增宽，邻近骨骼骨质疏松改变；进展期可出现关节软骨及软骨下骨质破坏，关节间隙变窄，关节边缘小囊状骨质缺损；晚期表现为肌肉萎缩，骨质疏松显著，关节脱位，纤维性关节强直。根据 X 线上的改变可分为 4 期：Ⅰ 期，正常或骨质疏松，无骨破坏；Ⅱ 期，可有轻度软骨下骨质破坏，无关节畸形；Ⅲ 期，出现关节畸形，无纤维性或骨性强直；Ⅳ 期，出现纤维或骨性关节强直。

由于 X 线发现细微骨质破坏的敏感性较差，难以发现病变早期细微骨破坏，亦不能显示滑膜炎、骨髓水肿等炎性病变，因此对 RA 的早期诊断有局限性，目前主要用于随访。CT 显示关节周围软组织肿胀、关节积液、细微骨质破坏优于 X 线平片，多平面重建可清楚显示关节间隙狭窄情况以及关节脱位。MRI 具有良好的软组织分辨率，可清晰显示早期滑膜炎、腱鞘炎、关节软骨、骨破坏及骨水肿等，动态增强可观察滑膜强化及强化程度，更清晰显示滑膜增生的程度和范围，因此能为 RA 的早期诊断、疾病活动性判定和评估预后提供重要依据。

示例 1 女，72 岁，双手关节肿痛、僵硬 10 年。双手 X 线正位片。图像如图 10-13。

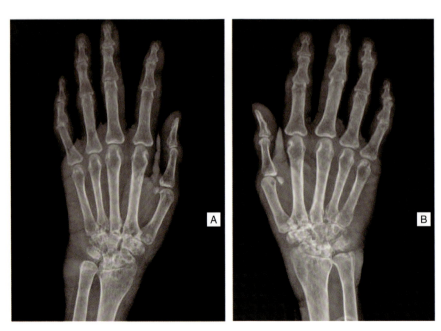

A、B 为双手正位片。双手关节多发对称性梭形肿胀，骨质疏松，关节面边缘骨质侵蚀，关节面下骨质囊变，关节间隙变窄，小指近侧指间关节脱位。

图 10-13 类风湿性关节炎图像

示例2　女，43岁，双手指间及腕关节晨起不适半年，实验室检查提示类风湿因子检测阳性，C反应蛋白升高，抗 CCP 抗体未知。行双手 MRI 平扫检查。图像如图 10-14。

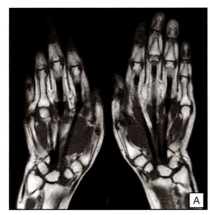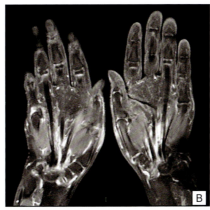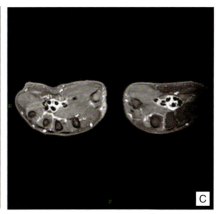

A、B 为冠状位 T1WI 及压脂 PDWI，C 为横断位压脂 PDWI。双侧腕骨间关节、近侧掌指关节、近侧指间关节、腕管腱鞘多处滑膜血管翳对称性增生增厚，呈 T1WI 稍低信号、PDWI 压脂高信号，近侧指间关节稍肿胀，腕管内段正中神经似受压，部分关节囊及腱鞘少量积液。

图 10-14　类风湿性关节炎图像

第十节　退行性骨关节病：脊柱退行性变

一、脊柱退行性变概述及放射科住培要求

概述详见第一篇第四章第八节退行性骨关节病：骨关节与脊柱退行性变。

脊柱退行性变是放射科住培学员第一、第二年都需要掌握的疾病，难度逐年递进，第一年以 X 线平片为主，第二年以 X 线平片、CT 检查为主，辅以 MRI 检查。

二、脊柱退行性变的典型影像特点及示例

X 线平片为主要影像检查技术之一，但它只能反映骨的改变，对软组织的变化不能直接显示；CT 可以直接显示软骨、椎间盘、韧带和椎小关节变化；MRI 多序列、多平面成像显示软骨、椎间盘、脊髓、韧带等改变最佳。三种方法综合可更全面地反映脊柱退行性病变。

脊柱退行性变的 CT/MRI 特点如下。

（1）脊柱生理曲度变直甚至反弓、侧弯。

（2）椎间盘变薄变性、"真空现象"，髓核钙化及 T2WI 信号降低，椎间盘膨突出或髓核游离、纤维环撕裂。

（3）椎体终板毛糙、骨质增生硬化，边缘唇样增生或骨赘、骨桥。

（4）椎小关节面软骨毛糙、间隙变窄、关节面下硬化，关节突肥大。

（5）脊椎滑脱或失稳。

（6）韧带肥厚、变性 / 炎性改变。

（7）继发椎管、椎间孔狭窄及脊髓变性 / 软化、神经根与马尾受压，椎旁肌肉萎缩变性。

示例　男，57岁，反复腰痛 4 周，活动加剧。行腰椎 MRI 平扫检查。图像如图 10-15。

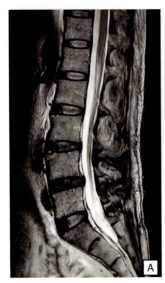
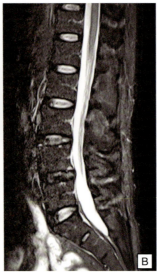
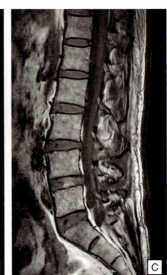
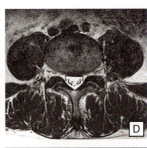
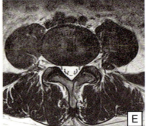

A—E依次为矢状位T2WI、T2WI-fs、T1WI、腰4—5椎间盘连续横断位T2WI。腰椎排列整齐、生理曲度变直；腰1—5椎体前缘唇样增生、椎体终板毛糙并局部前角脂肪沉积；腰3/4、4/5椎间盘T2WI髓核信号混杂降低并腰4/5椎间盘T1WI片状高信号；腰4/5椎间盘向四周膨隆，相应水平硬膜囊前缘及两侧神经根受压；腰椎体及附件未见骨质破坏征象；前后纵韧带与黄韧带未见增厚，腰3—骶1棘间韧带稍增厚且T2WI-fs信号增高；脊髓圆锥、马尾神经、腰旁肌群未见异常。

图10-15 腰椎退行性变并棘间韧带炎/变性图像

第十一节 退行性骨关节病：关节退行性变

一、骨关节退行性变概述及放射科住培要求

概述详见第一篇第四章第八节退行性骨关节病：骨关节与脊柱退行性变。

关节退行性变是放射科住培学员第一、第二年都需要掌握的疾病，难度逐年递进，第一年以X线平片为主，第二年以X线平片、CT检查为主，辅以MRI检查。

二、骨关节退行性变的典型影像特点及示例

X线平片检查具有简便、经济实惠的特点，是骨关节退行性变首选的影像方法，可对病变作出简单有效的评价，CT、MRI检查则可进一步明确退变部位、程度、范围及鉴别诊断。其中MRI的优势在于评估软骨和软骨盘、盂唇、肌腱、韧带的变化，能对早期退变作出诊断和鉴别诊断。

四肢骨关节退行性变的CT/MRI特点如下。

（1）关节软骨毛糙、变薄或缺损，合并非对称性关节间隙狭窄、边缘骨赘。

（2）软骨下骨硬化和（或）囊性变，软骨盘钙化。

（3）肌腱韧带增厚、钙化，即钙化性肌腱炎。

（4）可伴游离体及关节滑膜炎、积液。

示例 女，58岁，右肩关节疼痛1年，加重1周。行右肩关节正位片、CT及MRI平扫检查。图像如图10-16。

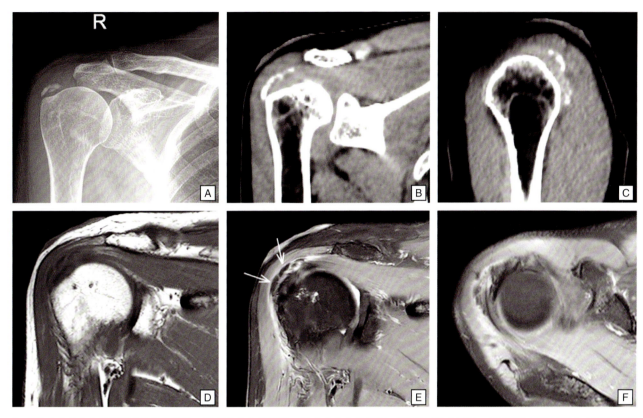

A—F 依次分别为右侧肩关节 X 线正位片、CT 冠状位软组织窗、CT 矢状位软组织窗、MRI 斜冠状位 T1WI、斜冠状位压脂 PDWI 及横断位压脂 PDWI。X 线平片示大结节皮质硬化增厚并邻近肌腱区斑片状钙化灶；CT 可见大结节硬化并冈上、下肌腱增厚及不均匀钙化；MRI 提示肌腱增厚并不均匀钙化低信号、边缘信号增高及三角肌下滑膜炎、肱骨头多发肌腱囊肿。

图 10-16　右肩冈上、下肌钙化性肌腱炎图像

第十二节　骨代谢病：骨质疏松症

一、骨质疏松症概述及放射科住培要求

骨质疏松症（osteoporosis，OP）是最常见的骨骼疾病，是一种以骨量低、骨脆性增加、易发生骨折为特征的全身性骨病。骨质疏松症发病早期常无明显临床表现，随着病情进展，骨质细微结构被破坏，骨质含量降低，患者逐渐出现骨骼疼痛、脊柱变形及脆性骨折等临床表现。骨质疏松症可分为原发性及继发性两种类型，其中原发性骨质疏松症又可分为三型，即Ⅰ型（绝经后骨质疏松症）、Ⅱ型（老年骨质疏松症）和特发性骨质疏松症（包含青少年型）；继发性骨质疏松症是指由任何影响骨代谢的疾病和（或）药物及其他明确病因导致的骨质疏松症。骨质疏松症最常见的影像检查方法仍是 X 线检查，因其可以较好地显示骨小梁稀疏及骨质密度降低，显示椎体变形或骨折情况。但 X 线平片对于早期骨量丢失不敏感（骨丢失含量小于 30%），一些轻微骨折和机能性骨折也不能很好地显示，因此当 X 线平片提示骨丢失时，应结合 CT 及 MRI 检查进行诊断，或进一步行骨密度测量。骨密度测量的常用方法有双能 X 线吸收测定法（DXA）、定量计算机断层照相术（QCT）、外周 QCT 及定量超声（QUS）等。

OP 是放射科住培学员第二年需要掌握的常见疾病。

二、骨质疏松症的影像特点及示例

X 线平片是骨质疏松症首选的影像检查方法，简单易行，能够很好地显示骨内钙盐丢失的影像征象。CT 检查可以进行多平面重组，很好地显示微小骨质变化，也能与其他骨病变相鉴别。MRI 则能够对早期骨髓改变、骨髓脂肪含量进行早期诊断及定量评估。

典型骨质疏松症的影像表现如下。

（1）骨质密度降低，骨皮质变薄并可呈横纹样改变。

（2）骨皮质内缘可呈扇贝样改变（骨内膜性骨吸收）。

（3）骨小梁减少、稀疏，垂直方向骨小梁可呈栅栏样改变。

（4）全身可见脆性骨折，常见如椎体压缩性骨折等。

（5）椎体压缩性骨折多不伴周围软组织肿块。

（6）CT 主要用于显示细微骨折，与其他骨病变相鉴别；可评估骨小梁及骨皮质情况。

（7）骨质疏松症时，骨小梁间隙增宽，其内脂肪、蛋白等物质填充，骨髓呈 T1WI 高、T2WI 等 / 高信号。

（8）皮质内哈弗管系统扩张及黄骨髓侵入，MRI 可见低信号骨皮质内出现异常信号。

示例 1 女，63 岁，右膝疼痛不适 2 年。行右膝关节 CT 检查。图像如图 10-17。

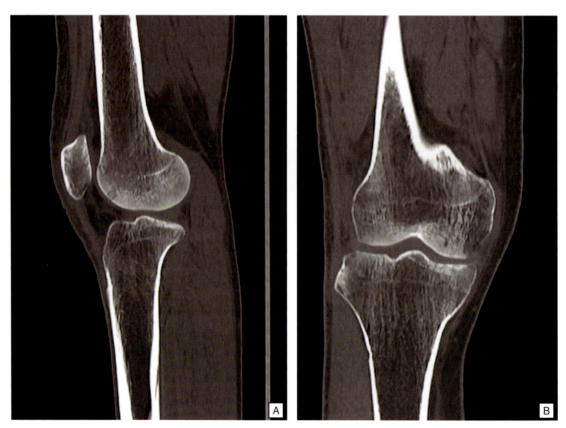

A 为右膝关节骨窗矢状位图像，B 为右膝关节骨窗冠状位图像。右膝关节诸构成骨骨质密度降低，骨皮质变薄，骨小梁稀疏且垂直方向呈现栅栏样改变，关节面下可见多发斑点状或虫蚀状骨吸收。

图 10-17　右膝关节骨质疏松图像

示例 2 男，73 岁，右足疼痛 1 年余。行右足 X 线正侧位检查。图像如图 10-18。

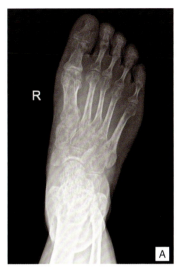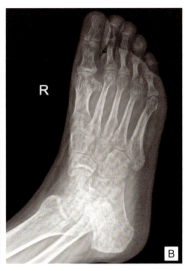

右足构成诸骨弥漫性、不均匀性骨质密度减低，骨小梁稀疏，骨结构模糊；内侧楔骨可见斜行骨折线影；余右足诸骨未见骨质破坏和骨膜增生，未见软组织肿胀及钙化等异常；右足各关节未见脱位。

图 10-18　右足骨质疏松、内侧楔骨骨折图像

第十三节　附加：滑膜骨软骨瘤病

一、滑膜骨软骨瘤病概述及放射科住培要求

滑膜骨软骨瘤病（synovial chondromatosis，SC）是发生于关节滑膜、滑膜囊或腱鞘内一种慢性关节滑膜增生性疾病。患者多为 20—50 岁，男女比例约 2∶1，好发于大关节，尤以膝、髋、肩及肘关节多见，多为单侧发病。以关节慢性疼痛、肿胀、活动受限为主要临床表现，病程较长，发展缓慢，可持续数月到数年不等。目前病因尚未明确，多数学者认为主要与创伤有关。病理改变以滑膜增生、滑膜内结缔组织向软骨和骨组织化生为特征。多数具有自限性，极少数可恶变成为软骨肉瘤。

本书将 SC 列为住培学员第二年需要额外掌握的疾病。

二、滑膜骨软骨瘤病的影像特点及示例

X 线表现取决于软骨结节的钙化程度，早期可仅能看到软组织肿胀，后期病变可显示关节间隙内或关节周围大小及形态相似的多发高密度结节影，呈葡萄状、鹅卵石样，结节密度多不均匀，典型表现为同心圆形。X 线平片对于没有游离体或仅有滑膜增厚的 SC 显示不佳。

CT 对早期病变的显示明显优于 X 线平片，可显示关节周围滑膜不均匀增厚，密度相对较高，边缘可呈小结节状改变，提示早期滑膜骨软骨瘤病的特征，多平面重建可以清晰显示游离体的位置和数目。

MRI 对游离体及滑膜病变显示具有特征性，若游离体以软骨成分为主，则表现为软骨信号，T1WI、T2WI 均呈中等信号，部分软骨样小体表现为边缘低信号、中央等信号；若以骨性成分为主，多表现为黄骨髓信号，呈 T1WI 高信号、T2WI 中等信号；增强扫描两种结节表面均可见环状强化，系滑膜骨软骨瘤病的特征性表现并可与其他滑膜病变相鉴别。

示例 男，79 岁，双膝关节疼痛，加重 2 天。行左膝关节正侧位片及 MRI 平扫检查。图像如图 10-19。

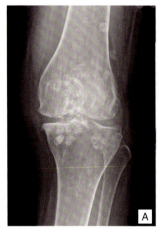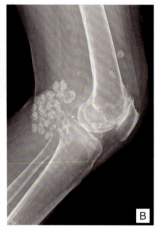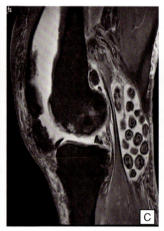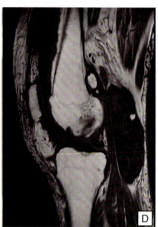

A、B 为正侧位平片，C、D 分别为矢状位压脂 PDWI 及 T1WI。X 线平片显示膝关节退行性改变，关节周围见多发同心圆状高密度游离体，以胭窝为主，大小、形态类似。MRI 显示膝关节滑膜增厚、关节积液、关节软骨损伤并关节面下骨髓水肿；关节腔、关节囊及腱鞘内见多发同心圆状中等信号、边缘低信号游离体。

图 10-19 膝关节滑膜骨软骨瘤病图像

第十四节 附加：骨梗死与缺血性坏死

一、骨梗死与缺血性坏死概述

骨梗死与缺血性坏死（bone infarction and ischemic necrosis）指由于各种原因（机械、生物等）使骨血液循环中断，骨的活性成分死亡及随后修复的一系列复杂病理过程，位于干骺端、骨干称为骨梗死，发生于骨骺或骨端、关节软骨下则称为缺血性坏死。发病机制为骨内血管气栓、血栓、痉挛、压迫和狭窄。病理通常分为三个阶段：①骨坏死后，尚未有血管或其他组织进入坏死区域，骨质框架保持完整，没有破骨或成骨发生；②周围血管进入坏死区，坏死骨质吸收，死骨边缘骨质破坏或囊变；③肉芽组织吸收死骨的同时，骨质破坏带边缘形成新生骨。上述一系列过程代表了骨坏死的三个基本病理改变：死骨块、骨质吸收带、新生骨带。此为 X 线平片、CT、MRI 的诊断基础。

常见原因包括外伤、激素治疗、酗酒、职业病、血液病、先天性疾病等，无性别差异，任何年龄均可发病，但绝大多数患者为 5—9 岁及 30—60 岁。主要症状和体征为疼痛、压痛、放射痛及活动受限。

本书将骨梗死与缺血性坏死列为住培学员第二年需要额外掌握的疾病。

二、骨梗死与缺血性坏死的影像表现及示例

骨梗死与缺血性坏死以 DR 为首选检查，具有经济、便捷的特点；CT 扫描及其多方位重建有助于显示 X 线难于显示的轻微骨密度异常、坏死骨、关节面中断及轻微塌陷等；MRI 对于早期病变敏感性高，能清晰显示骨髓水肿、"双线征"或"线样征"、关节少量积液等异常。股骨头缺血性坏死的 CT 扫描及其多方位重建有助于鉴别病变Ⅱ、Ⅲ期。故此，选择合适的技术非常关键，早期诊断以 MRI 为首选，Ⅱ、Ⅲ期病例鉴别可选择 CT 及其重建技术。

骨梗死与缺血性坏死的典型 X 线、CT、MRI 表现如下。

（一）骨梗死

出现 X 线征象需要较长时间，主要包括骨干、干骺端的囊状及分叶状低密度区、硬化斑块、条带状钙 / 骨化、绒毛样骨纹和骨外膜增生。CT 表现与 X 线基本一致，但可更好地观察复杂结构、较为轻微的异常改变。MRI 呈地图样改变，T2WI 病灶外缘呈高信号如地图上某区域的边界，向内可有不完整的低信号边，再向内可以是不均匀高信号或低信号，有的边缘呈高 – 低 – 高三层结构，边缘粗细不均、形态各异而颇似地图，此为特征表现；T1WI 病灶外缘呈低信号（与 T2WI 高信号边相一致），向内为不规则高信号或低信号，骨骼外形通常保持正常，周围软组织亦少有异常。

（二）缺血性坏死（以股骨头 / 骨骺为例阐述）

（1）Ⅰ—Ⅱ期：股骨头 / 骨骺表面光整，无变形、塌陷，关节间隙正常，X 线与 CT 扫描骨质正常或仅见股骨头 / 骨骺骨质疏松、小梁模糊、局限性骨质密度不均匀增高 / 硬化、伴边缘斑片状密度减低区，关节面下出现新月形透亮影即新月征，通常位于前外上部承重区。典型 MRI 表现为股骨头 / 骨骺前上部负重区 T1WI 线样低信号、T2WI–FS 局限性高信号即"线样征"或"双线征"改变，此为股骨头 / 骨骺缺血性坏死特征表现；此外，MRI 对早期病变检出敏感，其中骨髓水肿呈斑片状或片带状 T1WI 低信号、T2WI–FS 高信号，可见少量关节积液。

（2）Ⅲ期：股骨头 / 骨骺关节面或软骨下断裂、塌陷形成所谓的台阶征，导致股骨头 / 骨骺变形，其内可见囊状或不规则状骨质破坏区，周围可见骨质硬化，关节间隙最初因股骨头变扁而增宽，CT 三维重建为台阶征的最佳显示手段，X 线与 MRI 对于细微的关节面断裂、塌陷均难以显示或确定。

（3）Ⅵ期：股骨头 / 骨骺明显变形、碎裂、塌陷，其内密度 / 信号不均，伴弥漫或局限性硬化、囊变，严重者可见关节半脱位；继发骨性关节炎致关节间隙变窄，髋臼盂唇和股骨头 / 骨骺基底部骨赘形成，髋臼关节面出现囊变、硬化，MRI 扫描尚可见关节面软骨毛糙、变薄或缺损消失等。

示例 1　男，54 岁，外伤致全身多处疼痛 1 天。行左膝关节正侧位、CT 与 MRI 平扫检查。图像如图10–20。

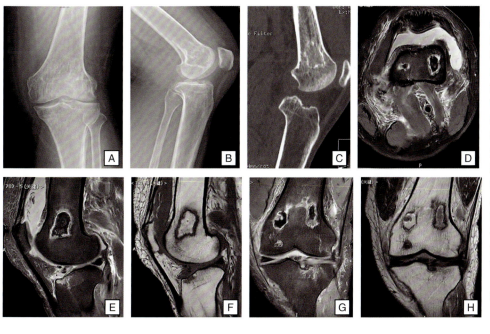

A、B 为 X 线正侧位片，C 为 CT 平扫骨窗矢状位重建，D—F 分别为横轴位压脂 PDWI、矢状位压脂 PDWI、矢状位 T1WI，G、H 分别为冠状位压脂 PDWI、T2WI。X 线平片股骨下段可见蚓状、环形密度增高影，边缘模糊；CT 重建图示股骨下段髓腔内环形钙化，其内骨质密度增高；MRI 股骨下段见地图样、环状 T1WI 低信号、T2WI 及 PDWI 高低信号，病灶内可见死骨；本病例另可见胫骨外侧平台及股骨外侧髁骨挫伤、关节退行性变、软组织损伤及关节积液。

图 10–20　左股骨下段骨梗死图像

示例2　男，36岁，右髋疼痛1个月，长期喝（米）酒，500mL/天。行双髋关节正位片、CT及MRI平扫检查。图像如图10-21。

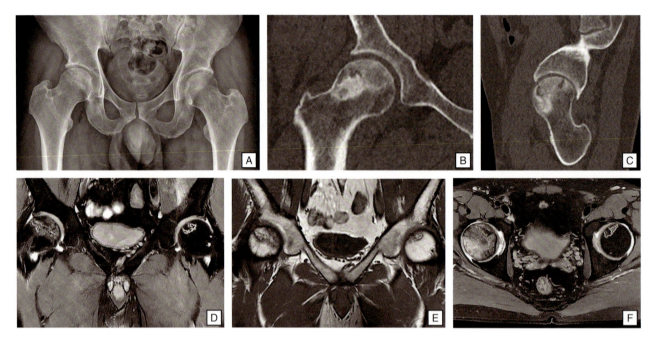

A为正位片，B、C分别为右侧髋关节CT平扫骨窗冠状位、矢状位重建，D、E分别为MR冠状位压脂PDWI、T1WI，F为轴位压脂PDWI。髋关节正位片右侧股骨头隐约可见斑片状不均匀密度增高；CT提示右股骨头承重关节面及股骨颈骨小梁紊乱、密度高低不均伴关节面骨质连续欠佳；MRI可清晰显示病变，双侧股骨头承重关节面下见迂曲条线样或条带状高-低异常信号即"线样征"或"双线征"，外观形似地图样改变，右侧股骨头颈尚可见斑片状骨髓水肿并同侧关节少量积液。

图10-21　左侧Ⅰ—Ⅱ期、右侧Ⅱ—Ⅲ期股骨头缺血性坏死图像

示例3　男，53岁，左髋关节疼痛1年余，曾有外伤史。行骨盆正位片及双髋关节CT、MRI平扫检查。图像如图10-22。

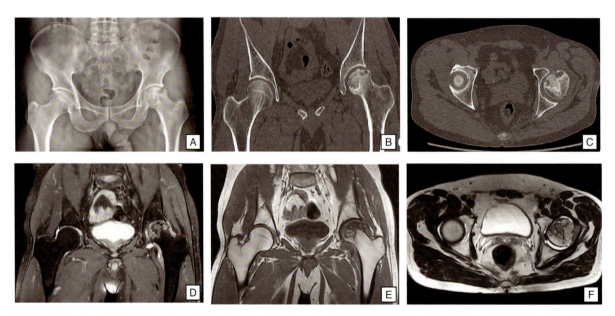

A为骨盆DR正位，B、C分别为髋关节CT平扫骨窗冠状位、横轴位，D—F分别为髋关节T2WI-FS冠状位、T1WI冠状位、T2WI横轴位。左侧股骨头变形、关节面中断及塌陷伴"新月征"；股骨头承重部密度/信号不均，并可见不规则骨质密度减低区，边缘硬化，其内未见瘤骨和钙化灶，股骨颈未见骨髓水肿。左髋关节对位欠佳，股骨头向前上外侧半脱位，关节囊膨隆伴积液，关节间隙未见异常，左髋关节肌群及同侧臀肌不对称性萎缩，髋臼及盂唇未见异常。右髋关节未见异常；余骨盆构成骨、骶髂关节未见异常。

图10-22　左侧Ⅲ期股骨头缺血性坏死图像

第十五节　附加：隐匿性骨折与骨髓挫伤

一、隐匿性骨折与骨髓挫伤概述及放射科住培要求

隐匿性骨折与骨髓挫伤亦称骨小梁微骨折，包含隐匿性与应力性骨折，一般指外伤后局部骨质损伤、结构脆性增加而 X 线显示无骨折的状态。动物实验研究及组织学证实隐匿性骨折与骨挫伤的病理基础为骨髓水肿、出血及骨小梁微骨折相关的骨梗死。骨髓水肿通常指外伤、炎症、软骨变性、肿瘤、放射性损伤及其他病因导致的骨髓异常。隐匿性骨折与骨髓挫伤的 MRI 影像表现基本一致，通常无骨皮质与软骨中断，但常合并肌肉、肌腱或韧带损伤；临床症状以局部疼痛为主；全身骨骼均可发病，但以膝关节构成骨发病率最高，研究认为骨挫伤约占膝关节不适症状原因的 18.7%—70%。

对于隐匿性骨折与骨髓挫伤的病变评估，DR 检查可排除显著骨折，常规 CT 扫描的价值在于显示细微骨折，MRI 扫描敏感性高且无射线损伤，对诊断与治疗评价均可发挥重要作用。

本书将隐匿性骨折与骨髓挫伤列为放射科住培学员第二年需要额外掌握的疾病。

二、隐匿性骨折与骨髓挫伤的影像特点及示例

X 线平片为骨骼病变最常用的影像检查技术，具有简单快捷、经济实惠的特点，但 X 线平片对隐匿性骨折与骨髓挫伤的诊断价值有限。CT 检查可显示细微骨折、骨小梁中断。MRI 对骨髓轻微或早期病变最为敏感。因此，如临床高度怀疑隐匿性骨折与骨髓挫伤，应首选 MRI 检查。

隐匿性骨折与骨髓挫伤的 X 线、CT、MRI 表现如下。

隐匿性骨折与骨髓挫伤后局部骨髓充血水肿、出血，伴或不伴局部骨小梁的细微骨折，相应骨皮质正常。传统的 X 线平片甚至 CT 扫描不能或难于显示异常征象，部分病例的 CT 扫描可能发现骨小梁的微骨折、重叠所致的稍高密度改变；隐匿性骨折与骨髓挫伤 MRI 表现为不规则、地图样或斑块状异常信号，边界不清，T1WI 呈稍低信号、T2WI 呈混杂稍高信号，压脂序列呈高信号。按形态分类如下：I 类 – 网状、蔓状，局限于骨髓内；Ⅱ 类 – 斑片状，位于皮质边缘区，与软骨下骨板相接；Ⅲ 类：线样隐匿性骨折（宽度小于 2mm）。

示例　男，26 岁，摔伤右膝疼痛 2 天。行右膝关节 DR、CT 及 MRI 检查。图像如图 10-23。

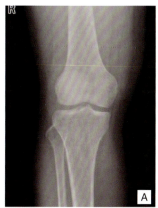
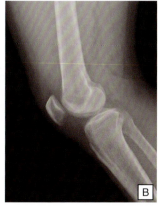
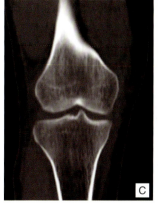
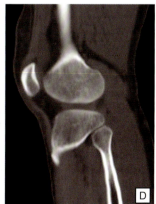

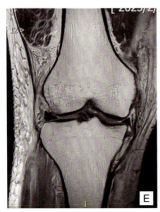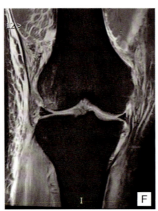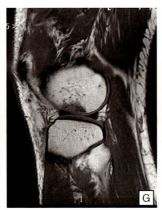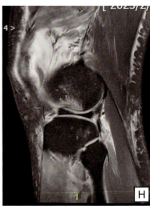

A、B 为正侧位平片，C、D 分别为 CT 平扫骨窗冠状位、矢状位，E、F 分别为冠状位 T2WI、压脂 PDWI，G、H 分别为矢状位 T1WI、压脂 PDWI。右膝关节 DR 与 CT 检查未见异常。MRI 右股骨外侧髁见不规则片状、网格样异常信号，T1WI 呈稍低信号、压脂 PDWI 呈高信号，边缘模糊，T2WI 病变信号低于邻近骨髓组织，合并关节积液/积血、广泛性肌肉及筋膜等软组织损伤。

图 10-23　右股骨外侧髁隐匿性骨折/骨髓挫伤图像

第十六节　附加：非骨化性纤维瘤

一、非骨化性纤维瘤概述及放射科住培要求

非骨化性纤维瘤（non-ossifying fibroma，NOF）又名非成骨性纤维瘤或干骺端纤维缺陷，好发于 8—20 岁青少年。病因不清，不少病例是由局限性纤维骨皮质缺损发展而来，纤维骨皮质缺损如不自行消失，膨入髓腔，则可进展成为 NOF。该病发病缓慢，多见于下肢的股骨和胫骨，其次为肱骨和颌骨，上肢和短扁骨比较少；多位于干骺端但不侵及骨骺线，或者近于骨干侧。

本书将非骨化性纤维瘤列为放射科住培学员第二年需要额外掌握的疾病。

二、非骨化性纤维瘤的影像特点及示例

X 线平片为骨骼病变最常用的影像技术，对于非骨化性纤维瘤的显示与诊断具有简单快捷、经济实惠的特点；CT 扫描有助于显示病灶内细微改变，以及对邻近组织的影响；MRI 组织分辨率更佳，对于有无邻近骨髓水肿、是否发生骨外侵犯的评估价值更大。临床应用中，应根据实际情况灵活选择影像检查技术。

1. 非骨化性纤维瘤的 X 线和 CT 表现

NOF 好发于长骨的干骺端，长轴与骨长径一致；病灶常贴近骨皮质生长（皮质型），未累及对侧皮质，少数病灶位于长骨中心（髓腔型）呈单房或多房的透光区，病灶内有残余的骨嵴或分隔，边缘硬化并以髓腔侧明显，肿瘤侧骨皮质膨胀变薄，可部分或完全中断，无骨膜新生骨及软组织肿块。病变有自愈倾向，表现为破坏区逐渐缩小、膨胀减轻、边缘硬化，其内骨性间隔增粗、增多或相互整合成片团状。

2. 非骨化性纤维瘤的 MRI 表现

多数病灶 T1WI 及 T2WI 均为低信号，反映了内部成熟的纤维组织；如细胞成分（泡沫细胞和多核巨细胞）明显多于胶原纤维，则 T2WI 表现为高信号，增强扫描病变实性成分呈不均匀强化；病灶大于 2.5cm

时信号常不均匀，病变与髓腔之间有骨硬化带。

示例　女，13 岁，左大腿远端疼痛 10 余天。行左膝关节正侧位片及 MRI 平扫检查。图像如图 10-24。

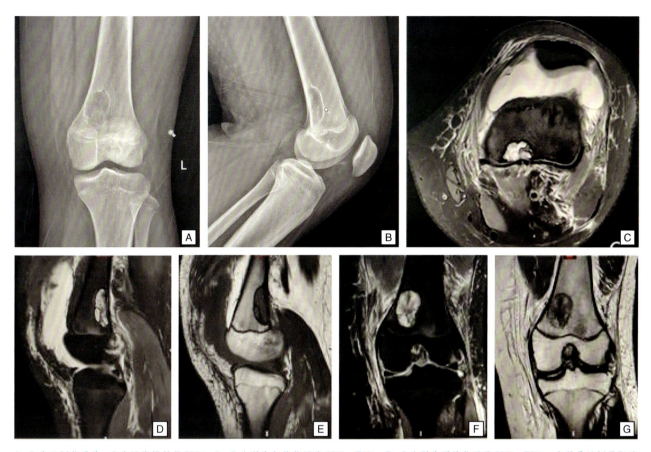

A、B 为正侧位平片，C 为压脂横轴位 PDWI，D、E 分别为矢状位压脂 PDWI、T1WI，F、G 分别为冠状位压脂 PDWI、T2WI。左股骨远侧干骺端背侧皮质下髓腔内可见偏心性生长的卵圆形骨质密度减低区，边缘清晰、硬化，内见条索状骨嵴，未见瘤骨和钙化灶，未见骨膜反应、病理骨折和软组织肿胀。MRI 病灶 T1WI 呈低信号，T2WI 及压脂 PDWI 呈高低混杂信号，内伴低信号间隔，边缘硬化，周围软组织及骨骺未见受累；左膝关节可见大量积液、关节韧带及肌肉肿胀并筋膜广泛渗出，考虑与外伤有关。

图 10-24　左股骨远端非骨化性纤维瘤图像

第十一章　CT 图像后处理技术

第一节　CT 图像后处理技术概况

一、CT 图像后处理技术概述及放射科住培要求

CT 图像后处理技术是基于 CT 容积扫描后的图像数据，在后处理工作站通过复杂的计算机后处理及人工编辑，重建出各种检查所需要的图像，是一种 CT 三维后重建技术，主要有以下几种方法：

①多平面重建（Multiple Planar Reconstruction，MPR）。

②最大密度投影（Maximum Intensity Projection，MIP）。

③最小密度投影（Minimum Intensity Projection，MinIP）。

④曲面重建（Curved Planar Reconstruction，CPR）。

⑤表面阴影遮盖（Shaded Surface Display，SSD）。

⑥容积再现技术（Volume Rendering Technique，VRT）。

⑦虚拟内镜（Virtual endoscopy，VE）。

CT 图像后处理技术是放射科住培学员第二年需要掌握的操作内容，学员需要在上级医师指导下，针对不同检查项目，完成多层螺旋 CT 的各种基本图像后处理技术，充分、全面展示病变的影像表现。

二、CT 图像后处理技术的应用

CT 图像后处理技术在实际工作中应用广泛，可以根据组织不同、观察目的不同选择相应的后处理方法，通过后处理重建技术改善图像质量或有目的地显示临床所关心的内容。

（一）多平面重建

多平面重建（MPR）是指把横断位扫描所得的以像素为单位的二维图像，重建成以体素为单位的三维数据，再用冠状面、矢状面、横断面或斜面截取三维数据，得到重组的二维图像。MPR 是最基本的三维重建成像方法，适用于任一平面的结构成像，以任意角度观察正常组织器官或病变，有利于病灶的准确定位，可以显示腔性结构的横截面以观察腔隙的狭窄程度、评价血管受侵情况、真实地反映器官间的位置关系等。图像如图 11-1。

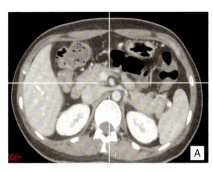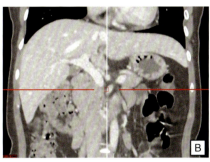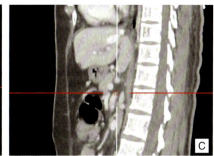

A 为横轴位，B 为重建后冠状位图像，C 为重建后矢状位图像。MPR 可以对病变或关注点任意角度展示。

图 11-1 上腹部 CT 增强门静脉期图像

（二）最大密度投影

最大密度投影（MIP）是将一定层厚中 CT 值最高的体素投影到背景平面上，以显示所有或部分强化密度高的血管或密度较高的器官，通常用于显示血管成像、明显强化的组织、骨骼等。图像如图 11-2。

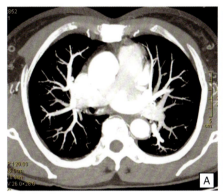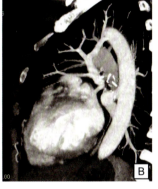

A 为重建后横轴位 MIP 图像，B 为重建后矢状位 MIP 图像。MIP 可以对需观察的血管任意角度展示。

图 11-2 胸部肺动脉成像 MIP 图像

（三）最小密度投影

最小密度投影（MinIP）和 MIP 正好相反，反映的是一定层厚图像中 CT 值最低的体素，适合显示密度低的组织结构，常用来显示气道、充气的结肠等。有利于观察气管、左右主支气管及其分支的解剖结构、管腔有无狭窄、腔内有无异物等。图像如图 11-3。

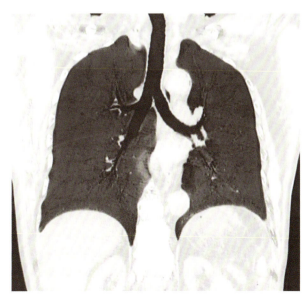

图 11-3 胸部 CT 平扫肺窗 MinIP 图像

（四）曲面重建

曲面重建（CPR）是在一个维度上沿感兴趣区画曲线路径，将原本不在同一平面的组织连接起来展示在同一平面上，可以一次性显示曲度较大的结构如血管、牙齿、胰管、输尿管等结构的全长情况。CPR是 MPR 的一种特殊方式，最大的作用是"拉直"走行迂曲或不在同一平面走行的管状结构，并可以转动任意角度观察管腔结构的管壁病变（如斑块、狭窄等）。图像如图 11-4。

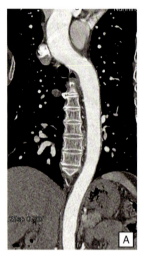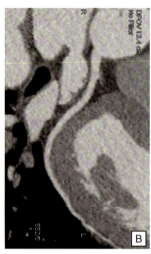

A 为胸部主动脉增强扫描升主动脉 - 主动脉弓 - 降主动脉 CPR 图，B 为冠状动脉成像左冠状动脉前降支 CPR 图。

图 11-4　CPR 图像

（五）表面阴影遮盖

表面阴影遮盖（SSD）是在一定 CT 值内的体素信息进行提取，然后将这些体素呈现到一个立体的三维模型中。SSD 可在 CTA 检查中用于显示骨结构、气道和增强的血管。在实际应用中，由于 SSD 成像不能区分具有相似 CT 值的结构，如区分增强的血管、钙化斑块和骨结构，尽管是三维后处理的标准工具之一，但其作用已弱化，为容积再现技术（VRT）等后处理技术取代。图像如图 11-5。

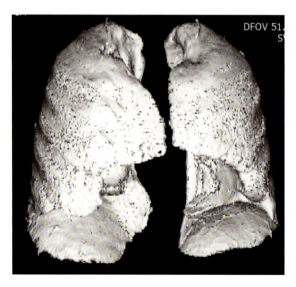

图 11-5　胸部 CT 平扫两肺 SSD 图像

（六）容积再现技术

容积再现技术（VRT）是一项复杂的三维处理技术，包括基于 CT 密度（HU）的多种组织分割。VR 图像是一种三维复合显示，包含各种组织构成，对不同 CT 值的组织器官赋予不同的亮度、颜色以易于区分，还可运用特定的全局光照性质来创建解剖结构的逼真三维效果。VRT 不仅可以显示血管、骨骼等三维立体结构，还可显示其与周围组织的关系。图像如图 11-6。

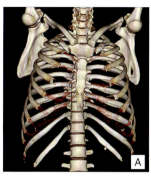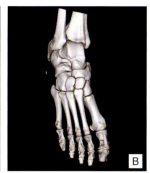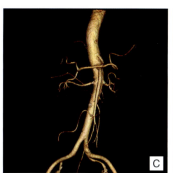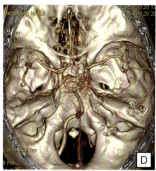

A 为胸部 CT 平扫骨三维重建 VR 图，B 为右足 CT 平扫骨三维重建 VR 图，C 为腹部 CT 增强腹主动脉三维重建 VR 图，D 为颅脑 CT 增强扫描颅内动脉三维重建 VR 图（未去骨显示）。

图 11-6　各组织 VR 图像

（七）虚拟内镜

虚拟内镜（VE）技术可以模拟各种内镜检查的效果，它是假设视线位于所要观察的管"腔"内，通过设定一系列的参数范围，即可看到管"腔"内的结构。VE 可用于观察胃肠道、呼吸道、血管等管道器官内表面的三维立体结构，良好显示管腔内异物、新生物、钙化及管腔狭窄等情况。图像如图 11-7。

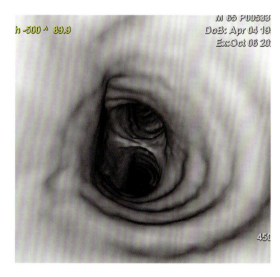

图 11-7　胸部 CT 平扫气管腔内 VE 图

第二节 非血管病变的 CT 图像后处理示例

示例 1 男，40 岁，右膝外伤。行右膝关节平片及右膝关节 CT 平扫 + 骨三维成像检查。图像如图 11-8。

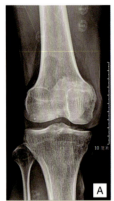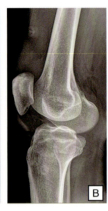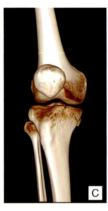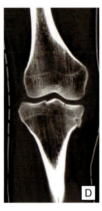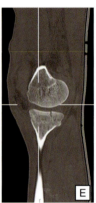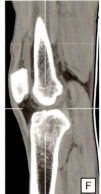

A、B 分别为右膝关节正、侧位平片，C 为 VR 图像，D、E 分别为骨窗冠状位和矢状位 MPR 图像，F 为软组织窗矢状位 MPR 图像。右胫骨内侧平台骨折，并右膝关节囊积液、周围软组织损伤。

图 11-8 右膝关节平片及 CT 平扫后处理图像

示例 2 男，42 岁，腰腿疼痛 1 周。行腰椎 CT 平扫 + 重建检查。图像如图 11-9。

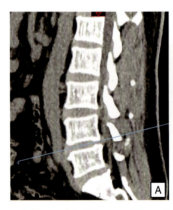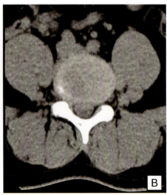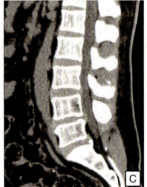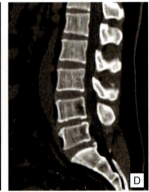

A 为软组织窗矢状位 MPR 图像，B 为图 A 相应蓝线截面重建后软组织窗横断位 MPR 图像，C、D 分别为软组织窗、骨窗矢状位 MPR 图像。腰 4/5 椎间盘中央型后突出并椎管狭窄，腰 3/4 及腰 5/ 骶 1 椎间盘膨出，腰椎骨质增生。

图 11-9 腰椎 CT 平扫后处理图像

示例3　男，40岁，外伤入院。行胸部CT平扫+重建检查。图像如图11-10。

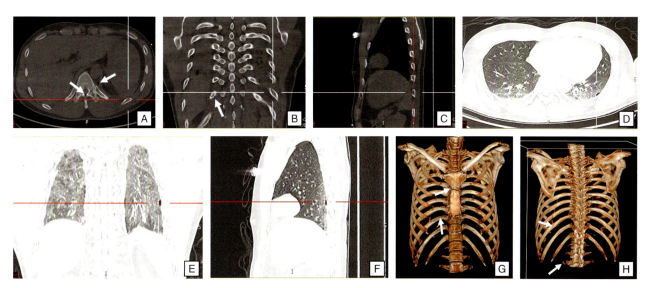

A—C分别为骨窗病变十字定位线相应的横轴位、冠状位、矢状位MPR图，D—F分别为肺窗病变十字定位线相应的横轴位、冠状位、矢状位MPR图；G、H为骨三维重建VR图。两侧多发肋骨骨折，胸骨骨折，腰椎左侧横突多发骨折，两肺挫伤，左肺下叶外伤性假性肺囊肿，腹膜后、椎管内少量积气。

图11-10　胸部CT平扫后处理图像

示例4　男，47岁，发现肝脏占位，行上腹部CT增强扫描检查。图像如图11-11。

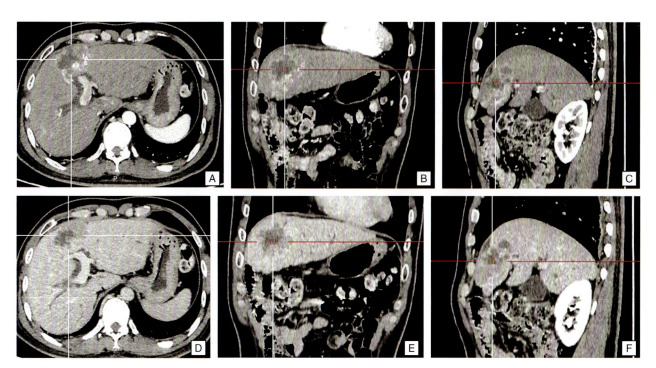

A—C分别为动脉期病灶十字定位线相应横轴位、冠状位、矢状位MPR图，D—F分别为门静脉期病灶十字定位线相应横轴位、冠状位、矢状位MPR图。肝S4段肝细胞癌，呈"快进快出"型强化。

图11-11　上腹部CT增强扫描后处理图像

示例 5 男，42 岁，腹痛 3 h 余。行下腹部 CT 平扫 + 重建检查。图像如图 11-12。

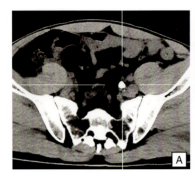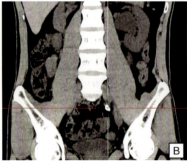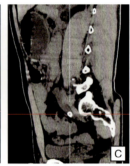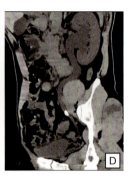

A—C 分别为左输尿管结石十字定位线相应横轴位、冠状位、矢状位 MPR 图，D 为左输尿管全程 CPR 图。左侧输尿管盆段结石并中上段输尿管及左肾积水。

图 11-12 下腹部 CT 平扫后处理图像

第三节 血管病变的 CT 图像后处理示例

示例 1 男，65 岁，行头颈部 CTA 检查。图像如图 11-13。

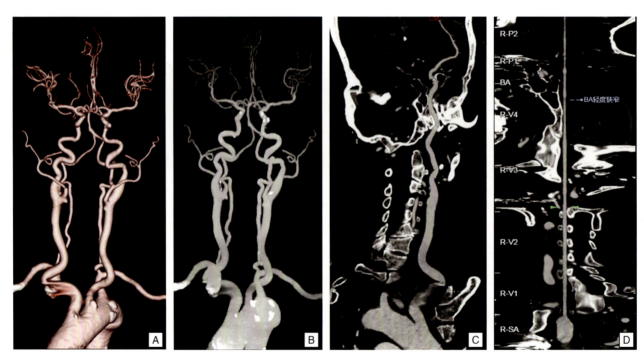

A 为头颈部动脉 VR 图，B 为头颈部动脉 MIP 图，C 为左侧颈总动脉 - 颈内动脉 - 大脑中动脉 CPR 图，D 为左侧椎 - 基底动脉 CPR 图。基底动脉管腔轻度狭窄。

图 11-13 头颈部 CTA 后处理图像

示例 2　男，70 岁，行冠状动脉 CTA 检查。图像如图 11-14。

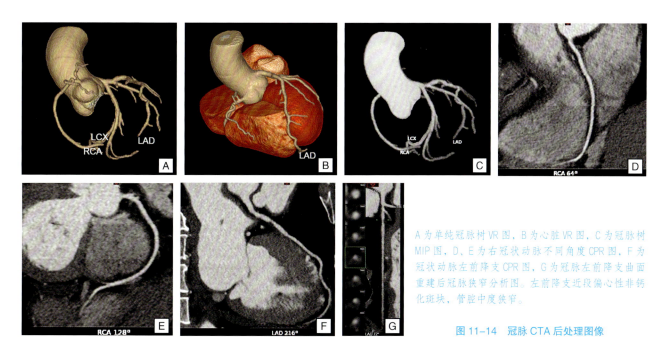

A 为单纯冠脉树 VR 图，B 为心脏 VR 图，C 为冠脉树 MIP 图，D、E 为右冠状动脉不同角度 CPR 图，F 为冠状动脉左前降支 CPR 图，G 为冠脉左前降支曲面重建后冠脉狭窄分析图。左前降支近段偏心性非钙化斑块，管腔中度狭窄。

图 11-14　冠脉 CTA 后处理图像

示例 3　男，74 岁，行胸腹主动脉 CTA 检查。图像如图 11-15。

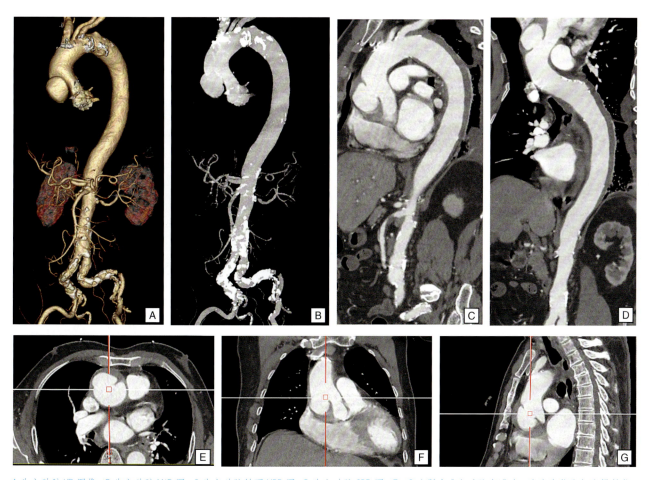

A 为主动脉 VR 图像，B 为主动脉 MIP 图，C 为主动脉斜面 MPR 图，D 为主动脉 CPR 图，E—G 分别为升主动脉内膜破口十字定位线相应横轴位、冠状位、矢状位 MPR 图。主动脉夹层 Stanford A 型，并壁间血肿。

图 11-15　胸腹主动脉 CTA 后处理图像

示例 4 女，53 岁，行胸部 CTPA 检查。图像如图 11-16。

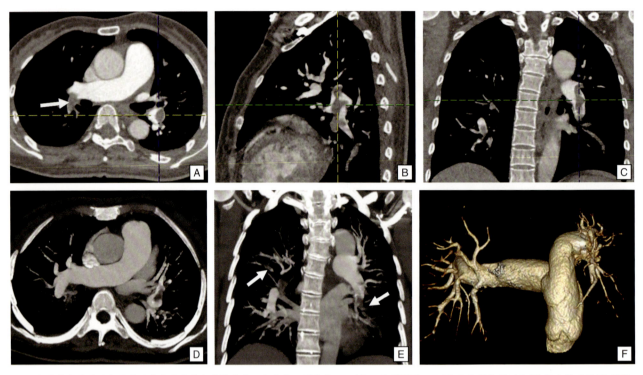

A—C 分别为左肺动脉主干栓子十字定位线相应横轴位、矢状位、冠状位 MPR 图，D 为横轴位 MIP 图，E 为冠状位 MIP 图，F 为肺动脉 VR 图像。两侧肺动脉栓塞。

图 11-16　胸部 CTPA 后处理图像

示例 5 女，56 岁，行上腹部 CTPV 检查。图像如图 11-17。

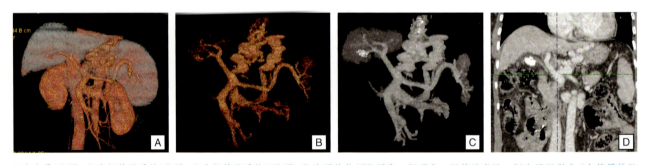

A 为去骨 VR 图，B 为门静脉系统 VR 图，C 为门静脉系统 MIP 图，D 为冠状位 MPR 图像。肝硬化、门静脉高压、侧支循环形成（食管胃静脉曲张、胃－肾分流）、胆囊多发结石。

图 11-17　上腹部 CTPV 后处理图像

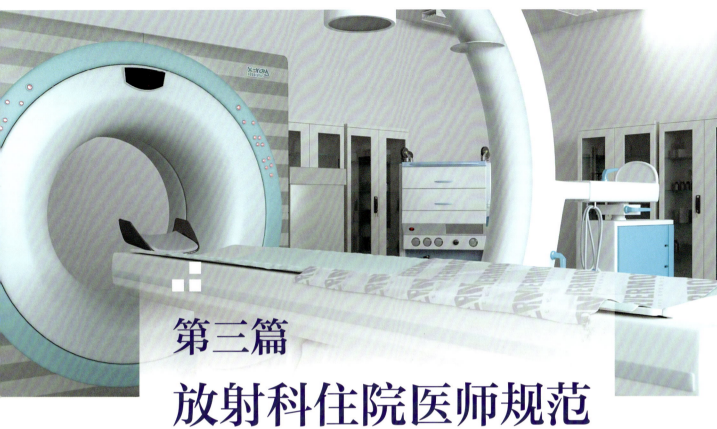

第三篇

放射科住院医师规范化培训第三年需要掌握的病例

第十二章　头颈和中枢神经系统疾病（MRI 和 CT 检查为主）

第一节　脑血管病：脑血管畸形

一、脑血管畸形概述及放射科住培要求

脑血管畸形（cerebrovascular malformation）是指脑部血管先天性、非肿瘤性发育异常，是临床比较常见的脑血管疾病之一，其一旦破裂将造成颅内血肿，危及患者生命。尽早确诊和治疗有助于预后恢复。

脑血管畸形常见的有动静脉畸形（arteriovenous malformation，AVM）、海绵状血管畸形（cavernous malformation，CM）及发育性静脉畸形（developmental venous malformation）等，其影像特征是放射科住培学员第三年需要掌握的内容。

二、脑血管畸形的影像特点及示例

CT 平扫是头颅疾病首选的影像筛查方法，但是每种疾病的确诊需要进一步选择不同的检查方法。其中动静脉畸形需要进一步行 CTA 或 DSA 检查，一般 CTA 即可解决诊断问题，临床及影像关注点在于参与供血的血管、畸形血管团的大小及引流方向；DSA 在确诊的基础上可以同时治疗。MRI 对确诊海绵状血管畸形及发育性静脉畸形具有显著优势，尤其是 SWI 或 T2*GRE 序列。

（一）典型脑血管畸形的 CT 表现及示例

1. 动静脉畸形

（1）可发生于脑、脊髓的任何部位；平扫可表现正常，亦可表现为等或高密度迂曲血管，部分病灶内可见钙化。

（2）CT 增强扫描强化明显，可见明显强化的迂曲血管影。

（3）CTA：显示粗大的供血动脉，可由前循环或后循环单一血管供血，亦可前、后循环多支血管供血；畸形血管团一般不跨小脑幕；引流血管可有多支向静脉或静脉窦引流。

（4）DSA 可显示供血动脉、畸形血管团及引流静脉，目前为诊断的"金标准"。

2. 海绵状血管畸形

（1）平扫典型表现为类球形高密度影，边界清晰，周围脑实质正常，灶周无水肿，无出血及占位效应。

（2）平扫 30%—50% 可为阴性，40%—60% 仅可见钙化灶。

（3）CT 增强扫描无强化；CTA、DSA 阴性。

3. 发育性静脉畸形

（1）CT 平扫表现正常，偶见钙化。

（2）增粗的"集合"静脉可显示为高密度影。

（3）增强扫描可见线样或点状强化。

（二）典型脑血管畸形的 MRI 表现及示例

1. 动静脉畸形

（1）T1WI 信号混杂（与血流速度、有无出血有关）；T2WI 可见"蜂窝状"或"黑蠕虫状"低信号（流空血管）；FLAIR 低信号周边可见高信号的胶质增生；DWI 正常。

（2）增强扫描可见明显强化的迂曲血管影。

（3）MRA 可显示供血动脉，畸形血管团往往显示不清；MRV 可勾勒出引流静脉。

2. 海绵状血管畸形

（1）T1WI 表现为大小不一的混杂信号，表现各异，主要取决于腔内不同时期的出血；T2WI 典型表现为"爆米花"样高信号，周边伴有完整的低信号含铁血黄素环；DWI 正常；T2*GRE、SWI 低信号，范围较 T2WI 广泛，呈现"扩大效应"。

（2）增强扫描无强化或轻度强化，MRA 阴性。

（3）Zabramski 分类：1 型为亚急性出血（可能掩盖潜在的 CM）；2 型为 T1WI、T2WI 混杂信号（典型"爆米花"样）；3 型为慢性出血（T1WI、T2WI 低 / 等信号）；4 型为点状微出血（SWI、T2*GRE 开花样黑点）。

3. 发育性静脉畸形

（1）平扫因大小、流速不同而信号各异。一般 T1WI 正常，T2WI 可见低信号流空血管；DWI 正常；SWI 低信号。

（2）若伴有其他血管畸形或引流静脉内血栓形成，可出现脑实质出血。

（3）增强扫描可见明显强化，异常血管呈伞状汇集，经集合静脉汇入静脉窦或室管膜静脉。

（4）MRA 可正常，MRV 可见"海蛇头"样血管汇集。

示例 1 男，52 岁，头痛半天。行 CT 平扫、CTA+CTV 及 MRI 平扫 + 增强扫描、DSA 检查。图像如图 12-1。

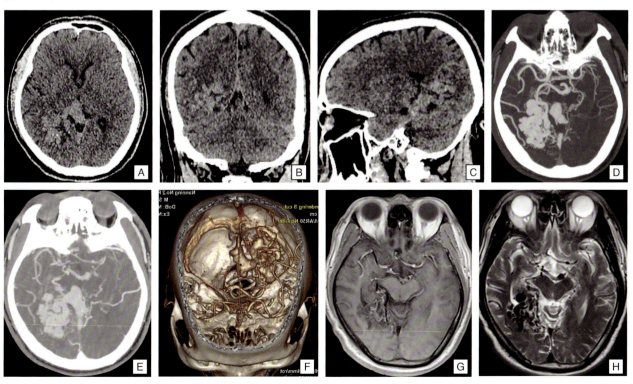

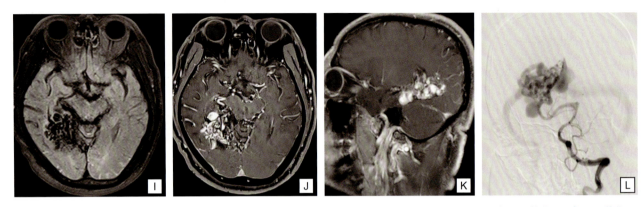

A—C 分别为 CT 平扫轴位、冠状位、矢状位，D 为 CTA MIP 重建，E 为 CTV MIP 重建，F 为 CTA VR 重建，G 为 T1WI 轴位，H 为 T2WI 轴位，I 为 FLAIR 轴位，J、K 分别为 T1 增强扫描轴位、矢状位，L 为 DSA。CT 平扫见右侧颞枕叶见蚯蚓样稍高密度影，内见散在小点状致密影，周围未见低密度水肿带及占位效应。CTA 及 CTV：右颞枕叶见大片状迂曲血管团，血管团范围约 6.0cm×4.6cm×2.5cm，供血动脉为右侧大脑后动脉，引流静脉向直窦引流，畸形血管团内尚见囊袋状血管突出影。MRI：右侧颞枕叶见片状异常信号，T1WI 为高低混杂信号，T2WI 及 FLAIR 呈"黑蠕虫样"低信号，周围见环状高信号胶质增生；增强扫描可见明显强化的迂曲血管团及囊袋状强化灶。DSA 证实右颞枕叶巨大 AVM 伴动脉瘤，右侧大脑后动脉供血，经基底静脉、大脑大静脉向窦汇及横窦引流。

图 12-1　右颞枕叶巨大 AVM 伴动脉瘤，头颅 CT 平扫 +CTA+CTV、头颅 MRI 平扫 + 增强扫描、脑血管 DSA 图像

示例 2　男，54 岁，突发右侧肢体乏力 6 h。行头颅 CT 平扫及 MRI 平扫 +MRA+ 增强扫描 +SWI、DSA 检查。图像如图 12-2。

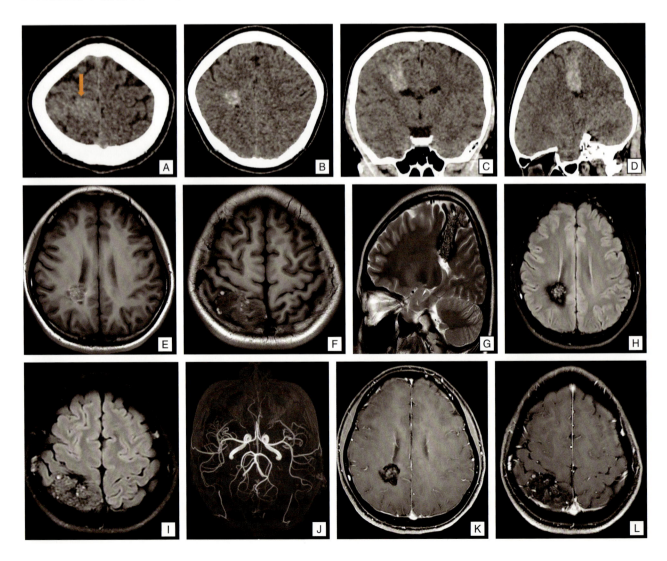

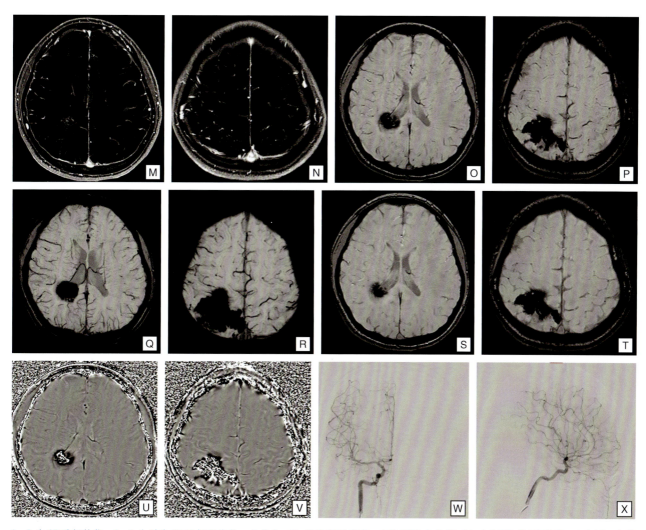

A、B为CT平扫轴位，C、D分别为CT平扫冠状位、矢状位，E、F为T1WI轴位，G为T2WI矢状位，H、I为T2-FLAIR轴位，J为MRA血管重建，K、L为T1WI增强扫描轴位，M、N为增强扫描剪影轴位，O、P为SWI序列的磁敏感图轴位，Q、R为SWI序列最小亮度投影图轴位，S、T为SWI序列幅值图轴位，U、V为相位图轴位，W、X为右颈内动脉DSA造影。CT平扫见右侧额顶叶高密度影，密度不均匀，周围未见水肿带及占位效应。MRI：右侧额顶叶团片状异常信号，T1WI稍低信号，周边见散在斑片状高信号，T2WI呈"爆米花"样高信号，周围见低信号含铁血黄素环，FLAIR低信号环周围见小片状稍增高信号；增强扫描局部轻度强化，MRA未见畸形血管团。SWI呈低信号，范围较平扫扩大。脑沟、脑裂未见增宽，中线结构居中。DSA未见异常。

图12-2 右额顶叶海绵状血管畸形伴少量出血，CT平扫及MRI平扫+MRA+增强扫描+SWI、DSA扫描图像

示例3 男，46岁，头晕6天。MRI平扫发现左侧小脑半球病变，进一步行头颅MRI增强扫描+SWI检查。图像如图12-3。

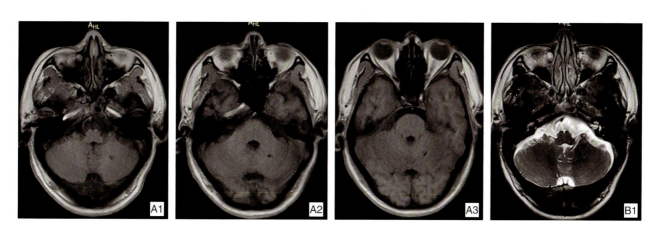

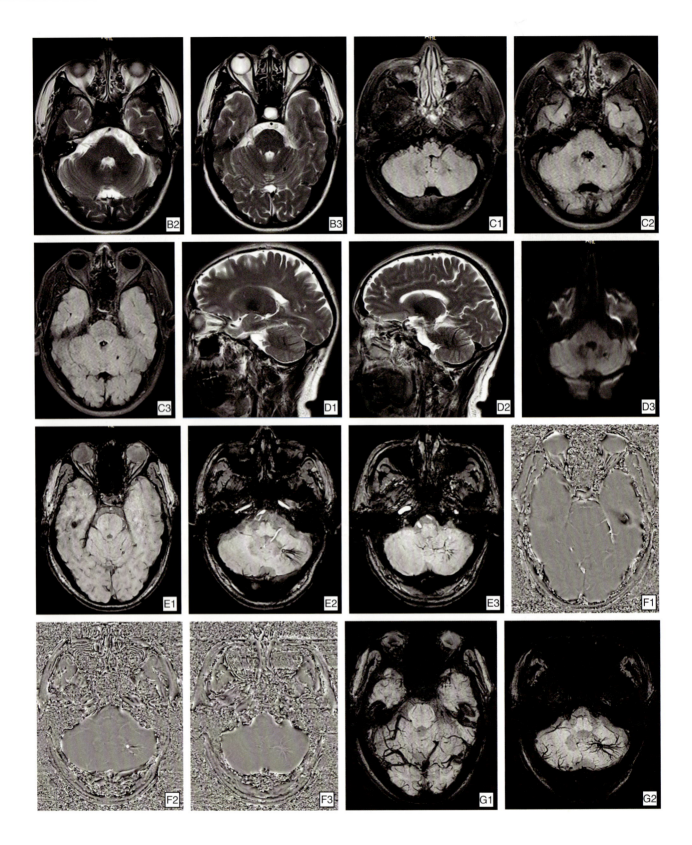

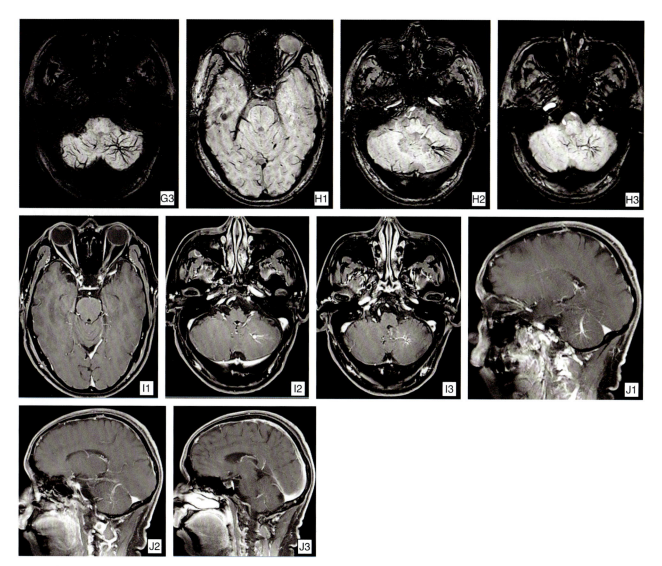

A1—A3 为连续层面 T1WI 轴位，B1—B3 为连续层面 T2WI 轴位，C1—C3 为连续层面 T2-FLAIR 轴位，D1、D2 为连续层面 T2WI 矢状位，D3 为 DWI 轴位，E1—E3、F1—F3、G1—G3、H1—H3 分别为 SWI 连续层面的幅值图、相位图、最小亮度投影、磁敏感图轴位，I1—I3 为连续层面 T1 增强扫描轴位，J1—J3 为增强扫描矢状位。左侧小脑半球可见管状流空低信号影，末端见数条分支呈"海蛇头"状改变，DWI 未见扩散受限，邻近脑实质未见水肿；增强扫描病变强化明显，可见粗大静脉向直窦汇入。SWI 呈"海蛇头"状低信号，范围较平扫更大。脑沟、脑裂及蛛网膜下腔未见增宽，中线结构居中。

图 12-3　左侧小脑半球发育性静脉畸形，头颅 MRI 平扫、增强扫描及 SWI 检查图像

示例 4　女，65 岁，确诊右肺腺癌后复查。行头颅 MRI 平扫及增强扫描检查。图像如图 12-4。

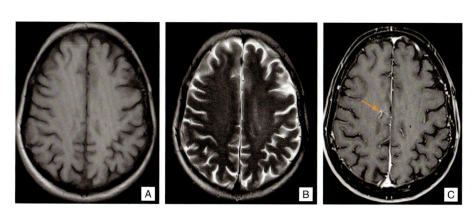

A 为 T1WI 轴位，B 为 T2WI 轴位，C 为 T1WI 增强扫描轴位。T1WI 及 T2WI 未见明显异常，增强扫描右侧扣带回见"海蛇头"样强化髓静脉。

图 12-4　右侧扣带回发育性静脉畸形，头颅 MRI 平扫及增强扫描检查图像

第二节　颅脑肿瘤：颅咽管瘤

一、颅咽管瘤概述及放射科住培要求

颅咽管瘤（craniopharyngioma）归属于鞍区肿瘤，WHO Ⅰ级，有两个好发年龄段，分别为5—14岁的儿童青少年和50—70岁的成人，肿瘤生长缓慢，多位于鞍上，肿瘤较大时压迫周围组织结构如垂体、视交叉、第三脑室、室间孔而产生相应临床症状；可引起颅内压增高，常出现头痛、视力下降、内分泌功能紊乱等症状。颅咽管瘤组织学上分为成釉质型和乳头型。成釉质型颅咽管瘤好发于儿童或青春期，易囊变，多为完全囊性或囊实性，完全实性较少见，常可见钙化；乳头型颅咽管瘤好发于成人，多为实性或囊实性，钙化较少。

颅咽管瘤是放射科住培学员第三年需要掌握的疾病。

二、颅咽管瘤的影像特点及示例

CT和MRI是颅咽管瘤最为常用且重要的影像检查方法，可准确定位，观察肿瘤位置、形态、大小及周边情况。

（一）成釉质型颅咽管瘤的影像表现

成釉质型颅咽管瘤，好发于儿童或青春期，常同时累及鞍内和鞍上，囊性或囊实性，囊性部分由于所含成分不同而在CT上密度差异较大，可同时存在高、低密度。MRI上T1WI信号多变，各囊腔信号不一致，多呈稍高、高信号，T2WI呈高信号，钙化部分呈低信号，增强扫描囊壁及实性部分强化。

（二）乳头型颅咽管瘤的影像表现

乳头型颅咽管瘤好发于成人，常位于鞍上，呈实性或囊实性，以实性较多见，钙化不常见。MRI上病灶实性成分T1WI呈等、稍低信号；T2WI呈等、稍高信号，T2WI高信号背景夹杂点条状低信号较有特征，增强扫描多呈不均匀强化。

示例　男，60岁，双眼视力下降，右眼失明10天。行颅脑MRI平扫及增强扫描检查。图像如图12-5。

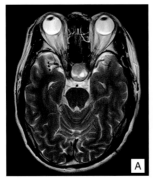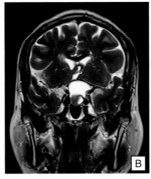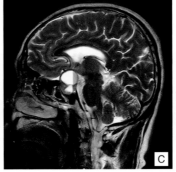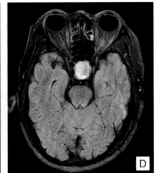

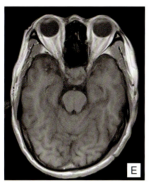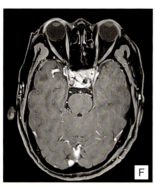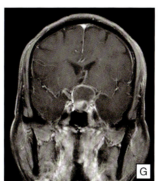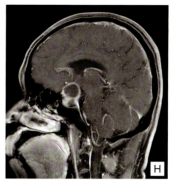

A—C 分别为 T2WI 轴位、冠状位、矢状位，D 为 T2 FLAIR 轴位，E 为 T1WI 轴位，F—H 分别为 T1WI 增强扫描轴位、冠状位、矢状位。蝶鞍扩大、鞍区及鞍上见一囊实性肿块，实性部分 T1WI 呈等信号，T2WI 及 FLAIR 呈稍高信号，囊性部分为多房，部分囊内见液液平面，增强扫描实性部分及囊壁强化明显，囊性部分不强化。

图 12-5　颅咽管瘤，MRI 平扫及增强扫描图像

第三节　颅脑肿瘤：听神经瘤

一、听神经瘤概述及放射科住培要求

听神经瘤（acoustic neuroma）发生在桥小脑角区、内听道的听神经走行区域，是该区域最常见的良性肿瘤，生长缓慢，好发于青壮年。一般单侧发病，少数双侧发病，双侧发病常见于神经纤维瘤病 2 型。主要临床表现为患侧高频性感音性神经聋、耳鸣、听力减退等听神经受损、面神经麻痹以及小脑、脑干受压症状。肿瘤较大时压迫第四脑室可引起脑积水而形成颅内高压。听神经瘤一般来源于听神经鞘的施万细胞，肿瘤主要由细胞排列紧密的 Antoni A 区和细胞排列疏松的 Antoni B 区两种形态构成，其中 Antoni B 区常变性而出现囊变。

听神经瘤是放射科住培学员第三年需要掌握的疾病。

二、听神经瘤的影像特点及示例

听神经瘤发生在听神经走行的特定部位，为内听道向桥小脑角区延伸的肿块，边界清晰。肿块内可有坏死囊变，根据囊变程度分为实性、囊实性和囊性肿瘤。MRI 平扫及增强扫描是首选的影像检查方法，在显示肿瘤的形态及特征上优于 CT，CT 可作为补充观察骨质改变及有无钙化。

典型听神经瘤的影像表现如下。

（1）桥小脑角区肿块，CT 上呈等或稍高密度，囊变部分呈低密度；MRI-T1WI 呈不均匀低信号，T2WI 呈等、稍高信号，其内可见 T1WI 更低、T2WI 更高的囊变部分。

（2）增强扫描病灶实性部分呈中等至明显强化，囊性部分不强化。

（3）同侧听神经增粗，内听道呈"喇叭口样"扩大（较对侧＞2mm 时有诊断意义）。

示例　男，45 岁，右侧听力下降 5 年。行颅脑 MRI 平扫及增强扫描检查。图像如图 12-6。

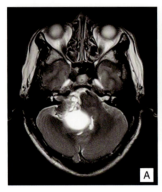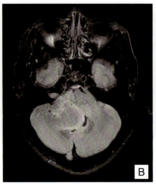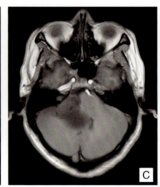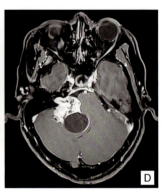

A 为 T2WI 轴位，B 为 T2 FLAIR 轴位，C 为 T1WI 轴位，D 为 T1WI 增强扫描轴位。右侧桥小脑角区见一囊实性肿块，T1WI 呈低信号，T2WI 及 FLAIR 呈不均匀高信号，内见囊状 T1WI 更低、T2WI 更高、FLAIR 稍低信号，增强扫描病变实性部分强化明显，囊性部分不强化；右侧听神经增粗且强化明显，同侧内听道呈 "喇叭口样" 扩大；邻近小脑半球及脑桥受压，第四脑室受压变窄。

图 12-6　右侧听神经瘤，MRI 平扫及增强扫描图像

第四节　颅脑外伤：脑挫裂伤

一、脑挫裂伤概述及放射科住培要求

详见第二篇第九节颅脑外伤：脑挫裂伤。

由于脑挫裂伤各期的 MRI 表现多变，较难理解，故列为第三年掌握的内容。

二、脑挫裂伤的 MRI 影像特点及示例

MRI 检查不受颅底伪影的影响，对脑干、额叶直回及弥漫性轴索损伤较 CT 检查有优势。同时，脑挫裂伤不同时期在 MRI 上病灶信号变化较大，水肿及散在小灶性出血是脑挫裂伤 MRI 信号变化的基础，信号随脑水肿、出血的程度而异，对亚急性脑挫裂伤的诊断效果良好；除常规序列外，SWI 对发现微小出血灶更加灵敏，显示得更加清晰。

（1）出血灶信号随时间而变化，急性期 T1WI 为等信号，T2WI 呈低信号；亚急性期 T1WI、T2WI 逐渐演变为高信号；慢性期 T1WI 由混杂信号向低信号转变，T2WI 呈高信号，周围出现低信号含铁血黄素沉积。

（2）脑水肿区 T1WI 为均匀低信号，T2WI 为高信号，水肿明显者可出现占位效应。

（3）弥漫性轴索损伤在 SWI 序列可显示得更清晰，表现为灰白质交界区及胼胝体斑点、小片、条索状低信号影。

（4）脑挫裂伤后遗表现为与脑脊液信号相仿的脑软化灶、脑萎缩、脑积水、脑穿通畸形等。

示例　男，11岁，头部外伤9天，行头颅MRI平扫及SWI检查。图像如图12-7。

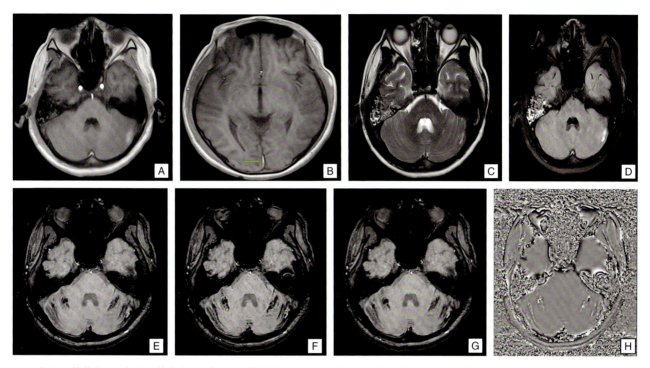

A、B为T1WI横轴位，C为T2WI横轴位，D为FLAIR横轴位，E—H分别为SWI轴位磁敏感图、最小亮度投影图、幅值图、相位图横轴位。两侧小脑半球见斑片状T1WI高、T2WI稍高信号灶，边界模糊，FLAIR呈高信号；后纵裂池见线状T1WI高信号（蛛网膜下腔出血）。右侧中耳乳突可见片状T2WI高信号（外伤性积液/血）。SWI两侧小脑半球见多发斑片状低信号影。

图12-7　两侧小脑半球脑挫裂伤，头颅MRI平扫及SWI图像

第五节　颅脑外伤：脑疝

一、脑疝概述及放射科住培要求

脑疝（brain herniation）是指脑组织在压力梯度驱使下，由高压区进入低压区，即被挤入生理性间隙（小脑幕裂孔、枕骨大孔、大脑镰下间隙）或病理性孔道（如手术减压窗）中，导致脑组织、血管及脑神经等重要结构受压，脑脊液循环发生障碍从而出现一系列临床综合征。脑疝综合征按位置可分为颅内疝及颅外疝。颅内疝进一步按疝入脑组织部位命名为：①扣带回疝，②颞叶钩回疝，③小脑扁桃体下疝；按疝出的孔道命名为：①大脑镰下疝，②小脑幕裂孔疝，③枕骨大孔疝。脑出血、脑外伤、脑水肿及脑肿瘤是脑疝常见的病因。

脑疝是放射科住培学员第三学年需要掌握的内容。

二、脑疝的影像特点及示例

CT和MRI是诊断脑疝常用且重要的影像检查方法，可以明确脑疝的类型。

（一）颅内疝

1. 扣带回疝（又称大脑镰下疝）

一侧大脑半球占位病变可使同侧扣带回经大脑镰下缘疝入对侧，胼胝体受压下移。

影像表现：①同侧额角截断。②大脑镰前部不对称。③同侧侧脑室腔消失。④透明隔移位。

示例 男，26岁，外伤致意识不清4h，行头颅CT检查。图像如图12-8。

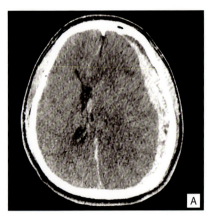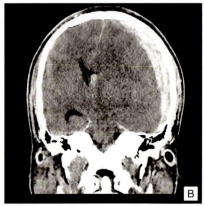

A为CT平扫脑窗横轴位，B为CT平扫脑窗冠状位。左侧额颞顶枕部颅骨内板下方见广泛镰状不均匀高密度影，占位效应明显，左侧侧脑室明显受压变窄，体部可见斑片状高密度影，中线结构向右移位约1.5cm；大脑镰、小脑幕内见线样高密度影铸入。

图 12-8 左侧额颞顶枕部硬膜下出血、蛛网膜下腔出血合并大脑镰下疝，CT平扫图像

2. 颞叶钩回疝

颞叶钩回疝入脚间池及环池的前部。

影像表现：①钩回进入鞍上池（脚间池及环池的前部）。②鞍上池缺角，对侧颞角增宽。

示例 女，45岁，头痛伴呼吸、心脏骤停。图像如图12-9。

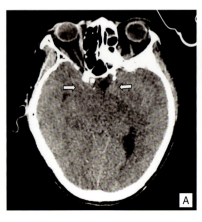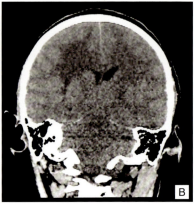

A为CT平扫脑窗横轴位，B为CT平扫脑窗冠状位。脑水肿致双侧颞叶钩回（箭头）突入鞍上池，侧脑室颞角变窄。

图 12-9 颞叶钩回疝，CT平扫图像

3. 小脑扁桃体下疝

小脑扁桃体和（或）部分脑干经枕骨大孔向下疝入椎管。

影像表现：①轴位像见小脑扁桃体位于齿状突水平。②矢状位见小脑扁桃体低于枕骨大孔5mm（成人）或6mm（儿童）。

示例　女，39 岁，头晕、枕颈部胀痛 5 个月余，行头颅 MRI 平扫检查。图像如图 12-10。

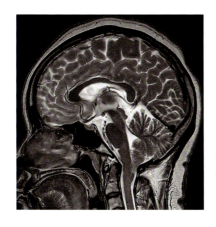

图像为 T2WI 矢状位。小脑扁桃体下移呈楔形改变，下缘低于枕骨大孔 6mm，致枕大孔拥挤，延髓稍下移。

图 12-10　小脑扁桃体下疝，MRI 平扫图像

（二）颅外疝

由于颅内压力升高，一部分脑组织经颅骨缺损处疝出颅外。

影像表现：部分脑组织经颅骨缺损处疝出颅外。

示例　男，60 岁，左额骨、顶骨开窗引流术后，行头颅 CT 平扫检查。图像如图 12-11。

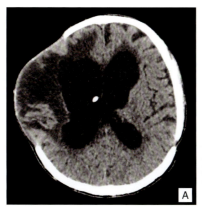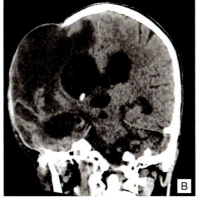

A 为 CT 平扫脑窗横轴位，B 为 CT 平扫脑窗冠状位。右额颞顶部局部骨质术后缺如，残端骨质边缘规整，相应部位脑膜及脑组织向外膨出；右侧大脑半球见大片状低密度影，边界清，呈负占位效应；脑室系统明显扩大，中线结构尚居中。

图 12-11　颅外疝，CT 平扫图像

第六节　神经系统变性疾病：多发性硬化

一、多发性硬化概述及放射科住培要求

多发性硬化（multiple sclerosis，MS）是一种以中枢神经系统炎性脱髓鞘病变为主要特点的免疫介导性疾病。病因不明，可能与遗传、环境、病毒感染、地理位置等有关。MS 在中枢神经系统各部位均可受累，以脑室周围白质为主，胼胝体、视神经、脊髓、脑干和小脑亦常受累，病变具有时间多发（dissemination in time，DIT）和空间多发（dissemination in space，DIS）的特点，MRI 检查可以作为证明时间多发和空间多发的证据。时间多发是指发作间隔 1 个月以上的 2 次临床或影像证据，MRI 证据为：对比基线 MRI，随访 MRI 出现新的 T2WI 和（或）钆增强病变，或者在任何时间点同时出现钆增强和非增强病变；空间多发指累及不同部位的临床或影像证据，MRI 证据为：脑室周围、皮质/近皮质、幕下和脊髓 4 个区域中至少有 2 个区域存在 ≥ 1 个具有 MS 特征的 T2WI 高信号病变。MS 好发于青壮年，女性多见。常见症状包括视

力下降、复视、肢体感觉障碍、肢体运动障碍、共济失调、膀胱或直肠功能障碍等，临床表现复杂多样且缺乏特异性辅助检查指标，导致诊断困难。

多发性硬化为放射科住培学员第三年需要掌握的疾病。

二、多发性硬化的影像特点及示例

与 MRI 相比，CT 对 MS 的诊断价值有限。在《多发性硬化诊断和治疗中国专家共识（2023）》诊断原则中，临床考虑 MS 时，要求行头颅 MRI 检查，扫描仪推荐使用 ≥ 1.5T（首选 3.0T）的 MRI 进行检查。T2WI 高信号反映白质炎症病变，两次检查中观察高信号的数目、体积改变评估 MS 的进展；增强 T1WI 局灶性强化反映局部急性血脑屏障破坏和活动性炎症反应，确定疾病活动的特征。

1. 多发性硬化的 CT 表现

（1）中枢神经系统内多发斑块状等 / 低密度灶，以脑室旁白质区为主。

（2）病灶垂直于侧脑室壁，增强扫描呈环形或结节状强化。

2. 多发性硬化的 MRI 表现

（1）T1WI：急性期呈等 / 低信号，慢性期呈中心低、外周高信号。

（2）T2WI：位于侧脑室周围、双侧非对称性点状、片状或长圆形高信号，病灶长轴与侧脑室长轴或大脑垂直，且有一狭窄的正常信号带将病灶与侧脑室分开。病变进展可相互融合。

（3）FLAIR：病灶显示较 T2WI 更明显，呈高信号。

（4）DWI：较大活动性斑块可扩散受限，呈高信号。

（5）增强 T1WI：结节状、环状或半环状强化。

（6）视神经可增粗、水肿。

示例　女，28 岁，四肢麻木 1 个月余加重半天。行头颅 MRI 平扫 +DWI+MRA 检查及脊柱 MRI 平扫检查。图像如图 12-12。

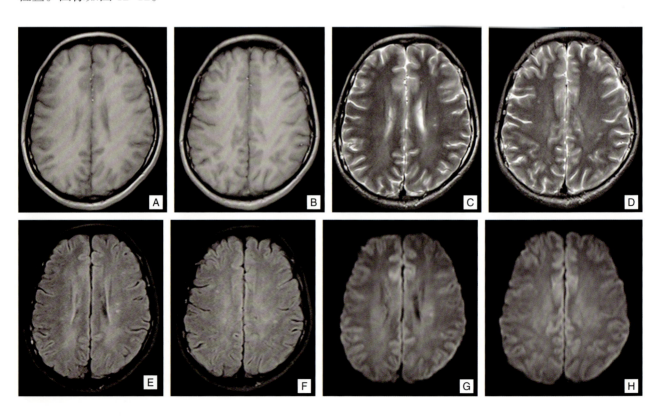

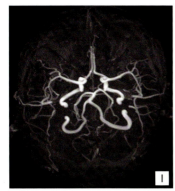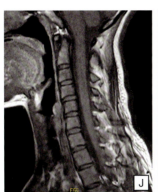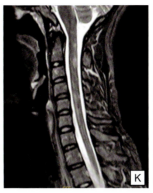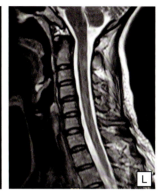

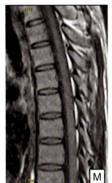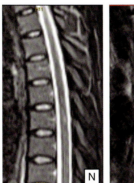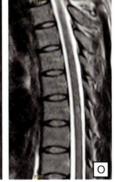

A、B 为头颅不同层面 T1WI 轴位，C、D 为头颅不同层面 T2WI 轴位，E、F 为头颅不同层面 T2-FLAIR 轴位，G、H 为头颅不同层面 DWI 轴位，I 为 MRA 3D MIP 重建，J—L 分别为颈髓同层面 T1WI、T2WI 压脂及 T2WI 矢状位，M—O 分别为胸髓同层面 T1WI、T2WI 压脂及 T2WI 矢状位。双侧放射冠、半卵圆中心、侧脑室周围脑白质区见多发散在斑片状异常信号，T1WI 为等／稍低信号，T2WI 为稍高信号，FLAIR 高信号，其中左侧脑室旁病灶长轴与侧脑室长轴相垂直，其 DWI 略有扩散受限。MRA 颅内大血管未见异常。颈 2、颈 3、颈 5、颈 6 椎体水平及胸 6、胸 7 椎体水平脊髓内见斑片状异常信号影，T1WI 为等信号，T2WI 呈稍高信号。

图 12-12　两侧大脑半球及颈胸髓多发性硬化，头颅、颈胸髓 MRI 平扫图像

第七节　颅内感染：颅内结核

一、颅内结核概述及放射科住培要求

颅内结核（intracranial tuberculosis）是结核分枝杆菌通过血行播散感染脑组织及脑膜的中枢神经系统结核。颅内结核分型按照结核病发病部位及临床与影像特点，分为脑膜结核、脑实质结核和混合型颅内结核 3 种类型。常发生于有结核分枝杆菌接触史的患者，男女均可发病，常发生于儿童及青少年、免疫低下者及吸毒者。临床症状表现为：①结核感染症状，如发热、头痛、盗汗、呕吐等。②神经受累时，以面、视、动眼神经受累多见；亦可表现为肢体瘫痪、癫痫等。颅内结核的确诊标准：脑脊液涂片抗酸杆菌阳性，脑脊液中抗酸杆菌培养阳性或 MTB 核酸扩增试验阳性；病理符合结核肉芽肿炎或可见抗酸杆菌，同时临床出现结核中毒症状，头痛、意识障碍、脑神经麻痹和局灶性神经损害中的一项或多项。

颅内结核是放射科住培学员第三年需要掌握的疾病。

二、颅内结核的分型及其影像特点、示例

（一）脑膜结核

包括结核性脑膜增厚、脑膜结核瘤、硬膜下或硬膜外结核性脓肿，其 CT 及 MRI 表现如下。

1.CT 表现

（1）结核性脑膜增厚（最常见）：①鞍上池、环池、桥前池及侧裂池闭塞、密度增高；②常合并脑积水，晚期基底池钙化；③增强扫描脑池、脑膜明显强化；④大脑中动脉 M1 段被增厚的外侧裂脑膜包绕，可引

起相应供血区域继发脑梗死表现。

（2）脑膜结核瘤：①发生在基底池、脑沟、脑裂的脑膜及室管膜的高于脑脊液密度的软组织小结节，常多发，呈簇状分布，大者可呈低密度干酪样坏死的中心和等密度的肉芽肿环；②增强扫描呈明显环形强化，中央干酪样坏死区不强化。

（3）硬膜下或硬膜外结核性脑脓肿（罕见）：颅骨内板下新月形或双凸透镜形等/稍低密度病灶，增强扫描脓肿壁强化，脓腔不强化。

2. MRI 表现

（1）结核性脑膜增厚：①基底池、脑裂和脑沟内的脑脊液信号被增厚的脑膜替代，T1WI 表现为高于脑脊液且与脑实质相仿的信号，T2WI 表现为低于脑脊液但等或略高于脑实质的信号，DWI 表现为扩散受限；②增强扫描呈明显线样强化；③可继发脑梗死和/或脑积水。

（2）脑膜结核瘤：①T1WI 序列上干酪样坏死中心表现为低信号，T2WI 可为高信号（完全液化）或低信号（未液化），也可为混杂信号（部分液化），DWI 表现为低信号；②增强扫描可见环状强化结节，中央干酪样坏死部分不强化。

（3）硬膜下或硬膜外结核性脑脓肿：①脓腔在 T1WI 表现为低信号，T2WI 表现为高信号，脓肿壁在 T1WI 和 T2WI 均表现为等或略高信号；②增强扫描脓肿壁明显强化，脓腔不强化；③脓腔 DWI 表现为高信号，ADC 为低信号。

（二）脑实质结核

包括结核结节与结核瘤、结核性脑炎、结核性脑脓肿，其 CT 及 MRI 表现如下。

1. CT 表现

（1）结核结节与结核瘤（病理基础一样，病理学上将直径＞5mm 的结核结节称为结核瘤）：①平扫表现为粟粒样实性结节，病灶较大时可表现为环形厚壁低密度病灶，脑实质周围可见稍低密度水肿带；②增强扫描呈明显环形强化，当出现中央干酪样坏死时，表现为中央低密度区不强化。

（2）结核性脑炎（罕见）：①平扫表现为脑白质水肿，呈指套样伸向脑皮质，可有占位效应；②增强扫描一般不强化或轻度强化。

（3）结核性脑脓肿（罕见）：①平扫表现为脑实质内环形的等或稍高密度灶，周围水肿带明显；②增强扫描脓肿壁强化明显。

2. MRI 表现

（1）结核结节与结核瘤：①T1WI 呈等或略低信号，T2WI 呈等或略高信号，干酪样坏死中心在 DWI 表现为低信号，病灶周围水肿带在 T2-FLAIR 序列上观察较清楚，表现为高信号；②增强扫描病灶呈明显均匀强化，周围水肿带无强化。

（2）结核性脑炎：表现为 T1WI 稍低信号、T2WI 稍高信号。

（3）结核性脑脓肿：①T1WI 脓腔表现为低信号，脓肿壁为等或略高信号，T2WI 脓肿壁为等/略高信号，脓腔在 DWI 表现为高信号；②增强扫描脓肿壁强化明显，脓腔不强化。

（三）混合型颅内结核

同时具有脑膜结核与脑实质结核的影像表现。

示例 1 女，27 岁，发热 2 天，言语不利 8h，脑脊液 Xpert MTB/RIF（结核分枝杆菌基因）阳性，行颅脑 CT 平扫、颅脑 MRI 平扫 + 增强扫描检查。图像如图 12-13。

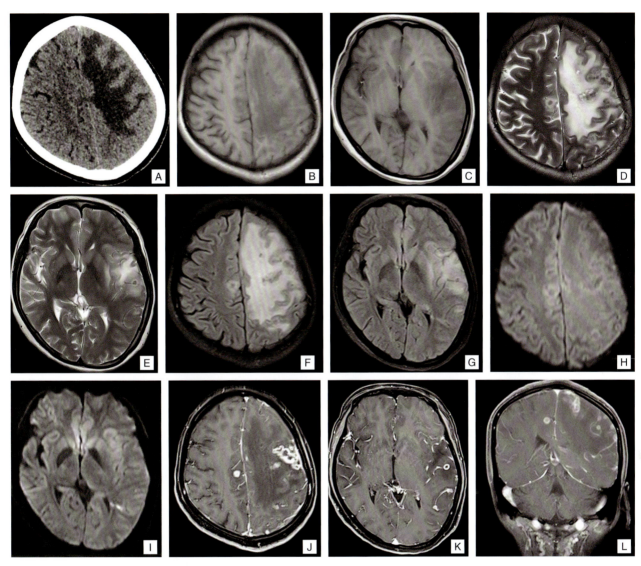

A 为 CT 平扫轴位，B、C 为 T1WI 平扫轴位，D、E 为 T2WI 平扫轴位，F、G 为 T2-FLAIR 平扫轴位，H、I 为 DWI（b=1000），J、K 为 T1WI 增强扫描轴位，L 为 T1WI 增强扫描冠状位。CT：左侧额颞顶叶及右侧额叶见大片状、斑片状低密度灶，边界模糊，中线结构稍右偏。MRI：左额颞顶叶及右额叶见条带、结节状异常信号，T1WI 呈外周稍高、中央稍低信号，T2WI 及 FLAIR 呈中央稍低、边缘等 / 稍高混杂信号，病灶周围见大片状水肿；增强扫描病灶呈环形、簇样强化，两侧额、颞、顶叶及外侧裂部分软脑膜及大脑镰强化明显，以左侧为著；左侧额颞顶叶脑沟、脑裂变浅，中线结构稍向右侧偏移。

图 12-13 混合型颅内结核，颅脑 CT 平扫、颅脑 MRI 平扫 + 增强扫描图像

示例2　男,7岁,因咳嗽5天、抽搐1次在外院住院治疗,脑脊液查结核抗体阳性,治疗后恢复差。行颅脑CT平扫、颅脑MRI平扫+增强扫描检查。图像如图12-14。

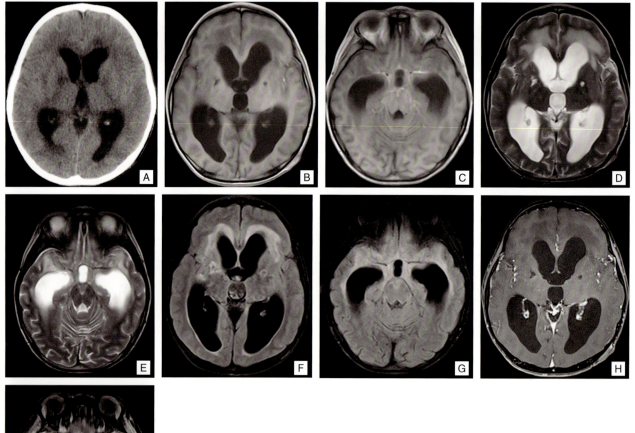

A为CT平扫轴位,B、C为T1WI平扫轴位,D、E为T2WI平扫轴位,F、G为T2-FLAIR平扫轴位,H、I为T1WI增强扫描轴位。CT提示右侧基底节斑片状低密度灶,边界不清;幕上脑室系统扩张,脑沟、脑裂变浅。MRI:基底池信号异常,T1WI、T2WI均为稍高信号,FLAIR呈高信号,增强扫描可见基底池、小脑幕、大脑镰及额颞部软脑膜增厚并呈明显强化;双侧侧脑室周围见对称性斑片状脑白质水肿,幕上室系统明显扩张,两侧脑沟、脑裂变浅;双侧基底节区见斑片状脑软化灶,表现为T1WI低、T2WI高信号,FLAIR呈中央低、周围环状高信号,增强扫描未见强化。

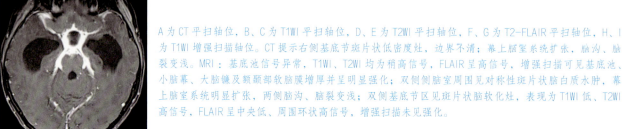

图12-14　结核性脑膜增厚并幕上脑积水,颅脑CT平扫、颅脑MRI平扫+增强扫描图像

第八节　颅内感染:病毒性脑炎

一、病毒性脑炎概述及放射科住培要求

病毒性脑炎(viral encephalitis,VE)是指多种病毒引起的中枢神经系统感染性疾病,可累及脑膜和脑实质。常见的病原体有肠道病毒、疱疹病毒、虫媒病毒等。各年龄组均可发病,尤其在儿童发病最为常见。常为急性或亚急性起病,急性起病者常出现一些非特异性症状如发热、恶心、呕吐等前驱症状;神经系统典型症状表现为意识障碍、抽搐、失语、吞咽困难、饮水呛咳,也可表现为面瘫、偏瘫、共济失调以及病理征阳性、脑膜刺激征阳性。病情轻重差异很大,且该病具有自限性,轻症患者一般可自行恢复,重症可表现为昏迷、抽搐、神经源性肺水肿及呼吸循环衰竭或脑疝而最终死亡。颅内病变部位以白质为主,

脑白质较灰质更严重，病变范围较广泛，常为多发，大部分双侧受累。

病毒性脑炎是放射科住培学员第三年需要掌握的疾病。

二、病毒性脑炎的影像特点及示例

CT、MRI 是诊断病毒性脑炎的重要检查方法，在显示病变以及了解病变累及部位、范围、程度等方面可为临床提供有价值的诊断信息。MRI 有较高的软组织分辨率，敏感度高，可准确进行空间定位，对于早期微小病灶或多发病灶的检出，MRI 优于 CT。

1. 病毒性脑炎的 CT 表现

（1）脑内单发或多发低密度灶，伴轻度的占位效应。

（2）多见于双侧大脑半球的额、顶、颞叶及基底节 – 丘脑区，呈对称或不对称分布的低密度灶。

（3）脱髓鞘病灶主要位于皮层下及侧脑室周围白质，呈低密度。

（4）增强扫描病灶无强化或呈边缘线样或环状强化。

（5）晚期可出现脑萎缩、脑软化。

示例　男，50 岁，肢体抽搐、发热 1 个月。行头颅 CT 平扫检查。图像如图 12-15。

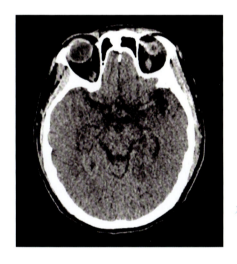

双侧颞叶及海马区见片状低密度灶，边界模糊。

图 12-15　病毒性脑炎，颅脑 CT 平扫图像

2. 病毒性脑炎的 MRI 表现

（1）额、顶、颞叶及基底节 – 丘脑区，呈对称或不对称分布的 T1WI 稍低、T2WI 稍高信号灶，FLAIR 序列可将脑室旁及灰质区的小病灶显示得更清晰。

（2）DWI 呈高 / 等信号，ADC 亦呈高信号。

（3）增强扫描病灶无强化或实质区呈弥漫性或脑回样强化。

（4）晚期脑萎缩、脑软化。

示例1 同上一示例患者，行头颅 MRI 平扫 +DWI+ 增强扫描检查。图像如图 12-16。

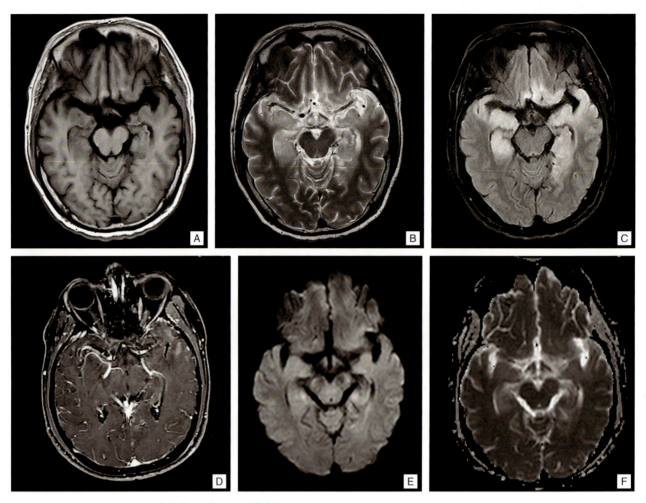

A 为 T1WI 平扫轴位，B 为 T2WI 平扫轴位，C 为 T2-FLAIR 平扫轴位，D 为 T1WI 增强扫描减影轴位，E 为 DWI（b=1000）轴位，F 为 ADC 轴位。两侧额叶直回、颞叶、海马见片状 T1WI 稍低、T2WI 稍高信号影，FLAIR 呈高信号，信号均匀，边界模糊，DWI（b=1000）呈脑回状稍高信号，ADC 图呈高信号，增强扫描部分病灶可见轻度强化。

图 12-16   病毒性脑炎，颅脑 MRI 平扫 +DWI+ 增强扫描图像

示例2   女，26 岁，发热 8 天，精神异常 5 天。行头颅 MRI 平扫 +DWI+ 增强扫描检查。图像如图 12-17。

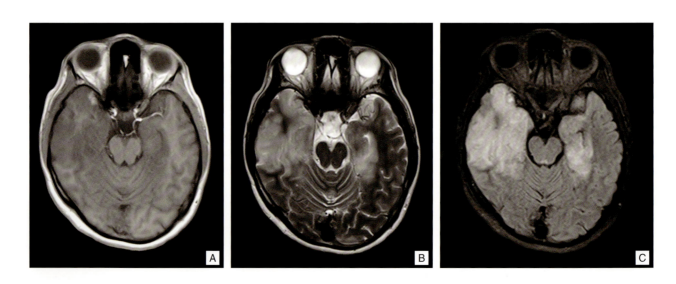

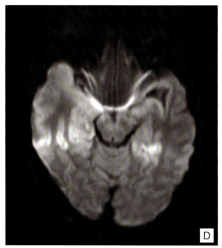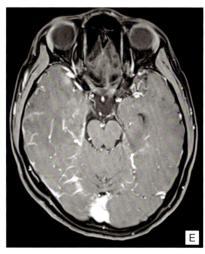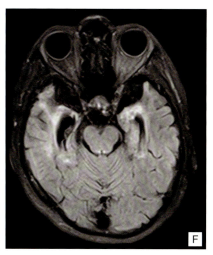

A 为 T1WI 平扫轴位，B 为 T2WI 平扫轴位，C 为 T2-FLAIR 平扫轴位，D 为 DWI（b=1000）轴位，E 为 T1WI 增强扫描轴位，F 为 2 年后复查 FLAIR 轴位。两侧额叶、颞叶及海马可见片状 T1WI 稍低、T2WI 稍高信号影，FLAIR 呈高信号，信号均匀，边缘模糊，DWI（b=1000）为高信号，增强扫描部分病灶呈片絮状轻度强化，可见轻度占位效应，相应部位脑沟变浅，脑膜强化。2 年后复查 MRI 提示侧脑室颞角扩张，颞叶及海马体积缩小，呈颞叶软化改变。

图 12-17　单纯疱疹病毒性脑炎，颅脑 MRI 平扫 +DWI+ 增强扫描图像

第九节　脊髓病变：急性脊髓炎

一、急性脊髓炎概述及放射科住培要求

急性脊髓炎（acute myelitis，AM）是指各种感染后引起自身免疫反应所致的以脊髓急性横贯性损害为主要特征的炎性反应性疾病，又称急性横贯性脊髓炎（acute transverse myelitis，ATM）。该病发病急，进展快，发病前多有感染或疫苗接种史。好发于青壮年人群，常见的临床症状为突发的受损平面以下肢体运动、感觉缺失、括约肌功能障碍等。

ATM 是放射科住培学员第三年需要掌握的内容。

二、急性脊髓炎的影像特点及示例

MRI 由于具有极高的软组织分辨率，可以清楚地显示脊髓内病变的形态、范围及特征性改变，是唯一有效检查 ATM 的影像方法。

典型急性脊髓炎的 MRI 表现如下。

（1）最常见表现为脊髓外形可正常，或呈均匀一致轻度增粗，外缘轮廓光整，病变范围较长，可连续超过 3 个椎体平面的脊髓受累，与正常脊髓分界欠清，横断面常累及脊髓全部。

（2）T1WI 呈等或稍低信号，T2WI 呈稍高信号。

（3）胸髓最为多见，颈髓次之。

（4）增强扫描病变区不强化或仅轻度小片状强化。

示例 男，51 岁，突发左侧肢体麻木、无力 7 天，行颈胸椎 MRI 平扫 + 增强扫描检查。图像如图 12-18。

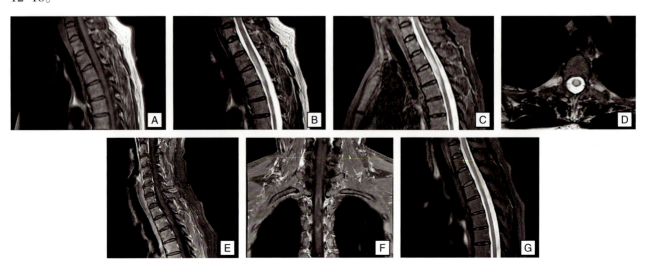

A 为 T1WI 矢状位，B 为 T2WI 矢状位，C 为 T2WI 压脂矢状位，D 为 T2WI 压脂轴位，E 为增强扫描矢状位，F 为增强扫描冠状位，G 为治疗 2 个月后复查的 T2WI 压脂矢状位。胸 2-4 椎体水平脊髓稍肿胀，内见片状 T1WI 稍低、T2WI 稍高信号，累及前、后索及侧索，边缘模糊，累及长度约 5.4cm，增强扫描病变区可见不连续环形强化。治疗 2 个月后复查 MRI，脊髓形态、信号已恢复正常。

图 12-18 胸 2-4 椎体水平脊髓炎，颈胸椎 MRI 平扫 + 增强扫描图像

第十节 椎管内肿瘤：神经鞘瘤

一、神经鞘瘤概述及放射科住培要求

神经鞘瘤（schwannoma）为椎管内髓外硬膜下最为常见的肿瘤（30%）。好发于中青年，男性略多于女性；主要表现为神经根性疼痛，以后出现肢体麻木、酸胀或感觉减退，可出现运动障碍，随着病程进展出现瘫痪及膀胱、直肠功能障碍等脊髓压迫症状。神经鞘瘤源于神经鞘膜的施万细胞，可发生于脊髓各节段，以上、中颈段及上胸段多见；绝大多数位于椎管内后外侧。肿瘤常呈卵圆形或分叶状肿块，多单发，有蒂，有完整包膜，大的肿瘤可发生囊变、出血，常累及神经根致椎间孔扩大（累及硬膜内外呈哑铃状）。脊髓受压可见压迹甚至呈扁条状，可伴水肿、软化等。

神经鞘瘤是放射科住培学员第三年需要掌握的疾病。

二、神经鞘瘤的影像特点及示例

MRI 平扫 + 增强为椎管肿瘤的首选检查方法，能对病变部位、形态、大小、信号特征进行准确评估，亦能清楚显示周围组织结构的压迫、推移或侵犯。CT 对骨质及钙化较为敏感，可作为有效补充。

1. 神经鞘瘤的 CT 表现及示例

（1）平扫肿瘤呈球形或卵圆形软组织密度肿块，密度略高于脊髓密度，囊变区密度降低，出血区密度较高。

（2）增强扫描肿瘤呈较明显均匀强化，如合并囊变，囊变区不强化。

（3）肿瘤可引起椎管或椎间孔扩大，椎弓根骨质吸收、破坏。当肿瘤沿椎间孔向外生长时，可形成

"哑铃状"肿块。

（4）相应部位的脊髓受压、移位。

示例　女，45岁，胸背部疼痛伴双下肢乏力、麻木1个月余，行走不稳，伴大小便失禁。行胸椎CT平扫检查。图像如图12-19。

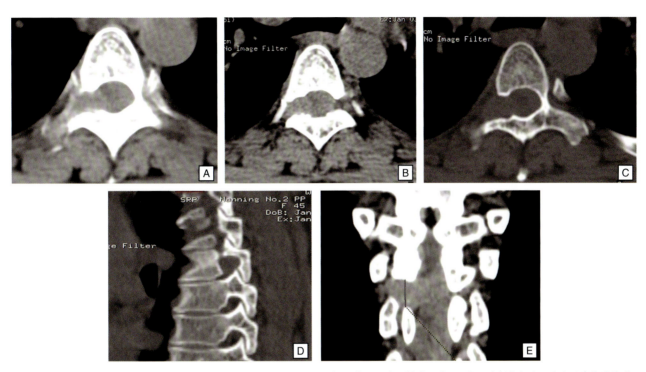

A、B为CT平扫软组织窗轴位，C、D分别为CT骨窗轴位、矢状位，E为CT软组织窗冠状位。胸4/5水平右侧椎间孔区见小团片状肿块影，大小约1.8cm×1.0cm×1.1cm，密度均匀，CT值约53HU，边界尚清，相应右侧椎间孔扩大，边缘骨质密度增高；相邻硬膜囊受压变形。胸椎多个椎体边缘见骨质增生。

图12-19　椎管内神经鞘瘤，胸椎CT平扫＋三维重建图像

2. 神经鞘瘤的MRI表现及示例

（1）平扫：肿块T1WI呈等或略高于脊髓信号，少数低于脊髓信号，T2WI呈稍高信号；囊变区呈T1WI低、T2WI明显高信号。

（2）增强扫描：肿块多呈均匀明显强化，合并囊变则呈不均匀强化。

（3）相邻骨质吸收，可累及椎间孔致椎间孔扩大；如向椎间孔外生长，肿瘤可呈"哑铃状"。

（4）邻近脊髓受压向健侧移位致健侧蛛网膜下腔变窄，脊髓可发生水肿，甚至囊变；患侧蛛网膜下腔增宽，呈"杯口样"改变。

示例（与上一 CT 示例为同一患者）女，45 岁，胸背部疼痛伴双下肢乏力、麻木 1 个月余，行走不稳，伴大小便失禁。行胸椎 MRI 平扫 + 增强扫描检查。图像如图 12-20。

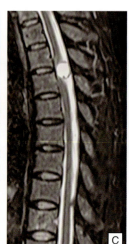
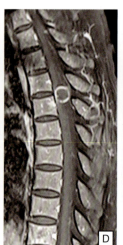
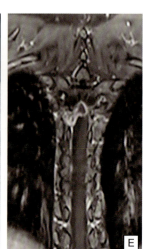
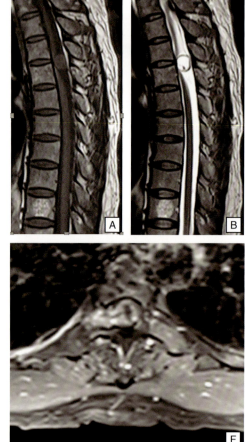

A 为 T1WI 矢状位，B 为 T2WI 矢状位，C 为 T2WI 压脂矢状位，D—F 分别为 T1WI 增强扫描矢状位、冠状位、轴位。胸 4/5 水平右侧椎管及椎间孔内见哑铃状异常信号影，以 T1WI 稍低信号、T2WI 高信号为主，T2WI 压脂序列呈高信号，边界较清楚，增强扫描病灶边缘呈明显环状强化，囊内未见强化；右侧椎间孔扩大，邻近骨质未见破坏；相应水平胸髓受压向对侧偏移，患侧蛛网膜下腔增宽，呈"杯口样"改变。

图 12-20　胸 4/5 水平髓外硬膜下神经鞘瘤，胸椎 MRI 平扫 + 增强扫描图像

第十一节　椎管内肿瘤：神经纤维瘤

一、椎管内神经纤维瘤概述及放射科住培要求

神经纤维瘤（neurofibroma）源于神经纤维母细胞，分为 8 个亚型，以 Ⅰ 型和 Ⅱ 型最为常见，约占 99%，Ⅱ 型又称为中枢性神经纤维瘤。椎管为神经纤维瘤好发部位，一般发生于椎管内髓外硬膜下，常多发，无包膜，肿瘤可发生于椎管任何节段。好发年龄为 20—40 岁，无性别差异。临床主要表现为神经根性疼痛、肢体麻木、酸胀或感觉减退，可出现运动障碍，随着病程进展可出现瘫痪及膀胱、直肠功能障碍等脊髓压迫症状。肿瘤在脊髓的侧方沿神经根生长，易进入椎间孔，造成邻近椎弓根与椎体的侵蚀。肿瘤一旦达到椎管外，生长十分迅速。

神经纤维瘤是放射科住培学员第三年需要掌握的疾病。

二、神经纤维瘤的影像特点及示例

MRI 平扫 + 增强扫描为椎管内神经纤维瘤的首选检查方法，CT 可作为有效补充。

1. 神经纤维瘤的 CT 表现及示例

（1）平扫肿瘤呈球形或卵圆形肿块，密度略高于脊髓密度，相应水平的脊髓受压、移位。

（2）增强扫描肿瘤呈均匀中度强化。

（3）肿瘤易向椎间孔方向生长，可引起椎管或椎间孔扩大，椎弓根骨质吸收、破坏。当肿瘤沿椎间孔向外生长时，可形成哑铃状肿块。

示例　男，30 岁，腰椎神经纤维瘤术后 20 年。行腰椎 CT 平扫检查。图像如图 12-21。

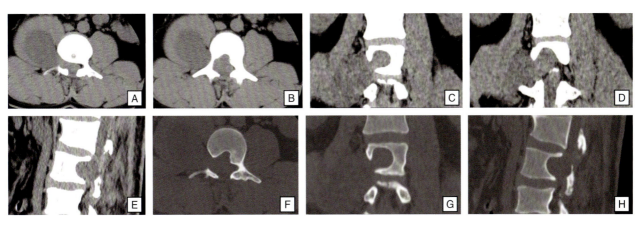

A、B 为 CT 平扫软组织窗轴位，C、D 为 CT 平扫软组织窗冠状位，E 为 CT 软组织窗矢状位，F—H 分别为 CT 骨窗轴位、冠状位、矢状位。腰 3 椎体右后缘可见软组织样肿块向椎间孔外生长，大小约 6.6cm×3.8cm，呈"葫芦状"，椎间孔外病灶较大，病变密度较肌肉组织稍低，CT 值约 35HU；相应水平右侧神经根未见显示，右侧隐窝增宽，邻近右侧腰大肌受压移位，腰 3 椎体及其附件亦受压，局部骨质吸收变薄，边缘硬化。

图 12-21　椎管内、外复发性神经纤维瘤，腰椎 CT 平扫 + 三维重建图像

2. 神经纤维瘤的 MRI 表现及示例

（1）平扫：肿块 T1WI 呈稍低或等信号，T2WI 呈等或稍高信号。"靶征"为其特征表现，即病灶周边呈 T2WI 环形高信号，中心呈 T2WI 低信号，周边高信号为黏液基质成分，中心 T2WI 低信号为胶原纤维组织。

（2）增强扫描：肿块强化明显。

（3）邻近脊髓受压向健侧移位，马尾终丝可受压移位；患侧蛛网膜下腔增宽。

（4）肿瘤易向椎间孔方向生长，可引起椎管或椎间孔扩大，椎弓根骨质吸收、破坏。当肿瘤沿椎间孔向外生长时，可形成"哑铃状"肿块。

示例 与上一示例同一患者。男，30 岁，腰椎神经纤维瘤术后 20 年。行腰椎 MRI 平扫检查。图像如图 12-22。

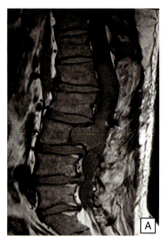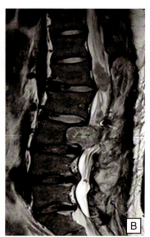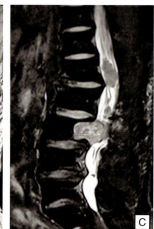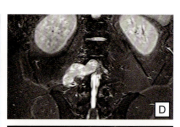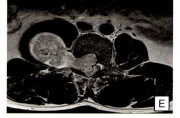

A 为 T1WI 矢状位，B 为 T2WI 矢状位，C 为 T2WI 压脂矢状位，D 为 T2WI 压脂冠状位，E 为 T2WI 轴位。腰 3 椎体右后部压迫性破坏，相应水平右侧椎管内外见一软组织信号肿块影，呈 T1WI 等、T2WI 稍高信号，信号不均匀，边缘 T2WI 信号较高，内见斑片状 T2WI 稍低信号，病变边界清，呈哑铃状，椎管外侧病灶较大，截面约 5.6cm×5.5cm，右侧腰大肌明显弧形受压。腰 1-2 椎体水平后侧椎管内马尾神经局部亦见多发相似信号结节影。腰 3/4、腰 4/5、腰 5/骶 1 椎间盘 T2WI 序列信号减低（变性），椎间盘向后正中突出，相应层面硬膜囊与神经根受压。

图 12-22 椎管内、外多发神经纤维瘤，MRI 平扫图像

第十二节 椎管内肿瘤：脊膜瘤

一、脊膜瘤概述及放射科住培要求

脊膜瘤（spinal meningioma）为椎管内髓外硬膜下第二常见肿瘤（占 25%—46%）。好发于青中年，女性多于男性。脊膜瘤起源于硬脊膜，最常见于中上胸段，颈段次之，腰段最少见。脊膜瘤与硬脊膜紧密相连，多生长于脊髓背侧，并压迫脊髓使之移位、变形，肿瘤常呈类球形或椭圆形或"D"字形，肿瘤可囊变、钙化，邻近骨质可硬化。临床表现与神经鞘瘤相似，主要表现为神经根性疼痛、肢体麻木、酸胀或感觉减退，可出现运动障碍，随着病程进展出现瘫痪及膀胱、直肠功能障碍等脊髓压迫症状。

脊膜瘤是放射科住培学员第三年需要掌握的疾病。

二、脊膜瘤的影像特点及示例

MRI 平扫 + 增强为椎管肿瘤的首选检查方法，能对病变部位、形态、大小、信号特征进行准确评估，亦能清楚显示周围组织结构的受压、推移或侵犯。CT 对骨质及钙化较为敏感，有时脊膜瘤瘤体内可见不规则或砂砾样钙化（30%），CT 可作为有效补充。

1. 典型脊膜瘤的 CT 表现

（1）平扫：椭圆形或球形肿块，密度略高于脊髓，有时瘤体内可见不规则或砂砾样钙化，有完整包膜。

（2）增强扫描：肿块呈明显强化，相邻脊膜强化，呈脊膜尾征或"D"字征。

（3）邻近骨质可有增生性改变。

2. 典型脊膜瘤的 MRI 表现

（1）平扫：肿块多为卵圆形，T1WI 呈等或稍低信号，T2WI 呈等或略高信号，钙化 T1WI、T2WI 均呈低信号。肿块以宽基底或无蒂附着在脊髓背侧的硬脊膜上，也可在脊髓的前方和侧后方，很少超过两个椎体节段。脊髓常向健侧移位。少数恶性脊膜瘤可突破硬脊膜长入硬脊膜外。

（2）增强扫描：肿块呈均匀持续性明显强化，伴明显钙化或囊变时，强化不均匀。

（3）邻近的硬脊膜可见尾巴状线性强化——脊膜尾征，或 "D" 字征，颇具特征。

（4）邻近脊髓受压向健侧移位致健侧蛛网膜下腔变窄，脊髓可水肿，甚至囊变；患侧蛛网膜下腔增宽，呈杯口样改变。

示例　女，23 岁，左下肢感觉减退半年，加重伴右侧肢体活动差 1 个月，行颈、胸椎 MRI 平扫及增强扫描检查。图像如图 12-23。

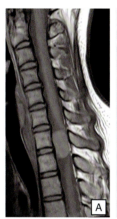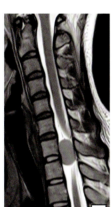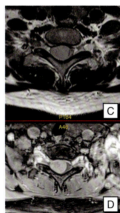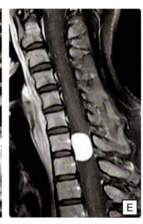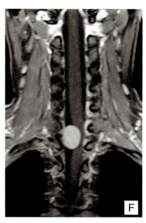

A 为 T1WI 矢状位，B 为 T2WI 矢状位，C 为 T1WI 轴位，D、E、F 分别为 T1 增强扫描轴位、矢状位、冠状位。颈 7- 胸 1 椎体水平椎管内偏右侧髓外硬膜下见一椭圆形 T1WI、T2WI 等信号肿块影，信号均匀，边缘光滑清楚，大小约 1.6cm×1.2cm×2.2cm，病灶宽基底与硬脊膜相连，增强扫描均匀显著强化，呈 "D" 字征，脊髓明显受压向左侧推移，患侧蛛网膜下腔增宽，呈 "杯口样" 改变。

图 12-23　颈 7- 胸 1 椎体水平椎管内髓外硬膜下脊膜瘤，MRI 平扫 + 增强扫描图像

第十三节　头颈部肿瘤：喉癌

一、喉癌概述及放射科住培要求

喉癌（laryngocarcinoma）是喉部较为常见的恶性肿瘤，我国喉癌发病率约 1.12/10 万。分为声门型、声门上型及声门下型，以声门型喉癌最常见（占 60%—70%）。喉癌病理分型以鳞状上皮癌最多，其次为腺癌，肉瘤极少，男女发病率约为 7∶1。喉癌一般分化程度高，病情发展缓慢，声音改变为其早期临床表现。早期喉癌病变较局限，较少发生颈部淋巴结及远处转移，肿瘤一旦突破声门区则发展迅速，出现颈部淋巴结转移，甚至远处转移，因此喉癌早发现、早诊断、早治疗对提高患者 5 年生存率尤为重要。

喉癌是放射科住培学员第三年需要掌握的疾病。

二、喉癌的影像特点及示例

CT 平扫及增强是喉癌 TNM 分期的标准手段，MRI 具有软组织分辨率高的优势可作为补充。

1. 典型喉癌的 CT 表现

（1）平扫表现喉部（声门区/声门上区/声门下区）黏膜增厚或球形或类球形或不规则形等密度软组织肿块。

（2）增强扫描病灶呈均匀或不均匀中等程度强化。

（3）肿瘤可侵犯声带前后联合，可合并声带固定，可侵犯周围组织结构，如突破甲状软骨向喉外侵犯、侵犯椎前筋膜、颈部血管等。

（4）可发生淋巴结或其他组织器官转移。

示例 男，54 岁，咽部异物感、声嘶 3 个月余，行喉部 CT 平扫 + 增强扫描检查。图像如图 12-24。

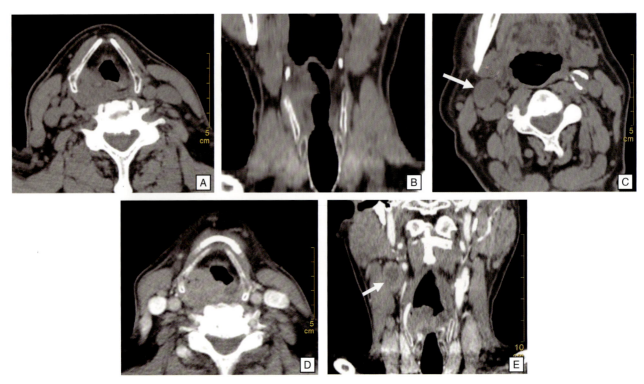

A—C 分别为 CT 平扫轴位、冠状位、轴位，D、E 分别为 CT 增强扫描轴位、冠状位。右侧声门区见一形态不规则软组织密度肿块，部分突入喉腔内，边界不清，大小约 2.7cm×1.9cm，增强扫描中等程度强化，周围脂肪间隙消失，右侧梨状窝变窄；双侧颌下及右颈动脉鞘区见多个肿大淋巴结，最大位于右侧颈动脉鞘区（箭头），大小约 1.7cm×2.1cm，增强扫描呈环形强化。

图 12-24　喉癌并颈部淋巴结转移，CT 平扫 + 增强扫描检查图像

2. 典型喉癌的 MRI 表现

（1）平扫表现为喉部（声门区/声门上区/声门下区）黏膜增厚或球形/类球形/不规则形 T1WI 稍低、T2WI 稍高信号肿块，DWI 呈高信号，ADC 图为低信号。

（2）增强扫描病灶呈均匀或不均匀中等程度强化。

（3）肿瘤可侵犯声带前后联合，可合并声带固定，可侵犯周围组织结构，如突破甲状软骨向喉外侵犯，侵犯椎前筋膜、颈部血管等。

（4）可发生淋巴结或其他组织器官转移。

示例　男，56 岁，反复声嘶、咽痛 1 个月余，行颈部 MRI 平扫 +DWI+ 增强扫描检查。图像如图 12-25。

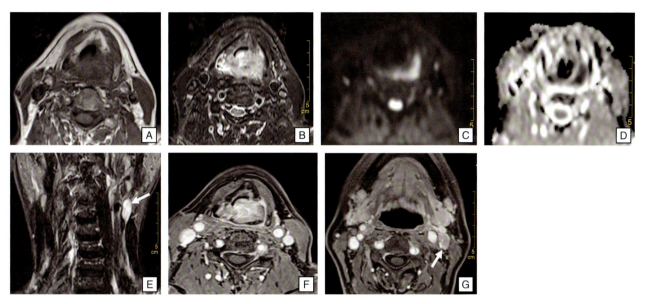

A 为 T1WI 轴位，B 为 T2WI 压脂轴位，C 为 DWI 序列，D 为 ADC 图，E 为 T2WI 压脂冠状位，F、G 为 T1WI 增强扫描轴位。喉咽部声门上区左侧壁软组织增厚，呈团片状 T1WI 等信号、T2WI 稍高信号肿块突入喉咽腔，信号欠均，边缘不清，大小约 3.3cm×1.9cm×2.8cm（左右径 × 前后径 × 上下径），DWI 呈明显高信号，ADC 图呈明显低信号，ADC 值：0.679×10^{-3}mm^2/s，增强扫描病变呈不均匀明显强化，相应层面喉咽腔变窄，左侧梨状窝及喉旁间隙受压变窄，病灶与会厌软骨、杓状会厌皱襞、环状软骨、左侧声带、左甲状舌骨肌分界不清。颈部肌群层次清楚，颈部多发淋巴结显示，较大者位于左颈 Ⅱa 区，大小约 1.3cm×0.9cm×2.5cm，增强扫描呈不均匀明显强化。

图 12-25　喉癌并颈部淋巴结转移，MRI 平扫 +DWI+ 增强扫描图像

第十四节　头颈部肿瘤：腮腺肿瘤

一、腮腺良性肿瘤概述及放射科住培要求

　　腮腺是人体最大的唾液腺，腮腺肿瘤大多数为良性（占 68%—85%），其中以多形性腺瘤最常见，占所有腮腺肿瘤的 60%，其次为腺淋巴瘤，占所有腮腺肿瘤的 5%—10%。超声、CT 和 MRI 平扫及增强是诊断腮腺肿瘤的重要检查方法，而 MRI 软组织分辨率高，可多序列、多参数成像，能更好地显示病变内部成分信息，以及与周围组织的关系。

　　多形性腺瘤和腺淋巴瘤是放射科住培学员第三年需要掌握的疾病。

二、腮腺良性肿瘤的影像特点及示例

（一）多形性腺瘤

　　多形性腺瘤（pleomorphic adenoma，PA）又名混合瘤，各年龄段均可发生，以中青年女性多见，通常为无痛性肿块，生长缓慢，大小不一，多见于腮腺浅叶，当位于深叶时，因不易被发现，肿瘤可较大。肿瘤起自腮腺导管远端部分，含多种组织结构，常见为上皮成分与黏液样成分或软骨样成分相混合，肿瘤内可能出现出血、坏死、玻璃样变区域。肿瘤术后易复发，可恶变。

　　多形性腺瘤的典型影像表现如下。

（1）肿瘤较小时（≤ 2cm）：边缘光滑、球形或卵圆形，多为均匀软组织密度 / 信号，T1WI 等 / 低信号、T2WI 高信号，增强扫描均匀强化。

（2）肿瘤较大时（＞ 2cm）：分叶状，密度 / 信号不均，不均匀缓慢持续强化，内常可见出血、坏死，可存在营养不良性钙化。

（3）位于腮腺深叶较大的无症状肿块，呈梨形推挤咽旁间隙。

（4）多形性腺瘤多有完整或不完整的包膜显示，在 T2WI 或 STIR 上呈低信号。

示例 女，63 岁，反复胸闷痛 1 年余，再发加重 20 天入院，检查发现咽旁间隙—腮腺深叶占位。行腮腺 MRI 平扫及增强扫描检查。图像如图 12-26。

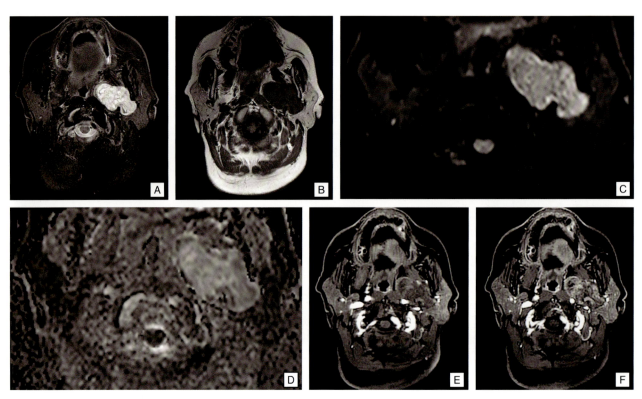

A 为 T2WI 压脂轴位，B 为 T1WI 轴位，C 为 DWI 轴位，D 为 ADC 图，E、F 为 T1WI 增强扫描轴位。左侧咽旁间隙—腮腺深叶可见分叶状肿块，边界清晰，信号不均，T1WI 呈稍低信号，T2WI 呈不均匀高信号，病变无明显扩散受限，增强扫描病灶呈不均匀渐进性持续强化，可见不强化区。

图 12-26 左腮腺多形性腺瘤，MRI 平扫 + 增强扫描图像

（二）腺淋巴瘤

腺淋巴瘤（adenolymphoma）又名 Warthin 瘤或乳头状淋巴囊腺瘤，是腮腺第二常见的良性肿瘤，占所有腮腺肿瘤的 5%—10%，其中 20% 多发，双侧发病达 10%—15%。肿瘤来源于腺体内的淋巴结或残存于淋巴结构内的异位唾液腺组织，腺淋巴瘤发生的位置较固定，好发于腮腺浅叶后下部（淋巴结集中）。肿瘤好发于中老年男性，与吸烟关系密切，临床表现为腮腺区无痛性肿块，生长缓慢，表面光滑，多有完整包膜，质地软，有弹性感，直径通常 2—4cm，实质内不均质，从而使密度和信号不均匀。绝大多数发生于腮腺内，其他部位如颌下腺、鼻咽部偶可发生。恶变风险小于 1%。

（1）腮腺浅叶后下极多见，类球形，边缘光滑，直径多小于 4cm，可单发或多发，可双侧发病。

（2）CT 平扫呈软组织密度，囊变部分呈低密度。

（3）MRI 上 T1WI 呈低信号，囊变部分可含蛋白碎屑和出血而显示高信号；T2WI 实性成分呈中高信

号，囊性部分呈更高信号；DWI扩散受限较明显，ADC值较低。

（4）部分肿瘤囊变明显，CT值10—20HU，薄壁，可见壁结节。

（5）增强扫描呈快速增强、快速廓清，部分病变可见血管贴边征。

示例　男，70岁，查体发现左侧腮腺肿物。行腮腺CT平扫及增强扫描检查。图像如图12-27。

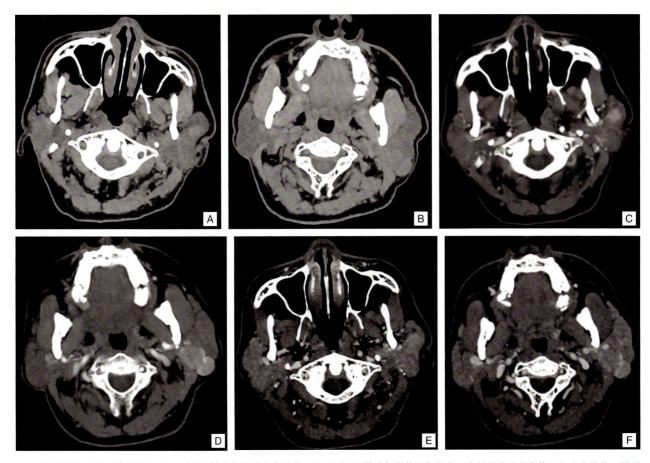

A、B为不同层面CT平扫轴位，C、D为CT增强扫描动脉期轴位，E、F为CT增强扫描静脉期轴位。左侧腮腺见多发软组织密度肿块，增强扫描呈"快进快出"强化方式，边界清晰，可见血管贴边征。

图12-27　左腮腺腺淋巴瘤，CT平扫+增强扫描图像

（三）多形性腺瘤与腺淋巴瘤的鉴别诊断

多形性腺瘤与腺淋巴瘤的临床及影像表现有一定交叉，需要鉴别。①发病年龄与性别对诊断有参考价值，多形性腺瘤以中青年女性多见，而腺淋巴瘤多见于中老年男性吸烟患者。②多形性腺瘤一般单侧发病，可见于腮腺任何位置，以浅叶多见，大小不一，位于深叶较大者多呈梨形突向咽旁间隙；腺淋巴瘤多位于腮腺浅叶后下极，可双侧发病，多数大小不超过4cm。③腺淋巴瘤的ADC值明显低于多形性腺瘤，类似恶性肿瘤；多形性腺瘤水分子扩散受限不明显，一般比其他良性病变和癌的ADC值高。④增强扫描，多形性腺瘤强化多变，一般呈轻中度持续强化；腺淋巴瘤呈"快进快出"强化特点，部分可见血管贴边征。⑤多形性腺瘤可钙化，而腺淋巴瘤通常无钙化；腺淋巴瘤更易囊变，且囊变区域较大。

第十五节 中耳乳突病变：肉芽肿型中耳炎

一、慢性化脓性中耳炎概述及放射科住培要求

慢性化脓性中耳炎多因急性化脓性中耳炎迁延所致，分为单纯型（最常见）、肉芽肿型、胆脂瘤型。其中肉芽肿型中耳炎是放射科住培学员第三年需要掌握的疾病。

二、肉芽肿型中耳炎的影像特点及示例

HRCT 为首选检查手段，用于评估有无骨质破坏及破坏程度。MRI 可用于评估颅内并发症。

1. 肉芽肿型中耳乳突炎的 CT 表现及示例

（1）肉芽肿型可见高密度软组织密度影（肉芽组织），伴有听小骨破坏，其破坏范围局限于上鼓室、乳突窦入口及乳突窦。

（2）增强扫描肉芽肿型病灶强化明显（肉芽组织富血管）。

示例 女，46 岁，左耳疼痛、耳塞感伴听力下降、回音 2 个月余。行耳部 CT 平扫检查。图像如图 12-28。

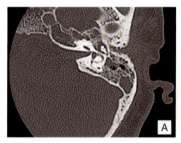 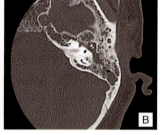

A 为听小骨层面骨窗轴位，B 为乳突窦层面骨窗轴位。左侧乳突及乳突窦、鼓室及鼓窦见团片状高密度影填充，边界模糊，乳突窦壁局部骨质破坏；听骨链结构完整，未见骨质吸收破坏。

图 12-28 左侧肉芽肿型中耳炎，CT 平扫图像

2. 肉芽肿型中耳乳突炎的 MRI 表现及示例

（1）炎性肉芽组织表现为 T1WI 等 / 稍高信号，T2WI 高信号；胆固醇肉芽肿表现为 T1WI、T2WI 高信号。

（2）增强扫描炎性肉芽组织可见强化。

示例 男，42 岁，右耳听力下降半年余，现出现右侧耳颞部疼痛、头晕，体查发现鼻咽部肿物。行鼻咽部及颈部 MRI 平扫 + 增强扫描检查。图像如图 12-29。

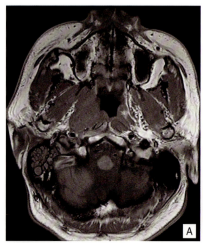 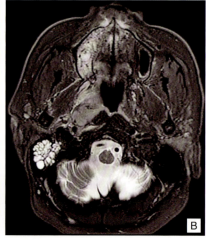 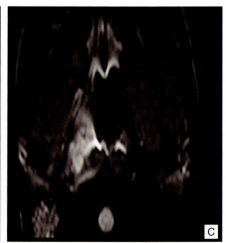

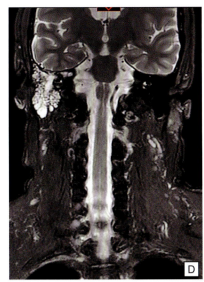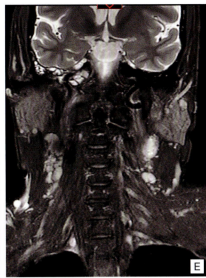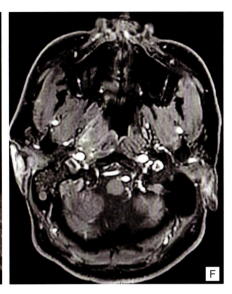

A 为 T1WI 轴位，B 为 T2WI-fs 轴位，C 为 DWI（b=800）轴位，D、E 为颈部不同层面冠状位，F 为增强扫描轴位。鼻咽右侧壁异常增厚，呈 T1WI 等信号、T2WI 稍高信号肿块，边界欠清，范围约 3.2cm×2.9cm×6.2cm，DWI 呈扩散受限高信号，增强扫描病变呈不均匀明显强化。鼻咽腔狭窄、变形，右侧咽隐窝及咽鼓管变浅。病灶累及右侧头长肌、右侧腭帆提肌、腭帆张肌、翼内肌，右侧咽旁间隙显示不清。枕骨斜坡骨质信号异常并可见强化，海绵窦未见侵犯。双侧咽后及颈部 Ⅰ－Ⅳ 区见多发淋巴结，最大者位于左侧 Ⅱ 区，约 1.6cm×1.5cm，增强扫描呈环形强化。右侧中耳乳突内见斑片状 T1WI 稍高信号，T2WI 呈高信号影，增强扫描可见轻度强化。诊断：鼻咽癌并颅底骨质、右侧咽旁间隙侵犯，双侧颈部多发淋巴结转移；右侧肉芽肿型中耳乳突炎。

图 12-29　右侧肉芽肿型中耳乳突炎，鼻咽部及颈部 MRI 平扫＋增强扫描图像

第十六节　中耳乳突病变：胆脂瘤型中耳炎

一、慢性化脓性中耳炎概述及放射科住培要求

慢性化脓性中耳炎多因急性化脓性中耳炎迁延所致，分为单纯型（最常见）、肉芽肿型、胆脂瘤型。胆脂瘤型中耳炎是放射科住培学员第三年需要掌握的疾病。

二、胆脂瘤型中耳乳突炎的影像特点及示例

HRCT 为首选检查手段，用于评估有无骨质破坏及破坏程度。MRI 可用于评估颅内并发症。

1. 胆脂瘤型中耳炎的 CT 表现

（1）胆脂瘤型中耳炎可见上鼓室、乳突窦入口、乳突窦软组织肿块影伴骨质破坏（最先破坏鼓室盾板），破坏范围较肉芽肿型大，乳突窦入口及鼓室腔扩大，边缘光滑，骨质增生硬化。

（2）增强扫描胆脂瘤无强化，但其周围肉芽组织可见强化。

（3）胆脂瘤型并发颅内感染时，增强扫描可见点片状强化。

2. 胆脂瘤型中耳炎的 MRI 表现

（1）胆脂瘤型中耳炎病变表现为 T1WI 稍低信号、T2WI 稍高信号。

（2）增强扫描胆脂瘤无强化，但其周围肉芽组织可强化。

（3）胆脂瘤型并发颅内感染表现为 T1WI 等/低信号、T2WI 高信号影，边界不清，增强扫描可见点片状强化。

示例 1　男，46 岁，反复左耳流脓 10 年余，行耳部 CT 平扫检查。图像如图 12-30。

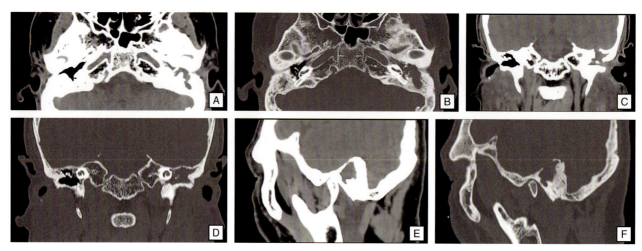

A、B 分别为软组织窗及骨窗轴位，C、D 分别为软组织窗及骨窗冠状位，E、F 分别为软组织窗及骨窗矢状位。左侧鼓室、乳突窦入口、乳突窦可见软组织肿块影，边界不清，周围窦壁骨质增生硬化，乳突窦不规则破坏，左侧听骨链结构不完整，部分骨质吸收。

图 12-30　左侧胆脂瘤型中耳炎，CT 平扫图像

示例 2　男，33 岁，反复头痛 10 天，行耳部 CT 平扫检查。图像如图 12-31。

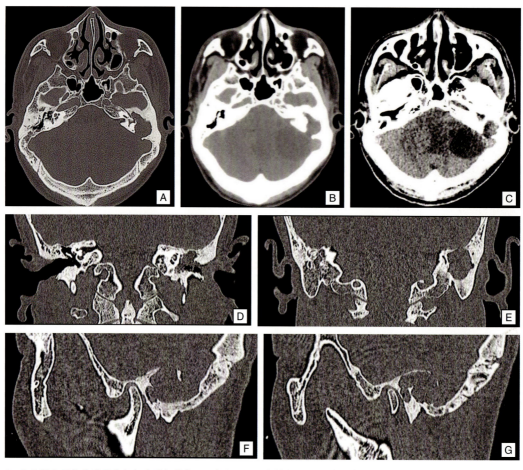

A、B 分别为耳部骨窗及软组织窗平扫轴位，C 为脑组织重建轴位，D、E 为骨窗冠状位，F、G 为骨窗矢状位。左侧鼓室、乳突窦入口、乳突窦可见软组织肿块影，周围窦壁骨质吸收破坏，范围约 1.8cm×1.9cm，听骨链吸收破坏，正常结构消失；邻近左侧小脑半球内见一类圆形低密度影，范围约 4.2cm×3.3cm×2.6cm，边界尚清。

图 12-31　左侧胆脂瘤型中耳炎合并颅内感染，CT 平扫图像

第十七节 鼻窦病变：鼻窦肿瘤 – 鼻部恶性肿瘤

一、鼻部恶性肿瘤概述及放射科住培要求

鼻部恶性肿瘤包括上皮性恶性肿瘤（malignant epithelia tumor）、非上皮性恶性肿瘤（malignant non-epithelia tumor），以上颌窦鳞状细胞癌（上皮性）最常见。

鼻部恶性肿瘤是放射科住培学员第三年需要掌握的疾病。

二、鼻部恶性肿瘤的影像特点及示例

HRCT 可清晰显示肿瘤周围骨质受累情况，MRI 用于评估肿瘤侵犯范围，为临床分期及治疗提供依据。

1. 鼻部恶性肿瘤的 CT 表现及示例

（1）平扫表现为不规则软组织肿块，密度不均，可有囊变坏死，部分可见钙化灶，边界不清。

（2）增强扫描呈中度 / 明显强化。

（3）直接侵犯邻近组织结构（翼腭窝、颞下窝、眼眶、颌面部软组织、颅内等）。

（4）伴有虫蚀样骨质破坏。

示例 女，58 岁，右上后牙区肿痛 2 个月余，行颌面 CT 平扫 + 增强扫描检查。图像如图 12-32。

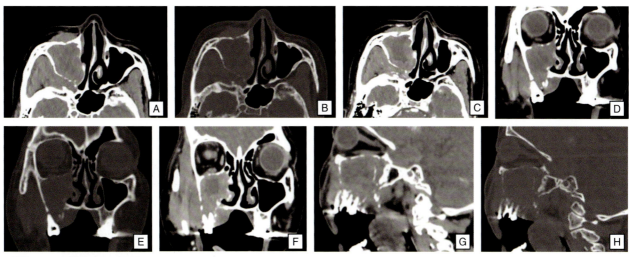

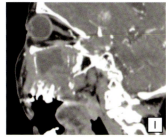

A 为 CT 平扫软组织窗轴位，B 为 CT 平扫骨窗轴位，C 为增强扫描轴位，D 为 CT 平扫软组织窗冠状位，E 为 CT 平扫骨窗冠状位，F 为增强扫描冠状位，G 为 CT 平扫软组织窗矢状位，H 为骨窗矢状位，I 为增强扫描矢状位。右侧上颌窦可见一不规则形软组织肿块影，内密度不均匀，中央见低密度区，肿块边界不清，范围约 5.0cm×3.3cm×5.5cm，增强扫描呈不均匀轻度强化，其内可见片状无强化区；邻近右侧上颌窦窦壁、上颌骨牙槽部可见骨质破坏，右侧颞下窝、翼腭窝受侵肿胀，右颌面部上颌窦前方皮下亦见软组织肿块。

图 12-32 右侧上颌窦淋巴瘤，颌面 CT 平扫 + 增强扫描 + 重建图像

2. 鼻部恶性肿瘤的 MRI 表现及示例

（1）平扫表现为软组织肿块，T1WI 呈低 / 等信号，T2WI 呈等 / 高信号，信号不均匀，DWI 扩散受限呈高信号。

（2）增强扫描肿瘤呈不均匀中度 / 明显强化。

（3）窦壁及周围组织结构破坏。

示例　男，73 岁，涕中带血伴右眼视物模糊 1 周，行头颅 + 颈部 MRI 平扫、DWI 及增强扫描检查。图像如图 12-33。

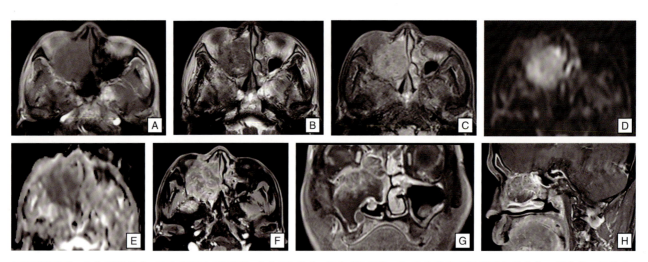

A 为 T1WI 轴位，B 为 T2WI 轴位，C 为头颅 FLAIR 轴位，D 为 DWI 轴位，E 为 ADC 轴位，F—H 分别为 T1WI 增强扫描轴位、冠状位、矢状位。右侧上颌窦 – 鼻腔 – 蝶窦 – 筛窦可见不规则形软组织肿块影，呈膨胀性生长，边界不清，大小约 3.8cm×3.4cm×3.2cm，其内信号不均，T1WI 为等 / 稍低信号，T2WI 及 FLAIR 呈稍高信号，DWI 呈高信号，相应 ADC 为低信号，增强扫描病灶呈不均匀明显强化，右侧中鼻道、上颌窦后壁、眼眶底壁、筛窦、眼眶内容物、颞下窝、筛板、蝶窦及邻近硬脑膜受侵，均可见明显强化。

图 12-33　右侧上颌窦 – 鼻腔 – 蝶窦 – 筛窦鳞状细胞癌（T4bN2cMx），MRI 平扫 +DWI+ 增强扫描图像

第十八节　鼻窦病变：鼻窦肿瘤 – 内翻性乳头状瘤

一、内翻性乳头状瘤概述及放射科住培要求

内翻性乳头状瘤（inverted papilloma）是鼻部常见的起源于软组织的良性肿瘤，但常复发并可侵犯骨质，亦可恶变。发病与人乳头状瘤病毒（HPV）感染有密切关系，亦可能与 EB 病毒感染有关。患者多以鼻塞、流涕、头痛就诊，男性多见。

内翻性乳头状瘤是放射科住培学员第三年需要掌握的疾病。

二、内翻性乳头状瘤的影像特点及示例

HRCT 可清晰显示肿瘤周围骨质受累情况，MRI 的优势是用于评估肿瘤侵犯范围。

1. 内翻性乳头状瘤的 CT 表现及示例

（1）平扫表现为鼻腔 / 鼻窦内软组织肿块，多数密度均匀，边界清晰。

（2）增强扫描呈轻 – 中度强化。

（3）可伴有骨质增生或吸收、破坏。

（4）可继发鼻窦炎（窦口阻塞所致）。

示例　男，70岁，反复鼻塞半年余，行鼻旁窦CT平扫+增强扫描检查。图像如图12-34。

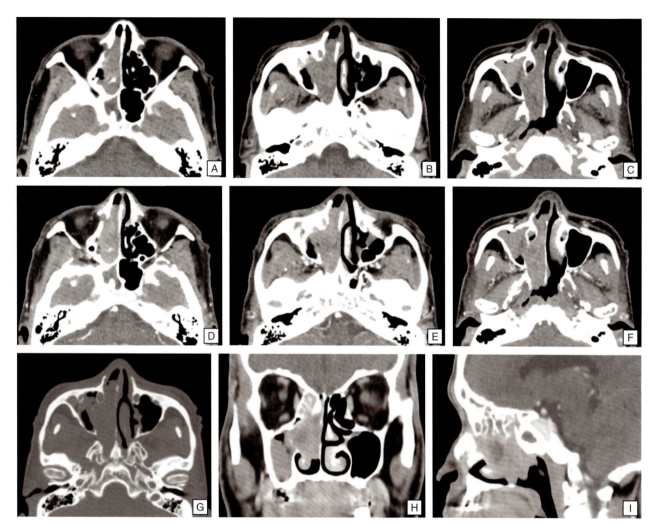

A—C为CT平扫轴位，D—F为CT增强轴位，G为CT平扫骨窗轴位，H、I分别为CT增强扫描冠状位、矢状位。右侧鼻腔可见软组织肿块，肿块突入右侧后鼻孔及筛窦，范围约3.8cm×3.6cm×3.4cm，增强扫描呈轻-中度强化，其内可见片状无强化区域，右侧中、上鼻道完全阻塞，中鼻甲显示不清；右组鼻窦窦口阻塞，继发右侧鼻窦炎症，窦壁骨质未见异常。

图12-34　右侧鼻腔内翻性乳头状瘤，CT平扫+增强扫描图像

2. 内翻性乳头状瘤的MRI表现及示例

（1）平扫表现为鼻腔/鼻窦内软组织肿块，T1WI呈等信号，T2WI呈等/高混杂信号，边缘欠清。

（2）增强扫描呈不均匀卷曲的脑回状强化。

示例 男，65岁，头痛、右侧下肢活动障碍2年余，行头颅MRI平扫+增强扫描检查。图像如图12-35。

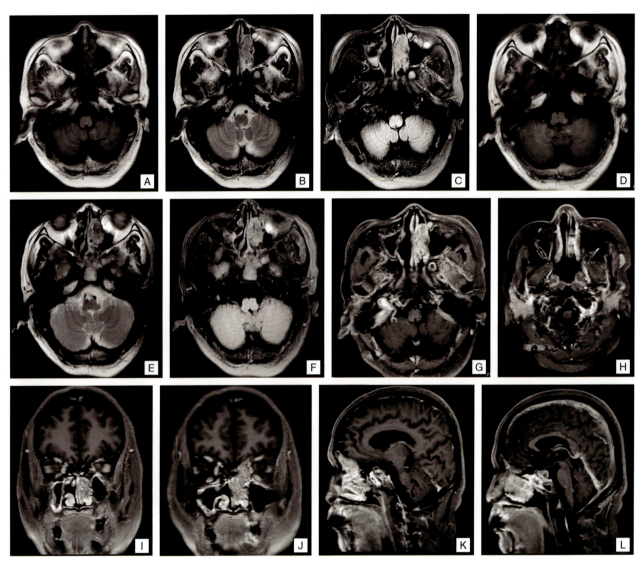

A、D为T1WI轴位，B、E为T2WI轴位，C、F为FLAIR轴位，G、H为T1WI增强扫描轴位，I、J为T1WI增强扫描冠状位，K、L为T1WI增强扫描矢状位。左侧鼻腔－筛窦－额窦－蝶窦－鞍区见一不规则形肿块影，边界欠清，范围约3.0cm×3.8cm×4.1cm，信号不均匀，以T1WI等、T2WI稍高信号为主，增强扫描病灶呈不均匀脑回状明显强化，左侧翼外肌可见片状明显强化，所见枕骨斜坡、蝶骨左份局部T1WI骨髓信号减低，增强扫描可见条片状强化。右侧上颌窦黏膜增厚（炎症）。

图12-35 内翻性乳头状瘤，MRI平扫＋增强扫描图像

第十九节 眼眶病变：眶内肿瘤 – 视网膜母细胞瘤

一、视网膜母细胞瘤概述及放射科住培要求

视网膜母细胞瘤（retinoblastoma，RB）是儿童眼球内最常见的原发性恶性肿瘤，多见于3岁以下儿童，具有一定的遗传倾向性。RB起源于视网膜的神经元或神经节细胞，按其生长方式可分为内生型（向玻璃体内生长）、外生型（向视网膜下生长）、混合生长型（内生型＋外生型）、弥漫生长型（视网膜弥漫性

增厚）、苔藓状生长型，以混合生长型最常见，95% 肿瘤内出现钙化。患儿多因"白瞳症"就诊，若双眼发病同时伴有鞍上区和（或）松果体区肿块，称为三（四）侧性 RB。

RB 是放射科住培学员第三年需要掌握的疾病。

二、视网膜母细胞瘤的影像特点及示例

CT 对钙化显示好，发现眼球内肿块伴钙化，结合临床即可诊断，CT 有助于评估肿瘤周围骨质改变。RB 可沿视神经向眶内及颅内发展，经淋巴管及血行可向全身转移，MRI 检查重点在于 RB 分期、评估球外侵犯程度及预后，提高三（四）侧性 RB 检出率。

RB 分为眼内期（局限眼球内）、眼压增高期（局限眼球内 + 眼球径线增大）、眼外期（突破眼环，局限眶内）、转移期（累及眶周、颅内、远处转移等）。

1. 视网膜母细胞瘤的 CT 表现及示例

（1）平扫表现为眼球内不规则软组织密度肿块，密度不均，95% 的病灶内含有钙化，病灶附着处巩膜、脉络膜增厚。

（2）增强扫描肿瘤实质成分呈中度 – 明显强化。

（3）外生型 RB 可伴视网膜脱离呈"V"形，视网膜强化，视网膜下积液不强化。

（4）眼外期表现为眼球形态失常，眼球壁中断，肿块跨眼球内外。

（5）侵犯视神经表现为视神经和（或）视交叉增粗、强化，视神经管扩大。

（6）双眼 RB 伴鞍上区或（和）松果体区肿块，称为三（四）侧性 RB。

提示：第（4）（5）（6）点为 RB 预后较差的高危因素。

示例　男，1 岁 8 个月。发现眼底占位，于外院确诊视网膜母细胞瘤（弥漫型），拟行化疗来就诊。图像如图 12-36。（本病例由广西壮族自治区妇幼保健院莫辉强医师提供）

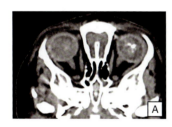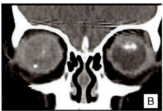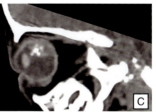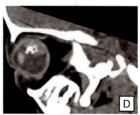

A、B 分别为轴位、冠状位，C 为右眼矢状位，D 为左眼矢状位。双侧眼环完整，眼球内玻璃体见团片状软组织肿块影，内密度不均，可见数个结节状钙化灶。

图 12-36　双眼视网膜母细胞瘤，眼眶 CT 平扫图像

2. 视网膜母细胞瘤的 MRI 表现及示例

（1）平扫表现为眼球内以宽基底相连的不规则结节 / 肿块，信号不均匀，与正常脑实质相比，T1WI 呈等或稍低信号，T2WI 呈等或稍高信号，钙化常表现为 T1WI、T2WI 均为低信号。

（2）肿瘤 DWI 呈高信号，ADC 为低信号。

（3）增强扫描肿瘤实质成分呈中度 – 明显强化。

（4）可有睫状体、虹膜、巩膜、脉络膜增厚，晶状体变形或移位，眼球壁不光整。

（5）玻璃体内可发生种植转移，表现为肿瘤周围小椭圆形 T1WI 稍高信号、T2WI 稍低信号影，增强扫描呈轻 – 中度强化。

（6）侵犯视神经表现为视神经和（或）视交叉增粗、强化及视神经管扩大；若视神经未增粗，但强化

长度≥3mm，也考虑视神经受侵犯。

（7）双眼 RB 伴鞍上区或（和）松果体区肿块，称为三（四）侧性 RB。

提示：第（4）（5）（6）（7）点为 RB 预后较差的高危因素。

示例 女，1岁8个月。无意间发现双眼斜视，左眼内可见白色反光物就诊。行双眼 MRI 平扫＋增强扫描检查。图像如图 12-37。（本病例由广西壮族自治区妇幼保健院莫辉强医师提供）

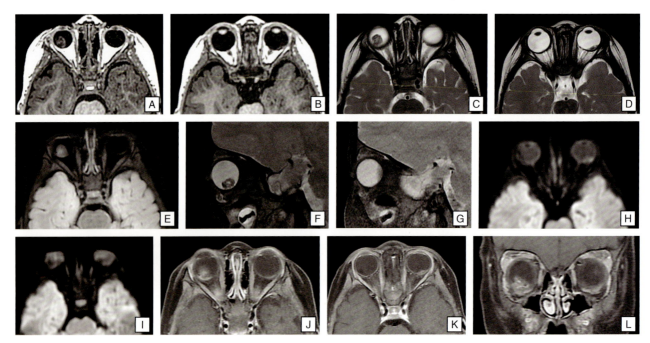

A、B 为不同层面 T1WI 轴位，C、D 为不同层面 T2WI 轴位，E 为 T2-FLAIR，F 为右眼 T2WI 压脂矢状位，G 为左眼 T2WI 压脂矢状位，H、I 为不同层面高 b 值 DWI 轴位，J、K 为不同层面 T1WI 增强扫描轴位，L 为 T1WI 增强扫描冠状位。双侧眼球形态正常，眼环存在，眼球底部见不规则形异常信号灶，T1WI、T2WI 均为等信号，信号不均匀，内见小斑片状高信号，DWI 可见扩散受限；增强病灶呈轻 – 中度强化。双眼视神经形态、信号未见异常。

图 12-37 双侧眼球视网膜母细胞瘤，双眼 MRI 平扫＋增强扫描检查图像

第二十节 眼眶病变：眶内肿瘤 – 黑色素瘤

一、葡萄膜黑色素瘤概述及放射科住培要求

葡萄膜黑色素瘤（uveal melanoma）是成人眼球内最常见的原发恶性肿瘤，其中脉络膜黑色素瘤最常见（85%—90%），其次为睫状体（6%—10%），虹膜（4%—5%），本节主要对脉络膜黑色素瘤进行阐述。

脉络膜黑色素瘤（choroidal melanoma）起源于脉络膜色素细胞，呈局限性（多见）或弥漫性（侵犯 1/4 脉络膜以上）生长，临床以 40—50 岁中老年人多见，常为单侧发病，表现为视力下降、视野缺损、视物变形、疼痛甚至失明等。

脉络膜黑色素瘤是放射科住培学员第三年需要掌握的疾病。

二、脉络膜黑色素瘤的影像特点及示例

CT 可发现厚度超过 3mm 的肿瘤，MRI 可清晰显示葡萄膜结构，有助于提高小病灶的检出率（压脂序

列可提高眼球外病灶检出率）及评估肿瘤侵犯周围结构的程度。脉络膜黑色素瘤约 50% 出现转移（大多为血行转移），肝脏最常见。

1. 脉络膜黑色素瘤的 CT 表现

（1）肿瘤较小时 CT 平扫可仅表现为眼环局限性增厚或梭形稍高密度（与玻璃体相比）隆起。

（2）肿瘤生长突破 Bruch 膜后呈蘑菇状稍高密度结节 / 肿块影，边界清晰，密度均匀，钙化少见。

（3）增强扫描肿瘤呈较均匀中度 – 明显强化；若肿瘤较大可出现囊变坏死，则强化不均匀。

（4）伴视网膜剥离者呈半月形，增强扫描视网膜剥离区域无强化。

2. 脉络膜黑色素瘤的 MRI 表现

（1）平扫表现为蘑菇状 T1WI 高信号、T2WI 低信号影（黑色素为顺磁性物质）。

（2）增强扫描呈较均匀中度 – 明显强化。

（3）侵犯视神经表现为视神经增粗且明显强化。

（4）当伴有视网膜剥离时，T2WI 可呈高信号，增强扫描视网膜剥离区域无强化。

示例 1 女，58 岁。左眼胀痛伴视力下降 3 个月。行头颅 MRI 平扫 + 增强扫描检查。图像如图 12-38。（本病例由右江民族医学院附属医院农海洋医师提供）

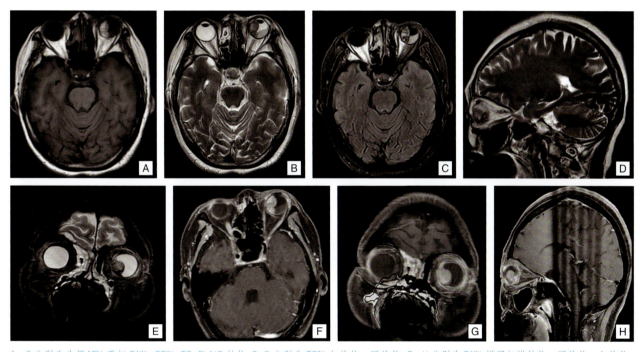

A—C 分别为头颅 MRI 平扫 T1WI、T2WI、T2-FLAIR 轴位，D、E 分别为 T2WI 矢状位、冠状位，F—H 分别为 T1WI 增强扫描轴位、冠状位、矢状位。左眼球内鼻侧见梭形病灶，信号不均匀，以 T1WI 高信号、T2WI 稍低信号为主，FLAIR 呈高 / 低混杂信号，增强扫描可见中等度强化，邻近眼环模糊且强化明显，左眼晶状体稍受压变形；病灶外侧见梭形异常信号影，T1WI 为等信号，T2WI 呈高信号，增强扫描未见强化（视网膜剥离）。

图 12-38 左眼球脉络膜黑色素瘤（侵及巩膜），头颅 MRI 平扫 + 增强扫描检查图像

示例 2 男，71 岁，因右眼失明就诊，发现右瞳孔窥不清，行眼眶 MRI 平扫 + 增强扫描检查。图像如图 12-39。

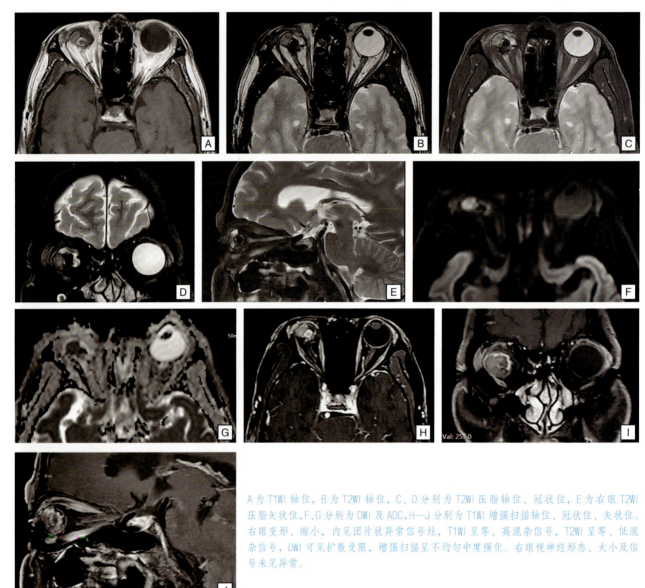

A为T1WI轴位，B为T2WI轴位，C、D分别为T2WI压脂轴位、冠状位，E为右眼T2WI压脂矢状位，F、G分别为DWI及ADC，H—J分别为T1WI增强扫描轴位、冠状位、矢状位。右眼变形、缩小，内见团片状异常信号灶，T1WI呈等、高混杂信号，T2WI呈等、低混杂信号，DWI可见扩散受限，增强扫描呈不均匀中度强化。右眼视神经形态、大小及信号未见异常。

图12-39 右眼球黑色素瘤，眼眶MRI平扫+增强扫描检查图像

第二十一节 附加：眼眶炎性假瘤

一、眼眶炎性假瘤概述及放射科住培要求

眼眶炎性假瘤（orbital inflammatory pseudotumor，OIP）是一种常见的良性非特异性炎性眼眶疾病，好发于成年人，以40—50岁患者多见，多为单眼发病。其病因及发病机制至今未明确，但普遍认为其为非特异性免疫反应疾病，与病毒感染、鼻旁窦炎和免疫反应等有关。临床表现为眼球突出、复视、眼睑下垂、视力下降、眼球红肿、疼痛、眼外肌运动受限等。临床治疗主要采用药物治疗，以糖皮质激素和免疫抑制剂为主。

本书将眼眶炎性假瘤列为放射科住培学员第三年需要额外掌握的疾病，需要掌握其典型影像表现，并与其他病种进行鉴别，从而为临床诊疗提供影像依据。

二、眼眶炎性假瘤的影像特点及示例

眼眶炎性假瘤根据病变累及部位及形态，有以下五种影像学分型：肌炎型、泪腺型、视神经炎型、弥漫型、肿块型。典型影像表现为灶性或弥漫性软组织肿块，常伴有眼外肌肥大、泪腺肿大、眼环增厚及视神经增粗等改变，无骨质破坏。

1. 典型眼眶炎性假瘤的 CT 表现

（1）肌炎型：常表现为单侧眼外肌增粗，少数为多发，以上直肌和内直肌多见，肌腱和肌腹包括止点均增粗为其特点，边界模糊不清。

（2）肿块型：眶内局限性软组织密度肿块，与邻近眼外肌相比呈等或稍高密度，增强扫描病灶轻、中度强化，常伴有眼球突出。

（3）泪腺型：泪腺增大、变软、眼球突出，肿大的泪腺形态尚存，部分甚至可向眶外扩展，与眼外肌相比呈等或稍高密度，增强扫描中度强化。

（4）视神经炎型：视神经增粗，边界模糊，增强后中度强化。

（5）弥漫型：可表现为眼外肌增粗、泪腺增大、眼环增厚、视神经增粗，眼外肌脂肪间隙被软组织密度灶填充，视神经被包裹，增强扫描病灶呈轻中度强化。

示例　男，48 岁，发现左眼肿物 4 个月余，行眼眶 CT 平扫检查。图像如图 12-40。

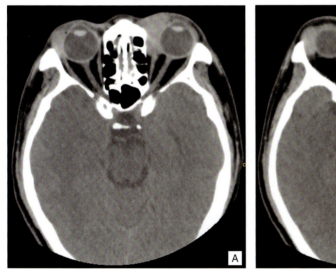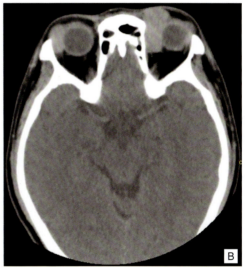

A、B 为 CT 平扫轴位。左眼眶内侧肌锥内外、右侧泪腺见软组织密度肿块，与邻近左内直肌、右外直肌分界不清，左侧病灶向眶外生长，眼球受压推移。

图 12-40　双侧眼眶炎性假瘤，眼眶 CT 平扫图像

2. 典型眼眶炎性假瘤的 MRI 表现

（分型见上述）

（1）病灶 T1WI 呈等 / 稍低信号，T2WI 及 T2 FLAIR 呈等 / 稍高信号，部分边界欠清。

（2）增强扫描呈轻 – 中度强化。

示例　同一病例，行眼眶 MRI 平扫 + 增强扫描检查。图像如图 12-41。

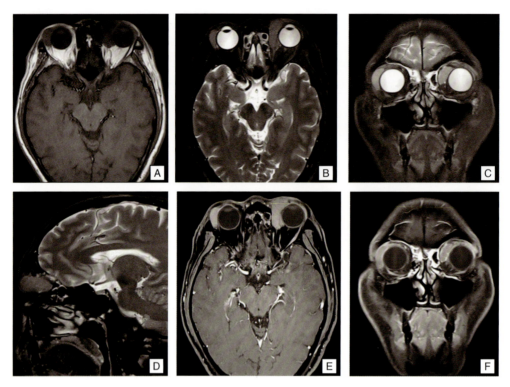

A 为 T1WI 平扫轴位，B 为 T2WI-FS 轴位，C 为 T2WI-FS 冠状位，D 为左眼 T2WI-FS 矢状位，E 为 T1WI 增强扫描轴位，F 为 T1WI 增强扫描冠状位。左眼眶内侧肌锥内外、右眼眶肌锥外泪腺区见软组织信号肿块，T1WI、T2WI 呈等信号，信号均匀，左侧病灶与邻近左内直肌分界不清并向眶外生长，左眼球受压推移、突出，增强扫描病灶呈均匀中度强化。双侧筛窦黏膜增厚（炎症）。

图 12-41　双侧眼眶炎性假瘤，眼眶 MRI 平扫 + 增强扫描图像

糖皮质激素治疗后 MRI 复查，图像如图 12-42。

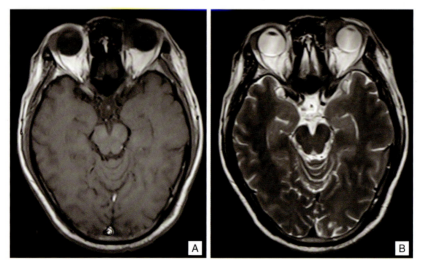

A 为 T1WI 轴位，B 为 T2WI 轴位。双侧眼眶病灶较前缩小。

图 12-42　双侧眼眶炎性假瘤，颅脑 MRI 平扫图像

第二十二节　附加：急性缺血性脑卒中血管内介入治疗术后出血转化

一、急性缺血性脑卒中（acute ischemic stroke，AIS）血管内介入治疗术后出血转化概述及放射科住培要求

出血转化的定义：脑梗死后首次头颅 CT/MRI 未发现出血，而再次头颅 CT/MRI 检查时发现有颅内出血，或根据首次头颅 CT/MRI 可以确定的出血性梗死。

多项研究表明，合理筛选大血管闭塞卒中患者以支架样取栓装置为主的血管腔内治疗（endovascular therapy，EVT）可带来显著的临床获益，但也易引起多种并发症，如 EVT 后对比剂外渗、出血转化、术中血管壁斑块脱落或栓子逃逸造成脑缺血范围扩大等，其中出血转化是最严重的并发症之一。由于 EVT 后对比剂外渗和出血转化在常规 CT 上均表现为高密度影，鉴别困难，对临床而言，术后尽早鉴别对后续治疗和判断预后至关重要。

本书将 AIS 血管内介入治疗术后出血转化列为放射科住培学员第三年需要额外掌握的内容。

二、AIS 血管内介入治疗术后出血转化的影像特点及示例

CT 是 AIS 介入术后首选的影像学评估方法，可通过能谱 CT 水基图的高密度判断为出血转化。术后亦可通过测量高密度区 CT 值及 24h 后复查 CT 情况来判断是出血转化还是对比剂滞留，一般出血转化 CT 值往往＜ 80HU；24h 后对比剂可排空，而出血转化仍然呈高密度灶。MRI 检查不受碘对比剂的影响，出血转化具有脑出血急性期的 MRI 特征，可用于鉴别诊断。因 CT 具有快速、准确的优势，为介入术后最常用的复查方式。

1. AIS 血管内介入治疗术后出血转化的 CT 表现及示例

（1）平扫低密度梗死灶出现高密度灶，CT 值＜ 80HU。根据 ECASS 影像分型，出血转化分为以下 4 种类型：HI1，沿梗死灶边缘小点状出血；HI2，梗死区内片状无占位效应出血或多个融合的点状出血；PH1，血肿＜梗死面积的 30% 并有轻微占位效应的出血；PH2，血肿＞梗死面积的 30% 并有明显占位效应的出血或远离梗死灶的出血。

（2）可出现远隔出血、脑室内出血、蛛网膜下腔出血、硬膜下出血。

（3）24 h 后复查 CT 高密度影未消失。

（4）能谱 CT：出血转化在水基图上呈高密度，在碘基图呈低密度。

示例　女，79 岁，被发现言语不清、左侧肢体无力 6h 余。介入治疗前行头颅 MRI+DWI+MRA 检查，介入后能谱 CT 复查。图像如图 12-43。

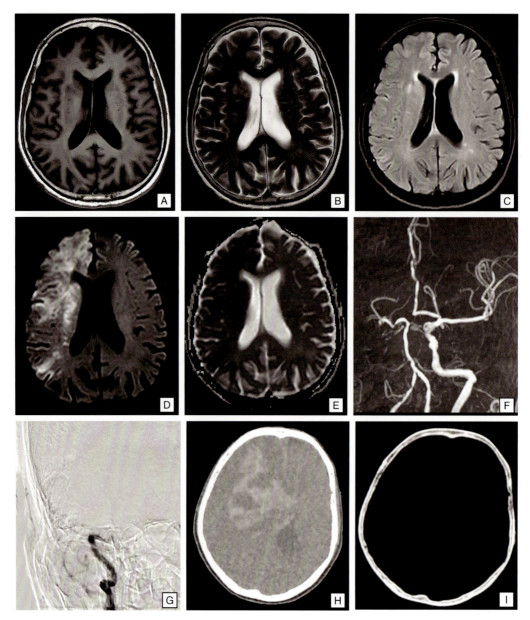

A 为 T1WI 轴位，B 为 T2WI 轴位，C 为 T2-FLAIR 轴位，D、E 为 DWI 及 ADC 图轴位，F 为 MRA 3D MIP 重建，G 为右颈内动脉 DSA 造影正位，H、I 分别为术后能谱 CT 检查水基图、碘基图。MRI 平扫：DWI 右侧大脑半球见大片及斑片状高信号，相应 ADC 图呈低信号。右侧基底节区见斑片状 T1WI 稍低信号、T2WI 稍高信号影，其 FLAIR 呈高信号；两侧侧脑室旁及脑白质区见对称性小点片状 T1WI 低信号、T2WI 及 FLAIR 高信号影。MRA：右颈内动脉、右侧大脑中动脉及左侧大脑后动脉未见显影；右侧大脑后动脉 P1 段重度狭窄，右椎动脉 V4 段、左颈内动脉及左大脑前动脉 A2、A3 段中度狭窄。DSA 显示右侧颈内动脉 C7 段以远分支未见显影。介入治疗后能谱 CT 水基图显示右侧额叶及右侧基底节—放射冠区高密度出血灶，碘基图上相应区域及侧脑室内见高密度对比剂渗出，中线结构向左侧移位约 1.3cm。术前诊断：右侧大脑半球急性脑梗死，脑白质高信号（Fazekas 2 级）；考虑右侧颈内动脉及左侧大脑后动脉闭塞，脑动脉硬化并多处管腔中、重度狭窄。术后能谱 CT 复查：右额叶、右基底节－放射冠区出血转化。

图 12-43　AIS 血管内介入治疗术前、术后图像

2. AIS 血管内介入治疗术后出血转化的 MRI 表现及示例

信号与出血所处时期有关，时期不同信号不同。

（1）超急性期：T1WI 低信号，T2WI 高信号（此期信号与脑梗死信号相仿，DWI 及 SWI 序列可鉴别）。

（2）急性期：T1WI 低信号，T2WI 低信号。

（3）亚急性早期：T1WI 高信号，T2WI 低信号。

（4）亚急性晚期：T1WI 高信号，T2WI 高信号。

（5）慢性期：T1WI 低信号，T2WI 高信号。

（6）SWI 血肿呈低信号。

示例 男，56 岁，被发现左侧肢体无力 5h 余。行头颅 CT 平扫及急诊介入取栓术，术后 MRI 平扫 +SWI 复查。图像如图 12-44。

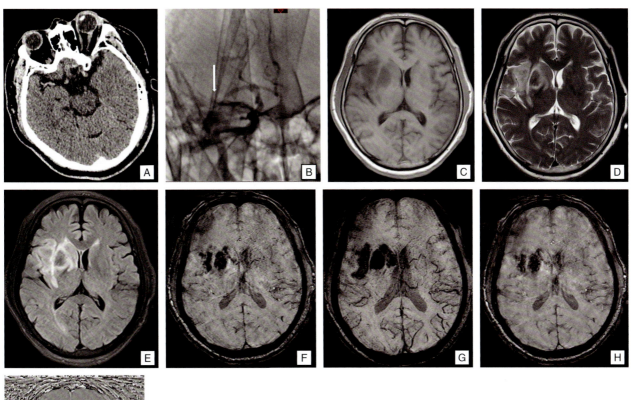

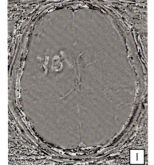

A 为 CT 平扫轴位，B 为 DSA 右颈内动脉造影正位，C—E 分别为 T1WI 轴位、T2WI 轴位、FLAIR 轴位，F 为 SWI 磁敏感加权图轴位，G 为 SWI 最小亮度图轴位，H 为幅值图轴位，I 为 SWI 相位图轴位。头颅 CT 示右侧大脑中动脉 M1 段走行区远端管状高密度影，脑桥左份见斑片状低密度。DSA：右侧大脑中动脉 M1 段闭塞（箭头），其远端血管未见显影。介入术后 MRI 平扫及 SWI：右侧岛叶及基底节区见片状 T1WI 稍低信号、T2WI 及 FLAIR 稍高 / 稍低信号影，周围可见水肿带；SWI 右侧岛叶及基底节区见不规则片状低信号。术前诊断：右侧大脑中动脉高密度征，考虑血栓形成。术后 MRI 复查：右侧基底节及岛叶出血转化。

图 12-44 AIS 血管内介入治疗术前、术后图像

第二十三节 附加：硬脊膜动静脉瘘

一、硬脊膜动静脉瘘概述及放射科住培要求

硬脊膜动静脉瘘（spinal dural arteriovenous fistula，SDAVF）是一种罕见的发生在椎间孔处硬脊膜表面的硬膜动脉与髓周静脉间的获得性、低流量动静脉短路性疾病。SDAVF 占脊髓动静脉畸形的 70%，80% 好发于中老年男性，目前病因尚不清楚，但由于硬脊膜动静脉瘘引起脊髓静脉高压综合征，使得脊髓功能受损，如若不能及时早期识别和治疗，将会导致不可逆的神经功能障碍，包括脊髓病、下肢无力、肠道、膀胱和性功能障碍等临床表现。该病相对罕见，早期诊断相对困难，但是，当 MRI 发现脊髓高信号伴随髓周明显迂曲多发血管丛时，则应该提示该病。该病需要与脊髓炎、脊髓肿瘤鉴别，DSA 有助于显示供

血动脉与引流静脉。

本书将硬脊膜动静脉瘘列为放射科住培学员第三年需要额外掌握的疾病。

二、硬脊膜动静脉瘘的影像特点及示例

硬脊膜动静脉瘘的影像检查方法包括 MRI、CTA、增强 MRA、DSA，诊断"金标准"为脊髓血管造影。MRI 平扫检查能清楚显示脊髓及其周围组织，可用作硬脊膜动静脉瘘的初步筛查手段；增强 MRA 及 CTA 不仅可以识别异常的动静脉结构、供血动脉和引流静脉，而且对寻找瘘口有较高的准确性；脊髓血管造影是确诊硬脊膜动静脉瘘的"金标准"，既能准确定位瘘口位置，又能评估供血动脉和引流静脉的血流动力学。硬脊膜动静脉瘘的影像表现如下。

MRI 平扫最主要表现为 T2WI 脊髓内边缘模糊的多发高信号和髓周血管扩张，增强扫描表现为脊髓不连续的强化，充血的髓周血管扩张并迂曲走行于脊髓表面。MRA 及 CTA 可以发现动静脉瘘口、供血动脉和引流静脉。

示例 男，60 岁，下肢麻木乏力半年，加重伴行走困难 1 个月。行胸椎 MRI 平扫及 DSA 检查。图像如图 12-45。

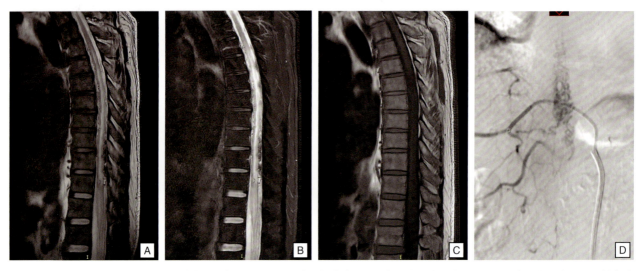

A—C 依次为 T2WI、压脂 T2WI、T1WI 矢状位，D 为 DSA。MRI 显示胸 4 椎体水平以下脊髓弥漫性稍肿胀且信号异常，表现为 T2WI 不均匀稍高信号、T1WI 稍低信号改变，边缘模糊不清，椎管内硬脊膜下间隙可见大量迂曲增粗畸形流空血管；DSA 证实为脊髓硬脊膜动静脉瘘，供血动脉为右侧第 10 肋间动脉。

图 12-45 脊髓硬脊膜动静脉瘘图像

第十三章　呼吸和循环系统疾病（X 线平片和 CT 检查为主，纵隔、心脏、大血管病变增加 MRI 检查）

第一节　肺部感染：新型冠状病毒感染的肺炎

一、新型冠状病毒感染的肺炎概述及放射科住培要求

2019 年 12 月以来，湖北省武汉市陆续发现不明原因肺炎患者，后经世界卫生组织确认其病原并命名为 2019—新型冠状病毒，其导致的肺炎称为新型冠状病毒感染的肺炎（COVID-19）。其最主要的传播途径为经呼吸道飞沫传播，人群普遍易感，通常以发热、干咳、乏力为主要表现，严重者可出现呼吸困难和低氧血症。

放射学检查及诊断是新型冠状病毒感染诊疗的重要一环，新型冠状病毒感染的肺炎是放射科住培学员第三年需要掌握的疾病。

二、新型冠状病毒感染的肺炎的影像特点及示例

X 线胸片是 COVID-19 的筛查手段，具有简单便捷、经济实惠的优势，但是 COVID-19 平片漏诊率高，病变初期多无异常表现，现已不推荐使用。CT 有利于病灶早期检出，并可评估病变的性质和范围，因而成为新型冠状病毒感染的肺炎最重要的影像学评估方法。

1. 新型冠状病毒感染的肺炎的 X 线表现及示例

（1）病变早期多无异常发现。

（2）核酸检测阳性的普通型患者，多表现为两肺中外带和胸膜下的局限性斑片状或多发节段性片状密度增高影，常无胸腔积液。

（3）重症患者常表现为双肺多发实变影，部分融合成大片状，可有少量胸腔积液。

（4）病变进展为危重型，表现为两肺弥漫性实变影，呈"白肺"表现，可伴有少量胸腔积液。

示例　女，74 岁，咳嗽 1 周，行胸部 X 线正位片检查。图像如图 13-1。

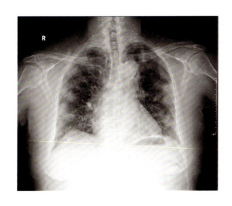

两肺纹理增粗、模糊，两肺野中、外带见斑片状、片状密度增高影，边缘模糊。两肺门不大，主动脉型心。两膈面光整，肋膈角锐利。

图 13-1　两肺新型冠状病毒感染的肺炎，胸部 X 线正位图像

2. 新型冠状病毒感染的肺炎的 CT 表现及示例

（1）早期：①表现为单发或多发局限性磨玻璃密度影、结节，非常淡薄的小斑片磨玻璃影或者大片磨玻璃影，多数磨玻璃影边缘不清，部分边缘清楚。②病变多分布于中、下叶，多位于胸膜下或叶间裂下，或者沿支气管血管束分布。③磨玻璃影内的细支气管管壁有增厚，可见细支气管的空气支气管征，血管影增粗，边缘欠光整，邻近的叶间胸膜轻度增厚。④部分病变呈亚段性分布的大片磨玻璃影，病变内小血管增多，类似于细网格状影或铺路石征。部分磨玻璃影有反晕征。

（2）进展期：①病变进展时常见有多发新病灶出现，新病灶的 CT 表现与上述早期病灶相似。②原有病变多数病灶范围扩大，病灶内出现大小、程度不等的实变，有结节和晕征，实变病灶内可见空气支气管征。③原有磨玻璃影或实变影也可融合或部分吸收，融合后病变范围和形态常发生变化，不完全沿支气管血管束分布。

（3）重症期：①病变进一步进展，双肺弥漫性实变，密度不均，其内空气支气管征与支气管扩张，非实变区可呈斑片状磨玻璃影，双肺大部分受累时呈"白肺"表现，叶间胸膜和双侧胸膜常见增厚，并少量胸腔积液，呈游离积液或局部包裹表现。②少数具有基础疾病的患者或老年患者，病程中若病变进展，肺内病变范围扩大，结构扭曲、变密实，严重时出现"白肺"。

（4）消散吸收期：①表现为病灶范围缩小，密度逐渐减低，病灶数量减少，磨玻璃影可完全吸收。②部分患者病变可以在较短时间内演变为纤维化的索条影。

示例 女，74 岁，反复咳嗽 1 个月余，行胸部 CT 平扫检查。图像如图 13-2。

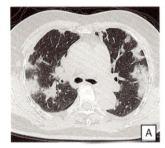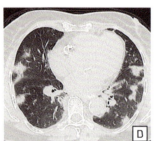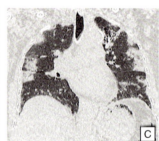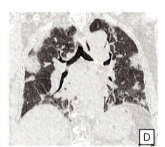

A、B 为肺窗横轴位，C、D 为肺窗冠状位。两肺各叶见弥漫分布斑片状、片状密度增高影，边缘较模糊，主要沿支气管血管束分布，以胸膜下、叶间裂下多见，部分病灶内见支气管充气征。

图 13-2 新型冠状病毒感染的肺炎，胸部 CT 平扫图像

附 该患者胸部 CT 复查图像。图像如图 13-3。

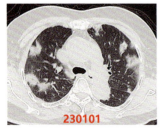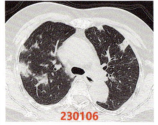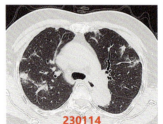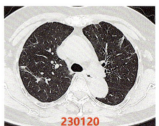

CT 平扫肺窗轴位：随着时间推移，病灶数量减少，且病变范围逐渐缩小，密度逐渐减低，最终残留少许纤维化的索条影。

图 13-3 新型冠状病毒感染的肺炎，CT 复查图像

第二节　肺部感染：真菌性肺炎

一、真菌性肺炎概述及放射科住培要求

真菌性肺炎（mycotic pneumonia）是一种或多种地方性或机会性真菌引起的肺部感染疾病。发生在健康宿主或免疫功能低下者的感染通常由地方性真菌病原体引起，而发生在先天性或获得性免疫缺陷患者的感染一般由机会性致病真菌引起。肺真菌疾病谱一般由以下几类病原体构成：曲霉菌、隐球菌、白念珠菌、毛霉菌、肺孢子菌、马尔尼菲篮状菌、组织胞浆菌、球孢子菌和芽生菌、副球孢子菌。临床症状为发热、干咳、胸痛、进行性呼吸困难、咯血等，还可出现肺外系统受累的症状。影像检查是诊断真菌性肺炎的重要手段之一，常用于明确病变范围、观察动态变化，结合特定背景等临床信息提出真菌性肺炎的可能性，但确诊有赖于实验室检查。

真菌性肺炎是放射科住培学员第三年需要掌握的疾病。

二、真菌性肺炎的影像特点及示例

CT 检查是真菌性肺炎最重要的影像评估手段，不但能显示病变形态、大小、边缘、密度等，还能动态观察病灶演变、评价疗效，而高分辨率 CT 对于发现气道微小黏液栓、空洞内丝状结构具有重要价值。不同类型的真菌病原体可以引起不同的肺部影像表现，以下就几种常见的真菌感染作分类介绍。

（一）典型肺曲霉菌病的 CT 表现及示例

（1）寄生型肺曲菌病（曲菌球）：空洞内肿块，真菌球随体位变化移动，真菌球与空洞壁之间可见裂隙样气体影形成"空气新月征"，增强扫描无强化。

（2）变态反应性支气管曲菌病（ABPA）：上叶多见；支气管扩张（中央型支气管扩张为主，壁增厚）；支气管黏液栓塞形成"指套征"呈 V/Y 形，增强扫描黏液无强化；可合并空腔、局限性肺气肿、上叶肺不张。

（3）侵袭性肺曲菌病（IPA）：血管侵袭性表现为有晕征的边缘不清结节或局灶性实变（早期）、空气新月征（晚期），增强扫描结节边缘血管中断；气道侵袭性表现为支气管壁增厚、周围渗出，小叶中央结节（"树芽征"）或实变，支气管周围实变，常见小空洞，也可表现为弥漫性磨玻璃样渗出。

示例 1　男，72 岁，反复咳嗽、咳痰 4 年余，再发加重 4 天；实验室检查发现（肺泡灌洗液）少许鳞状上皮细胞及中等量炎性细胞，散在少许菌丝及孢子样物，未见恶性细胞，临床诊断"侵袭性肺曲霉病"。行胸部 CT 平扫及增强扫描检查。图像如图 13-4。

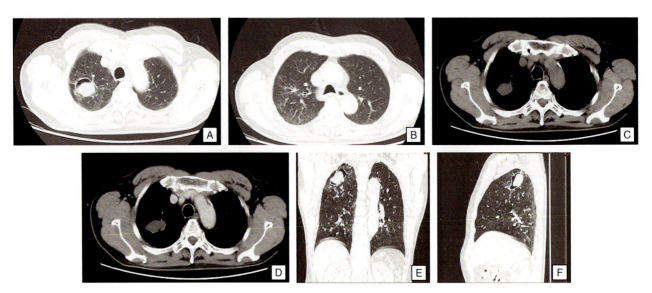

A、B 为 CT 平扫肺窗轴位，C 为 CT 平扫纵隔窗轴位，D 为 CT 增强扫描静脉期纵隔窗轴位，E、F 分别为 CT 平扫肺窗冠状位、矢状位。右肺上叶尖段见一空洞，大小约 5.3cm×3.5cm×5.3cm，壁较薄，空洞内后部见结节状影，大小约 3.7cm×3.2cm×2.8cm，与前壁间见新月状透亮影（空气新月征），结节内密度尚均匀，增强扫描未见强化，空洞壁轻度强化；右肺上叶尖段及后段部分支气管轻度扩张，周围见斑片、条索状高密度影，边缘模糊。

图 13-4　肺曲霉菌病，胸部 CT 平扫及增强扫描图像

示例 2　男，75 岁，咳嗽、咳痰半个月，偶有气喘，伴发热 1 次，病原微生物宏基因组检测（肺泡灌洗液）为烟曲霉菌。行胸部 CT 平扫检查。图像如图 13-5。

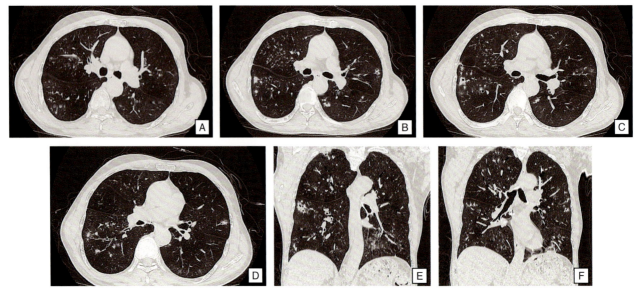

A—D 为 CT 平扫肺窗轴位，E、F 为 CT 平扫肺窗冠状位。胸廓对称，两肺部分支气管管壁增厚，支气管远端周围见散在斑片状、结节状、点状高密度影，可见"树芽征"改变，边缘模糊，部分病灶内见不规则小空洞影。两侧胸膜无增厚，胸膜腔未见积液。

图 13-5　气道侵袭性肺曲菌病，胸部 CT 平扫图像

（二）典型肺隐球菌病的 CT 表现及示例

（1）胸膜下孤立或多发大小不一的结节、肿块，呈宽基底紧贴胸膜，直径为 1—5cm，边界清晰，可见分叶或毛刺，局部边缘平直，病灶有融合趋势，部分病灶周围可见晕征，可出现空洞。

（2）肺内片状实变影呈大叶或节段性排列，边界模糊，密度不均，可见支气管充气征或空泡征。

（3）增强扫描轻 – 中度均匀强化。

（4）发生于免疫抑制患者，表现为弥漫分布的肺炎样浸润及实变、网格状浸润、弥漫粟粒影、磨玻璃渗出影，易出现空洞和晕征，部分合并肺门及纵隔淋巴结肿大、胸腔积液。

示例　男，47岁，滤泡性非霍奇金淋巴瘤化疗后，血培养及鉴定为新型隐球菌。行胸部 CT 平扫检查。图像如图 13-6。

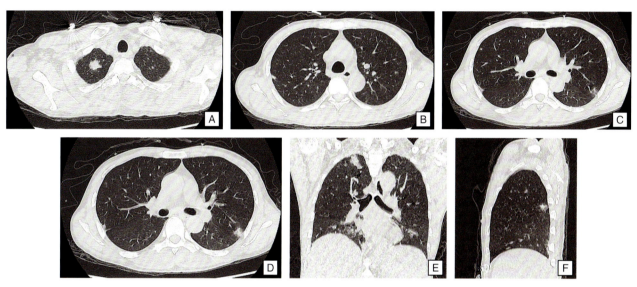

A—D 为 CT 平扫肺窗轴位，E、F 分别为 CT 平扫肺窗冠状位、矢状位。两肺各叶胸膜下见散在分布斑片状、小片状及小结节状高密度影，边缘模糊，密度不均，部分病灶周围可见环形磨玻璃密度影呈"晕征"改变。

图 13-6　肺隐球菌病，胸部 CT 平扫图像

（三）典型肺马尔尼菲篮状菌的 CT 表现及示例

（1）肺间质病变及肺内浸润性为主病变：小叶间隔增厚的网状影，支气管血管束增粗。

（2）弥漫性点状、结节状为主病变：两肺弥漫性分布粟粒状、结节状密度增高影，可见点片状、小片状肺内浸润病灶。

（3）部分可表现为弥漫性斑片状、磨玻璃状为主的病灶。

（4）多见空洞性病变，以单肺多发厚壁小空洞为主，多分布于上肺叶尖、后段。

（5）少见团块状病灶，表现为单侧肉芽肿病变。

（6）常合并肺门、纵隔淋巴结肿大。

（7）可出现少量或中等量胸腔积液。

（8）肺外表现为溶骨性骨质破坏伴周围软组织肿胀、肝脾肿大、腹腔及腹膜后淋巴结肿大、腹水、肠壁增厚等。

示例　男，54岁，咳嗽 2 个月余，右肺肿物穿刺活检为普通型间质性肺炎，未见肿瘤；痰真菌培养及鉴定：马尔尼菲篮状菌。行胸部 CT 平扫及增强扫描检查。图像如图 13-7。

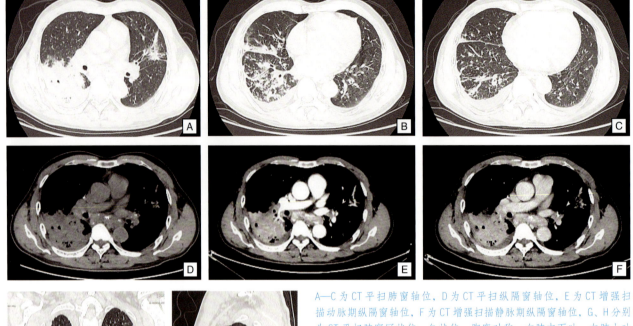

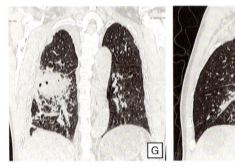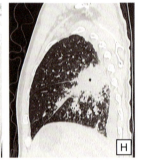

A—C 为 CT 平扫肺窗轴位，D 为 CT 平扫纵隔窗轴位，E 为 CT 增强扫描动脉期纵隔窗轴位，F 为 CT 增强扫描静脉期纵隔窗轴位，G、H 分别为 CT 平扫肺窗冠状位、矢状位。胸廓对称，右肺中下叶、左肺上叶见多发团片状、条索状及网格状密度增高影，以右肺下叶为主，边界不清，相应小叶间隔增厚，支气管血管束增粗，增强扫描病灶呈不均匀中度强化，周围见散在小结节。气管及其余分支走行通畅，未见阻塞征象。纵隔及两肺门区见多个肿大淋巴结，并见钙化，最大约 2.3cm× 1.5cm，增强扫描呈较均匀强化。两侧胸腔见浅弧形液性密度影。

图 13-7　肺马尔尼菲篮状菌感染，胸部 CT 平扫及增强扫描图像

第三节　弥漫性肺疾病：特发性肺纤维化

一、特发性肺纤维化概述及放射科住培要求

特发性肺纤维化（idiopathic pulmonary fibrosis，IPF）为原因不明的弥漫性纤维化性肺泡炎，是肺泡壁损害所引起的非感染性炎性反应。近年来认为系免疫性疾病，可能与遗传有关。本病多见于中年，男女性别无明显差别。

特发性肺纤维化是放射科住培学员第三年需要掌握的疾病。

二、特发性肺纤维化的影像特点及示例

X 线是本病常用的影像检查方法，具有简单便捷、经济实惠的优势，但密度分辨率较低。高分辨率 CT 能清晰地显示肺组织细微结构，对观察 IPF 的微小结节、线样网格影及蜂窝影明显优于 X 线，对于临床怀疑 IPF 者，需要进一步行高分辨率 CT 检查。

1. 特发性肺纤维化的典型 X 线表现及示例

（1）早期：可正常或仅见两肺中下野细小网织影。

（2）病变发展：可出现不对称的弥漫性网状、条索状及结节状影，并扩展至上肺野。

（3）病变晚期：结节影增大，伴广泛厚壁囊状影，形似蜂窝状，称为蜂窝肺。

（4）继发表现：可并发阻塞性肺气肿，致使肺透亮度增高。气囊破裂可发生自发性气胸。严重者可发生肺动脉高压和肺源性心脏病。

示例　女，74 岁，咳嗽 1 周，行胸部 X 线平片检查。图像如图 13-8。

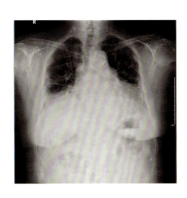

两肺纹理增粗、紊乱、模糊，两中下肺野中、外带见网状、条索状密度增高影，边缘欠清。两肺门不大，心影增大，主动脉结可见弧形钙化影。两膈面模糊，肋膈角变钝。

图 13-8　特发性肺纤维化，胸部 X 线正位片

2. 特发性肺纤维化的典型 CT 表现及示例

（1）磨玻璃样密度及实变影：病变早期，可见分布于两下肺后外基底段的稍高密度影，其内可见含空气支气管影。

（2）线样影：呈与胸膜垂直的细线影，长约 1—2cm，宽约 0.1cm，多见于两肺下叶。

（3）胸膜下弧线影：为胸膜下 0.5cm 以内的与胸壁内面弧度一致的弧线样影，长约 5—10cm，边缘较清晰，多见于两下肺后外部。

（4）蜂窝状影：为数毫米至 2cm 大小不等的圆形或类圆形含气囊腔，壁较薄，主要分布于两肺基底部胸膜下。

（5）小结节影：在线样或蜂窝状影的基础上，可见少数小结节影，边缘较清晰。

（6）小叶中心型肺气肿：表现为散在的、直径 2—4mm 的圆形含气区，无明确边缘，多见于肺外围部。

（7）支气管扩张：主要为中小支气管扩张，多为柱状扩张，可伴支气管扭曲、并拢。

示例　男，72 岁，咳嗽 19 天，行胸部 CT 平扫检查。图像如图 13-9。

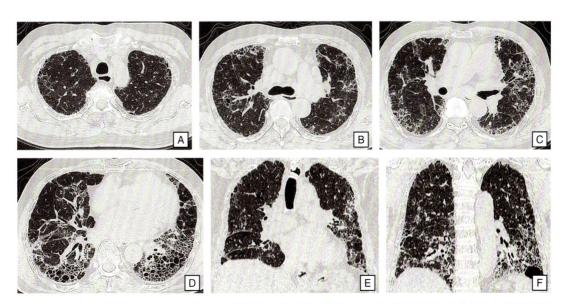

A—D 为 CT 平扫肺窗轴位，E、F 为 CT 平扫肺窗冠状位。两肺见散在斑片状磨玻璃影和实变影，边缘模糊；两肺胸膜下见多发条索状、网格状及蜂窝状影；左肺下叶见肺大疱形成；两肺病灶周围伴部分支气管牵拉性扩张，走行扭曲。

图 13-9　两肺特发性肺纤维化，CT 平扫图像

第四节　弥漫性肺疾病：肺泡蛋白沉积症

一、肺泡蛋白沉积症概述及放射科住培要求

肺泡蛋白沉积症（pulmonary alveolar proteinosis，PAP）是一种弥漫性肺疾病，比较罕见，发病年龄以20—50岁多见，且男性发病率高于女性。主要病理特征是肺泡巨噬细胞功能失调导致表面活性蛋白和脂质沉积于肺泡内。PAP临床症状无特异性，包括发热、咳嗽、呼吸困难等，约1/3的患者无症状，常被误诊。

PAP是放射科住培学员第三年需要掌握的疾病。

二、肺泡蛋白沉积症的影像特点及示例

X线平片是胸部疾病首选的影像检查方法，具有简单便捷、经济实惠的优势；但在肺部弥漫性病变的定性诊断上，高分辨率CT明显优于X线平片，故怀疑PAP的患者需要进行高分辨率CT检查。肺泡蛋白沉积症的典型CT表现及示例如下。

（1）病灶数量与分布：两肺弥漫、多发，分布无特定区域，常两侧对称分布，以中央分布为主时，呈蝶翼状，也可以周围分布。

（2）地图征：肺部弥漫性斑片状实变影或磨玻璃样影，与正常肺组织分界清楚，呈地图样分布。

（3）铺路石征：弥漫分布的磨玻璃样密度影或实变影中可以看到细线状、网格状影，其病理基础为小叶间隔增厚，增厚的间隔形成细线状、网格状影将磨玻璃影分隔呈多边形、三角形或四边形，形似铺路石征。

（4）蝶翼征：病灶呈两侧对称性、中央型分布时，与肺泡性肺水肿相似，表现为自肺门向外呈放射状分布的"蝶翼"状密度增高影。

（5）磨玻璃征：为肺泡内蛋白物质的渗出使肺野透亮度降低，形成弥漫或局限分布的斑片状影，其内肺血管纹理仍隐约可见。

（6）支气管充气征：在磨玻璃密度影、实变影中可见空气支气管征，可表现为细小支气管充气征，也可见于近端较大支气管充气征，此征象提示肺泡实变。

（7）淋巴结无肿大：由于肺泡蛋白沉积症病变仅局限于肺泡及细支气管腔，一般不会破坏肺泡组织，故肺门、纵隔淋巴结肿大很少见。

示例　男，88岁，呕吐伴腹泻1天，行胸部CT平扫检查。图像如图13-10。

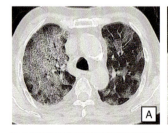
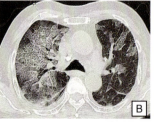
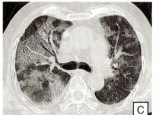
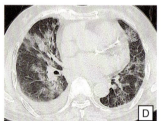
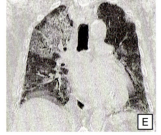
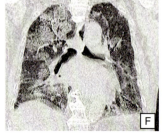

A—D为CT平扫肺窗轴位，E—F为CT平扫肺窗冠状位。两肺可见弥漫分布磨玻璃影、实变影，以右肺为著；病灶与正常肺组织分界清楚呈"地图样"改变，内见细线状、网格状影呈"铺路石征"改变，病灶内亦可见空气支气管影。

图13-10　肺泡蛋白沉积症，胸部CT平扫图像

第五节　气道病变：复发性多软骨炎

一、复发性多软骨炎概述及放射科住培要求

复发性多软骨炎（relapsing polychondritis，RP）是一种原因不明的少见的自身免疫性系统性感染性疾病，主要病理改变为软骨溶解、炎症及软骨周围炎，最后软骨组织被肉芽组织替代、纤维化，引起软骨体积缩小；可累及全身多个软骨，病变部位包括耳、鼻、喉、支气管树及外周关节的软骨组织等，以呼吸道最为严重。临床表现为进行性呼吸困难、咳嗽、喘鸣、声音嘶哑、哮喘，最后出现呼吸衰竭。发病年龄以中老年为主，50% 以上以呼吸道症状为主要表现，累及气道以女性多见。

复发性多软骨炎是放射科住培学员第三年需要掌握的疾病。

二、复发性多软骨炎的影像表现及示例

发病部位及形态：气管病变以声门下方气管较多见，多累及叶、段支气管；表现为局限性或弥漫性管壁增厚，气管后方膜部常不受累；管壁钙化仅局限于气管软骨环处，其后方膜部常常无钙化。

CT 表现：气道管壁弥漫增厚；内、外壁轮廓光滑；局限性或结节样增厚少见；气道管壁密度增高，密度可从轻度增高到钙化。钙化常呈泥沙样或布丁样，仅累及气道的软骨部，膜部常不受累及；约 50% 出现气道广泛狭窄或局限性狭窄，以声门下方较多见，晚期呼气末 CT 扫描可出现气管塌陷（即气管软化）。当出现支气管狭窄时，可合并肺气肿、肺小叶炎症、轻度支气管扩张等。

示例　女，反复耳部疼痛伴咽痛、咳嗽 1 年余，加重 2 周入院。行胸部 CT 平扫检查。图像如图 13-11。

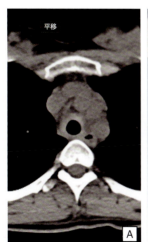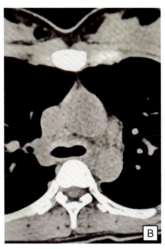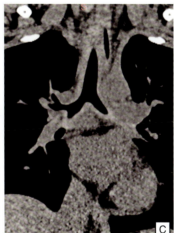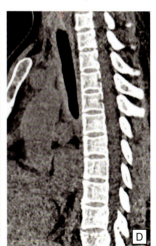

A、B 为 CT 平扫纵隔窗轴位，C、D 分别为 CT 平扫纵隔窗冠状位、矢状位。气管、支气管壁弥漫性增厚并密度增高，管腔轻度狭窄，管壁未见钙化，管壁周围脂肪间隙模糊；纵隔内未见淋巴结肿大。

图 13-11　气管主支气管复发性多软骨炎，胸部 CT 平扫纵隔窗图像

三、鉴别诊断

1. 气管支气管淀粉样变性

男性多见，50—60 岁好发，气管支气管壁弥漫性增厚，膜部同时受累，以内膜增厚为主，管腔内侧壁不光滑，可见局灶性或弥漫性软组织增厚突入腔内，引起管腔狭窄；管壁常见钙化，密度增高，呈结节状、点状、颗粒状，同时累及膜部。

2. 先天性气道狭窄

先天发育所致，多于婴幼儿时期发现，可合并心血管畸形；管壁不厚，管腔弥漫性或局限性狭窄；管壁内外缘光滑。

3. 气管支气管内膜结核

慢性病情，儿童及青少年多见，主要累及气管远端和主支气管，管壁环形增厚，结核沿着气道播散，常常引起肺内结核，有助于鉴别诊断；纵隔淋巴结肿大可压迫气道引起管腔狭窄。

第六节　肺部肿瘤：硬化性肺泡细胞瘤

一、硬化性肺泡细胞瘤概述及放射科住培要求

硬化性肺泡细胞瘤（pulmonary sclerosing pneumocytoma，PSP）是较少见的肺内良性肿瘤，主要发生在中年妇女（> 50 岁）。PSP 没有典型的临床表现，多为偶然发现。

硬化性肺泡细胞瘤是放射科住培学员第三年需要掌握的疾病。

二、硬化性肺泡细胞瘤的影像特点及示例

X 线平片检查可提示病变，但对于定性诊断有难度。CT 扫描可以进一步观察病灶的形态、边缘、内部成分、强化程度、与周围血管的关系等，更有利于病灶的定性。

硬化性肺泡细胞瘤的典型 CT 表现如下。

（1）形态：多呈球形或椭圆形，边缘清晰光滑。

（2）瘤周征象：贴边血管征，即增强扫描可见病灶边缘存在明显强化的血管影，此征象在肺中内带居多，而肺外带血管较稀疏、细小或病灶较小时不明显；晕征，此征象可能是瘤周肺泡出血、肺泡上皮增生或瘤周肺组织皱缩、局部通气不良所致，形成瘤体周围磨玻璃影；空气半月征，又称空气潴留征，为瘤周出现半月形或扇形肺气肿。

（3）密度及增强扫描：平扫肿瘤大多密度均匀，部分可见结节或点状钙化灶；增强扫描肿瘤强化明显，部分呈轻－中度强化。

示例　女，33 岁，咳嗽咳痰 1 个月余，行胸部 CT 平扫及增强扫描检查。图像如图 13-12。

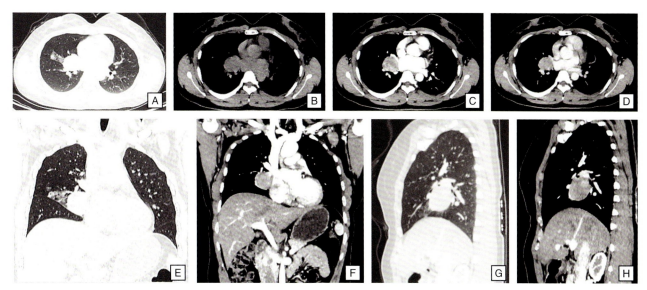

A 为 CT 平扫肺窗轴位，B 为 CT 平扫纵隔窗轴位，C、D 为 CT 增强扫描动脉期、静脉期纵隔窗轴位，E 为 CT 平扫肺窗冠状位，F 为 CT 增强静脉期纵隔窗冠状位，G 为 CT 平扫肺窗矢状位，H 为 CT 增强扫描静脉期纵隔窗矢状位。右肺门区见一类球形软组织密度肿块，大小约 3.7cm×3.5cm×4.0cm，边界清晰，密度均匀，肿块外围可见片状磨玻璃密度影呈"晕征"；增强扫描病灶强化明显，肿块前缘、后外缘可见血管走行呈"贴边血管征"。肺门、纵隔内未见肿大淋巴结。两侧胸膜无增厚，胸膜腔未见积液。肋骨及胸椎未见骨质破坏。

图 13-12　右肺门区硬化性肺泡细胞瘤，胸部 CT 平扫及增强扫描图像

第七节　肺部肿瘤：肺淋巴瘤

一、肺淋巴瘤概述及放射科住培要求

肺淋巴瘤属于恶性淋巴样病变，根据起源可分为原发性肺淋巴瘤（primary pulmonary lymphoma，PPL）和继发性肺淋巴瘤（secondary pulmonary lymphoma，SPL）。PPL 极少见，指病变起源于支气管黏膜相关淋巴结和（或）肺内淋巴组织，且诊断时及其后 3 个月内无肺外组织侵犯；SPL 则指由肺外直接浸润或经淋巴道/血行转移至肺。肺淋巴瘤病理分型与其他部位一样，分为霍奇金淋巴瘤与非霍奇金淋巴瘤，以后者居多，主要侵犯肺间质和支气管黏膜下的淋巴组织。临床症状以咳嗽最常见，其次为胸痛、呼吸困难、胸闷、咯血等，部分患者则以发热、盗汗、体重减轻等全身系统症状就诊。

肺淋巴瘤是放射科住培学员第三年需要掌握的疾病。

二、肺淋巴瘤的影像特点及示例

X 线平片是常用的影像检查方法，具有简单便捷、经济实惠的优势，可用于提示诊断，但对于病变定性存在难度。CT 检查是肺淋巴瘤最重要的影像评估手段，不但能显示病变的数量、分布、形态等特征，还可用于评估肿瘤分期、评价疗效及随访；对于无禁忌证的患者应尽可能采用增强 CT，能直观显示病灶的强化特点及有无血管造影征。

根据 CT 形态特征，PPL 和 SPL 大致均可分为以下 5 种类型。

（1）结节、肿块型：最常见，平扫表现为分布于近肺门区或胸膜下的单发或多发结节、肿块，直径 1—10mm，形态为类圆形，边缘浅分叶或平直，边界清晰或模糊，周围可见磨玻璃密度影表现为"晕征"，

密度均匀，略低于软组织密度，可见支气管充气征，偶尔可见空洞及气液平面；增强扫描呈均匀轻中度强化，可见血管造影征。

（2）间质型：较常见，平扫表现为沿肺门周围支气管血管束分布的小斑片状、结节状、线状、网格影，支气管血管束增粗、扭曲，可见支气管充气征伴扩张，小叶间隔增厚，双肺可见多发边缘模糊的磨玻璃密度影；增强扫描实性部分均匀轻中度强化。

（3）肺炎肺泡型：较少见，平扫表现为沿支气管分布的大片状实变影，也可跨叶分布，边界不清楚，密度不均匀，可见支气管充气征，类似大叶性肺炎表现；增强扫描呈均匀轻中度强化，可见血管造影征。

（4）粟粒型：最少见，平扫表现为双肺弥漫粟粒样结节影，以肺中带集中，边缘清楚，很少融合。

（5）混合型：同时出现两种或以上类型的病灶。

SPL 可同时合并肺外淋巴瘤表现，胸腔积液多见；PPL 较少出现胸腔积液。

示例 女，46 岁，扪及左下腹部肿物就诊，左侧髂窝肿物穿刺活检病理为 "T 细胞淋巴瘤"。行胸部 CT 平扫及增强、盆腔 CT 增强扫描检查。图像如图 13-13。

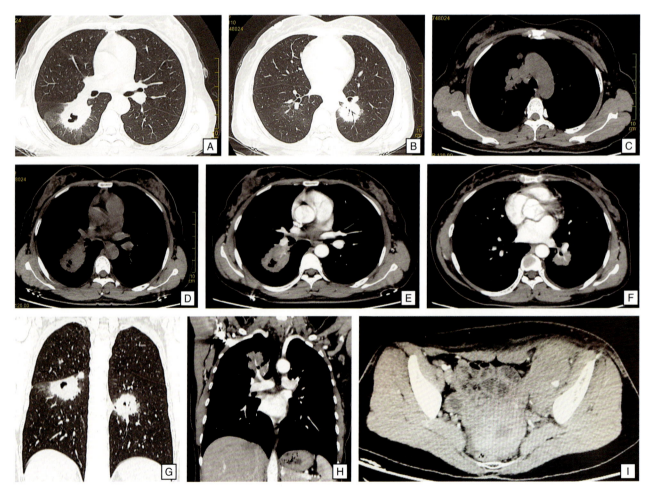

A、B 为 CT 平扫肺窗轴位，C、D 为 CT 平扫纵隔窗轴位，E、F 为 CT 增强扫描静脉期纵隔窗轴位，G 为 CT 平扫肺窗冠状位，H 为 CT 增强扫描静脉期纵隔窗冠状位，I 为盆腔 CT 增强扫描动脉期轴位。两肺见多发结节、团块状高密度影，主要分布于近肺门区支气管血管束周围，边缘毛糙，部分病灶内可见空洞及 "空气支气管征"，部分病灶周围见环形磨玻璃密度影；增强扫描病灶呈轻度均匀强化，内部可见血管穿行呈 "血管造影征"。两侧腋窝及纵隔见多发小淋巴结。左侧胸腔见少量积液。盆腔 CT 左侧髂窝见一团块状软组织密度肿块影，边缘清楚，密度均匀，包绕左侧髂动脉。

图 13-13 继发性肺淋巴瘤（多发结节、肿块型），胸部 CT 平扫及增强、盆腔 CT 增强扫描图像

第八节　纵隔病变：心包囊肿

一、心包囊肿概述及放射科住培要求

心包囊肿（pericardial cyst）为纵隔常见囊肿之一，是在胚胎时期原始腔隙未能和其他腔隙隔合成心包而单独形成一个空腔发展而来，囊肿壁多菲薄透明，外壁为疏松结缔组织，内壁为单层的间皮细胞。其上有血管分布类似心包组织，囊内含有澄清或淡黄色液体，偶见血性液体。

心包囊肿是放射科住培学员第三年需要掌握的疾病。

二、心包囊肿的影像特点及示例

心包囊肿的影像检查方法有 DR、CT 及 MRI，其中 DR 的诊断价值有限，CT 扫描为心包囊肿首选的影像检查方法，MRI 亦能对心包囊肿作出明确诊断。

1. 心包囊肿的 X 线表现及示例

（1）囊肿常发生在心膈角区，右侧多见。

（2）囊肿呈球形或椭圆形高密度影，密度均匀，边缘清楚。

（3）侧位片上囊肿靠前贴近前胸壁。

图像如图 13-14。

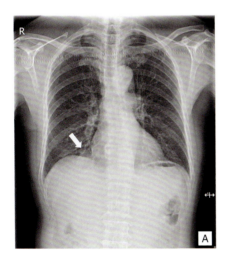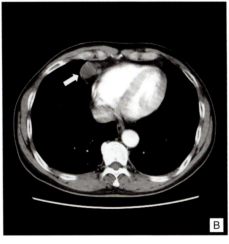

A 为胸正位片，箭头处为右心膈角区类球形稍高密度影，边缘清楚。B 为同一病例的 CT 增强扫描，右心膈角处病灶呈边界清晰的类球形无强化的低密度影。

图 13-14　心包囊肿的胸正位片与 CT 增强扫描对比图像

2. 心包囊肿的 CT 表现及示例

（1）三分之二的心包囊肿位于右心膈角区，余见于左心膈角、心后等处。

（2）病变通常与心包相连，但少数带蒂而与心包无明显连接。

（3）呈单房囊性球形或卵圆形水样密度，壁薄而均一，边缘光滑，大小为 2—16cm，很少钙化。

（4）增强扫描检查病变无强化。

图像如图 13-15。

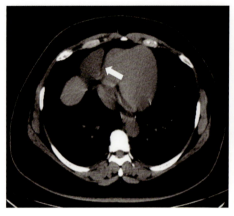 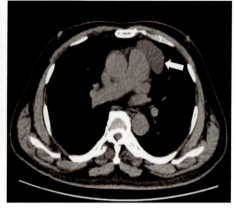

图中箭头分别为右侧心膈角及心包左前上缘的心包囊肿。

图 13-15　心包囊肿的 CT 图像

3. 心包囊肿的 MRI 表现及示例

（1）T1WI 一般呈均匀低信号，血性呈高信号。

（2）T2WI 呈明显高信号。

（3）增强扫描检查病变无强化。

图像如图 13-16。

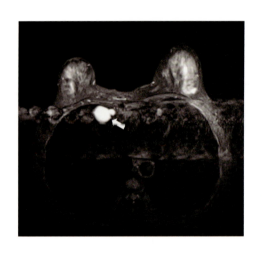

图中箭头为右侧心膈角区的心包囊肿，T2WI 呈明显高信号。

图 13-16　心包囊肿的 MRI 图像

第九节　纵隔病变：前肠囊肿

一、前肠囊肿概述及放射科住培要求

前肠囊肿是纵隔囊肿中最常见的类型，是胚胎发育早期原始前肠发育障碍形成的囊肿。原始前肠的侧壁在胚胎发育过程中发生间隔分成前后部分，前肠腹侧最终发育成气管、支气管，背侧发育成食管。根据囊壁及内衬细胞成分可分为支气管源性囊肿、食管囊肿、胃肠源性囊肿等。患者常见的临床症状为胸痛、胸闷、咳嗽、吞咽困难等，主要原因为囊肿压迫气管、支气管、食管等纵隔脏器引起。

前肠囊肿是放射科住培学员第三年需要掌握的疾病。

二、前肠囊肿的影像特点及示例

CT、MRI 是前肠囊肿常用的影像评估手段，不仅可以显示肿瘤形态、位置、大小、密度或信号等，还能显示病灶与毗邻组织的关系，其中 CT 多平面重建对判断病灶来源有重要作用。

1. 前肠囊肿的 CT 表现

（1）平扫表现为中、后纵隔类球形或椭圆形肿块影，与气管、主支气管或食管关系密切，边缘光滑，密度均匀（多为水样密度，含蛋白或出血则密度增高）；囊壁菲薄，部分囊壁可见弧线钙化，合并感染时囊壁可均匀增厚。

（2）增强扫描多无强化；合并感染时囊壁为轻 – 中度强化。

（3）邻近组织结构呈受压推移改变。

2. 前肠囊肿的 MRI 表现

（1）平扫表现为中、后纵隔类球形或椭圆形肿块影，与气管、主支气管或食管关系密切，边缘光滑，信号均匀，T1WI 为等 / 低信号，T2WI 为高信号，含蛋白或出血则表现为 T1WI 高信号、T2WI 稍低信号；囊壁菲薄，合并感染时囊壁可均匀增厚。

（2）增强扫描多无强化；合并感染时囊壁为轻 – 中度强化。

（3）邻近组织结构呈受压推移改变。

示例　男，74 岁，体检发现右肺部占位 3 天。行胸部 CT 平扫及增强扫描检查。图像如图 13–17。

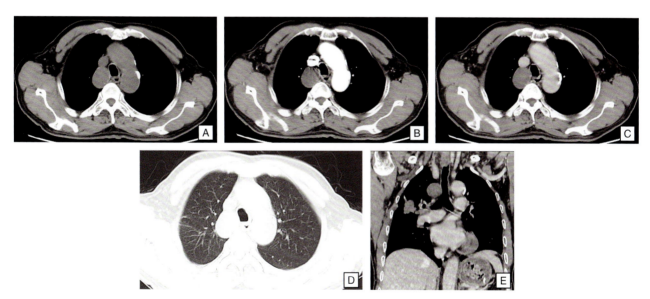

A 为 CT 平扫纵隔窗轴位，B、C 分别为 CT 增强扫描动脉期、静脉期纵隔窗轴位，D 为 CT 平扫肺窗轴位，E 为 CT 增强扫描静脉期纵隔窗冠状位。右上纵隔气管右侧、下腔静脉后方见一椭圆形等密度影，边缘清晰光滑，大小约 3.3cm×2.6cm×3.0cm，边缘见数个斑点状钙化，增强扫描未见强化，邻近肺组织及气管受压。另右肺上叶见一软组织密度结节影，直径约 2.6cm，边缘分叶、多发短小毛刺，结节外上缘见长条索影，边界清晰。气管及其分支走行通畅，未见阻塞征象。心脏大小、形态正常，心包内未见异常密度影。纵隔及大血管旁未见肿大淋巴结。

图 13–17　右上纵隔支气管囊肿（该患者同时合并右肺上叶周围型肺癌），胸部 CT 平扫及增强扫描图像

第十节　纵隔肿瘤：畸胎瘤

一、纵隔生殖细胞肿瘤概述及放射科住培要求

纵隔生殖细胞肿瘤（mediastinal germ cell tumors，MGCTs）是一组组织学表现与性腺肿瘤组织相同的肿瘤，据推测此类肿瘤起源于早期胚胎发育时的原始生殖细胞向性腺下降过程中停留在纵隔。根据病理类型可分为畸胎瘤、精原细胞瘤、恶性非精原细胞瘤，后者包含卵黄囊瘤（或内胚窦瘤）、胚胎癌、绒毛膜癌、混合性生殖细胞瘤；其中畸胎瘤和精原细胞瘤是比较常见的类型。良性纵隔生殖细胞瘤多见于女性，恶性生殖细胞瘤多见于男性。

纵隔畸胎瘤（mediastinal teratoma，MT）是发生于纵隔内的一种胚胎性肿瘤，其起源多为原始的胚胎细胞，是前、中纵隔常见的肿瘤，好发于 30 岁以下的青壮年，男女比例近似，但恶性纵隔畸胎瘤多见于男性。根据良恶性分类可分为良性畸胎瘤和恶性畸胎瘤，与患者的治疗选择及治疗效果相关；根据其分化类型可分为成熟性畸胎瘤和非成熟性畸胎瘤，主要用于辅助判断良恶性。病变较小时无症状；病变较大时，可引起胸痛、咳嗽和呼吸困难。

纵隔生殖细胞肿瘤是放射科住培学员第三年需要掌握的内容，其中畸胎瘤是住培细则要求掌握的病例，精原细胞瘤及卵黄囊瘤是本书列为额外掌握的内容。

二、纵隔畸胎瘤的影像特点及示例

CT 检查是诊断纵隔畸胎瘤的最佳影像方法，能很好地显示肿块内的钙化、骨骼及脂肪成分。典型 MT 的 CT 表现及示例如下。

（1）MT 常见于血管前间隙。

（2）密度不均匀，可见脂肪、液体、软组织、钙化等多种组织成分，部分形成脂肪－液体平面；囊性和脂肪成分是特征性的 CT 表现，但并非良性征象；恶性 MT 多表现为实性肿块。

（3）良性 MT 边缘清楚，其中囊性 MT 的囊壁厚度一般为 0.2—0.5cm；恶性 MT 轮廓不清，边缘有毛刺，可向周围脂肪浸润。

（4）增强扫描良性 MT 的软组织部分常常表现为轻度强化，恶性 MT 的软组织部分则呈不均匀明显强化。

（5）恶性 MT 可合并胸腔积液或心包积液。

示例　女，17 岁，胸部疼痛 4 个月余，行胸部 CT 平扫及增强扫描检查。图像如图 13-18。

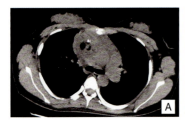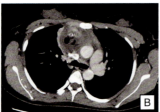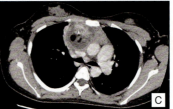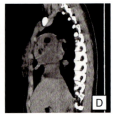

A 为 CT 平扫纵隔窗轴位，B、C 分别为 CT 增强扫描动脉期和静脉期的纵隔窗轴位，D 为 CT 平扫纵隔窗矢状位。右前纵隔见一不规则形混杂密度肿块影，边缘尚清，大小约 7.1cm×5.6cm×5.2cm，其内可见软组织、液体、脂肪密度影以及斑点状钙化灶；增强扫描肿块内软组织成分可见不均匀轻中度强化，其余未见强化。上腔静脉受压变扁，其内未见充盈缺损，心脏大血管受压向左后方移位。气管及其分支走行通畅，未见阻塞征象。纵隔及两肺门区未见肿大淋巴结。两侧胸膜无肥厚，胸膜腔未见积液。胸廓诸骨未见异常。

图 13-18　右前纵隔畸胎瘤，CT 平扫及增强扫描图像

第十一节　附加：纵隔生殖细胞瘤 – 精原细胞瘤

一、纵隔精原细胞瘤概述及放射科住培要求

精原细胞瘤（seminoma）好发于青少年男性睾丸，属低度恶性肿瘤，有 1%—2% 的精原细胞瘤发生于性腺外，常分布于人体中线区域，如头颅、鼻咽、纵隔、腹腔、盆腔等。其中纵隔是性腺外精原细胞瘤最好发的部位，占纵隔肿瘤的 1%—5%。早期症状为压迫感或胸骨后疼痛，后期症状有运动性呼吸困难、咳嗽、声音嘶哑、吞咽困难。

纵隔精原细胞瘤是提供给放射科住培学员第三年额外掌握的疾病。

二、纵隔精原细胞瘤的影像特点及示例

CT 平扫及增强扫描是纵隔精原细胞瘤最常用的影像评估手段，不但能显示肿瘤形态，还能显示血供情况及毗邻血管关系。MRI 扫描在显示肿瘤内部成分、判断浸润程度方面优于 CT，对于有碘对比剂禁忌的患者，MRI 可作为评估纵隔精原细胞瘤的备选手段。纵隔精原细胞瘤的 CT 表现如下。

（1）平扫表现为前中上纵隔不规则形肿块影，边缘不清或呈分叶状，密度多不均匀（坏死、囊变区密度减低），钙化少见。

（2）增强扫描呈不均匀轻 – 中度强化，实质部分可出现条状强化血管影。

（3）向四周浸润生长，可侵及肺、胸膜、心包、大血管等邻近组织。

（4）可发生淋巴结及远处器官转移。

（5）可出现胸腔积液及心包积液。

示例　男，38 岁，中度体力活动后出现胸闷 10 天，胸骨后及剑突下胸闷不适，持续性，伴晕厥一次。行胸部 CT 平扫及增强扫描检查。图像如图 13–19。

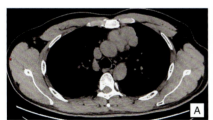
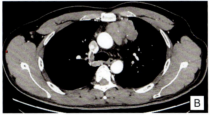
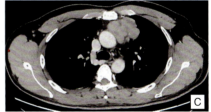
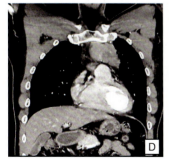
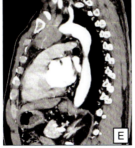

A 为 CT 平扫纵隔窗轴位，B、C 分别为 CT 增强扫描动脉期、静脉期纵隔窗轴位，D、E 分别为 CT 增强扫描动脉期纵隔窗冠状位、矢状位。左前上纵隔区域见一大小约为 6.5cm×5.0cm×6.1cm 的不规则软组织密度肿块影，密度欠均匀，可见小斑片状稍低密度区，肿块边界清且呈分叶状。增强扫描肿块呈不均匀中度强化，其中动脉期病灶内见条状强化血管影。肿块与邻近血管分界清，血管稍受压推移；邻近胸骨未见骨质破坏征象。

图 13–19　左前上纵隔精原细胞瘤，胸部 CT 平扫及增强扫描图像

第十二节　附加：纵隔生殖细胞瘤 – 卵黄囊瘤

一、纵隔卵黄囊瘤概述及放射科住培要求

在恶性非精原细胞瘤中，纵隔卵黄囊瘤（mediastinal yolk sac tumor，MYST）是最常见的类型，约占恶性非精原细胞瘤的 60%，为高度恶性肿瘤，好发于男性儿童及青少年。实验室检查 90% 以上患者血清甲胎蛋白（AFP）明显增高，临床表现为咳嗽、胸痛、气紧等，预后极差，多在半年内死亡，死因多为广泛转移。

纵隔卵黄囊瘤是提供给放射科住培学员第三年额外掌握的疾病。

二、纵隔卵黄囊瘤的影像特点及示例

CT 检查是 MYST 最重要的影像评估手段，不但能显示肿瘤形态、大小、边缘等，还能显示血供及胸内脏器受累情况。MRI 对于评估邻近胸壁、膈肌、脊柱或血管病变等价值更高。纵隔卵黄囊瘤的 CT 表现如下。

（1）平扫表现为前上纵隔巨大囊实性肿块，形态为不规则分叶状，边界不清，密度不均匀，以囊性成分为主，实性部分位于病灶周边，部分可见钙化。

（2）增强扫描肿瘤实性部分呈不均匀明显强化，动脉期可见自周边向中心不规则条状及网状血管影，并有延迟渐进性强化特征，囊变坏死区无强化；部分肿瘤内可见迂曲增粗血管影。

（3）肿瘤累及邻近结构，周围脂肪间隙消失，包绕大血管，常合并胸腔积液、心包积液。

示例　男，21 岁，咳嗽、咳痰 1 个月余，体检发现纵隔占位 2 周。实验室检查，甲胎蛋白：5843.55ng/mL，血清人绒毛膜促性腺激素测定（–）。行胸部 CT 平扫及增强扫描检查。图像如图 13-20。（此示例由广西医科大学第一附属医院放射科陈伟奎医生提供）

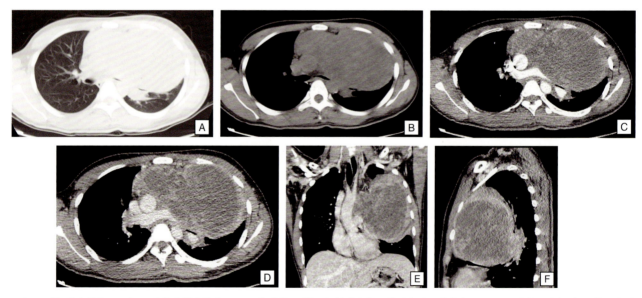

A 为 CT 平扫肺窗轴位，B 为 CT 平扫纵隔窗轴位，C、D 分别为 CT 增强扫描动脉期、静脉期纵隔窗轴位，E、F 分别为 CT 增强扫描静脉期纵隔窗冠状位、矢状位。左前上中纵隔见一巨大囊实性肿块，大小约 15.4cm×9.4cm×12.0cm，密度不均匀，病灶中央以囊性成分为主，内见软组织密度分隔，增强扫描病灶内分隔及周围实性部分呈不均匀明显强化，囊性部分未见强化；病灶周围脂肪间隙消失，肿瘤侵犯左肺动脉且分界不清，主动脉及右肺动脉受包绕，左主支气管及食管受压推移变形。两侧胸腔及心包腔未见积液。

图 13-20　左前上中纵隔卵黄囊瘤，胸部 CT 平扫及增强扫描图像

第十三节　胸膜病变：胸膜肿瘤

一、胸膜肿瘤概述及放射科住培要求

胸膜肿瘤分为两大类，即原发性胸膜肿瘤和继发性胸膜肿瘤，前者包括间皮瘤、孤立性纤维瘤、原发性胸膜淋巴瘤、脂肪瘤等；后者主要为胸膜转移瘤，来源包括肺癌、乳腺癌、胃癌等，转移途径为血行转移、淋巴道转移或种植播散。不同类型的胸膜肿瘤临床表现不同，良性肿瘤患者早期无明显症状，随着肿瘤增大会出现相应部位的压迫症状；而恶性肿瘤患者常表现为胸痛、呼吸困难、发热、消瘦等不适症状。

胸膜肿瘤是放射科住培学员第三年需要掌握的疾病。

二、胸膜肿瘤的影像特点及示例

CT 检查是胸膜肿瘤最重要的影像评估手段，不但能显示肿瘤形态、大小、边缘等，还能显示血供及胸内脏器受累情况。MRI 对于评估邻近胸壁、膈肌、脊柱或血管病变等价值更高。

（一）典型胸膜间皮瘤的 CT 表现及示例

（1）平扫：局限性胸膜间皮瘤表现为胸膜单发结节或肿块，边缘光滑，可见宽基底或有蒂与胸膜相连，少数可见坏死以及点状钙化；弥漫性胸膜间皮瘤表现为胸膜广泛不规则形、结节状或较薄的平滑状增厚，部分可见胸膜钙化，相应胸廓体积缩小。

（2）增强扫描呈不均匀中度或明显强化。

（3）恶性胸膜间皮瘤可包绕患侧肺组织并出现肺不张，可侵犯胸壁、纵隔、横膈，以及腹部。

（4）大部分患侧可出现程度不等的胸腔积液。

示例　女，70 岁，因咳嗽、胸闷、活动后气促 1 个月余就诊，行胸部 CT 平扫及增强扫描检查。图像如图 13-21。

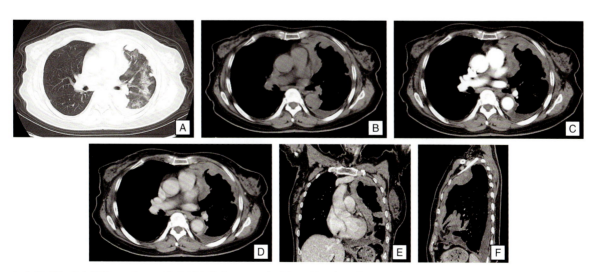

A 为 CT 平扫肺窗轴位，B 为 CT 平扫纵隔窗轴位，C、D 分别为 CT 增强扫描动脉期、静脉期纵隔窗轴位，E 为 CT 增强扫描静脉期纵隔窗冠状位，F 为 CT 增强扫描静脉期纵隔窗矢状位。左侧胸膜弥漫性不规则增厚，边缘不光整，局部呈结节样、梭形增厚，增强扫描呈不均匀中度强化。左侧胸廓塌陷；左侧胸腔后缘见弧形水样密度影。左肺见多发斑片、片状高密度影，边缘模糊。气管及其分支走行通畅，未见阻塞征象；心影大小、形态正常，心包内未见异常密度影。

图 13-21　左侧恶性弥漫性胸膜间皮瘤，胸部 CT 平扫及增强扫描检查图像

（二）典型胸膜孤立性纤维瘤的 CT 表现及示例

（1）瘤体较小者表现为胸膜球形或椭圆形软组织结节 / 肿块，边缘光滑，密度均匀，与胸膜成钝角相交，部分可见带蒂；增强扫描呈均匀、渐进性强化。

（2）瘤体较大者形态多不规则，边缘分叶，密度不均匀（坏死、囊变区密度减低，钙化区为致密影）；增强扫描呈不均匀明显强化，表现为特征性"地图样"强化。

（3）恶性者可侵犯胸壁，并伴有胸腔积液。

示例 女，63 岁，咳嗽、咳痰 2 年余，行胸部 CT 平扫及增强扫描检查。图像如图 13-22。

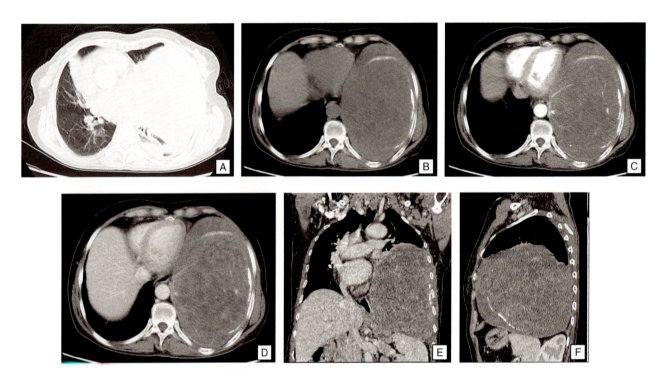

A 为 CT 平扫肺窗轴位，B—D 分别为 CT 平扫、增强扫描动脉期及静脉期纵隔窗轴位，E，F 分别为 CT 增强扫描静脉期纵隔窗冠状位、矢状位。左胸可见一巨大椭圆形软组织密度肿块影，大小约 18cm×12cm×16cm，边界清并可见分叶，肿块上至左侧肺门水平，下至左膈面，肿块外侧与左胸壁分界不清，CT 值约为 30—33HU，其中肿块外围可见弧线样钙化密度影，增强扫描肿块呈不均匀轻中度强化，内可见多发不规则肿瘤血管影。左肺下叶支气管受压变窄，左下肺组织受压，左肺门血管亦可见受压、推移，心影及纵隔向右偏移。两侧肺门及纵隔未见肿大淋巴结。

图 13-22 左侧胸膜孤立性纤维瘤，胸部 CT 平扫及增强扫描图像

（三）典型胸膜转移瘤的 CT 表现及示例

（1）CT 平扫：局限性胸膜转移瘤表现为胸膜孤立性椭圆形、球形、扁丘状软组织密度结节或肿块，密度均匀或不均匀，边缘光整或不光整，与胸膜呈钝角相交，部分可见低密度坏死；弥漫性胸膜转移瘤表现为广泛不规则状、结节状软组织密度的胸膜增厚，范围较大时呈饼状，密度均匀或不均匀，边缘不光整。

（2）增强扫描呈不均匀轻度至明显强化。

（3）可伴同侧胸廓塌陷及程度不等的胸腔积液。

（4）合并原发肿瘤的表现。

（5）可合并纵隔、肺门、心膈角区淋巴结及肝脏、肾上腺、骨骼等其他部位的转移瘤。

示例 女，72 岁，咳嗽、咳白痰 1 周，肺穿刺活检为浸润性腺癌。分别于 2020 年 10 月及 2021 年 10 月行胸部 CT 平扫及增强扫描检查。图像如图 13-23。

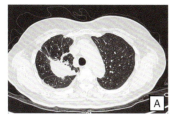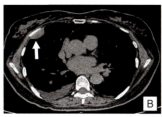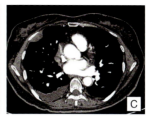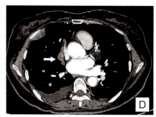

A 为 CT 平扫肺窗轴位，B 为 CT 平扫纵隔窗轴位，C、D 分别为 CT 增强扫描动脉期、静脉期纵隔窗轴位。右肺上叶尖、后段见一不规则形软组织密度肿块影，大小约 5.5cm×2.7cm×2.6cm，密度欠均匀，边缘欠清并可见分叶。右前胸膜及纵隔胸膜见多发结节状、丘状软组织密度影，密度不均匀，可见斑片状低密度坏死区，边缘欠光整，呈宽基底与胸膜相连，增强扫描呈不均匀明显强化。右侧胸膜腔见少量积液。

图 13-23　右肺上叶肺癌并右侧胸膜转移瘤，2020 年 10 月胸部 CT 平扫及增强扫描图像

同一患者右肺上叶肺癌并右侧胸膜转移瘤，复查较前进展。图像如图 13-24。

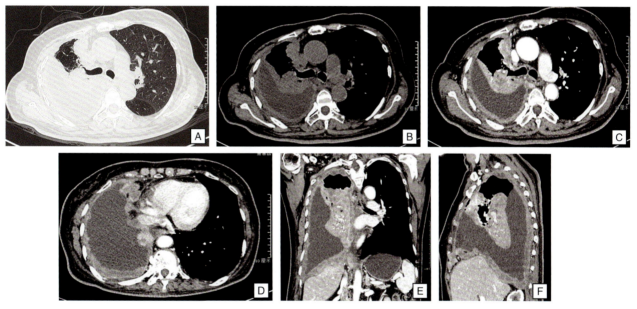

A 为 CT 平扫肺窗轴位，B 为 CT 平扫纵隔窗轴位，C、D 为 CT 增强扫描静脉期纵隔窗轴位，E 为 CT 增强扫描静脉期纵隔窗冠状位，F 为 CT 增强扫描静脉期纵隔窗矢状位。右侧胸廓塌陷。右侧胸膜见广泛不规则结节状、丘状软组织密度影，密度不均匀，可见斑片状低密度坏死区，边缘欠光整，呈饼状改变，增强扫描呈不均匀明显强化。右侧胸膜腔见大量积液，右肺组织受压膨胀不全。

图 13-24　2021 年 10 月胸部 CT 平扫及增强扫描图像

第十四节　心脏病变：冠心病

一、冠心病概述及放射科住培要求

冠状动脉粥样硬化性心脏病（coronary atherosclerotic heart disease）简称冠心病，指由于脂质代谢异常，血液中的脂质沉着在原本光滑的动脉内膜上，在动脉内膜上一些类似粥样的脂类物质堆积而成白色斑块，称为动脉粥样硬化病变。这些斑块渐渐增多造成动脉腔狭窄，使血流受阻，导致心脏缺血，产生心绞痛。本病好发于 45 岁以上的男性、55 岁以上或者绝经后的女性、有家族史、低密度脂蛋白胆固醇 LDL-C 过高、高密度脂蛋白胆固醇 HDL-C 过低和伴有高血压、糖尿病、吸烟、超重、肥胖、痛风、不运动等情况的人群。临床上分为隐匿型、心绞痛型、心肌梗死型、缺血性心肌病型、猝死型。

冠心病是放射科住培学员第三年需要掌握的疾病。

二、冠心病的影像特点及示例

冠状动脉造影（CAG）是诊断冠心病的影像"金标准"，但因为是有创，检查不作为首选。冠状动脉CTA（CCTA）的诊断准确率仅次于 CAG，并且以成像速度快、无创、经济而成为冠心病的影像首选检查方法，随着相应重建软件及人工智能软件的发展，不但诊断效能越来越高，还能提供血管壁形态、高危斑块成分、斑块体积等重要信息。心脏 MRI 由于软组织分辨率高，能够在心脏形态、功能、心肌活性等方面形成一站式检查，通过对比剂的显像还可以在心肌灌注、存活心肌等方面给临床提供重要的信息，现已成为评估冠心病预后的一项重要检查方法。

1. 冠心病的 CAG 表现及示例

冠状动脉狭窄程度分级如下。

正常：无狭窄。

轻微：狭窄程度 < 25%。

轻度：狭窄程度 26%—50%。

中度：狭窄程度 51%—75%。

重度：狭窄程度 > 75%。

闭塞：无血流通过。

图像如图 13-25。

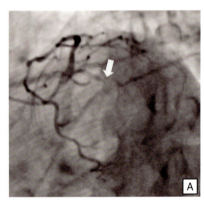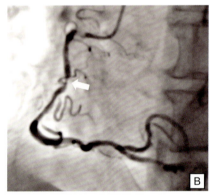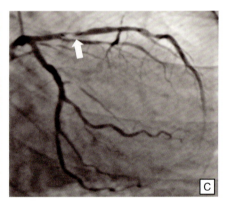

A 显示左冠状动脉回旋支近段闭塞，B 显示右冠状动脉近段中度狭窄，C 显示左冠状动脉前降支近段重度狭窄。

图 13-25 冠心病的冠状动脉造影表现图像

2. 冠心病的 CCTA 表现及示例

CCTA 在观察冠状动脉狭窄程度的同时，还需要观察斑块的性质，区分钙化斑块、非钙化斑块、混合斑块。图像如图 13-26。

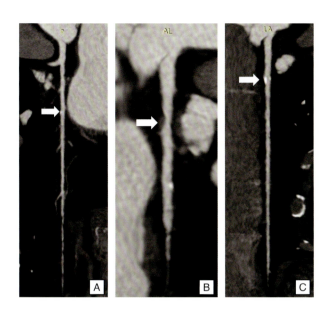

A显示左冠状动脉前降支近段混合斑块，管腔轻度狭窄；B显示右冠状动脉近段非钙化斑块，管腔轻度狭窄；C显示右冠状动脉近段钙化斑块，管腔轻度狭窄。

图 13-26　冠心病的 CCTA 表现图像

3. 冠心病的 MRI 表现及示例

（1）首过灌注成像：心肌梗死区域为低信号无灌注区域。

（2）心肌延迟强化（LGE）：心肌梗死区域为明显高信号延迟强化区。

（3）T2WI：心肌水肿区域呈高信号，心肌内出血区域呈低信号。

图像如图 13-27。

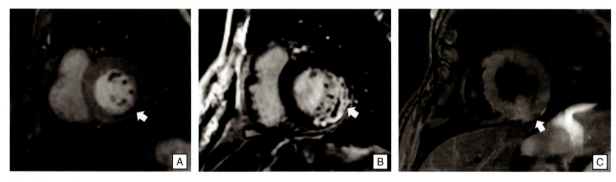

A为首过灌注图像，B为延迟强化图像，C为T2WI图像。首过灌注呈心内膜下低信号的灌注缺损，表示心肌内层无血流灌注；延迟强化呈透壁性的高信号，表示心肌全层的损伤；T2WI呈片状的高信号，表示心肌水肿。

图 13-27　下壁及下侧壁心肌梗死 MRI 图像

第十五节　心脏病变：肺心病

一、肺心病概述及放射科住培要求

肺源性心脏病（pulmonary heart disease，PHD）简称肺心病，是由于支气管－肺组织、胸廓或肺动脉血管慢性病变所致肺血管阻力增加，产生肺动脉高压，继而右心室结构和（或）功能改变的疾病。本病多发生于 40 岁以上人群，病变发展缓慢，临床上除原有胸、肺疾病的各种症状和体征外，主要是逐步出现肺、心力衰竭以及其他器官损害的征象，病死率较高。

肺心病是放射科住培学员第三年需要掌握的疾病。

二、肺心病的影像特点及示例

X线平片可以观察胸廓、肺部及心影大小的改变，但不能评价心肌和心功能的异常，对于中早期的肺动脉高压并不敏感。多层螺旋CT可观察心脏结构和大血管改变（如右心室扩大、肺动脉干增粗等）。心脏磁共振（CMR）具有多方位多参数成像、组织分辨率高等特点，不仅能显示心脏的三维立体结构，且能通过延迟强化序列观察心肌的改变。

（一）肺心病的X线表现及示例

肺心病X线主要表现为胸肺基础疾病、肺动脉高压和右心室肥大的特征。

（1）胸、肺基础疾病：胸廓畸形、严重的胸膜肥厚和钙化、肺毁损改变、弥漫性肺纤维化、严重肺气肿等征象。

（2）右下肺动脉干扩张，横径≥15mm或右下肺动脉横径与气管横径比值≥1.07，肺野动脉因痉挛而纤细，表现为"肺门截断征"。

（3）肺动脉段明显突出或其高度≥3mm。

（4）右心室增大，心尖圆隆、上翘。

图像如图13-28。

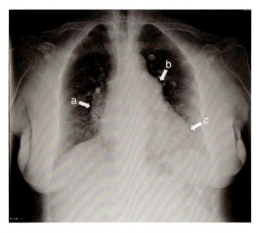

a箭头：增宽的右下肺动脉，b箭头：肺动脉段明显突出，c箭头：心尖圆隆、上翘。

图13-28 肺心病的X线表现图像

（二）肺心病的CT表现及示例

肺心病CT主要观察心脏结构和大血管的改变。

（1）如果以肺动脉干的直径来诊断肺动脉高压，直径≥30mm时的敏感度及特异度最高。

（2）如果以肺动脉干直径/升主动脉直径的比值来诊断肺动脉高压，该比值＞1时的敏感度和特异度最高。

（3）右心室扩大，舒张期横径≥45mm。

（4）可同时观察肺部改变，如慢性支气管炎、肺气肿、急性肺炎等。

图像如图13-29。

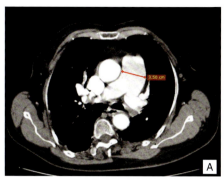
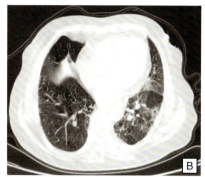

A为CT增强纵隔窗轴位，显示增宽的肺动脉，肺动脉干直径／升主动脉直径的比值＞1；B为肺窗轴位，显示肺部炎症。

图13-29　肺心病的CT表现图像

（三）肺心病的心脏磁共振表现及示例

（1）心脏电影短轴及四腔心提示右心室增大，舒张期横径≥45mm。

（2）右心室流出道测量，舒张期内径男性21—33mm，女性23—32mm。

（3）心肌延迟强化（LGE）：右心室游离壁与室间隔移行处机械应力最高，更容易产生心肌纤维化或细胞外间隙增加，可容纳更多的钆对比剂，故而延迟强化呈高信号。

图像如图13-30。

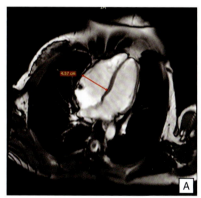
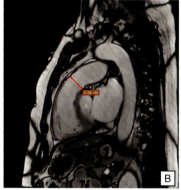
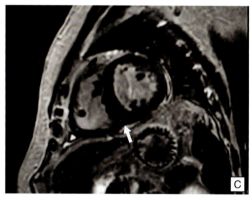

A为四腔心电影图像，测量右心室横径＞45mm；B为右心室流出道电影图像，测量右心室流出道内径为25.8mm；C为短轴位延迟强化图像，箭头处为右心室游离壁与室间隔下移行处心肌内小条状延迟强化。

图13-30　肺心病的心脏磁共振表现图像

第十六节　心脏病变：心肌病

一、心肌病概述及放射科住培要求

心肌病（cardiomyopathy）是一组多样性心肌病变，伴机械和（或）电功能障碍，由各种原因引起，主要分为缺血性心肌病与非缺血性心肌病，缺血性心肌病以冠心病为主，而非缺血性心肌病又分为原发性心肌病和继发性心肌病。

常见的心肌病是放射科住培学员第三年需要掌握的疾病。缺血性心肌病以冠心病为主，在前面章节已经进行介绍，本章着重介绍常见的非缺血性心肌病：原发性心肌病（肥厚型心肌病、扩张型心肌病）和继发性心肌病（心肌炎），其他的非缺血性心肌病由于较为罕见，不作为住培要求掌握内容。

二、心肌病的影像特点及示例

（一）肥厚型心肌病的影像特点及示例

肥厚型心肌病是最常见的常染色体遗传病，由编码肌动蛋白 C 或 β-肌球蛋白重链的基因突变引起，特点是左心室弥漫性或节段肥厚，不伴心腔扩张，临床表现多样，青年人猝死多见。组织学表现为心肌细胞排列紊乱、小血管病变、局灶坏死及心肌纤维化。当前的诊断标准是左心室舒张末期最大室壁厚度 ≥ 15mm。

（1）肥厚型心肌病 X 线及 CT 仅可显示心影增大及心肌增厚，并无特异性表现。

（2）CMR 电影序列左心室舒张末期最大室壁厚度 ≥ 15mm。

（3）CMR 延迟强化序列心肌中层呈片絮状延迟强化。

（4）CMR 电影序列三腔心观察左心室流出道是否梗阻。

图像如图 13-31。

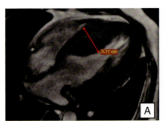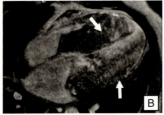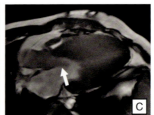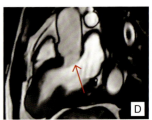

A 为四腔心电影图像，测量心室舒张末期最大室壁厚度为 37.7mm（≥ 15mm）；B 为延迟强化序列，心肌中层呈片絮状延迟强化；C 为电影序列，左心室流出道狭窄，为梗阻型肥厚型心肌病；D 为电影序列，左心室流出道无明显狭窄，为非梗阻性肥厚型心肌病。

图 13-31　肥厚型心肌病的 CMR 图像

（二）扩张型心肌病的影像特点及示例

扩张型心肌病是指没有明显的冠状动脉疾病或异常负荷状态下（如高血压或心脏瓣膜病）所致的左心室扩张和收缩功能障碍的一类心肌病，可伴或不伴右心室扩张和功能障碍。是非缺血性心肌病中最常见的心肌病，临床表现为心力衰竭症状和体征，是猝死的重要原因。病理表现为弥漫性心肌细胞萎缩、代偿性心肌细胞肥大及血管周围纤维化。

（1）扩张型心肌病 X 线平片及 CT 仅可显示心室扩大，并不具有特异性。

（2）CMR 电影序列左心室舒张末期横径 ≥ 55mm。

（3）CMR 电影序列左心室舒张末期室壁厚度变薄（＜ 5mm）或正常。

（4）CMR 电影序列显示心室收缩功能减弱。

（5）延迟强化序列心肌中层呈条索状延迟强化。

图像如图 13-32。

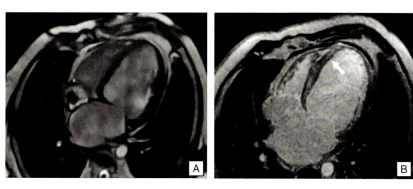

A 为四腔心电影图像，测量心室舒张末期左心室增大；B 为延迟强化序列，心肌中层呈条状延迟强化。

图 13-32　扩张型心肌病的 CMR 图像

（三）心肌炎的影像特点及示例

心肌炎是心肌局部或弥漫性的急性、亚急性或慢性非特异性炎症，以病毒感染为最常见病因，如柯萨奇 B 病毒、腺病毒、EB 病毒等。其病理特点为心肌炎性细胞浸润、水肿、坏死和纤维化。心内膜心肌活检（EMB）是目前诊断的"金标准"。其临床表现为胸痛、心衰、心律失常甚至心源性休克或猝死等。

（1）X 线平片及 CT 均无法显示心肌炎。

（2）CMR-T2WI 信号增高（心肌水肿）。

（3）心肌早期强化（炎性肉芽肿强化方式）。

（4）心肌延迟强化（LGE）：外膜下至心肌中层延迟强化。

图像如图 13-33。

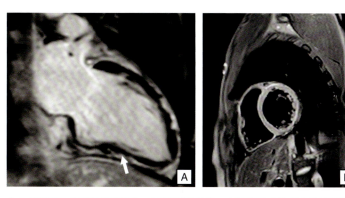

A 为延迟强化序列，左心室下壁心外膜下延迟强化；B 为 T2WI 图像，心肌信号明显高于骨骼肌信号，提示心肌水肿。

图 13-33　心肌炎的 CMR 图像

第十七节　肺动脉病变：肺动脉高压

一、肺动脉高压概述及放射科住培要求

肺动脉高压（pulmonary hypertension，PH）是指肺动脉压力升高超过正常临界值的一种血流动力学和病理生理状态，可以导致一系列心脏及循环系统病变（详见肺心病章节）。2022 年欧洲心脏病学会（ESC）

和欧洲呼吸学会（ERS）联合发布的《肺动脉高压诊断和治疗指南》中，定义 PH 血流动力学标准，即平静状态下，右心导管测量的平均肺动脉压（mPAP）＞ 20mmHg、肺血管阻力（PVR）的临界值为 2 Wood 单位。

肺动脉高压是放射科住培学员第三年需要掌握的疾病。

二、肺动脉高压的影像特点及示例

X 线可以在胸部正位片观察心影中肺动脉段的隆起及右下肺动脉干增粗等特征表现判断肺动脉高压，多层螺旋 CT 可通过观察肺动脉干增粗的表现来诊断肺动脉高压。磁共振一般不作为肺动脉高压诊断的常规检查。但是影像检查对于中早期的肺动脉高压并不敏感。

1. 肺动脉高压的 X 线表现及示例

（1）右下肺动脉干扩张，横径 ≥ 15mm 或右下肺动脉横径与气管横径比值 ≥ 1.07。

（2）肺动脉段明显突出或其高度 ≥ 3mm。

图像如图 13-34。

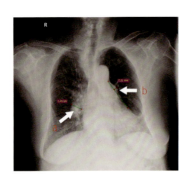

a 箭头为增宽的右下肺动脉；b 箭头为肺动脉段明显突出。

图 13-34　肺动脉高压的 X 线表现图像

2. 肺动脉高压的 CT 表现及示例

肺动脉高压 CT 主要观察肺动脉干改变：在水平位（横断位）选择肺动脉分叉层面，左、右肺动脉长轴呈直角状，分别测量肺动脉主干与升主动脉直径。正常情况下肺动脉（PA）主干直径＜ 29mm，肺动脉主干与升主动脉（AA）横径比值（PA/AA ratio）＜ 1。诊断标准：

（1）如果以肺动脉干的直径来诊断肺动脉高压，直径 ≥ 30mm 时的敏感度及特异度最高。

（2）如果以肺动脉干直径 / 升主动脉直径的比值来诊断肺动脉高压，该比值＞ 1 时的敏感度和特异度最高。

需要注意的是，升主动脉异常增宽时，PA/AA 比值的可靠性下降，应结合 PA 横径考量。图像如图 13-35。

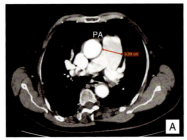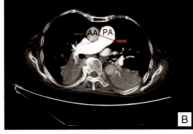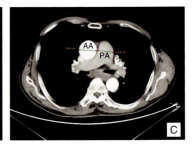

A 肺动脉干直径（PA）≥ 30mm；B 肺动脉干直径（PA）/ 升主动脉直径（AA）的比值＞ 1；C 升主动脉异常增宽时，PA/AA 比值的可靠性下降，应结合 PA 横径考量。

图 13-35　肺动脉高压的 CT 图像

第十八节　肺动脉病变：肺动脉栓塞

一、肺动脉栓塞概述及放射科住培要求

肺动脉栓塞（pulmonary embolism，PE）是以各种栓子阻塞肺动脉或其分支为发病原因的一组疾病或临床综合征的总称，包括肺血栓栓塞症（pulmonary thromboembolism，PTE）、脂肪栓塞综合征、羊水栓塞、肿瘤栓塞等。肺血栓栓塞症（PTE）指来自静脉系统或右心的血栓阻塞肺动脉或其分支所致的疾病，以肺循环和呼吸功能障碍为其主要临床病理生理特征。引起肺血栓栓塞症的血栓主要来源于深静脉血栓形成（deep venous thrombosis，DVT）。深静脉血栓形成和肺血栓栓塞症实际上为一种疾病过程在不同部位、不同阶段的表现，两者合称为静脉血栓栓塞症（venous thromboembolism，VTE），任何导致静脉血流缓慢、血管内皮损伤以及血液高凝状态的因素及癌症都是 VTE 的易患因素。PE 的临床表现缺乏特异性，多数表现为血流栓塞引起的呼吸困难、胸痛、咯血、胸腔积液等，以及心功能不全导致的心悸、晕厥、休克、三尖瓣收缩期杂音等，疑诊相关检查主要有血浆 D- 二聚体、血气分析、肌钙蛋白、脑钠肽、心电图、超声心动图、胸片等，确诊相关检查包括 CT 肺动脉血管成像（CTPA）、核素肺通气 / 灌注（V/Q）显像、磁共振肺动脉血管成像（MRPA）、肺动脉造影等。

肺动脉栓塞是放射科住培学员第三年需要掌握的疾病。

二、肺动脉栓塞的影像特点及示例

CTPA 是目前诊断 PE 的首选方法，可以直观地显示肺动脉内血栓形态、部位及血管堵塞程度，对 PE 的诊断有较高敏感性和特异性。肺动脉造影是 PE 诊断的"金标准"，其直接征象有肺动脉内对比剂充盈缺损伴或不伴血流阻断。肺动脉栓塞的典型 CT 表现如下。

（1）直接征象：充盈缺损。肺动脉主干和（或）其分支内较大充盈缺损，管腔闭塞，未见对比剂充盈，与相邻正常管腔相比，可略显扩张。管腔中央部分性充盈缺损，周围可见对比剂，呈"球币征""轨道征"；管腔内边缘性充盈缺损，与血管壁呈锐角。

（2）间接征象：肺叶楔形条带状的高密度区或盘状肺不张；中心肺动脉扩张及远端血管分布减少或消失等。

示例　男，63 岁，患者 1 周前无明显诱因下出现气喘，活动后症状明显，休息后可自行缓解，偶有咳嗽、咳痰，D- 二聚体、纤维蛋白原及纤维蛋白（原）降解产物明显升高，行胸部 CTPA 检查。图像如图 13-36。

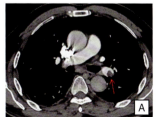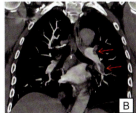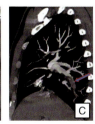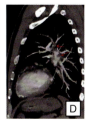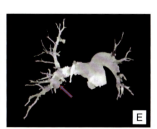

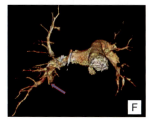

A 为动脉期横轴位，B 为动脉期冠状位，C 为右肺动脉 MPR 矢状位，D 为左肺动脉 MPR 矢状位，E 为肺动脉 MIP 重建图，F 为肺动脉 VR 图。右肺下叶动脉见中心性充盈缺损，其远侧动脉未见显示（粗箭头）；左肺上、下叶动脉见偏心性充盈缺损（细箭头）。

图 13-36　两侧肺动脉及其分支多发栓塞，胸部 CTPA 检查图像

第十九节　主动脉病变：主动脉粥样硬化

一、动脉粥样硬化概述及放射科住培要求

动脉粥样硬化（atherosclerosis）是与脂质代谢障碍有关的全身性疾病，其特点是血液中的脂质进入动脉管壁并沉积于内膜形成粥样斑块，导致动脉增厚、变硬及管腔狭窄甚至闭塞，好发于中老年男性和绝经后的女性，主要累及大、中型的肌弹力型动脉，以主动脉、冠状动脉及脑动脉多见。主动脉粥样硬化大多数无特异性临床症状，主要为收缩期血压升高、脉压增宽等，易伴有血栓形成进而导致供血障碍，还可形成主动脉瘤。

本病为多发常见病，影像表现特异，诊断不难，是放射科住培学员第三年需要掌握的内容。

二、动脉粥样硬化的影像表现及示例

动脉粥样硬化影像表现如下。

（1）X线平片表现：表现为沿大血管边缘的条片状钙化密度影，较小而少的钙化不易显示。

（2）CT表现：平扫能够清晰显示动脉血管壁的钙化，为动脉壁弧形或环形致密影，病变程度不一，可见动脉迂曲或异常扩张。增强扫描显示血管壁向腔内突起的低密度充盈缺损，内壁光整；管壁不规则增厚突向管腔内或外，斑块密度均匀或不均匀，一般无强化；管腔可因粥样硬化斑块及血栓形成而出现不同程度的狭窄或闭塞，部分见周围侧支循环形成。

示例　男，72岁，因突然晕厥入院，行X线平片及主动脉CTA检查。图像如图13-37。

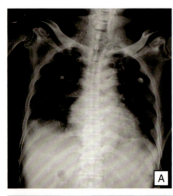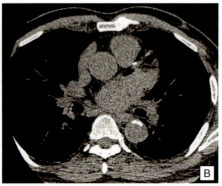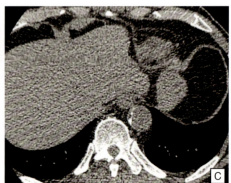

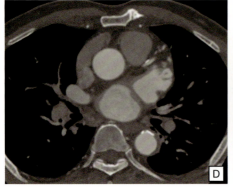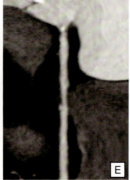

A为X线平片，可见主动脉迂曲，主动脉结有环形致密影，为钙化灶；B、C为CT平扫，可见沿主动脉血管轮廓边缘分布的斑点、斑片状钙化；D为CTA图像，平扫所见钙化均位于管壁，局部管壁增厚、无强化；E为冠状动脉CTA图像，可见左冠状动脉前降支近段局部管腔狭窄，狭窄处斑块密度较低，为含脂质斑块，另血管开口见一点状钙化斑块。

图13-37　主动脉粥样硬化，X线平片及CT图像

第二十节　主动脉病变：急性主动脉综合征 – 主动脉夹层

一、急性主动脉综合征概述及放射科住培要求

急性主动脉综合征（acute aortic syndrome，AAS）以急性胸痛为最常见症状，是一组严重威胁人类生命健康的心血管疾病，主要包括主动脉夹层（aortic dissection，AD）、主动脉壁内血肿（intramural hematoma，IMH）和主动脉穿透性溃疡（penetrating aortic ulcer，PAU）。IMH 是指发生在主动脉壁中层的血肿，既往认为是主动脉壁滋养血管破裂所致，多数病例影像检查中无明确的内膜破口，且血肿与主动脉管腔无交通，但部分病例在术中仔细探查可见内膜破口及假腔，但假腔内无持续血流灌注。PAU 则是主动脉壁的粥样硬化斑块发生溃疡，穿透内膜进入中层或外层形成壁龛所致。

主动脉夹层为放射科住培学员第二、第三年均需要掌握的内容，其概述详见第二篇第七章第二十二节"主动脉病变：主动脉夹层"。放射科住培学员第三年需要掌握主动脉壁内血肿和主动脉穿透性溃疡这两种疾病的影像诊断及鉴别诊断，还需了解主动脉夹层少见的并发症。

二、主动脉壁内血肿和主动脉穿透性溃疡的影像表现及示例

多层螺旋 CT 血管成像（CTA）是急性主动脉综合征的首选影像检查方法。特别需要说明的是，主动脉壁内血肿是局限于主动脉壁的病变，内膜无破损，有创的血管造影无法检出。

（一）主动脉壁内血肿的 CT 表现及示例

（1）CT 平扫表现：根据病变发生的时间，多数显示主动脉轮廓内稍高密度影（急性）或稍低密度影（慢性），大部分病例为偏心性的"新月状"影，少数病例为环形，部分病例也可见到内膜钙化向管腔内移位。

（2）CTA 表现：CT 增强扫描主动脉壁内血肿不强化，与主动脉夹层假腔不同，病变管腔侧边缘光滑，且多数病例不会导致管腔狭窄，此外，主动脉壁内血肿所在的位置较为恒定，不像主动脉夹层假腔通常出现的沿血管长轴的螺旋样改变。

示例　男，69 岁，胸痛 3 天，行胸腹部 CTA 检查。图像如图 13-38。

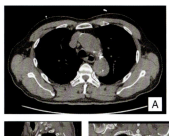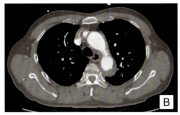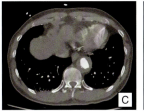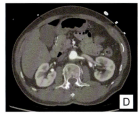

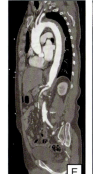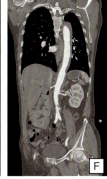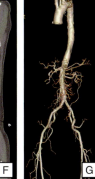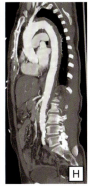

A 为 CT 平扫横断位图像，可见降主动脉近端腔内斑点状钙化及偏心性的新月状稍高密度影；B—D 为 CTA 横断位图像，可见降主动脉管壁偏侧性或环形增厚，且无强化，内壁光滑；E、F 为斜矢状位、斜冠状位重组图像，显示主动脉壁较均匀增厚，内壁光滑，管腔无明显狭窄；G 为 VR 重建图像，显示主动脉管腔无明显狭窄，管壁光滑；H 为斜矢状位 MIP 图像，显示主动脉管壁光滑及血管钙化分布情况。

图 13-38　主动脉壁内血肿，CT 平扫及 CTA 图像

（二）主动脉穿透性溃疡的 CT 表现及示例

（1）CT 平扫表现：主动脉穿透性溃疡是内膜局部损伤，CT 平扫无法显示，但血管钙化和较大的穿透性溃疡造成血管轮廓的突起可以在 CT 平扫上观察到，但不是特征性的诊断征象。

（2）CTA 表现：穿透性溃疡患者多见动脉粥样硬化节段，血管壁内或局部向腔外突起的龛影是其表现。

示例　男，70 岁，胸、腹痛多日，行胸部 CTA 检查。图像如图 13-39。

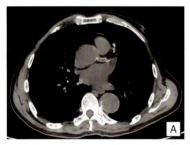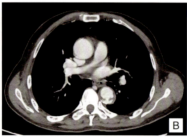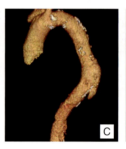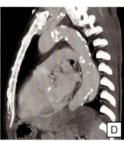

A 为 CT 平扫横断位图像，见降主动脉管壁钙化，管径稍增宽；B 为 CTA 横断位图像，见降主动脉管腔后缘局部连续性中断，相应部位见一龛影向外突起；C 为 VR 重建图像，见降主动脉局部管径增宽，后缘见一丘状突起；D 为斜矢状位 MIP 图像，显示主动脉管壁多发钙化及降主动脉后缘向腔外突起的龛影。

图 13-39　主动脉穿透性溃疡，CT 平扫及 CTA 图像

三、主动脉夹层少见并发症：肺动脉鞘血肿（HPS）的影像表现及示例

主动脉和肺动脉根部之间有一层共有的鞘膜，其为心包脏层的延续。既往外科文献在对 4000 例尸体解剖的胸主动脉瘤的调查中，报道有 45 例（1.1%）动脉瘤破裂的血液"进入"肺动脉；早期的 Radiology 中也有"主动脉破裂继发纵隔血肿导致沿着支气管血管鞘的间质性肺出血"的影像征象描述。

肺动脉鞘血肿（hemorrhagic pulmonary sheath，HPS）主要发生于 Stanford A 型夹层中，也可见于动脉瘤、壁内血肿等。据统计，在 Stanford A 型夹层中其发生率约为 9.1%，夹层合并共同外膜鞘血肿的死亡率为 38.1%—61.1%。发病机制为：急性主动脉病变如 A 型夹层破裂（主动脉根部后壁、后侧壁），出血增多导致血液积聚于主动脉外膜的下方使得压力进一步增大，出血突破主动脉外膜进入主 – 肺动脉共同外膜鞘。学者将其分为三型：出血在主动脉根部和（或）肺动脉干周围积聚（Ⅰ型）；出血经肺门进一步沿着共同外膜鞘延伸到肺动脉分支周围并进入小叶间隔（Ⅱ型）；出血浸润继续发展，进入肺泡，形成肺泡出血（Ⅲ型）。

CT 及 CTA 检查是明确诊断 HPS 的最佳方法。影像特征为：主动脉和肺动脉根部之间和（或）肺动脉主干及其分支血管腔周围环状或新月形血肿影，平扫呈高密度，增强扫描无强化或轻度强化；主动脉根部可见破口、对比剂直接外渗，肺动脉干和（或）其分支受压狭窄改变，血管内壁光滑；受累支气管血管束邻近肺组织磨玻璃影，提示肺泡出血；心包和纵隔积液 / 积血。

示例　男，42 岁，突发胸痛 1 天，在当地医院行主动脉 CTA 检查提示 Standford A 型夹层，为进一步诊治转送至我院，入院后（距上次检查约 8h）重新行 CTA 检查评估病情。图像如图 13-40。

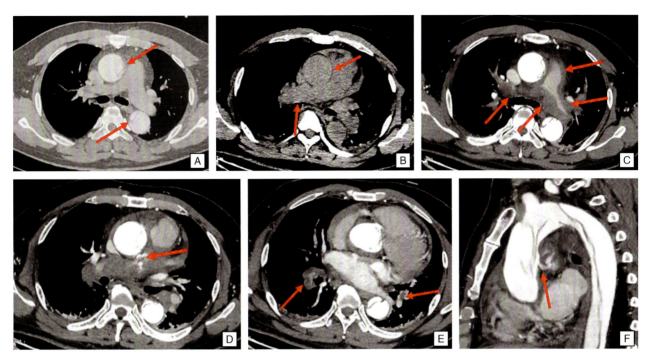

A 为患者在当地医院初次 CTA 检查图像，升、降主动脉腔内均见膜片（箭头）分隔呈两腔，诊断为 Standford A 型主动脉夹层。B 为转送至我院后 CT 平扫图像，隐约见升主动脉及右肺动脉干外缘稍高密度影（箭头）。C—F 为 CTA 图像，其中 C 除主动脉夹层外，见主肺动脉及左、右肺动脉干周围环形不强化低密度影（箭头），相应血管狭窄，管腔外缘光滑；D 示主动脉近端后壁破口并见对比剂呈斑片状外溢（箭头）；E 示两肺下叶肺动脉肺段分支周围见环形不强化低密度影（箭头）；F 为斜矢状位重建，示主动脉夹层，主动脉近端后缘破口（箭头）及对比剂外溢。最终诊断为主动脉夹层（Standford A 型），主动脉近端破裂伴肺动脉鞘血肿（Ⅱ型）、心包少量积血，两侧胸腔少量积液。

图 13-40　主动脉夹层合并肺动脉鞘血肿，CT 平扫及 CTA 图像

第二十一节　下肢血管病变：动脉粥样硬化性疾病 – 下肢动脉硬化闭塞症

一、下肢动脉硬化闭塞症概述及放射科住培要求

下肢动脉硬化闭塞症（arteriosclerosis obliterans，ASO）是由于动脉硬化造成的下肢供血动脉内膜增厚、管腔狭窄或闭塞，病变肢体血液供血不足，引起下肢皮温降低、疼痛、间歇性跛行，甚至发生溃疡或坏死等临床表现的慢性进展性疾病，常为全身性动脉硬化血管疾病在下肢动脉的表现。下肢 ASO 的主要病因是动脉粥样硬化，发病率随年龄增长而上升，70 岁以上人群的发病率在 15%—20%，男性发病率略高于女性。糖尿病、高血压、高血脂以及长期吸烟为 ASO 的高危因素。CTA、彩色多普勒超声、MRA 和 DSA 等影像检查可以显示相应动脉的狭窄或闭塞。

ASO 是放射科住培学员第三年需要掌握的疾病。

二、下肢动脉硬化闭塞症的影像特点及示例

踝肱指数（ankle brachial index，ABI）、超声检查被首选用于判断下肢缺血程度。ABI 是脚踝处的血压与手臂血压的比值。数字减影血管造影术（DSA）为动脉狭窄或闭塞性疾病诊断的"金标准"。CTA、

MRA 是术前评估 ASO 的重要影像方法，可准确判断病变部位、累及范围、狭窄程度及斑块性质等。其中 CTA 检查优势较明显，属于无创检查，除了可以显示狭窄段、狭窄程度，还可清楚显示血管壁钙化斑块，对髂动脉、股动脉、腘动脉、胫前动脉、胫后动脉及腓动脉狭窄闭塞的显示与 DSA 符合率较高，但足部欠佳，且管壁钙化也会影响对血管狭窄程度的判断。

下肢动脉硬化闭塞症的 CT 表现如下。

（1）CT 平扫表现为下肢动脉管壁多发、弥漫性钙化斑块。

（2）CTA：下肢动脉管腔凹凸不平、粗细不均，呈杯口状、锯齿状或串珠状；当动脉完全闭塞时表现为截断状或鼠尾状，周围可见代偿性侧支血管形成。

（3）多排 CT 重建后的图像可整体显示自腹主动脉至足部的血管病变，为腔内治疗提供术区评估及入路指导。

示例 男，65 岁，右下肢疼痛、麻木不适 5 天，呈持续性，行走时疼痛加重，休息后稍缓解。行双下肢 CTA 检查。图像如图 13-41。

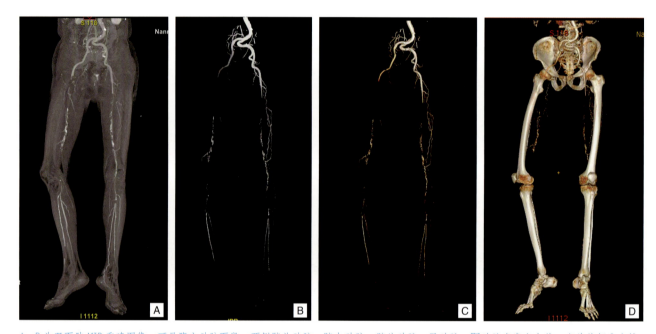

A、B 为双下肢 MIP 重建图像，可见腹主动脉下段、两侧髂总动脉、髂内动脉、髂外动脉、股动脉、腘动脉多发斑点状、斑片状钙化斑块，两侧股动脉中段至腘动脉断续不规则线状显影，周围见侧支血管形成；C、D 为 VR 后重建图像，两侧股动脉中段至腘动脉断续不规则线状显影，周围见侧支血管形成。

图 13-41 双下肢动脉硬化闭塞症，双下肢 CTA 图像

第二十二节 下肢血管病变：下肢静脉曲张

一、下肢静脉曲张概述及放射科住培要求

下肢静脉曲张（varicose vein，VV）是一种常见的周围血管疾病，多为静脉瓣膜功能不全、血液反流及管腔压力升高所致。下肢 VV 按发病部位可为大隐静脉型、小隐静脉型、交通支及穿支静脉型、混合型，临床表现为患者下肢酸胀疼痛，静脉呈串珠状、蚓状扩张突起，曲张处可伴有皮肤色素沉着，严重者

可发生血栓、溃疡。

下肢静脉曲张是放射科住培学员第三年需要掌握的疾病。

二、下肢静脉曲张的影像特点及示例

下肢 VV 无创性影像方法首选多普勒超声（doppler ultrasound，DUS）检查，其经济、便捷、快速。但是 DUS 探头存在扫描视野有限，无法显示下肢全段血管，需要全貌评估下肢静脉可以选择计算机断层扫描静脉成像（computer tomography venography，CTV）或对比增强磁共振静脉成像（contrast enhanced magnetic resonance venography，CE-MRV）。特别是部分患者因肥胖、下肢广泛水肿、外伤软组织缺损、外固定术后等情况，探头很难进行有效压迫，导致病变血管难以清楚显示，此时 CTV、CE-MRV 检查优势明显。

下肢静脉曲张的 CTV 影像表现如下。

（1）CT 平扫表现为下肢皮下迂曲扩张血管，主要为大隐静脉及其属支曲张，管径大于 4mm。

（2）CTV 表现：能全貌显示下肢静脉走行、大小及主要属支。下肢静脉曲张多表现为下肢浅静脉管腔增宽，呈蚯蚓状迂曲、扩张，局部可呈瘤样扩张，当合并深静脉血栓形成时可见深静脉内充盈缺损，甚至呈截断征，周围侧支血管形成。

示例　男，54 岁，左下肢溃疡，行下肢 CTV 检查。图像如图 13-42。

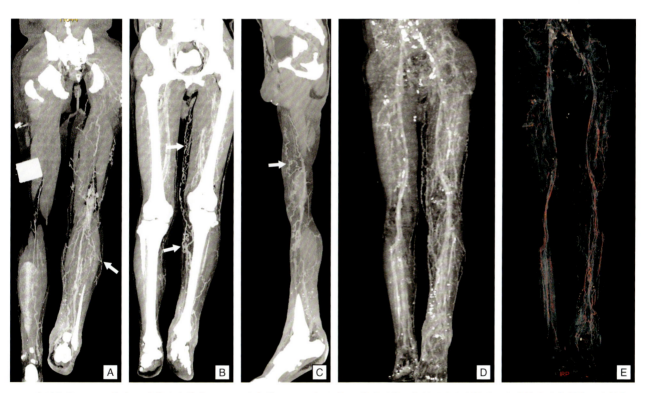

A、B 为冠状位 MIP，C 为左下肢静脉矢状位 MIP，D 为去骨 MIP，E 为下肢 VR 重建图像。左侧下肢小隐静脉、大隐静脉及其属支迂曲扩张，形成粗大的血管网状结构，未见充盈缺损。

图 13-42　左下肢静脉曲张，下肢 CTV 检查图像

第二十三节 其他血管病变：肾动脉狭窄

一、肾动脉狭窄概述及放射科住培要求

肾动脉狭窄（renal artery stenosis，RAS）是高血压的重要致病因素之一。据资料统计，肾血管性高血压占全部高血压的 3%—5%，多见于 30 岁以下或 50 岁以上无高血压家族史者。RAS 的病因分为先天性和后天性。先天性包括先天性肾动脉发育畸形或纤维肌肉发育不全、肾动脉瘤和动静脉瘘；先天性的 RAS 除血管异常外，可合并肾脏其他畸形。后天继发性常为炎症性和动脉硬化性，前者多见于青少年，后者多见于 55 岁以上的老年人，可认为动脉硬化是 RAS 最常见的原因。RAS 造成肾缺血、肾萎缩，促进肾素、血管紧张素分泌从而导致高血压。RAS 可以通过影像检查得到明确诊断，并通过介入扩张或外科手术进行根治，所以对 RAS 的确诊具有重要临床意义。

肾动脉狭窄是放射科住培学员第三年需要掌握的疾病。

二、肾动脉狭窄的影像特点及示例

血管造影（DSA）是诊断 RAS 的"金标准"，可以准确地发现血管狭窄并对狭窄程度作出判断，但只能显示血管腔内情况，不能对血管壁及周围组织结构进行多角度的观察，不能准确评估动脉壁软组织斑块和钙化斑块，同时是创伤性的检查且费用较高。超声是一种比较方便的筛查手段，但其主观性较强、准确性较差。CTA 检查可以清楚地显示肾动脉主干及其分支，亦能清楚显示钙化及软组织斑块情况，通过原始轴位图像结合 MPR、CPR、MIP 等重建技术，能对肾动脉狭窄作出准确诊断。典型肾动脉狭窄的 CT 表现如下。

（1）CT 平扫主要观察肾动脉管壁钙化斑块情况。

（2）动脉粥样硬化性狭窄：CTA 检查可表现为局限性管腔狭窄和较长范围的不规则狭窄。局限性管腔狭窄多位于肾动脉开口处或近 1/3 段，由于动脉粥样硬化斑块向动脉管腔内突出所致，狭窄多呈偏心性，较大斑块可表现为血管腔内充盈缺损，狭窄段后可出现梭形扩张。较长范围的不规则狭窄多呈边缘粗糙不整、锯齿状，为血管内壁多发性硬化斑块形成所致。

（3）肾动脉肌纤维增生症动脉狭窄表现：肾动脉狭窄多呈向心性狭窄，常位于肾动脉中 1/3 及远侧 1/3，呈不规则的间隔性狭窄，形如"串珠"状，此为肾动脉肌纤维增生的典型表现。主动脉或其他动脉无狭窄及扩张等异常表现。

（4）管腔闭塞：闭塞处形态不规则，多为硬化斑块或栓塞所致。如肾动脉主干及其分支都纤细，管壁光整，肾脏小，多为先天性发育不全所致。狭窄部周围可见侧支循环形成，多表现为位于肾下方的许多扩张的血管相互交错。

示例 女，68 岁，无明显诱因下左下腹部胀痛 7 日余，既往 2 型糖尿病史，慢性肾功能不全，尿毒症期，行腹部 CTA、肾动脉造影检查。图像如图 13-43。

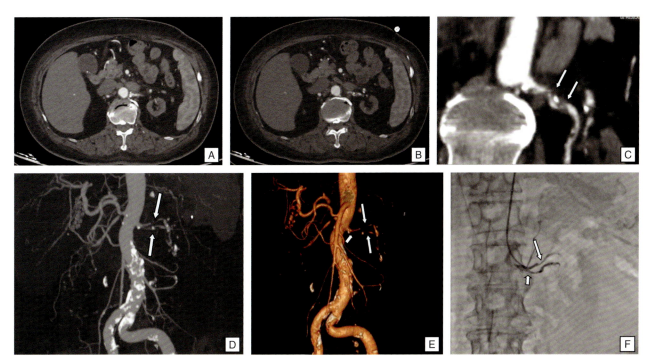

A、B 为下腹部 CTA 横轴位，C 为左肾动脉 CPR 重建图像，D 为 MIP 重建图像，E 为 VR 重建图像，F 为 DSA 图。左肾动脉提前分支（短箭头），腹主动脉、左肾动脉见多发斑点状、斑块状钙化斑块，左肾动脉及分支弥漫性重度狭窄（长箭头）；两支肾段动脉见数个钙化斑块及不规则稍低密度充盈缺损，管壁毛糙，管腔粗细不一，重度狭窄。

图 13-43　左肾动脉粥样硬化性狭窄，下腹部 CTA 及 DSA 检查图像

第二十四节　其他血管病变：胡桃夹综合征

一、胡桃夹综合征概述及放射科住培要求

　　胡桃夹综合征（nutcracker syndrome，NCS），又称左肾静脉压迫综合征，是指左肾静脉受到外源性压迫，即左肾静脉在汇入下腔静脉的行程中穿过腹主动脉和肠系膜上动脉之间的夹角或穿过腹主动脉和脊柱之间的间隙受到压迫，而引起血尿、蛋白尿、左腰腹部疼痛等一系列症状的疾病。当影像表现为左肾静脉受压狭窄、远心端肾静脉扩张，但无临床症状时，称为胡桃夹现象，可以理解为正常的变异。影像表现为左肾静脉受压狭窄、远心端肾静脉管腔扩张，同时又有临床症状，才是胡桃夹综合征；根据受压左肾静脉行程分为前胡桃夹综合征和后胡桃夹综合征，后者少见。NCS 好发于儿童和青少年，男性居多，多为体形偏瘦者。

　　胡桃夹综合征是放射科住培学员第三年需要掌握的疾病。

二、胡桃夹综合征的影像特点及示例

　　肠系膜上动脉约在腰 1 水平起源于腹主动脉，与其形成锐角，正常角度为 $51° \pm 25°$，左肾静脉穿行于腹主动脉和肠系膜上动脉之间的夹角，跨越腹主动脉前方汇入下腔静脉，当肠系膜上动脉与腹主动脉之间形成的夹角较小时则可能出现 NCS 表现。腹部血管 CTA 检查是胡桃夹综合征的重要影像检查方法，通过原始轴位图像结合 VR、MPR、MIP 等重建技术，可以测量狭窄段和扩张段管径、长度，观察和测量肠

系膜上动脉与腹主动脉夹角。

典型胡桃夹综合征的 CT 表现如下。

（1）CT 可见肠系膜上动脉与腹主动脉之间的夹角变小，左肾静脉受压，远端扩张的左肾静脉、狭窄受压的肾静脉、下腔静脉形成哑铃状改变，左侧卵巢（或睾丸）静脉扩张迂曲。

（2）后胡桃夹综合征表现：左肾静脉走行于腹主动脉和脊柱之间的狭窄间隙，左肾静脉受压。

示例 1 男，77 岁，右肺小细胞肺癌，无血尿、蛋白尿及腰腹部疼痛。行全腹部 CT 平扫及增强扫描检查。图像如图 13-44。

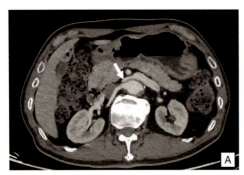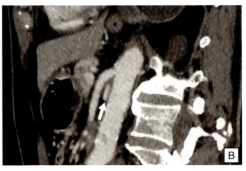

A 为横轴位图像，左肾静脉于肠系膜上动脉与腹主动脉之间受压狭窄（箭头），左肾静脉远端扩张；B 为 MPR 矢状位图像，肠系膜上动脉与腹主动脉夹角缩小，左肾静脉受压变扁。

图 13-44 左肾静脉胡桃夹现象，腹部 CT 增强扫描静脉期图像

示例 2 女，34 岁，患者因无明显诱因下解肉眼血尿 2h 入院，尿色淡红，无成块，伴尿痛不适，排尿困难、下腹部胀痛，无恶心、呕吐，无畏寒、发热，无腰疼腰胀，既往无泌尿系结石病史。行腹部 CT 增强扫描检查。图像如图 13-45。

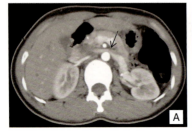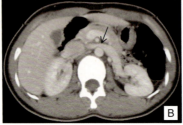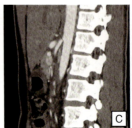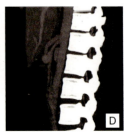

A 为动脉晚期横轴位图像，B 为静脉期横轴位图像，C 为静脉期矢状位 MPR 图像，D 为静脉期矢状位 MIP 图像。左肾静脉于肠系膜上动脉与腹主动脉之间受压狭窄（黑箭头），左肾静脉远端扩张，未见充盈缺损；肠系膜上动脉与腹主动脉之夹角缩小，左肾静脉受压变扁。

图 13-45 胡桃夹综合征，腹部 CT 增强扫描图像

第二十五节　其他血管病变：布加综合征

一、布加综合征概述及放射科住培要求

布加综合征（Budd-Chiari syndrome，BCS）又称巴德－吉亚里综合征，是由于下腔静脉肝后段和（或）肝静脉狭窄或阻塞，血液回流受阻，导致肝淤血，以门静脉和（或）下腔静脉高压为特点的一种窦后性门

静脉高压症。多见于中青年，病程缓慢；临床表现常有肝大、脾大、腹水、下肢静脉曲张、水肿等门静脉高压和体循环回流障碍的症状和体征。

BCS 是放射科住培学员第三年需要掌握的疾病。

二、布加综合征的影像特点及示例

彩色多普勒超声检查作为首选方法，观察下腔静脉近心段和肝静脉开口有无隔膜或管腔狭窄、闭塞，肝静脉之间是否有交通支及交通支血流方向。CT 及 MRI 检查能够提供解剖空间位置关系，可明显增加手术的安全性，为术前必备检查。介入疗法为首选治疗方法。

典型布加综合征的 CT 表现如下。

（1）CT 平扫：①急性期肝脏可增大，后期肝脏缩小、尾状叶代偿性增大（尾状叶肝短静脉直接回流下腔静脉而不发生回流障碍所致）；②肝脏周边或萎缩的肝叶可见斑片状、楔形、不规则形低密度影。

（2）CT 增强：①下腔静脉肝后段和（或）肝静脉显示细小或不能显示，肝实质通常表现为不均匀强化，多呈肝中央部分出现斑片状强化，边缘强化程度较低，后渐进性均匀强化（是由于肝静脉回流受阻导致肝脏血流重新分配的结果）；② CTV：可显示下腔静脉、肝静脉狭窄、梗阻或栓塞。

（3）肝内侧支血管：包括通过包膜血管与体循环相交通；阻塞的肝静脉与未阻塞的肝静脉之间交通，表现为"逗号"征。

（4）肝外侧支血管：①左肾静脉→半奇静脉；②腰升静脉→奇静脉；③腹壁浅静脉通路；④膈下静脉→心膈周围侧支循环；⑤副肝静脉。奇静脉和半奇静脉扩张常见。

（5）MRI 表现：肝脏表现与 CT 相似，急性期由于肝脏淤血、坏死，T2WI 肝实质信号增高，强化不均匀；能够准确显示肝静脉及下腔静脉狭窄或血栓形成，亦可显示下腔静脉隔膜。

示例 1　女，68 岁，患者腰痛伴双下肢放射痛及麻木 6 年余，加重 1 个月余入院。既往胸 12 椎体骨折经皮钉棒复位椎板间植骨融合术后，行上腹部 CT 平扫及增强扫描检查。图像如图 13-46。

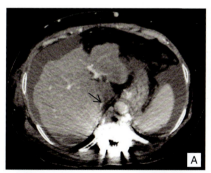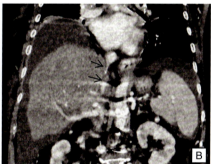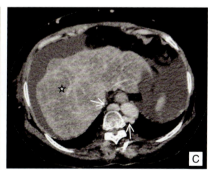

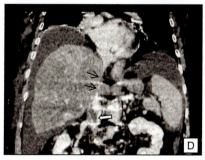

A、B 分别为上腹部 CT 增强扫描门静脉期横轴位、冠状位图像，C、D 分别为上腹部 CT 增强扫描平衡期横轴位、冠状位图像。下腔静脉肝后段明显狭窄（黑箭头），远侧可见附壁血栓形成（粗白箭头），肝实质表现为不均匀性强化（五角星号），奇静脉和半奇静脉扩张（细白箭头）。

图 13-46　布加综合征，上腹部 CT 多期增强扫描图像

示例 2　女，64 岁，患者于 1 个月余前无明显诱因出现双下肢水肿，对称性、凹陷性，进行性发展，10 余天前开始出现腹胀，伴阵发性下腹痛。行上腹部 CT 平扫 + 增强扫描检查。图像如图 13-47。

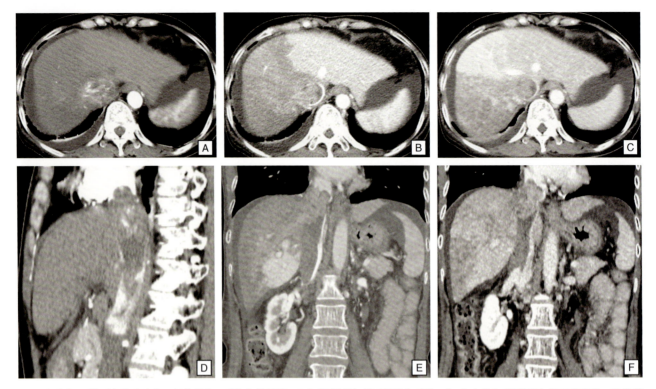

A—C 分别为 CT 增强扫描动脉期、门静脉期、平衡期横轴位，D 为 CT 增强扫描动脉期矢状位，E、F 分别为 CT 增强扫描门静脉期、平衡期冠状位。肝 S8 段见不规则肿块，增强扫描动脉期呈不均匀明显强化，内可见较多迂曲肿瘤供血动脉，平衡期肿块强化减退；肿块侵犯下腔静脉，下腔静脉明显狭窄，局部呈"杯口状"、线状狭窄；余肝段强化不均匀。诊断：肝 S8 段 HCC，侵犯下腔静脉，布加综合征改变。

图 13-47　布加综合征，CT 上腹部多期增强扫描图像

第二十六节　附加：肺动静脉畸形

一、肺动静脉畸形概述及放射科住培要求

　　肺动静脉畸形（pulmonary arteriovenous malformation，PAVM）是一种异常通道，它连接了肺动静脉，从而绕过了肺毛细血管的过滤，形成持续的右向左的分流。PAVM 绝大多数为先天性。大多数 PAVM 由一支供血动脉和一支回流静脉组成，少数可有多支供血动脉；供血动脉 95% 来自肺动脉，5% 来自体循环动脉。PAVM 患者临床表现可无任何症状，也可为呼吸困难、咯血、缺血性卒中、脑脓肿等严重表现。

　　本书将肺动静脉畸形列为放射科住培学员第三年需要掌握的疾病。

二、肺动静脉畸形的影像特点及示例

　　PAVM 的影像诊断主要依靠肺动脉 CTA。胸部 X 线平片可以检测出一些较为明显的 PAVM，常表现为边界清晰的类球形阴影；对于较小或被心影遮挡的 PAVM，胸部 X 线平片诊断较为困难。国际上以胸片及超声造影相结合作为 PAVM 的筛查手段。肺动脉 CTA 是一种简捷无创的方法，不仅可以观察到 PAVM 的位置及大小，还能通过三维重建等图像后处理技术清楚地看到供血动脉及引流静脉，做到 PAVM 的分类及术前评估。数字减影血管造影（DSA）仍是诊断 PAVM 的"金标准"，其更多价值是起引导介入治疗的作用。

典型肺动静脉畸形的影像表现如下。

（1）肺动静脉畸形在 X 线胸片上表现为边缘清楚的结节或肿块影，常见于下叶，大多数单发，部分呈分叶状。

（2）CT 平扫表现为迂曲条状、管状、椭圆形和结节影，合并出血时病灶周围可见边缘模糊的磨玻璃密度影。

（3）CTA 可直接显示结节影与供血动脉、引流静脉的关系，以及病变走行，有助于更好显示血管特性；动脉期病变迅速呈血管样显著强化，与邻近大血管同步，静脉期仍为高密度，与肺静脉及心腔密度相当。

示例　女，34 岁，胸部 X 线平片体检发现两肺阴影，行胸部 CT 平扫及增强扫描检查。图像如图 13-48。

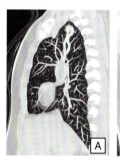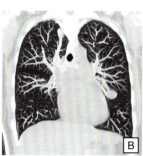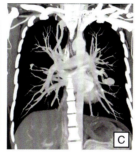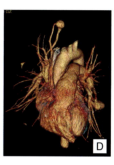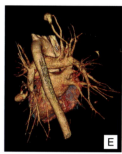

A 为肺部增强扫描动脉期矢状位 MIP，B、C 为肺部增强扫描动脉期冠状位 MIP，D、E 为肺部增强扫描动脉期 VR 后重建图像。增强扫描动脉期左肺上叶下舌段及右肺上叶尖段见结节状强化灶，边缘清楚，较大者约 2.3cm×1.9cm×1.4cm，供血动脉为肺动脉分支，供血动脉增粗，引流静脉明显增粗且汇入肺静脉，供血动脉及引流静脉强化程度与周围正常动静脉一致。

图 13-48　两肺多发肺动静脉畸形，胸部 CT 增强扫描图像

第二十七节　附加：双上腔静脉变异

一、永存左上腔静脉概述及放射科住培要求

永存左上腔静脉（persistent left superior vena cava，PLSVC）又称双上腔静脉变异，是因左前主干静脉退化不全所致，是上腔静脉最常见的畸形，也是最常见的先天性胸腔静脉异常，发病率为 0.3%。表现为左侧头臂静脉不向右汇入右上腔静脉，而是直接在主动脉弓左侧向下走行。左、右头臂静脉分别汇入左、右上腔静脉，约 90% 的 PLSVC 血流汇入冠状静脉窦引流入右心房；少数患者血流可直接引流入左心房，导致右向左分流畸形，大量静脉血进入左心系统，可出现全身性低氧血症，甚至发绀。50% 的患者可合并心脏先天畸形。影像上表现为在主动脉弓左、右两侧均为上腔静脉，此可与仅在主动脉弓左侧有上腔静脉的左位上腔静脉鉴别。PLSVC 通常情况下并无临床意义，但在起搏器植入时可导致起搏导线植入困难，以及深静脉置管可增加手术难度和并发症。

永存左上腔静脉为放射科住培学员的扩展病例，旨在扩展学员知识面，扩充疾病谱，本书列为第三年需要额外掌握的内容。

二、双上腔静脉变异的影像特点及示例

PLSVC 在临床中多为偶然被发现，但是适当的调查是必要的，以描述静脉解剖和寻找并存的心脏异常。成像方式有传统的静脉造影、经胸超声心动图（TTE）、MRI 和 CT。CTA 是 PLSVC 的首选检查方法，

能够清晰显示异常走行的血管。永存左上腔静脉的 CT 表现如下。

（1）平扫：主动脉弓左侧显示纵行的管状影，由左侧颈内静脉和左侧锁骨下静脉汇合而成；可伴冠状静脉窦增粗。

（2）增强扫描：PLSVC 对比剂充盈显示清晰，显影的左侧颈内静脉和左侧锁骨下静脉汇合成为左上腔静脉，向下依次走行于主动脉弓左侧—肺动脉干左侧及左肺动脉前方—左上肺静脉前方，心脏层面可见走行于左心耳与左上肺静脉之间—冠状静脉窦进入右心房；可伴有冠状静脉窦增粗。

示例 1　女，57 岁，子宫腔占位性质待查。行全腹部 + 胸部 64 排 CT 平扫 + 增强扫描检查。图像如图 13-49。

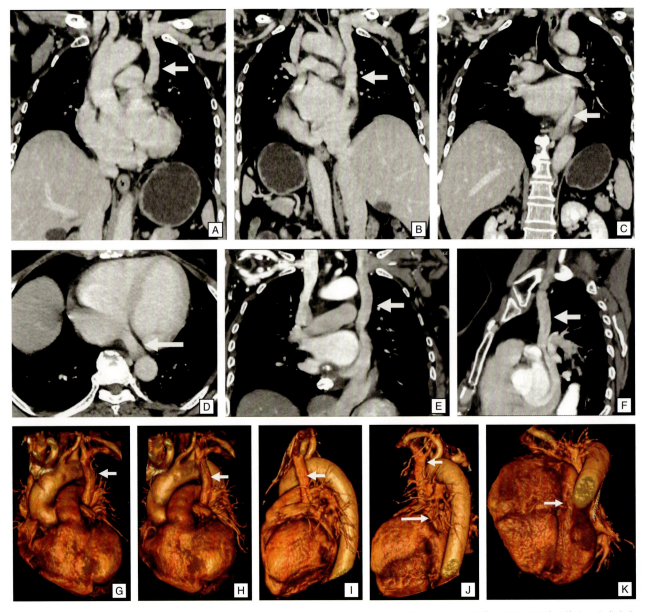

A—C 为 CT MPR，D 为 CT TRA，E、F 为 CT CPR，G—K 为 CT VRT。PLSVC 对比剂充盈显示清晰，左侧颈内静脉和左侧锁骨下静脉汇合成左上腔静脉，依次经主动脉弓左侧—肺动脉干左侧及左肺动脉前方—左上肺静脉前方向下走行，于心脏层面走行于左心耳与左上肺静脉之间，然后经冠状静脉窦进入右心房；可伴冠状静脉窦增粗。

图 13-49　永存左上腔静脉，胸部 CT 增强扫描图像

示例2 男，45岁，因肺部占位，行胸部CT平扫+增强扫描检查。图像如图13-50。

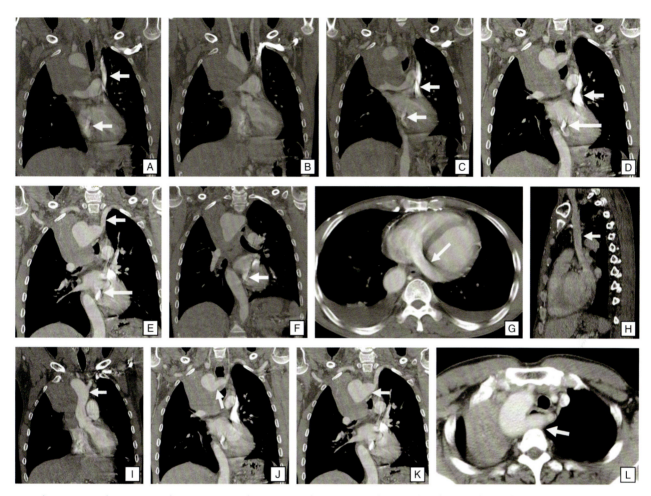

A—F为CT COR，G为CT TRA，H为CT SAG，I—K为CT COR，L为CT TRA。主动脉弓及胸主动脉位于脊柱右前方下行，左锁骨下动脉由右位主动脉弓左侧缘发出，经胸椎食管间隙向左上方走行，进入左锁骨下区。左颈静脉与左锁骨下静脉于胸锁关节处汇合形成左上腔静脉，左上腔静脉经纵隔左缘向下走行，汇入冠状静脉窦进入右心房，右上腔静脉、右颈内静脉干胸下段、右锁骨下静脉未见对比剂填充。右上肺近肺门区—纵隔处见一团块状软组织密度影（中央型肺癌）。两侧胸腔少量积液。

图13-50 永存左上腔静脉，右位主动脉弓，迷走左锁骨下动脉，胸部CT增强扫描图像

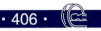

第十四章　消化系统疾病
（消化道造影、CT 和 MRI 检查为主）

第一节　急腹症：阑尾炎

一、急性阑尾炎概述及放射科住培要求

急性阑尾炎（acute appendicitis）是最常见的外科急腹症，是由于阑尾腔内发生梗阻或感染，导致阑尾壁的血液供应受损，细菌侵入引起的炎症反应。急性阑尾炎病理上分为单纯性、化脓性、坏疽穿孔及阑尾周围脓肿，典型症状是转移性右下腹疼痛、发热、呕吐和白细胞增多。在临床工作中，即使有经验的普外科医生，根据患者临床症状、体征和实验室检查，诊断急性阑尾炎的准确率也只有 70%—80%，影像检查在阑尾炎的诊断中发挥着重要作用。

急性阑尾炎是放射科住培学员第三年需要掌握的疾病。

二、急性阑尾炎的影像特点及示例

腹部 CT 检查是诊断急性阑尾炎的最佳影像手段，绝大部分 CT 平扫即可确诊，少数需行 CT 增强检查。CT 检查不受腹腔脏器重叠、肠气的影响，可以清晰显示阑尾的位置、形态、大小、管壁厚度、周围脂肪和淋巴结的情况，是否有脓肿、穿孔、肠梗阻等并发症，以及是否存在肿瘤等其他病变合并阑尾炎。

典型急性阑尾炎的 CT 表现如下。

（1）阑尾增粗、肿胀，正常阑尾管径一般小于 6mm，7—10mm 为可疑，大于 10mm 可靠，管壁厚度一般大于 3mm。

（2）阑尾腔内可见高密度的阑尾粪石，或者积液、积气、积脓等。

（3）阑尾周围脂肪间隙模糊，可见炎性渗出或脓肿形成，邻近筋膜增厚。

（4）可合并腹膜炎、盆腔积液及炎性淋巴结增大等。

（5）阑尾壁见靶征或断裂征、肠腔外积气、肠腔外游离粪石等，提示阑尾穿孔或坏死。

（6）肿瘤合并阑尾炎时表现为阑尾或盲肠软组织密度肿块影，增强扫描呈不均匀强化。

实际工作中应综合考虑，不能单凭管径大小判断是否为阑尾炎，少数情况下阑尾无增粗，但周围见有炎性渗出也可作出诊断。

示例 1 男，24 岁，右下腹痛 2 天。行下腹部 CT 平扫检查。图像如图 14-1。

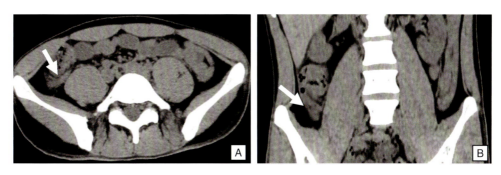

A、B 分别为 CT 平扫轴位、冠状位。阑尾管径约 0.6cm，壁增厚，周围脂肪间隙模糊，可见炎性渗出影，邻近筋膜增厚。

图 14-1 急性阑尾炎，下腹部 CT 平扫图像

示例 2 女，70 岁，腹痛、腹胀 1 天。行下腹部 CT 平扫及增强扫描检查。图像如图 14-2。

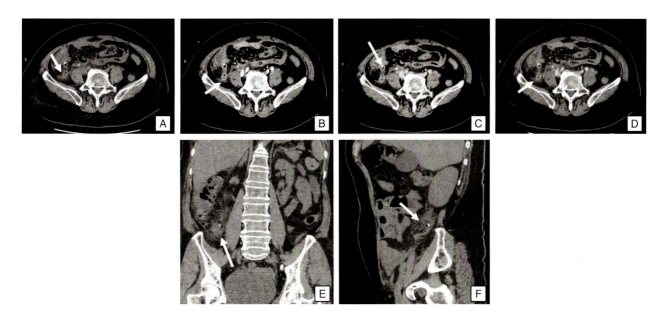

A—D 分别为 CT 平扫、增强扫描动脉期、静脉期、延迟期轴位，E、F 为平扫冠状位、矢状位。阑尾增粗，管径约 0.9cm，管壁增厚、毛糙，管腔内见粪石及少量气体影，周围脂肪间隙模糊，见炎性渗出影，邻近腹膜增厚。

图 14-2 急性阑尾炎，下腹部 CT 平扫及多期增强扫描图像

示例 3 男，49 岁，右下腹痛 3 天，加重 1 天。行下腹部 CT 平扫检查。图像如图 14-3。

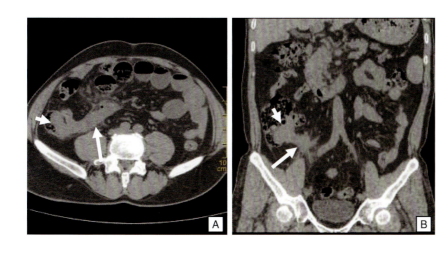

A 为 CT 平扫轴位，B 为平扫冠状位。阑尾增粗（长箭头），管径约 1.2cm，周围脂肪间隙模糊，见炎性渗出影，盲肠壁局部明显增厚约 1.8cm（短箭头），呈密实软组织密度改变，需与肠内容物鉴别，肠内容物密度不均，混杂有气体影。

图 14-3 盲肠癌合并急性阑尾炎，下腹部 CT 平扫图像

第二节　急腹症：肠系膜血管病变

一、肠系膜血管病变概述及放射科住培要求

肠系膜血管病变主要包括肠系膜上动脉（superior mesenteric artery，SMA）栓塞、肠系膜上静脉（superior mesenteric vein，SMV）栓塞和肠系膜上动脉夹层。肠系膜血管栓塞是指 SMA 血栓或栓子形成、SMV 血栓形成，导致相应肠管缺血，严重者可出现肠坏死。SMA 夹层形成是由于动脉管壁结构薄弱、破坏，局部壁内血肿形成或内膜撕裂，血流灌入导致，主要引起小肠缺血性改变。肠系膜血管病变的临床症状可有绞窄性腹痛，与体征不相符，常伴有恶心、呕吐、便血等。

肠系膜血管栓塞是放射科住培学员第三年需要掌握的疾病，本书将肠系膜上动脉夹层列为三年级学员需要额外掌握的内容。

二、肠系膜血管病变的影像特点及示例

全腹部 CTA 或 CTV 是急性肠系膜血管病变的首选影像检查方法，不仅可以显示肠系膜动静脉及其分支的狭窄或闭塞情况，以及是否有夹层，还可以评估肠道及周围组织器官的异常改变，如肠壁增厚、扩张、积气、积液等。

然而，在实际工作中由于肠系膜血管病变的症状往往无特异性，临床医生在影像检查前无法判断是否存在肠系膜血管病变，如考虑血管病变亦难以鉴别是动脉性还是静脉性，这给影像检查方法的选择带来了困扰。但无论是腹部 CTA、CTV 还是 CT 增强检查，均应仔细观察腹部血管情况，减少病变漏诊。

典型肠系膜血管病变的 CT 表现如下。

（1）SMA 及 SMV 栓塞直接征象：平扫有时显示血管腔密度增高，CTA 或 CTV 示血管内充盈缺损，相应管腔狭窄或闭塞。

（2）SMA 夹层直接征象：CTA 示 SMA 呈双腔改变，真腔与假腔见弧形内膜片影，但不一定能见明确破裂口；假腔一般大于真腔，假腔内可有血栓形成，近段可见溃疡。

（3）间接征象：肠系膜血管增粗、扩张，周围脂肪密度增高，间隙模糊。继发肠缺血表现为肠壁水肿增厚、分层改变，缺血明显时肠壁强化减低。肠坏死时肠壁强化明显减低或无强化，肠壁、肠系膜和门静脉内出现积气。病变段肠管可出现扩张积液，是由于肠缺血肠管蠕动减弱及肠壁渗出液体所致。

示例 1 男，68 岁，腹胀、呕吐 4 天。行腹部 CTA 检查。图像如图 14-4。

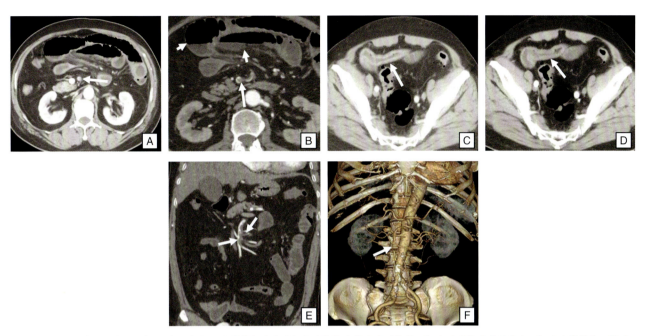

A—D 为轴位，E 为冠状位，F 为 VR 动脉重建。肠系膜上动脉及部分分支管腔内见充盈缺损，相应动脉管腔明显狭窄，部分小肠扩张、积液、部分小肠管壁增厚、外缘毛糙。

图 14-4 肠系膜上动脉栓塞，腹部 CTA 图像

示例 2 男，50 岁，腹胀 4 天。行腹部 CTA 检查。图像如图 14-5。

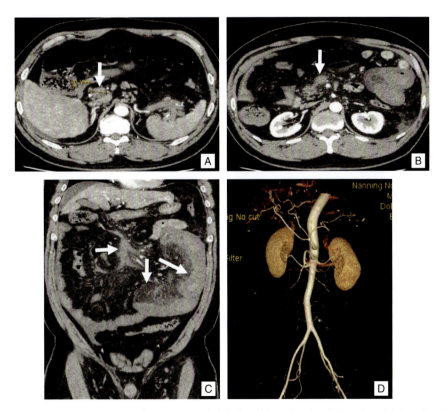

A、B 为轴位，C 为冠状位，D 为 VR 动脉重组。门静脉主干、肠系膜上静脉增粗，内见充盈缺损，未见对比剂显影，周围脂肪间隙模糊，见少许渗出影；左上腹局部小肠壁增厚水肿、强化减低，肠腔轻度扩张，肠系膜区见渗出影。肠系膜上动脉未见异常。

图 14-5 肠系膜上静脉栓塞并小肠缺血，腹部 CTA 图像

示例3 男，60岁，反复上腹痛伴呕吐18天。行上腹部CT平扫及增强扫描检查。图像如图14-6。

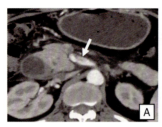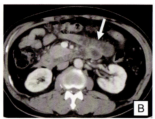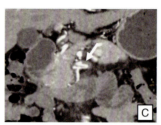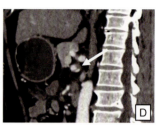

A、B分别为动脉期、静脉期轴位，C为动脉期冠状位，D为动脉期矢状位。肠系膜上动脉增粗、扩张，呈双腔改变，假腔大于真腔，假腔内可见血栓形成；左上腹局部小肠壁增厚水肿、强化减低，肠腔轻度扩张、积液，外缘毛糙。

图14-6　肠系膜上动脉夹层，上腹部CT增强扫描图像

第三节　急腹症：肠扭转

一、肠扭转概述及放射科住培要求

肠扭转（intestinal volvulus）是指肠管的某一段沿着肠系膜长轴旋转或两段肠管扭缠成结。肠扭转后，肠腔受压变窄，影响肠内容物通过，出现闭袢性肠梗阻，同时也压迫肠系膜血管，导致肠缺血、坏死。常见的发病部位有小肠、盲肠和乙状结肠。发病原因可能与先天性解剖异常、饱食后剧烈运动、长期便秘等有关。主要临床表现为突发剧烈腹部绞痛、腹胀、呕吐、便秘等。肠扭转是一种绞窄性肠梗阻，扭转的肠管迅速发生坏死、穿孔和腹膜炎，是肠梗阻中病情凶险、发展迅速的一类，如未能及时处理，死亡率极高。

肠扭转是放射科住培学员第三年需要掌握的疾病。

二、肠扭转的影像特点及示例

肠扭转推荐全腹CT平扫+增强检查，可以显示梗阻的部位和程度、扭转角度和方向、肠系膜血管情况、并发症等信息，并能进一步评估肠壁灌注情况。

典型肠扭转的CT表现如下。

（1）CT增强显示肠系膜血管扭曲，当CT扫描切面与扭转带长轴垂直时，扭转的肠袢和肠系膜显示一个漩涡状气象图，呈"漩涡征"。

（2）肠系膜缺血、水肿，使肠系膜血管呈缆绳样增粗，边缘毛糙，呈扇形分布，出现"缆绳征"。

（3）肠管扩张，肠腔见多个气液平面。

（4）肠壁水肿、增厚，肠缺血时相应肠管强化减低。

（5）腹水，腹腔脂肪密度增高。

示例　男，65 岁，腹痛 3 天余，伴恶心呕吐，肛门停止排气 2 天。行全腹 CT 平扫＋增强扫描检查。图像如图 14-7。

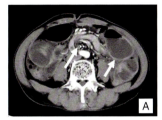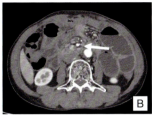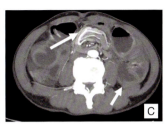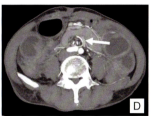

A、B 为动脉期轴位，C、D 为轴位最大密度投影。中上腹部肠管及肠系膜走行不规则，局部呈"漩涡样"改变；左下腹部小肠肠壁稍增厚，增强扫描均匀强化，未见强化减低；全腹小肠肠管扩张、积液，肠腔内可见多个气液平面。

图 14-7　小肠扭转伴小肠梗阻，全腹部 CT 增强扫描检查图像

第四节　食管病变：食管异物

一、食管异物概述及放射科住培要求

消化道异物是指消化道内不能被消化且未及时排出而滞留的各种物体，是消化科常见的危急症之一，在儿童中最为常见。根据异物在消化道内嵌顿的部位，分为食管异物和胃肠异物。异物主要嵌顿在食管，容易发生在食管的生理狭窄和正常压迹部位，如近环咽部、主动脉弓压迹、左支气管压迹和横膈食管裂孔处等。食管异物最常见的症状为异物梗阻感、吞咽困难及疼痛，疼痛多发生在异物嵌顿部位，一般都有比较明确的误吞异物病史。

食管异物是放射科住培学员第三年需要掌握的疾病。

二、食管异物的影像特点及示例

影像检查方法主要有 X 线平片及 CT 检查。咽部、食管入口阳性异物可采用颈部侧位平片检查，需注意与喉软骨等鉴别。如异物小、密度较低，可用钡剂掺少量棉絮检查，但此项检查会对食管产生机械性挤压，有加重食管二次损伤的风险，目前已极少应用。X 线平片对阴性异物难以明确，具有一定局限性；CT 检查对食管异物检出敏感性高，是食管异物首选的影像检查方法。通过 CT 多平面重建技术可获得任意平面和三维影像，不仅能清晰显示异物的位置、形态、大小及与周围组织的关系，还可以显示异物所致食管壁损伤程度及是否存在并发症（如穿孔、穿破邻近血管及气管、脓肿、纵隔感染等）。误吞异物史对食管异物的诊断非常重要，需要强调以下两点：一是有时患者对误吞异物史可能并未注意，尤其是老人和小孩；二是食管有损伤，但 CT 检查时异物已经下移。影像科医生应仔细阅片，避免漏诊小的和（或）密度低的异物。典型食管异物的 CT 表现如下。

1. 直接征象

①位置：食管生理性狭窄是异物停留的好发部位，如近环咽部、主动脉弓压迹、左支气管压迹和横膈食管裂孔处等。②数目：单个或多个。③形态：针刺状、分叉状、团状等，或硬币、钉子、电池等特定物体形态。④大小：针刺状可测量长径，团状可测量三维径线。⑤密度：异物密度不一，可呈高 / 等 / 低 /

混杂密度。

2. 继发改变

①穿孔、出血。②梗阻。③嵌顿。④周围组织损伤、感染。⑤可引起食管 – 主动脉瘘、食管 – 支气管瘘。

示例 1 3 月龄患儿，误吞硬币 3h。行胸部正位片检查。图像如图 14-8。

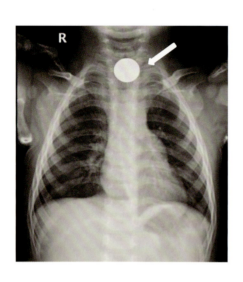

食管上段（平胸 1—2 椎体水平）见直径约 1.5cm 圆形致密影（硬币），边界光整。（需与气管异物鉴别，食管横径大于前后径，正位片异物呈正面观；而气管由"C"形软骨构成，两侧不能扩展，前后较薄弱易扩展，异物最大面与矢状面一致，正位片呈异物的侧面观，为线状）。

图 14-8 食管异物，胸部正位片图像

示例 2 男，83 岁，上腹部疼痛半天（注：确诊前患者否认误吞异物史，确诊后追问病史，患者承认腹痛前曾有食鱼史）。行上腹部 CT 平扫 + 重建检查。图像如图 14-9。

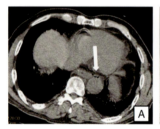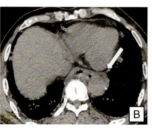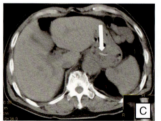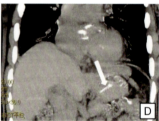

A、B 为薄层轴位，C 为厚层轴位，D 为冠状位最大密度投影重建。食管下段周围少量积气（A）、积液（B），食管未见明确异物；胃腔内见一长约 2.1cm 条状致密影（C、D）。异物下行过程中刺伤食管下段造成穿孔，CT 检查时异物已进入胃腔。

图 14-9 胃腔异物并食管下段损伤穿孔，上腹部 CT 平扫图像

示例 3 男，60 岁，吞咽疼痛 3 天。行食管 CT 平扫 + 重建检查。图像如图 14-10。

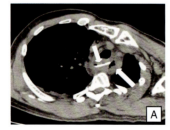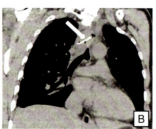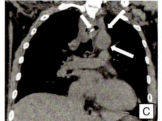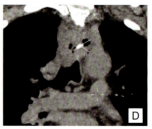

A 为轴位，B—D 为冠状位重建。食管胸上段（胸 2—3 椎体水平）见一条状致密影，长径约 3.3cm，相应食管壁增厚、形态不规则，左、右侧缘周围脂肪间隙模糊、积气（食管穿孔），以左侧为著，异物左侧缘与邻近的左颈总动脉起始部、主动脉弓仍然有 1.0cm 距离（后行胃镜下食管黏膜切开 + 异物取出术顺利把异物取出）。

图 14-10 食管异物并穿孔，胸部 CT 平扫图像

第五节　食管病变：贲门失弛缓症

一、贲门失弛缓症概述及放射科住培要求

贲门失弛缓症（achalasia of cardia，AC）是一种原发性食管动力障碍性疾病，由于食管动力障碍（食管平滑肌无效蠕动和食管下括约肌松弛障碍），导致食物无法顺利通过贲门，出现食物滞留、食管逐渐扩张而引起的疾病。AC 好发于青壮年，女性多见，发病缓慢，病程较长。典型临床症表现为吞咽困难、食物反流、胸骨后疼痛及体重减轻。

AC 是放射科住培学员第三年需要掌握的疾病。

二、AC 的影像特点及示例

食管造影是诊断 AC 常用的检查手段，可用于评估食管排空能力及观察胃食管交界部的形态，有助于临床医生对疾病严重程度的评估和疗效随访，同时可以在一定程度上进行鉴别诊断。典型 AC 的造影表现如下。

（1）食管黏膜皱襞正常，呈光滑的细条状；扩张的食管自上而下逐渐减小到胃食管连接部，呈"鸟嘴征"改变。

（2）食管扩张、扭曲，重度扭曲可呈"S"形。

（3）对比剂在食管中存留超过 5min 也可间接支持 AC 诊断。

（4）根据造影表现，可对食管扩张严重程度进行评估：

Ⅰ级（轻度），食管直径＜4cm。

Ⅱ级（中度），食管直径 4—6cm。

Ⅲ级（重度），食管直径＞6cm，甚至弯曲呈"S"形，也称为乙状结肠型食管。

示例　女，54 岁，上腹部疼痛 6 个月，食物反流、嗳气 3 周。行食管碘水造影。图像如图 14-11。

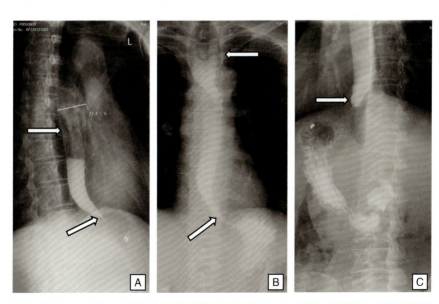

A 为站立右前斜位，B 为站立前后位，C 为站立左前斜位。口服适量碘水对比剂，对比剂通过贲门受阻，食管轻度扩张，中上段直径约 3.2—3.5cm，食管下端边缘光滑，呈"鸟嘴征"改变（A、B）；7min 后，部分对比剂仍存留于食管内（C）。

图 14-11　贲门失弛缓症，食管碘水造影图像

第六节　胃及十二指肠病变：胃肠道间质瘤 – 胃间质瘤

一、胃肠道间质瘤概述及放射科住培要求

胃肠道间质瘤（gastrointestinal stromal tumors，GIST）是一组来自胃肠间质组织的肿瘤，多数学者认为其起源于胃肠道间质卡哈尔（Cajal）细胞或向 Cajal 细胞分化的多潜能干细胞的肿瘤，为胃肠道的非上皮性、非肌源性、非神经源性及非淋巴性肿瘤，由梭形及上皮样细胞组成，具有多向分化潜能，可分为平滑肌分化型、神经方向分化型、双向分化型及缺乏分化型 4 个亚型。病理学根据肿瘤大小、核分裂象、肿瘤原发部位和肿瘤是否破裂，将 GIST 分为极低、低、中和高危险度 4 级。所有的 GIST 都具有恶性潜能，近半数患者初诊时即出现转移，表现为侵犯邻近结构和远处转移，肝脏、肠系膜转移较多见，淋巴结转移少见。GIST 可发生在消化道任何部位，最常见于胃（50%—60%），其次是小肠（30%—35%）、结肠和直肠（5%）、食道（< 1%），以及少部分消化道外（肠系膜、大网膜和腹膜后：< 5%）。根据 GIST 的部位及生长方式，可分为以下类型：①腔内型，肿瘤位于黏膜下层；②腔外型，最常见，肿瘤位于浆膜下；③肌壁型，多发生于肌层；④胃肠外型，肿瘤位于肠系膜、大网膜或腹膜后。临床表现多以上腹部不适、消化道出血和腹痛为主，部分患者可出现呕血、腹腔出血、发热或腹部触及包块，位于小肠的 GIST 还可出现肠梗阻、肠套叠、肠穿孔等。

GIST 是放射科住培学员第三年需要掌握的疾病。

二、GIST 的影像特点及示例

胃肠道造影检查对间质瘤的诊断和评估价值有限，仅可显示腔内型肿瘤，其余类型可表现为完全正常或仅可见局部外压性改变。CT 增强检查及肠道 CT 成像（CTE）是诊断 GIST 的首选影像检查方法，无肠梗阻患者扫描前一晚建议口服缓泻剂清洁肠道，扫描前需口服 2.5% 甘露醇等渗溶液 1500—2000mL 充盈肠道。CT 多平面重建技术使其对病变的定位和定性更有效，血管最大密度投影（MIP）可以显示肿瘤的血供来源，对 GIST 的诊断以及术前评估具有重要价值。

典型 GIST 的 CT 表现如下。

（1）平扫：多为球形或类球形的软组织密度肿块，向腔内、腔外或同时向腔内外生长。肿瘤较小时，密度均匀，边界清晰；肿瘤较大时，常呈分叶状或不规则形，密度不均，常见坏死和瘘道，少有钙化；肿瘤破裂时，可出现腹膜炎及腹腔积血 / 积液表现。

（2）增强扫描：① GIST 为富血供肿瘤，动脉期明显强化有助于显示肿瘤；②部分肿瘤内见条状、簇状或迂曲状肿瘤血管影，肿瘤的供血血管有助于判断病灶的来源；③黏膜线显示情况，当 GIST 坏死部分与胃肠道相通时，黏膜中断，可有气体进入肿块内部，部分可见气液平面，形成"假肠腔"征；④胃间质瘤多呈渐进性强化；⑤小肠间质瘤常呈速升—缓降的强化方式。

（3）高危险度 GIST 征象：直径多大于 5cm，形态不规则，表面欠光整，出现肿块周围结构的侵犯，直接播散或通过血行转移至远处脏器。发生于胃肠外的 GIST 危险度分级通常较高。

（4）不同部位 GIST 表现：①胃间质瘤常见于胃体，胃窦部较少见，常突向肝胃韧带、胃脾韧带、小网膜囊或腹腔生长，较少见到供血血管；②小肠间质瘤相对其他部位 GIST 血供更丰富，约半数肿瘤表面会出现溃疡，常可见粗大供血血管；③小肠间质瘤的病理学危险程度分级较胃及结直肠间质瘤更高；④起源于肠系膜、大网膜的不典型间质瘤较难与肉瘤鉴别。

示例　女，84岁，胸闷3天，胸部CT平扫发现左上腹占位，行全腹部CT平扫+增强扫描检查。图像如图14-12。

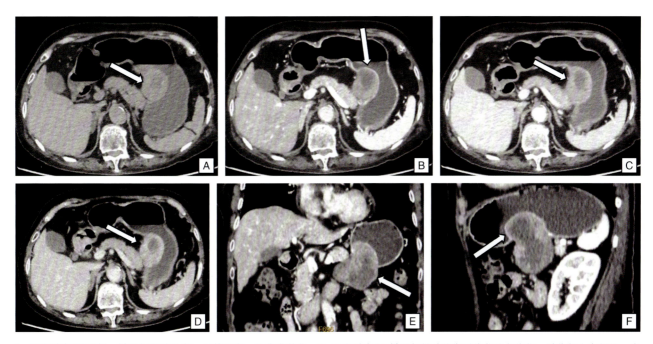

A—D分别为CT平扫、增强扫描动脉期、门静脉期、平衡期轴位，E、F分别为CT增强扫描动脉期冠状位及矢状位。胃体部小弯侧见一类球形软组织密度肿块影，边界清晰，大小约7.8cm×4.5cm×5.8cm，肿块同时向胃腔内、腔外生长，密度不均匀，内见斑片状低密度坏死区，增强扫描肿块呈渐进性强化，内坏死区无强化，病变区胃黏膜完整、未见增厚及中断；胃周脂肪间隙清晰。

图14-12　胃体部间质瘤，CT平扫及多期增强扫描图像

第七节　胃及十二指肠病变：胃癌

一、胃癌概述及放射科住培要求

　　胃癌是放射科住培学员第一、第二、第三年均需要掌握的疾病，难度按年度逐年递进，第一年掌握典型胃癌病例，第二年掌握特殊类型胃癌（如胃印戒细胞癌），第三年掌握胃癌TMN分期，逐年递进系统地掌握胃癌的影像诊断。概述详见第一、第二年相应部分的胃癌章节。

　　美国癌症联合会（AJCC）/国际抗癌联盟（UICC）的胃癌TNM分期是国际通用的胃癌分期系统，是临床制订胃癌治疗方案、评估预后的重要依据和参考标准。

二、胃癌的影像特点

　　胃癌确诊靠内镜病理活检，也是发现胃早癌的最重要手段，但内镜无法观察病变侵犯深度及腔外情况。影像检查在胃癌TNM分期中发挥重要作用，其中CT为最主要检查手段，CT增强可观察肿瘤浸润深度、与周围结构及器官的关系、区域淋巴结转移，但对于早期胃癌病灶较小者CT显示不佳，甚至可无阳性发现，难以发现T1及以下分期病灶，故CT应与胃镜配合、互补。

　　胃癌TNM分期如下。

1. T 分期

Tx：原发肿瘤无法评估。

T0：无原发肿瘤的证据。

Tis：原位癌，上皮内肿瘤未侵犯黏膜固有层，高级别不典型增生。

T1：肿瘤侵犯黏膜固有层、黏膜肌层或黏膜下层。

    T1a 肿瘤侵犯黏膜固有层或黏膜肌层。

    T1b 肿瘤侵犯黏膜下层。

T2：肿瘤侵犯固有肌层。

T3：肿瘤穿透浆膜下结缔组织，但未侵犯脏层腹膜或邻近结构。

T4：肿瘤侵犯浆膜（脏层腹膜）或邻近结构。

    T4a 肿瘤侵犯浆膜（脏层腹膜）。

    T4b 肿瘤侵犯邻近结构。

2. N 分期

Nx：区域淋巴结转移无法评估。

N0：无区域淋巴结转移。

N1：1—2 枚区域淋巴结转移。

N2：3—6 枚区域淋巴结转移。

N3：≥ 7 枚区域淋巴结转移。

    N3a 7—15 枚区域淋巴结转移。

    N3b ≥ 16 枚区域淋巴结转移。

3. M 分期

M0：无远处转移。

M1：有远处转移。

注意：远隔（非区域）淋巴结的转移定义为远处转移（M1），而不属于 N 分期，包括胰后、胰十二指肠、胰周、肠系膜上、中结肠、腹主动脉旁及腹膜后淋巴结。

示例　女，57 岁，反复腹痛 1 个月余，大便潜血阳性。行上腹部 CT 平扫＋增强扫描检查。图像如图 14–13。

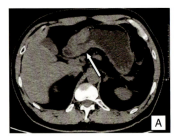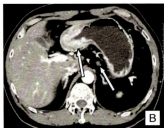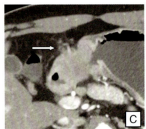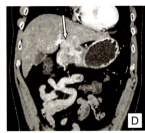

A 为 CT 平扫轴位，胃窦部胃壁不规则增厚并局部凸向胃腔，相应区域胃腔变窄，累及长度约 3.9cm；B 为 CT 增强扫描动脉期轴位，病灶不均匀明显强化，局部可见黏膜不规则增厚，胃小弯后方见淋巴结；C 为 CT 增强扫描动脉期轴位，病变区局部胃壁外缘毛糙，邻近脂肪斑片状密度增高；D 为 CT 增强扫描动脉期冠状位示病灶侵犯肝 S3。术后病理提示癌灶浸润胃壁全层并累及胃周脂肪组织、肝脏，可见血管、淋巴管及神经浸润；淋巴结有癌转移；病理分期：pT4bN3Mx。

图 14–13　（胃窦）低分化神经内分泌肿瘤，符合小细胞癌，上腹部 CT 平扫及增强扫描图像

第八节　胃及十二指肠病变：壶腹癌

一、壶腹癌概述及放射科住培要求

壶腹癌（ampullary carcinomas）起源于胆总管远端和主胰管之间连接处的 Vater 壶腹，大多数为腺癌。壶腹癌包括 Vater 壶腹部周围 2cm 范围以内的癌，主要包括壶腹癌、十二指肠乳头癌及胆总管下端癌。根据上皮来源不同，壶腹癌的组织学亚型分为肠型、胆胰型及混合型。壶腹癌没有特异的临床表现与体征，通常与胆总管下端癌、胰头癌等症状类似，表现为腹痛、黄疸、消化道出血伴黑便等。壶腹癌诊断的关键主要依靠影像和内镜活检进行定位和定性。

壶腹癌是放射科住培学员第三年需要掌握的疾病。

二、壶腹癌的影像特点及示例

不同的影像检查方法，对壶腹癌的诊断各有优势。超声检查无辐射，可作为早期筛查的首选方法，超声内镜对壶腹部的局部解剖观察有优势。CT 平扫可以观察肿块的位置、大小及形态，与邻近组织的关系、有无转移，CT 增强扫描可以在平扫基础上，对定性及鉴别诊断更有优势。MRI 因其多序列、多参数、动态增强、功能成像等特点，对壶腹癌的诊断及鉴别诊断，以及对胆胰管的综合判断上更有优势，应用越来越广泛。

1. 典型壶腹癌的 CT 表现

（1）直接征象：平扫时壶腹区胆管突然截断，可见管壁不规则增厚或软组织密度肿块；增强扫描呈不均匀强化，部分病例延迟强化。

（2）间接征象：肝内胆管不同程度扩张，呈"软藤样"改变；若合并胰管近段梗阻、胰管扩张，可出现"双管征"。

（3）可发生其他器官和（或）淋巴结转移。

2. 典型壶腹癌的 MRI 影像表现

（1）壶腹区类球形或不规则形肿块影，表现为 T1WI 低信号、T2WI 中等至高信号；增强扫描呈不均匀强化，部分病例可见延迟强化。

（2）DWI 图像上多呈高信号，ADC 值较低。

（3）肝内外胆管扩张，MRCP 呈"软藤样"改变；若胆总管全段扩张，MRCP 可见"截断征"；MRCP 可以显示胰腺段胆总管扩张与胰管扩张，形成"双管征"。

示例 女，71岁，无明显诱因下右上腹疼痛7天，行上腹部CT平扫＋增强扫描、MRCP检查。图像如图14-14。

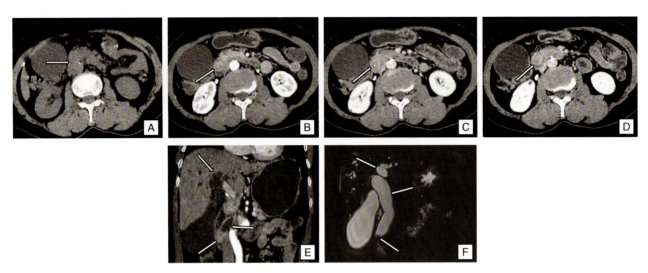

A—D分别为CT平扫、增强扫描动脉期、门静脉期、平衡期轴位，E为CT增强扫描动脉期冠状位，F为MRCP图像。CT增强扫描壶腹部可见一类圆形不均匀强化肿块，大小约1.7cm×1.9cm，平扫显示不清，病灶向十二指肠肠腔突出；MRCP示胆总管下端突然截断，肝内外胆管扩张，肝内胆管呈"软藤样"扩张。

图14-14 壶腹癌，上腹部CT平扫及增强多期扫描、MRCP图像

第九节　空回肠病变：炎症性肠病－克罗恩病

一、炎症性肠病概述及放射科住培要求

炎症性肠病（inflammatory bowel disease，IBD）是一种病因不明的慢性非特异性肠道炎症性疾病，包括溃疡性结肠炎（ulcerative colitis，UC）和克罗恩病（Crohn's disease，CD）。UC病变主要累及直肠和左半结肠，可逆行往结肠近段发展，进而累及全部结肠及回肠末段，病灶一般呈连续性分布；病变早期为局部结肠黏膜广泛的充血水肿，多发微小脓肿形成，破溃后变为溃疡；病变愈合时，黏膜下层大量纤维组织增生沿结肠长轴发展，纤维瘢痕挛缩致使肠腔变窄、肠管缩短；临床表现为黏液血便、腹痛、腹泻以及不同程度的肠外表现（关节、皮肤损害等），病程可为持续或活动与缓解期交替的慢性过程。CD好发于回肠末端，病变可累及胃肠道各部位，呈跳跃性分布，以慢性肉芽肿性炎症为特征，晚期常有窦道形成；临床表现为间歇性发作的腹痛腹泻、瘘管、食欲减退，亦可合并肠外损害。

IBD是放射科住培学员第三年需要掌握的疾病。

二、炎症性肠病的影像特点及示例

结肠镜检查及黏膜活检是诊断IBD的主要依据，X线造影及CT检查可为IBD的诊断提供更充足的证据支持。

结肠气钡造影对UC的诊断及病变评估有一定帮助。CT对早期UC的诊断价值不高，当出现肠壁增厚、肠管缩短、肠腔狭窄等形态改变时，CT增强扫描诊断较为准确。

CT 增强检查扫描范围大，可扫描薄层并可多平面重建，可显示 IBD 病变分布的部位和范围、有无出现窦道、肠内瘘、腹腔脓肿等并发症。根据典型征象判断病变是否为活动期，首次检查推荐行全腹部 CTE 检查。MRE 无辐射，对病变活动期、稳定期、纤维化期的判断有独特优势；复查时推荐应用 MRE 检查。

典型克罗恩病的 CT 表现如下。

（1）肠壁增厚（≥4mm），常见于回肠末端及近端结肠，呈节段性、跳跃性分布，病变一般位于肠系膜缘，游离缘可形成假憩室。

（2）强化方式：①均匀强化常见于炎症活动期病灶；②黏膜强化，肠壁增厚明显时出现；③分层强化，即黏膜层和浆膜层明显强化而中间层无强化，提示与病灶出现纤维化有关。不同程度的炎症和纤维化可以同时出现，因此强化方式并不是单一出现。炎症后还可形成假性息肉。

（3）肠系膜血管增多、扩张，肠系膜脂肪层增生，肠系膜血管被拉直，呈"梳齿征"，预示病变处于炎症活动期。

（4）相应系膜脂肪密度增高、模糊，肠系膜淋巴结肿大。

（5）病变慢性期可引起肠腔狭窄、瘘管及窦道形成、脓肿等。

示例　女，22岁，腹痛伴消瘦4个月余，行全腹部 CT 平扫+增强扫描检查。图像如图 14-15。

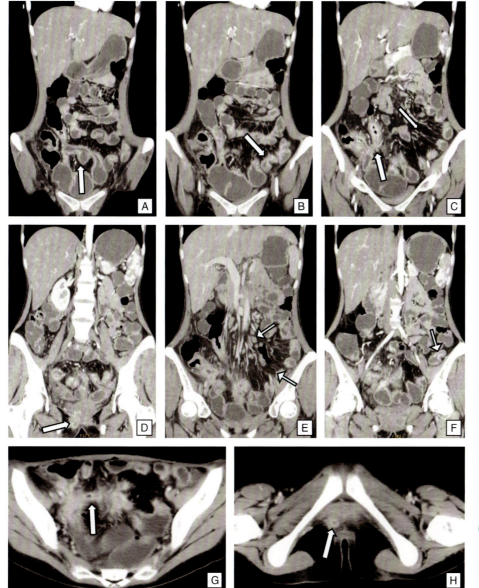

A—C 为 CT 增强扫描动脉期冠状位，D—F 为 CT 增强扫描门静脉期冠状位，G、H 为增强扫描平衡期轴位。回盲部、小肠、肛周跳跃性、多节段肠系膜缘肠壁增厚且强化明显，游离缘假性憩室形成（A）；肠系膜血管增粗、拉直，呈"梳齿征"（C、E）；肠系膜见多发肿大淋巴结（E）；右下腹小肠间瘘管形成（C、G），肛周脓肿形成（D、H）。

图 14-15　肠克罗恩病（活动期），CT 多期增强扫描图像

第十节　空回肠病变：肠结核

一、肠结核概述及放射科住培要求

肠结核（intestinal tuberculosis，ITB）是由结核分枝杆菌引起的肠道慢性特异性感染，常继发于肺结核。ITB 好发于回盲部，也可发生在肠道任何部位，呈跳跃式分布。病理上分为溃疡型和增殖型。目前肠结核在综合医院已少见，一般见于中青年，女性稍多于男性。临床表现为腹痛、大便习惯改变、腹部肿块及低热盗汗等，可合并肠梗阻、肠穿孔、局限性腹膜炎等。

肠结核是放射科住培学员第三年需要掌握的疾病。

二、肠结核的影像特点及示例

X 线钡剂检查对肠结核的定位诊断及分型有重要意义，可了解其肠道功能情况，适用于无梗阻的肠结核患者。CT 检查可显示肠壁溃疡、炎性息肉、腹腔肿大淋巴结及腹水；亦可发现合并腹内肠外结核，尤其是淋巴结结核，少数见钙化性淋巴结，有助于肠结核的诊断。

（一）典型肠结核的 X 线造影表现

1. 溃疡型

①多发大小不等溃疡：表现为小点状、小圆形突出腔外的龛影；②肠管痉挛性狭窄：以垂直肠管走行的环形狭窄为主，近端肠管扩张，严重时出现"跳跃征"；③瘘管：溃疡可穿破肠壁形成瘘管，可见对比剂外溢。

2. 增殖型

①肠腔不规则狭窄、多发小息肉样充盈缺损；②肠管狭窄痉挛，回盲部位置升高远离髂窝；③回盲瓣变形、开口固定，回肠与盲肠、升结肠呈直线样改变；④黏膜皱襞增粗、紊乱，钡剂涂布不良。

（二）典型肠结核的 CT 表现

（1）平扫表现为肠壁环形增厚伴黏膜溃疡，回盲瓣挛缩变形和开口固定。

（2）增强扫描病变累及的肠壁分层或均匀强化。

（3）腹内肠外改变：①腹腔内可见淋巴结肿大伴周边环形强化和钙化；②腹膜呈饼状、结节状，可伴有周边环形强化和钙化。

（4）可并发肠管周围脓肿、瘘管及肠梗阻形成。

示例　女，32 岁，腹部胀痛 3 个月余，行全腹部 CT 平扫 + 增强扫描检查。图像如图 14-16。

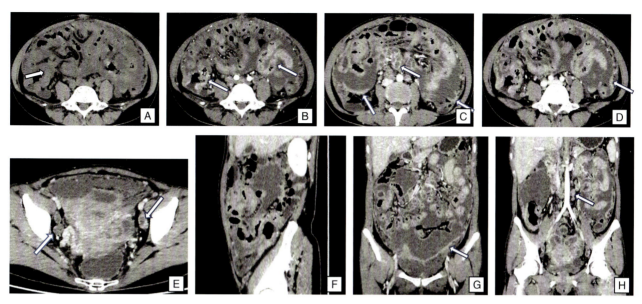

A 为 CT 平扫轴位，B 为 CT 增强扫描动脉期轴位，C—E 为 CT 增强扫描静脉期轴位，F 为静脉期矢状位，G、H 为静脉期冠状位。腹腔内肠管走行紊乱、充盈不佳，回盲部及部分小肠肠壁对称性增厚，回盲瓣轮廓不规整、开口固定，相应肠腔变窄，增强扫描动脉期回盲部黏膜强化明显，其余增厚肠壁呈均匀轻－中度强化；肠系膜区、腹主动脉及两侧髂血管旁见多发大小不等的环形强化淋巴结；腹膜弥漫增厚，呈饼状或不规则结节状，邻近肠系膜增厚；腹盆腔见积液，部分为包裹性。

图 14-16　肠结核，CT 平扫及多期增强扫描图像

第十一节　空回肠病变：小肠肿瘤 – 小肠腺癌

一、小肠腺癌概述及放射科住培要求

小肠腺癌（small bowel adenocarcinoma，SBA）是小肠最常见的恶性肿瘤，好发于十二指肠，尤其是降段，与其黏膜下腺体丰富及胆汁中某些胆酸的降解产物有致癌作用有关，空肠及回肠相对少见。小肠腺癌恶性程度高，以中低分化为主，早期可出现局部及肠系膜淋巴结转移。由于解剖部位的特殊，起病隐匿，临床症状缺乏特异性，表现为腹痛、恶心、呕吐等常见消化道症状，少数可触及腹部肿块。

小肠腺癌是放射科住培学员第三年需要掌握的疾病。

二、小肠腺癌的影像特点及示例

CT 和 MRI 为无创检查，分辨率高，可同时观察肠腔内、肠壁、肠外及邻近脏器、淋巴结等情况，在小肠腺癌的诊断中发挥着重要作用。

典型小肠腺癌的 CT 表现如下。

（1）局灶生长的结节样或菜花样软组织肿块突入肠腔，局限性肠壁不规则或环形增厚，肠壁僵硬，肠腔狭窄。

（2）增强扫描动脉期呈不均匀明显强化，门静脉期、平衡期强化程度下降，呈"快进快出"强化改变。

（3）易合并完全性或不完全性小肠梗阻；位于十二指肠的病变极易侵犯肝门、胰腺及腹主动脉，易合并胆道梗阻。

（4）肠腔外浸润，淋巴结、肝、腹膜等转移。

示例 1 女，76 岁，中下腹痛 2 个月，伴恶心、呕吐。行全腹部 CT 平扫 + 增强扫描检查。图像如图 14-17。

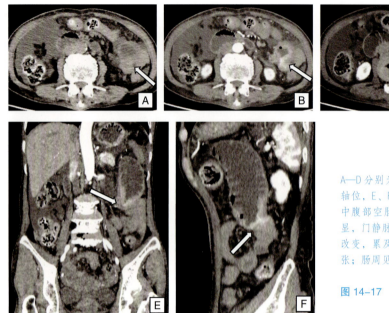

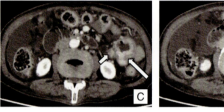

A—D 分别为 CT 平扫、增强扫描动脉期、门静脉期、平衡期轴位，E、F 分别为 CT 增强扫描动脉期冠状位及矢状位。左中腹部空肠局部肠壁不均匀增厚，增强扫描动脉期强化明显，门静脉期、平衡期强化相对下降，呈"快进快退"强化改变，累及长度约 3cm，相应管腔狭窄、梗阻，近侧小肠扩张；肠周见肿大淋巴结（短箭头），腹腔内见积液。

图 14-17　空肠腺癌并肠周淋巴结转移、小肠梗阻、腹水，CT 平扫及多期增强扫描图像

示例 2 女，63 岁，上腹部疼痛 1 个月余，伴皮肤、巩膜黄染。行上腹部 CT 平扫 + 增强扫描检查。图像如图 14-18。

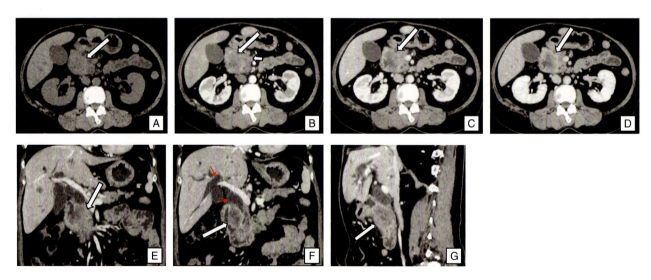

A—D 分别为 CT 平扫、增强扫描动脉期、门静脉期、平衡期轴位，E、F 为 CT 门静脉期冠状位，G 为门静脉期矢状位。十二指肠降段管壁不规则增厚，累及长度约 6.0cm，见大小约 3.9cm×3.8cm×6.0cm 的不规则形软组织肿块影，增强扫描呈不均匀明显强化；肠周见肿大融合的淋巴结（白色短箭头）；病变侵犯胰头及胆总管下段，肝内外胆管扩张（红色箭头）。

图 14-18　十二指肠降段腺癌并肠周淋巴结转移、胆道梗阻，CT 平扫及多期增强扫描图像

第十二节 空回肠病变：小肠肿瘤－间质瘤

一、胃肠道间质瘤概述及影像特点

详见本章第六节的相关内容。

二、小肠间质瘤示例及注意事项

示例1 女，39岁，解黑便4h，行全腹部CT平扫＋增强扫描检查。图像如图14-19。

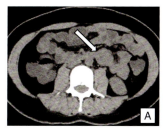 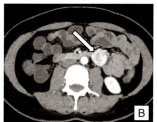 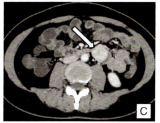 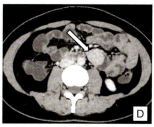

A—D分别为CT平扫、增强扫描动脉期、门静脉期、平衡期轴位。左中腹部空肠见直径约2.2cm的类圆形软组织密度肿块，增强扫描动脉期呈不均匀明显强化，门静脉期、平衡期趋于均匀强化，呈速升－缓降型强化方式，病灶向腔内生长，未见肠梗阻。

图14-19 空肠间质瘤，CT平扫及多期增强扫描图像

示例2 男，54岁，解黑便1周，行全腹部CT平扫＋增强扫描检查。图像如图14-20。

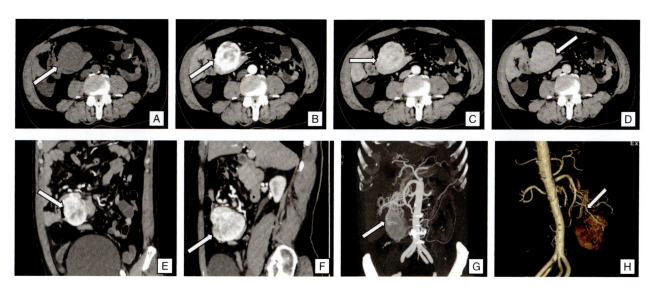

A—D分别为CT平扫、增强扫描动脉期、门静脉期、平衡期轴位，E、F分别为动脉期斜冠状位及矢状位，G为MIP图，H为腹部动脉血管VR图。右中腹可见一类球形软组织密度肿块，大小约5.2cm×4.7cm×4.9cm，密度较均匀，与邻近小肠关系密切，周围脂肪间隙清晰；增强扫描动脉期肿块呈不均匀明显强化，可见肠系膜上动脉粗大分支供血，门静脉期及平衡期强化程度较前减退，强化密度趋于均匀，呈速升－缓降型强化方式。

图14-20 空肠间质瘤，中肠旋转不良，CT平扫及多期增强扫描图像

注意事项如下。

（1）左上腹空肠腔外生长恶性间质瘤，易误认为空肠肠管积液而漏诊。图像如图14-21。

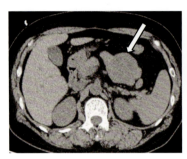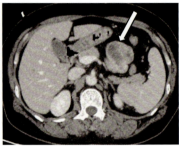

图 14-21　左上腹空肠腔外生长恶性间质瘤图像

（2）右下腹小肠腔外恶性间质瘤，肿瘤大、分叶，坏死明显，由肠系膜上动脉供血（若为女性易误诊为卵巢来源肿瘤，两者供血动脉不同可帮助鉴别）。图像如图14-22。

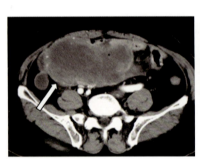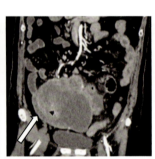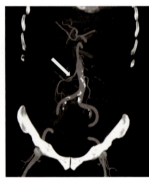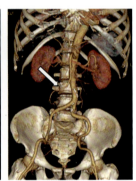

图 14-22　右下腹小肠腔外恶性间质瘤图像

第十三节　空回肠病变：小肠肿瘤－小肠淋巴瘤

一、小肠淋巴瘤概述及放射科住培要求

原发性小肠淋巴瘤（primary small intestinal lymphoma，PSIL）是指原发于小肠黏膜下淋巴组织的恶性肿瘤，在所有原发性胃肠道淋巴瘤中所占比例为20%—30%。PSIL最常见的部位是回肠，其次为空肠、十二指肠。病理类型绝大多数以非霍奇金淋巴瘤为主，B细胞来源多见，T细胞来源少见。PSIL发病率低，起病隐匿，临床表现缺乏特异性，早期诊断困难。

小肠淋巴瘤是放射科住培学员第三年需要掌握的疾病。

二、小肠淋巴瘤的影像表现及示例

近年来随着医学影像设备及技术的发展，CT肠道成像（CTE）和MR肠道成像（MRE）是肠道检查的有效方法，可同时观察肠腔内、肠壁、肠外及邻近脏器、淋巴结等情况，在小肠病变的诊断及治疗评估中发挥着越来越重要的作用。除急性完全性肠梗阻患者外，扫描前需要做好充分的肠道准备：①扫描前禁食并口服缓泻剂（复方聚乙二醇电解质散）清洁肠道，②扫描前分次匀速口服2.5%甘露醇等渗溶液充盈肠道，③无前列腺增生、青光眼等禁忌证者扫描前肌注解痉药减少肠道蠕动。

　典型小肠淋巴瘤的影像表现如下。

（1）肠壁增厚：肿瘤沿肠壁生长，浸润黏膜下层和固有肌层，肠壁呈对称或不对称性明显增厚，受累肠段较长，可多段发生。

（2）动脉瘤样扩张：部分肿瘤因侵犯壁内神经丛，使肠壁张力减弱及顺应性下降，出现肠腔明显扩张呈"动脉瘤样扩张"改变，为PSIL特征性表现。

（3）肿瘤呈肿块样生长：表现为突向肠腔内生长的单发或多发大小不等的息肉或结节样肿块，密度多均匀，形态规则或不规则，肿块表面可有溃疡，中心坏死可与肠腔相通，一般无肠梗阻表现。

（4）肿瘤向腔外生长：肿瘤突破浆膜外层穿透肠壁，导致肠壁缺血、坏死、穿孔，累及邻近肠段或彼此融合呈相通的扩大肠腔和（或）团块，形成巨大"空洞性"病变。

（5）肿瘤累及肠系膜和淋巴结：表现为肠系膜脂肪密度增高，肠系膜呈线样或网格样改变；肠系膜、腹膜后淋巴结肿大，部分融合并包绕相应的系膜血管及周围脂肪，形成"三明治征"。

（6）增强扫描：表现为乏血供，肠壁病灶或淋巴结呈轻-中度均匀强化。

（7）DWI呈明显扩散受限高信号，ADC值明显降低。

示例　女，61岁，呕吐6天，行全腹部CT平扫+增强扫描检查。图像如图14-23。

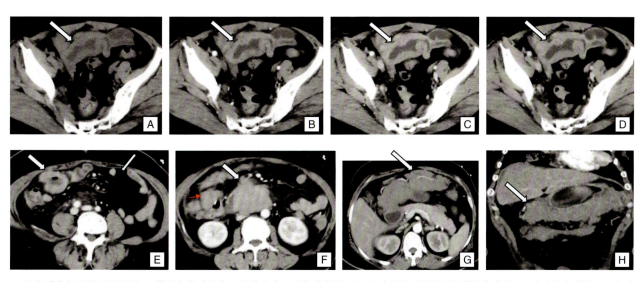

A—D分别为相同层面CT平扫、增强扫描动脉期、门静脉期、平衡期轴位，E、F为另外不同层面门静脉期轴位，G为动脉期轴位，H为动脉期冠状位。远段回肠管壁环形均匀增厚约1.2cm，累及长度约7.6cm，密度均匀，增强扫描呈中等度均匀强化，受累肠段呈"动脉瘤样扩张"，无僵硬、无肠梗阻，外壁光整（A—D）；回肠另一节段发现相同表现病灶（E）；结肠肝曲显示相同表现病灶（红色箭头），腹膜后淋巴结肿大融合且呈中等度均匀强化（F）；大网膜见轻度均匀强化肿块，包绕血管（G、H）。

图14-23　回肠、结肠、大网膜、腹膜后多发弥漫大B细胞淋巴瘤，CT平扫及多期增强扫描图像

第十四节 结直肠病变：结直肠癌

一、结直肠癌概述及放射科住培要求

概述详见第一篇第三章第十六节的消化道病变 – 消化道肿瘤：结直肠癌。

当结直肠病变小、扁平时为大肠侧向发育型肿瘤（laterally spreading tumors，LST），病变沿肠壁横向而非垂直生长的一类具有特殊形态的大肠表浅性肿瘤，属平坦型病变，与结直肠癌密切相关，其病理多为癌和腺瘤，因其呈平坦型，沿肠壁横向生长，肠镜易漏诊。其 CT 表现为仅累及肠管部分环壁的扁平病灶，一般无肠梗阻，易误为肠内容物或不被发现而漏诊。直肠高分辨率 MRI 可明确肿瘤的位置、T 分期、直肠系膜筋膜状态、有无肠壁外血管侵犯，是直肠癌术前、疗效、预后评估的重要影像检查方法。

结直肠癌是放射科住培学员第一、第二、第三年均需要掌握的疾病，难度逐年递进，其中第一年掌握典型结肠腺癌病例，第二年掌握黏液腺癌（易误诊）等少见病理类型病例，第三年掌握小而扁平病例（侧向发育型肿瘤，易漏诊）及高分辨率 MRI 直肠癌病例，逐年递进系统地掌握结直肠癌的影像诊断。

二、结直肠癌的影像特点及示例

CT 是 LST 重要的影像检查方法，可准确定位、明确病灶数目，同时观察肠腔外是否存在侵犯，观察腹腔其他脏器、淋巴结是否转移；直肠高分辨率 MRI 对直肠癌治疗前后评估有重要价值，X 线造影对 LST 的诊断价值有限。

1. 典型 LST 的 CT 表现及示例

因 LST 病灶小而扁平，肠道 CT 检查前清肠及服用肠道对比剂尤其重要。

（1）平扫表现为仅占据肠壁部分环腔的扁平软组织密度灶。

（2）增强扫描病灶均匀 / 不均匀强化。

（3）可有肠外侵犯。

（4）一般不伴肠梗阻。

（5）可发生其他器官和（或）淋巴结转移。

（6）少数病例可同时多发。

（7）其余肠管可并发腺瘤。

示例 女，74 岁，检查发现结肠多发息肉 10 天，部分息肉内镜下切除，乙状结肠宽基底病灶不除外恶变。行全腹部 CT 平扫 + 增强扫描检查。术后病理为乙状结肠中分化管状腺癌（T2N0M0）。图像如图 14-24。

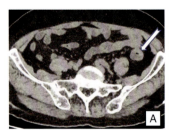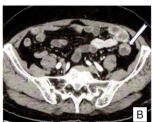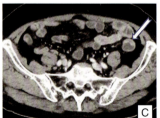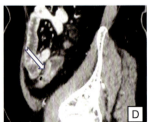

A—C 分别为 CT 平扫、增强扫描动脉期、静脉期横轴位，D 为动脉期矢状位。乙状结肠局部见宽基底扁平病灶，仅占据肠管环壁约 1/2，大小约 0.6cm（厚度）×1.7cm（左右径）×1.7cm（累及长度），增强扫描呈不均匀明显强化；肠壁外缘光整、未见向外侵犯征象（病灶扁平，极易忽略而漏诊）。

图 14-24 乙状结肠中分化管状腺癌，CT 平扫及多期增强扫描图像

2. 典型直肠癌的 MRI 表现及示例

（1）平扫表现为直肠管壁增厚或局限性肿块影，T1WI 等 / 稍低信号、T2WI 稍高信号，增强扫描呈不均匀明显强化。

（2）直肠癌 T 分期：观察直肠癌有无肠壁浆膜层、周围脂肪层、邻近脏器侵犯。

（3）直肠肿瘤壁外血管侵犯（EMVI）评估：EMVI（+）征象为肿瘤直接侵犯肠壁外血管，导致系膜血管内出现管状或结节状充盈缺损。

（4）直肠系膜筋膜（MRF）状态：MRF（+）即肿瘤、转移淋巴结、癌结节、阳性壁外血管侵犯与 MRF 的最短距离＜ 1mm。

（5）可有区域淋巴结及骨骼等转移。

示例　女，74 岁，便血 2 个月余，确诊直肠腺癌 2 天。行直肠 MRI 平扫 + 增强扫描检查。图像如图 14-25。

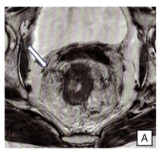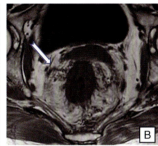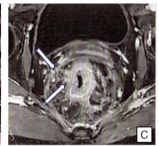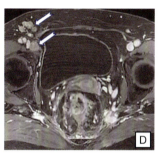

A 为直肠 T2WI，B 为直肠 T1WI，C、D 为增强轴位。直肠中下段肠壁不均匀增厚，最厚约 1.0cm，累及肠管长度约 6cm，病灶下缘距离肛缘约 1.0cm；增强扫描增厚肠壁呈不均匀明显强化，累及直肠周围系膜区，周围血管受侵犯，周围见多发淋巴结影，部分与周围直肠系膜筋膜间脂肪间隙消失；盆腔内及右侧腹股沟见多发不均匀强化的肿大淋巴结。

图 14-25　直肠中下段腺癌（T3N2bM1，CRM⁺，EMVI⁺），MRI 平扫及增强扫描图像

第十五节　结直肠病变：炎症性肠病 – 溃疡性结肠炎

一、炎症性肠病概述及放射科住培要求

详见本章第九节的相关内容。

二、炎症性肠病 – 溃疡性结肠炎的影像特点及示例

典型溃疡性结肠炎的 CT 表现如下。

（1）肠壁增厚为连续性、较均匀且对称性，浆膜层外缘较为光滑完整，结肠袋变浅或消失，常见于直肠且逆行向上发展。

（2）增强扫描活动期病灶呈"靶征"，黏膜层强化明显而黏膜下层水肿改变。

（3）系膜血管增生呈"梳齿征"。

（4）肠系膜及直肠周围脂肪间隙可出现脂肪浸润及纤维化。

示例 女，29岁，反复解黏液脓血便2年，加重1个月。行全腹部CT平扫+增强扫描检查。图像如图14-26。

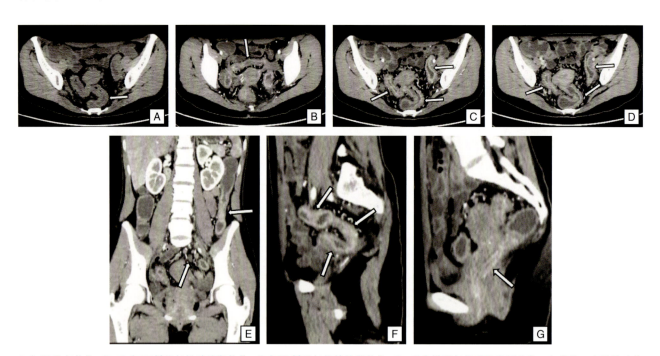

A为CT平扫轴位，B、C为CT增强扫描动脉期轴位，D为CT增强扫描静脉期冠状位，E—G为增强扫描动脉期冠状位、矢状位。直肠及乙状结肠肠壁连续性、均匀性增厚，管腔未见狭窄，肠壁浆膜外缘见少许絮状渗出影，增强扫描增厚肠管黏膜呈明显线样强化，周围系膜血管增多、增粗；肠管周围脂肪间隙见多发淋巴结显示（E），部分肿大，增强可见均匀强化，无相互融合。

图14-26 溃疡性结肠炎，CT平扫及多期增强扫描图像

第十六节　肝脏病变：肝局灶性结节性增生

一、肝脏局灶性结节性增生概述及放射科住培要求

肝脏局灶性结节性增生（focal nodular hyperplasia，FNH）是肝脏良性肿瘤样病变，20—40岁女性多见，也可见于儿童，无典型临床表现，多在体检时发现。病理上FNH由正常肝细胞、血管、胆管和Kupffer细胞组成，无正常肝小叶结构。病灶中央为星状纤维瘢痕，向四周形成放射状分隔；大部分无包膜，但与周围肝实质分界清楚。

FNH需与纤维板层型肝癌、肝腺瘤及血管瘤等鉴别，是放射科住培学员第三年需掌握的疾病。

二、FNH的影像特点及示例

CT及MRI检查是诊断FNH的主要手段，可对其进行定位，观察病灶的形状、大小及与血管的关系，观察病灶强化方式，尤其是MRI肝细胞特异性对比剂的使用对FNH的定性诊断具有重要意义。

1. 典型FNH的CT表现

（1）平扫：为等或稍低密度灶，分叶状，病灶常无包膜但与周围肝实质分界清楚。

（2）增强扫描：动脉期强化明显，中央瘢痕多无强化；门静脉期病灶呈等密度，中央瘢痕仍表现为

低密度；平衡期病灶呈等密度，中央瘢痕延迟强化。

（3）中央纤维瘢痕呈放射状、星芒状。

示例　男，30岁，发现肝占位，行上腹部 CT 平扫＋增强扫描检查。图像如图 14-27。

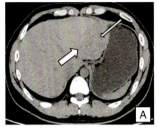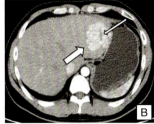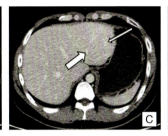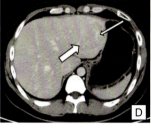

A—D 分别为 CT 平扫、增强扫描动脉期、门静脉期、平衡期轴位。肝 S2 见类球形稍低密度影（粗箭头），大小约 5.4cm×5.0cm，密度均匀，边界可辨，增强扫描动脉期病灶强化明显，中央瘢痕未见强化（细箭头），门静脉期及平衡期强化逐渐减低至等密度，而中央瘢痕逐渐强化呈高密度。

图 14-27　肝 S2 FNH，上腹部 CT 平扫及多期增强扫描图像

2. 典型 FNH 的 MRI 表现

（1）平扫：病灶 T1WI 呈稍低或等信号，T2WI 呈等或稍高信号；中央瘢痕常表现为 T1WI 低信号、T2WI 高信号。

（2）DWI 序列呈等或稍高信号，ADC 值无明显降低。

（3）增强扫描：表现与 CT 相似，病灶动脉期强化明显，门静脉期及平衡期逐渐呈等信号强化；中央瘢痕呈延迟强化。

（4）肝细胞特异性对比剂增强扫描：肝胆期病灶实质部分呈高信号，中央瘢痕呈低信号。

示例　男，30岁，发现肝占位，上腹部 MRI 平扫＋增强扫描检查。图像如图 14-28。

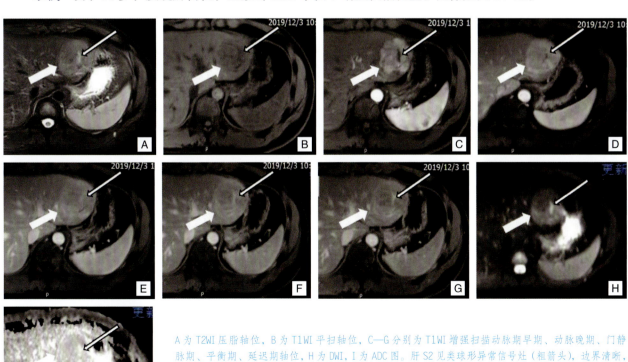
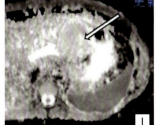

A 为 T2WI 压脂轴位，B 为 T1WI 平扫轴位，C—G 分别为 T1WI 增强扫描动脉期早期、动脉晚期、门静脉期、平衡期、延迟期轴位，H 为 DWI，I 为 ADC 图。肝 S2 见类球形异常信号灶（粗箭头），边界清晰，大小约 5.4cm×5.0cm，T1WI 为稍低信号，T2WI-fs 呈稍高信号，内见 T1WI 低信号、T2WI 高信号的中央瘢痕（细箭头）；增强扫描动脉期病灶强化明显，门静脉期及平衡期逐渐减低呈等信号强化，中央瘢痕延迟强化；病灶在 DWI 上呈稍高信号，相应 ADC 图呈等信号。

图 14-28　肝 S2 FNH，肝脏 MRI 平扫及多期增强扫描图像

第十七节　肝脏病变：肝血管平滑肌脂肪瘤

一、肝血管平滑肌脂肪瘤概述及放射科住培要求

肝血管平滑肌脂肪瘤（hepatic angiomyolipoma）是一种少见的间叶源性肝脏良性肿瘤，多见于成年女性。临床大多为偶然发现。肝脏是仅次于肾脏的第二大血管平滑肌脂肪瘤的好发部位。肝血管平滑肌脂肪瘤由多种成分组成，包括增生的血管、上皮样平滑肌细胞和成熟脂肪等，按不同比例共同构成，可分为混合型（最常见）、脂肪型（＞70%脂肪）、平滑肌型（＜10%脂肪）和血管瘤型。免疫组化显示，肝血管平滑肌脂肪瘤是唯一同时表达HMB-45和Melan-A阳性的肝肿瘤，具有一定特异性。

肝血管平滑肌脂肪瘤主要需与肝细胞癌、肝腺瘤、FNH等鉴别，是放射科住培学员第三年需要掌握的疾病。

二、肝血管平滑肌脂肪瘤的影像特点及示例

CT及MRI检查是诊断肝血管平滑肌脂肪瘤的主要手段，可对其进行定位，观察病灶的形状、大小及与血管的关系，通过强化方式推断病灶成分等。

1. 典型肝血管平滑肌脂肪瘤的CT表现

（1）平扫：表现为肝实质内类球形或不规则形肿块，边界清晰，多无包膜；若肿瘤含有较多上皮样细胞，则平扫密度较高；若含脂肪成分较多则平扫密度较低。

（2）增强扫描：可呈现多种强化方式，与瘤体内含有迂曲、变异的粗大血管及小毛细血管网广泛分布密切相关。动脉期可见血管强化，大多数表现为较明显强化，少数肿瘤可以呈轻度强化；门静脉期及延迟期肿瘤强化程度可以减低，呈现"快进快出"的强化模式；也有部分肿瘤门静脉期及延迟期呈相对高密度，呈现"快进慢出"或延迟强化的模式。

示例　男，75岁，上腹痛1周，既往有胆囊切除、胆管手术史，超声发现肝占位，行上腹部CT平扫+增强扫描检查。图像如图14-29。

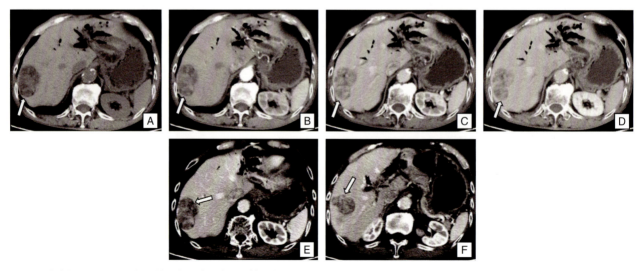

A—D分别为相同层面CT平扫、增强扫描动脉期、门静脉期、平衡期轴位，E、F分别为另外层面门静脉期轴位。肝S7、S8见椭圆形等、低混杂密度影，边界清晰，大小约6.2cm×4.4cm×5.7cm，内见较多脂肪密度影，增强扫描病灶内见强化血管影，等密度区域部分呈"快进慢出"强化，少部分呈"快进快退"强化，脂肪成分增强扫描三期均未见强化。

图14-29　肝S7、S8肝血管平滑肌脂肪瘤，肝内胆管扩张积气（胆道感染），上腹部CT平扫及多期增强扫描图像

2. 典型肝血管平滑肌脂肪瘤的 MRI 表现

（1）平扫：病变内脂肪成分表现为 T1WI、T2WI（稍）高信号，在压脂序列上信号减低，且在 T1WI 同反相位可见其周边有勾边效应；部分病灶内若含有脂质成分或脂肪变性，在反相位上显示信号减低。

（2）增强扫描：根据病变成分的比例不同而有多种表现形式，大多数肿瘤表现为明显强化，同时可以表现为"快进快出""快进慢出"或持续性及延迟强化等多种强化模式。

示例　男，75 岁，上腹痛 1 周，既往有胆囊切除、胆管手术史，超声发现肝占位，行上腹部 MRI 平扫 + 增强扫描检查。图像如图 14-30。

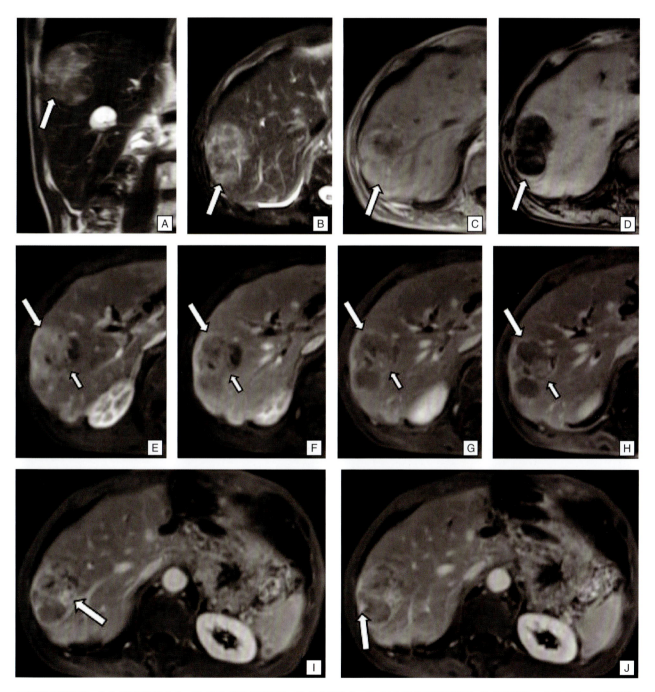

A 为 T2WI 冠状位，B 为 T2WI 压脂轴位，C、D 分别为 T1WI 同、反相位图轴位，E—H 分别为 T1WI 增强扫描动脉早期、动脉晚期、门静脉期、平衡期轴位，I、J 为门静脉期轴位。肝 S7、S8 见一椭圆形混杂信号肿块，大小约 6.2cm×4.4cm×5.7cm，T2WI 呈等、稍高信号，T2WI 压脂局部信号减低，T1WI 同相位为以高信号为主的混杂信号，反相位大部分信号明显减低；增强扫描部分病灶呈"快进快退"强化，部分呈"快进慢出"强化；病灶内见强化血管影。

图 14-30　肝 S7、S8 肝血管平滑肌脂肪瘤，肝内胆管扩张积气（胆道感染），上腹部 MRI 平扫及多期增强扫描图像

第十八节　肝脏病变：肝细胞腺瘤

一、肝细胞腺瘤概述及放射科住培要求

肝细胞腺瘤或称肝腺瘤（hepatocellular adenoma，HCA）是肝脏的一种良性肿瘤，多见于30—50岁的女性，多与口服避孕药有关；另外亦可高发于 I 型肝糖原贮积症，该类型倾向于多发且易恶变。临床上大多无症状，无肝硬化背景，肝功能多正常，血清 AFP 不升高，肿瘤较大时可引起右上腹不适。病理上表现为分化良好的肝细胞排列成条索状，可含脂肪和糖原，是一种富血供肿瘤，易出血，但缺乏门静脉供血，可见包膜。2006 年提出四种亚型：炎症型（I-HCA）、HNF-1a 失活型（H-HCA）、β 连环蛋白外显子 3 突变型（β-HCA）以及未分类型（U-HCA）。2017 年又新增 sonic hedgehog（Sh-HCA）型、β 连环蛋白的第 7/8 外显子突变型、炎症和 β-连环蛋白的第 3 外显子突变型混合型，以及炎症和 β-连环蛋白突变的第 7/8 外显子突变型混合型。

肝细胞腺瘤需与肝细胞癌及肝局灶性结节增生相鉴别，是放射科住培学员第三年需掌握的疾病。

二、肝细胞腺瘤的影像特点及示例

CT 及 MRI 是诊断肝细胞腺瘤的重要手段，可对其进行定位，观察病灶的形状、大小及与血管的关系，观察病灶强化方式等。

1. 典型肝细胞腺瘤的 CT 表现

（1）平扫：边界清晰的低密度肿块，合并出血可表现为病灶内混杂点状、斑片状高密度影，部分病灶内可含有脂肪。

（2）增强扫描：动脉期强化明显，门静脉期及平衡期强化逐渐减退至等或低密度；若病灶有假包膜，假包膜呈延迟强化。

示例　女，42 岁，检查发现肝占位 20 天，行上腹部 CT 平扫＋增强扫描检查。图像如图 14-31。

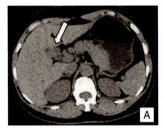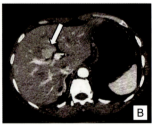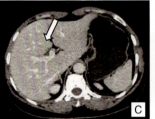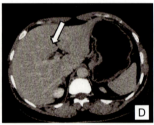

A—D 分别为 CT 平扫、增强扫描动脉期、门静脉期、平衡期轴位。肝 S4 见一椭圆形稍低密度影，边界清晰，大小约 3.0cm×2.0cm，密度均匀，增强扫描动脉期病灶呈明显均匀强化，门静脉期及平衡期强化有所减低呈等密度。

图 14-31　肝 S4 肝腺瘤，上腹部 CT 平扫及多期增强扫描图像

2. 典型肝细胞腺瘤的 MRI 表现

（1）I-HCA 型：此型最常见，T1WI 为等或稍高信号，T2WI 呈稍高信号，约半数病例病灶表现为特征性的边缘晕环，T2WI 上呈稍高或高信号，呈"环礁征"；增强扫描动脉期病灶强化明显，静脉期、延迟期持续强化，边缘晕环延迟强化；肝胆期呈等、稍高或低信号影。

（2）H-HCA 型：此型病灶因弥漫性脂肪变性，T1WI 呈稍高信号或高信号，反相位信号明显减低，

此为特异性征象；增强扫描动脉期呈中度－明显强化，静脉期、延迟期强化减低呈等或稍低信号；肝胆期低摄取呈低信号。

（3）β–HCA 型：此型易恶变，T2WI 病灶内可见高信号的中心瘢痕；增强扫描动脉期强化明显，部分病灶门静脉期可出现对比剂廓清；肝胆期多数呈等或高信号。

（4）Sh–HCA 型：此型易合并出血，T1WI 表现为病灶内混杂高信号出血灶；增强扫描动脉期强化明显，门静脉期、延迟期强化减低；肝胆期呈稍低或低信号影。

示例 女，42 岁，检查发现肝占位 20 天，行上腹部 MRI 平扫＋增强（特异性对比剂）扫描检查。图像如图 14–32。

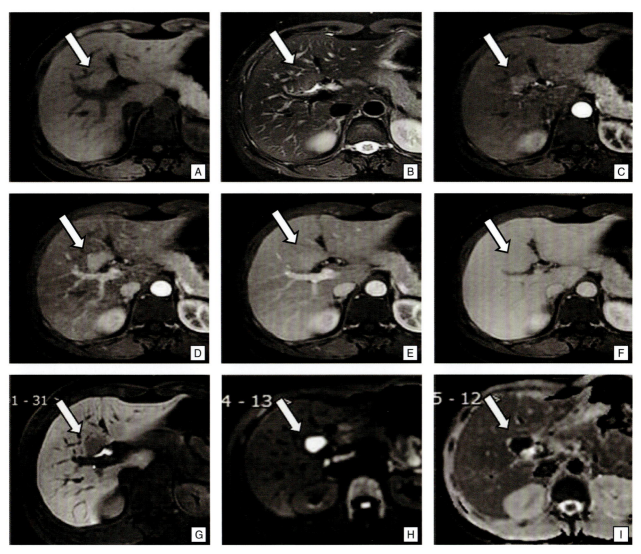

A 为 T1WI 平扫轴位，B 为 T2WI 压脂平扫轴位，C—F 分别为 T1WI 增强扫描动脉早期、动脉晚期、门静脉期、平衡期轴位，G 为肝胆特异期轴位，H 为高 b 值 DWI，I 为 ADC 图。肝 S4 见一椭圆形异常信号灶，边界清晰，大小约 3.0cm×2.0cm，T1WI 为等信号，T2WI 呈稍高信号，信号均匀，增强扫描动脉期病灶强化明显，门静脉期及平衡期强化逐渐减低至等信号，肝胆特异期呈低信号；病灶在高 b 值 DWI 上呈高信号，相应 ADC 图呈低信号。

图 14–32 肝 S4 肝腺瘤，肝脏 MRI 平扫及肝特异对比剂多期增强扫描图像

第十九节　胆系病变：梗阻性黄疸

一、梗阻性黄疸概述及放射科住培要求

梗阻性黄疸（obstructive jaundice）是指各种原因引起的胆管狭窄、闭塞，导致胆汁排泄不畅，从而引起胆汁淤积、肝功能损害、高胆红素血症等一系列症状。临床主要表现为皮肤、巩膜黄染。病因定位诊断根据来源部位可分为胆道系统和非胆道系统（十二指肠及胰腺）。病因定性诊断主要分为肿瘤性（如肝外胆管癌、胰头癌、十二指肠乳头癌等）和非肿瘤性疾病（如胆管结石、急慢性胆管炎、胰腺炎及十二指肠Lemmel综合征等）。梗阻性黄疸的影像诊断要解决三个问题：首先判断是否为梗阻性黄疸，其次明确梗阻的部位，最后鉴别梗阻的原因。

梗阻性黄疸是放射科住培学员第三年需掌握的疾病。

二、梗阻性黄疸的影像表现及示例

CT和MRI检查是无创性诊断梗阻性黄疸的主要方法。CT可判断是肝内还是肝外病变，并能确定病变的性质、来源，如胆管肿瘤、胰头肿瘤、壶腹十二指肠病变等，进而判断阻塞性黄疸的程度、部位和良恶性。MRCP可清楚地显示胆道系统的全貌，成像速度快，无创伤，目前广泛应用于临床。典型梗阻性黄疸的影像表现如下。

1. 胆道系统来源疾病

（1）胆管壁增厚为主型：需区分是胆管癌还是炎性病变导致的胆管壁增厚。

①胆管癌病变相对局限，多位于肝门部，增强扫描多为不均匀强化；而炎性狭窄多为均匀的胆管壁增厚。

②胆管癌管腔内及周围见软组织肿块形成，并呈浸润生长。

③胆管癌表现为扩张胆管突然截断；炎性狭窄多为胆管渐进性狭窄。

④胆管癌狭窄部位以上胆管扩张程度较重，多呈软藤样扩张；而炎性狭窄多呈枯树枝样扩张。

⑤胆管癌可有肝转移及周围淋巴结转移。

（2）胆管腔内充盈缺损型：以肝内外胆管结石常见，CT显示管腔内高密度结石影，MRI表现为低信号充盈缺损，可有胆管壁弥漫性增厚，部分可合并胆管积气。

2. 非胆道系统来源疾病

（1）胆管多为外压性狭窄，管腔渐进性狭窄，呈"锥形"。

（2）胰头癌或十二指肠乳头癌浸润侵犯胆总管，呈突然截断性狭窄，多合并胰管扩张呈"双管征"，相应胰头部或十二指肠可见肿块。

示例1　女，72岁，反复右上腹疼痛30余年，行上腹部CT平扫、MRCP检查。图像如图14-33。

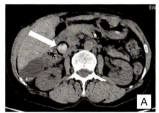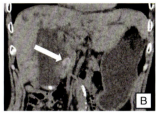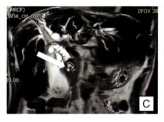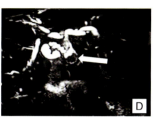

A为CT平扫轴位，B为CT平扫冠状位，C为T2WI冠状位，D为MRCP。肝内外胆管树枝样扩张，胆总管内径约为2.0cm，其下段见一大小约为2.0cm×1.8cm×2.8cm的结节状致密影；胆囊增大，胆囊腔内见多发颗粒状致密影。MRCP显示胆总管扩张，较宽处约2.0cm，下端见结节状低信号充盈缺损影，大小约2.0cm×1.8cm×2.8cm，其上胆总管、肝内、外胆管梗阻性扩张；胆囊增大，胆囊底见多发颗粒状低信号充盈缺损影；主胰管未见扩张。

图14-33　胆总管下段结石并胆道梗阻性扩张，胆囊结石，上腹部CT平扫及MRCP图像

示例2　女，69岁，腹胀、腹痛20天，皮肤黄染5天，行上腹部MRI平扫+增强扫描、CT平扫+增强扫描检查。图像如图14-34。

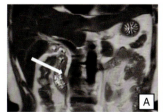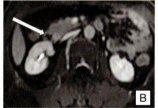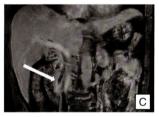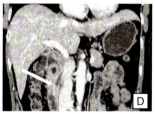

A为T2WI冠状位，B为MRI增强扫描门静脉期轴位，C为MRI延迟期冠状位，D为CT门静脉期冠状位。胆总管下端管壁均匀增厚，增强扫描强化均匀，管腔渐进性狭窄，上段胆总管轻度扩张，约1.0cm；肝内外胆管扩张不明显，其内未见充盈缺损。

图14-34　胆总管下端炎性狭窄，上腹部MRI平扫+增强扫描及CT增强扫描图像

示例3　男，75岁，发现皮肤黄染20余天，行上腹部MRI平扫+增强扫描+MRCP检查。图像如图14-35。

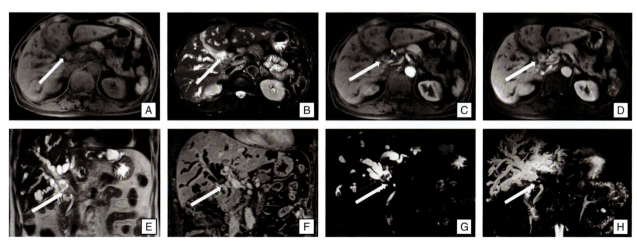

A为T1WI轴位，B为T2WI压脂轴位，C、D分别为增强扫描动脉期、门静脉期轴位，E为T2WI冠状位，F为延迟期冠状位，G、H为MRCP。肝总管见局限性环状增厚，T1WI呈等信号，T2WI为稍高信号，增强扫描呈渐进性明显强化，管腔呈突然截断狭窄，病变累及范围长约1.8cm；肝内胆管呈软藤状扩张。MRCP显示扩张的肝总管突然截断，见不规则充盈缺损影，范围约2.0cm×1.4cm，肝内胆管软藤样扩张。

图14-35　肝外胆管癌并胆道梗阻，上腹部MRI平扫及增强扫描、MRCP图像

第二十节　胰腺病变：自身免疫性胰腺炎

一、自身免疫性胰腺炎概述及放射科住培要求

自身免疫性胰腺炎（autoimmune pancreatitis，AIP）是由自身免疫介导的特殊类型慢性胰腺炎，临床上少见。病理组织学分为淋巴浆细胞性硬化性胰腺炎（Ⅰ型，与 IgG4 密切相关，又称 IgG4 相关 AIP）和特发性导管中心性慢性胰腺炎（Ⅱ型）两种类型。Ⅰ型好发于中老年男性，表现为梗阻性黄疸和反复性腹痛，易伴胰腺外器官受累，以胆管受累最常见；Ⅱ型好发于年轻人，主要表现为急性腹痛，常伴炎症性肠病，多为溃疡性结肠炎，较少累及其他胰腺外器官。

AIP 是放射科住培学员第三年需要掌握的疾病。

二、自身免疫性胰腺炎的影像特点及示例

CT 和 MRI 检查不仅可以显示胰腺本身及胆管、胰管的改变，还可以评价胰腺周围结构及其他脏器的改变，对于 AIP 的诊断、鉴别诊断以及疗效评估具有重要意义。

1. 典型 AIP 的 CT 表现

（1）弥漫型：胰腺弥漫性增大，呈"腊肠样"改变，原本正常胰腺的羽毛状结构消失，无钙化。

（2）局灶型：部分病例可以表现为胰腺局限性肿大，多见于胰头部。

（3）"胶囊征"或"荚膜征"：胰周可有包膜样环状影，CT 平扫呈环绕胰周的低密度纤细线影，增强扫描延迟强化，是 AIP 的经典特殊征象。

（4）增强扫描：动脉期胰腺强化程度较低，门静脉期、平衡期及延迟扫描呈渐进性延迟强化，强化程度逐渐均匀。

（5）主胰管可有弥漫性或节段性不规则狭窄，发生在主胰管开口侧（如胰头或胰颈）的局灶型 AIP 病变的上游胰管可出现"冰锥征"，即呈光滑、冰锥样狭窄。若是病灶压迫胰管，则可引起胰管局限性扩张。

（6）AIP 常可累及胆管，表现为节段性狭窄和肝内胆管扩张。

（7）AIP 可累及肾脏，常为双肾受累，表现为肾皮质区多发类圆形、楔形结节状病变或肾盂及肾周软组织肿块，CT 平扫呈稍低密度。

（8）少数患者可有胰周淋巴结肿大和胰腺假性囊肿的形成。

2. 典型 AIP 的 MRI 表现

AIP 在 MRI 上的表现与 CT 相似，受累胰腺表现为 T1WI 稍低信号、T2WI 稍高信号，DWI 呈稍高信号，相应 ADC 图呈等或稍低信号，增强扫描强化特点同 CT。

示例 女，34 岁，腹胀 3 个月余，尿黄 1 个月，皮肤及巩膜黄染 10 余天，行肝胆胰腺 MRI 平扫 + 增强 +MRCP 检查。图像如图 14-36。

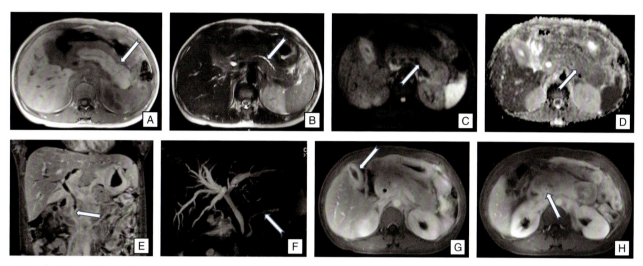

A 为 T1WI 轴位，B 为 T2WI 轴位，C、D 分别为高 b 值 DWI 及 ADC 图，E 为增强延迟期冠状位，F 为 MRCP，G、H 为增强平衡期轴位。胰腺弥漫性增大，羽毛状结构消失，呈"腊肠样"表现，胰管不规则轻度扩张；DWI（b=1000）胰腺呈等信号、局部信号稍高，相应 ADC 图呈等信号；增强扫描胰腺呈均匀延迟强化；胆总管胰腺段管壁环形增厚，管腔鸟嘴样狭窄，肝内外胆管轻度扩张；胆囊壁环形增厚，合并胆囊炎。

图 14-36 自身免疫性胰腺炎，上腹部 MRI 平扫、DWI、增强各期及 MRCP 图像

第二十一节 胰腺病变：胰腺囊性肿瘤

一、胰腺囊性肿瘤概述及放射科住培要求

胰腺囊性肿瘤约占胰腺所有肿瘤的 20%，常见的主要包括浆液性囊腺瘤（serous cystadenoma，SCA）、黏液性囊腺瘤（mucinous cystic neoplasm，MCN）、导管内乳头状黏液瘤（intraductal papillary mucinous neoplasm，IPMN）、实性假乳头状瘤（solid pseudopapillary neoplasm，SPN）等。

SCA 来源于腺泡细胞，约占胰腺囊性病变的 20%。肿瘤好发于老年女性，又称为"奶奶瘤"。可以见于胰腺任何区域，以体尾部多见，囊与胰管不交通，囊液清亮、稀薄，几乎无恶变倾向。根据 2019 年版 WHO 消化系统肿瘤分类，将其分为 5 型：①微囊型，最常见；②少囊型，又称寡囊型，以胰头部多见；③实质型；④希佩尔 - 林道病（vonHippel–Lindau disease，VHL）相关的 SCA；⑤浆液 - 神经内分泌混合型肿瘤，罕见。

MCN 起源于胰腺外周导管上皮组织，是潜在的恶性肿瘤，黏液性囊腺瘤、黏液性囊腺癌统称为黏液性囊性肿瘤。多见于 40—60 岁的女性，又称为"妈妈瘤"。肿瘤瘤体常较大，直径 2—30cm，为单囊或几个大囊组成，囊壁厚薄不均或出现壁结节要警惕恶性可能。

IPMN 起源于主胰管或分支胰管的上皮组织，乳头状或扁平状增生分泌大量黏液，伴不同程度的胰管扩张，肿瘤与主胰管相通并伴胰管扩张。最常见于 60—70 岁老年男性，又称"爷爷瘤"，好发于胰头及钩突部。根据肿瘤的发生部位，分为：①主胰管型，②分支胰管型，③混合型。

SPN 是罕见的胰腺外分泌肿瘤，具有潜在恶变倾向。肿瘤可以发生于胰腺任何部分，以胰头、尾部多见，直径常 > 5cm。好发于 20—30 岁女性，又称为"女儿瘤"。

胰腺囊性肿瘤是放射科住培学员第三年需要掌握的疾病。

二、胰腺囊性肿瘤的影像特点及示例

影像检查用于明确肿瘤的部位、肿瘤向周围侵犯情况以及有无淋巴结和其他脏器转移。CT/MRI 平扫及增强检查可作为胰腺囊性肿瘤的首选影像检查方法。

典型胰腺囊性肿瘤的 CT 及 MRI 表现如下。

(一)胰腺浆液性囊腺瘤

(1)微囊型：由多个小囊组成，更小者可呈蜂窝状，轮廓呈分叶状，肿瘤中心有放射状纤维瘢痕，部分伴有星芒状、日光放射状钙化，囊腔内表现为水样密度。MRI 表现为 T2WI 多个簇状分布的小类圆形高信号，肿瘤包膜及分隔表现为 T2WI 低信号，增强扫描肿瘤分隔及包膜结构显示更清晰。

(2)少囊型：呈大囊、少囊状甚至单个囊，囊腔直径通常 > 2cm，缺乏中央瘢痕。

(3)实质型：无囊性外观，呈实性肿块，极易误诊为富血供肿瘤。

(4)VHL 相关型：表现为多系统疾病，常与血管瘤、血管母细胞瘤、嗜铬细胞瘤、肾细胞癌等同时发生。

(二)胰腺黏液性囊腺瘤

(1)多发生在胰腺的体尾部，瘤体较大，肿瘤越大越具有侵袭性，直径超过 5cm 要考虑恶性可能，超过 8cm 多为恶性。

(2)肿瘤黏液黏稠，故多数 CT 值较浆液性囊腺瘤内囊液密度稍高；囊壁薄厚不均，可见分隔，囊壁有时可见壳状或不规则钙化，部分可见壁结节突入腔内；增强扫描囊壁、分隔、壁结节强化。

(3)MRI 囊腔信号强度多样，多囊时各囊腔内信号强度可不同，可能与出血和蛋白含量相关。

(三)胰腺导管内乳头状黏液瘤

(1)主胰管型：肿瘤位于主胰管，具有高度恶性倾向；主胰管弥漫性或节段性明显扩张，扩张的胰管壁上可见壁结节或乳头状突起，增强扫描壁结节强化；肿瘤可钙化，常伴有十二指肠乳头增大。

(2)分支胰管型：不累及主胰管，恶性程度较低；胰管的分支扩张，以钩突部常见，表现为单房大囊样或多房囊性似葡萄串样肿瘤，囊壁结节样凸起，增强可见分隔及壁结节轻 – 中度强化；典型影像表现由多个小囊聚合而呈"葡萄串"样，主胰管可有轻度扩张。

(3)混合型：此型发生恶变概率较高，最常见的类型为钩突分支胰管 + 主胰管型，也可为胰腺体尾部分支胰管 + 主胰管扩张的组合；表现为主胰管及分支胰管均扩张并相互交通，同时具有主胰管型及分支胰管型的影像表现；MRI 表现为扩张的主胰管和分支胰管呈 T2WI 高信号，管腔内壁结节和囊性分隔呈相对低信号。

(四)胰腺实性假乳头状瘤

(1)多位于胰腺的周缘，仅部分与胰腺组织相连，不引起胰管和胆管的扩张。

(2)肿瘤分为囊性、囊实性、实性，包膜完整，瘤内可伴出血及钙化，与周围组织分界清楚。

(3)在囊性为主或囊实性肿瘤中，实性部分位于边缘呈附壁结节，或囊性实性相间分布，表现为"浮云征"。

(4)实性成分为主者，囊性成分多位于实性成分与边界之间，在被膜下形成新月形或不规则形。

(5)30% 的肿瘤边缘可见细条状、蛋壳样或斑点状钙化。

(6)增强扫描肿瘤实性部分渐进性强化，但强化程度低于胰腺实质，囊性成分无强化。

示例1　女，62岁，上腹部隐痛10天，外院超声检查发现胰腺占位5天，行上腹部CT平扫+增强扫描检查。图像如图14-37。

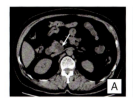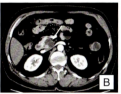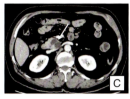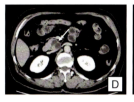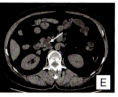

A—D分别为相同层面平扫、增强扫描动脉期、门静脉期、平衡期轴位，E为另一层面平扫轴位。胰头见囊状低密度病灶，边界清晰，大小约2.7cm×2.6cm×2.6cm，增强扫描可见分隔及囊壁轻度强化，壁及分隔薄且光整，囊壁局部见砂砾样钙化灶，囊腔内未见强化。

图14-37　胰腺浆液性囊腺瘤，CT平扫及多期增强扫描图像

示例2　女，53岁，反复上腹部不适半年余，行上腹部CT平扫+增强扫描检查。图像如图14-38。

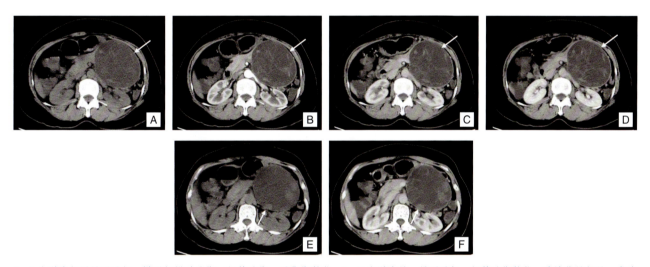

A—D分别为相同层面平扫、增强扫描动脉期、门静脉期、平衡期轴位，E、F分别为另一层面平扫、门静脉期轴位。胰腺体尾部见一类球形囊性低密度肿块，边界清晰，大小约9.7cm×9.6cm×11.8cm，肿块与胰腺体呈抱球样改变，肿块内可见多发分隔及向腔内突起的壁结节，增强扫描囊壁、分隔及壁结节轻度强化。

图14-38　胰腺黏液性囊腺瘤，CT平扫及多期增强扫描图像

示例3　男，67岁，外院检查胰头占位5年，怀疑肿瘤并胆道梗阻，行上腹部CT平扫+增强扫描检查。图像如图14-39。

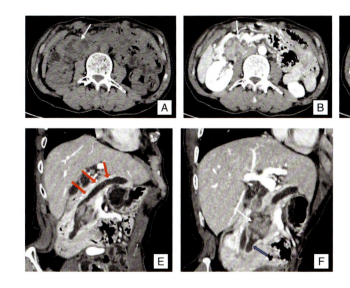

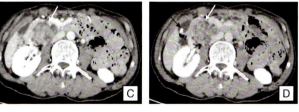

A—D分别为平扫、增强扫描动脉期、门静脉期、平衡期轴位，E、F为门静脉期斜冠状位重建。胰腺部副胰管内见类球形肿块（白色箭头），大小约4.8cm×4.1cm×7.4cm，密度不均匀，增强扫描实性部分强化明显，主胰管广泛扩张（E红色箭头），副胰管扩张（F蓝色箭头）；另见胆囊结石（D黑色箭头）。

图14-39　胰腺导管内乳头状黏液瘤，CT平扫及多期增强扫描图像

示例4 女，29岁，右上腹部疼痛5天，行上腹部CT平扫＋增强扫描检查。图像如图14-40。

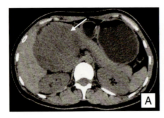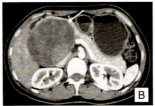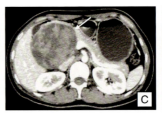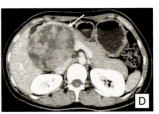

A—D分别为平扫、增强扫描动脉期、门静脉期、平衡期轴位。胰头见类球形稍低密度巨大肿块，边界清晰，大小约8.8cm×8.5cm×8.6cm，肿块与胰头呈抱球样改变，密度不均匀；增强扫描实性部分呈渐进性强化，肿块内见多发斑片状低密度无强化区；主胰管未见扩张。

图14-40　胰腺实性假乳头状瘤，CT平扫及多期增强扫描图像

第二十二节　脾脏病变：脾脏脉管瘤

一、脉管瘤概述及放射科住培要求

脉管瘤（vascular tumor）是起源于血管和淋巴管的良性肿瘤。原发于脾脏的不多见，有文献统计脾脏脉管瘤仅占脾脏原发良性肿瘤的1.5%。脉管瘤多为先天性，国内外关于脾脏脉管瘤的报道不多。脾脏脉管瘤按其含血管及淋巴管成分的多少分为三类：①血管瘤，血管成分为主；②淋巴管瘤，淋巴管成分为主；③血管淋巴管瘤：含有血管和淋巴管两种成分。其中以血管瘤最为多见，淋巴管瘤次之，血管淋巴管瘤罕见。本病女性发生率高于男性，临床多无自觉症状，往往在体检中发现，或仅有左上腹不适，少数左上腹出现肿块并伴有疼痛、呕吐、气急、心悸等。

脾脏脉管瘤是放射科住培学员第三年需要掌握的疾病。

二、脾脏脉管瘤的影像特点及示例

超声是腹部实质脏器首选的影像检查方法，具有简单便捷、经济实惠的优势，可疑脉管瘤的病例需要进行CT或MRI平扫及增强进一步检查。其中MRI诊断优势明显，不仅能清晰显示脉管瘤的形态、大小、数量，而且对判断肿瘤的成分具有独特优势，能准确地区分囊性、实性和囊实性病变。

1. 典型脾脏脉管瘤的CT表现及示例

（1）脾脏脉管瘤可以单发、多发或为弥漫性，大小不一，多呈球形或类球形，边界较为清楚，壁薄，密度均匀，可有钙化。单发者脾脏可不肿大；多发者常伴脾肿大，可呈弥漫性脾肿大。

（2）血管瘤：平扫为低密度肿块影，密度均匀，增强扫描动脉期强化明显，多表现为自边缘向中心填充强化，延迟扫描病灶呈等密度强化。

（3）淋巴管瘤：平扫为囊性低密度肿块，囊性区域密度均匀，增强扫描多不强化；内可有分隔，边缘及分隔轻度强化。

（4）血管淋巴管瘤：具有淋巴管瘤及血管瘤的特点，病灶影像表现与血管、淋巴管成分多少有关；血管成分多，增强扫描呈不均匀强化，内有网格状索条影，粗细不均；淋巴管成分多，密度较低，增强扫描病灶边缘轻度强化，整个脾脏呈蜂窝状。

示例　女，64岁，检查发现脾占位4天余，行上腹部CT平扫＋增强扫描检查。图像如图14-41。

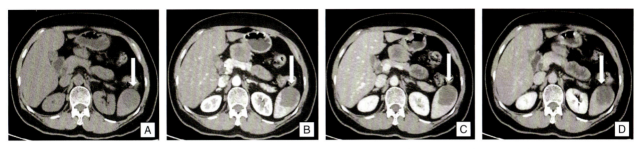

A—D分别为CT平扫、增强扫描动脉期、门静脉期、平衡期轴位。脾脏见一类圆形低密度肿块，边缘清晰，大小约4.2cm×3.6cm×4.2cm，密度欠均匀，增强扫描病灶内可见多发小斑片状轻度强化区。

图14-41　脾脏脉管瘤，CT平扫及多期增强扫描图像

2. 典型脾脏脉管瘤的MRI表现及示例

（1）脾脏脉管瘤可根据血管、淋巴管含量的不同而表现不同，肿块可为实性、囊性或囊实性。囊实性较为多见，影像和病理学上常表现为多房、囊腔状组织混以实性成分的肿块。因此，其MRI表现多样，平扫时信号可均匀或不均匀。

（2）血管瘤：T2WI呈高信号，T1WI呈等或低信号，由于血管瘤类型不同（海绵状血管瘤、毛细血管瘤、混合性血管瘤），增强扫描具有边缘强化、向心性强化、均匀强化等多种强化方式，延迟期表现为等信号强化。

（3）淋巴管瘤：主要表现为薄壁的T2WI高信号占位，T1WI呈低信号，DWI信号略高，典型的可见分隔影，增强扫描囊壁及分隔轻度强化。

（4）血管淋巴管瘤：可具备二者特征，诊断时需具体分析。

示例　女，31岁，检查发现脾脏占位性病变1天，行上腹部MRI平扫＋增强扫描检查。图像如图14-42。

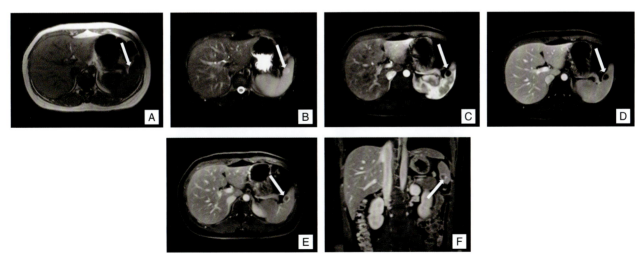

A为T1WI轴位，B为T2WI压脂轴位，C—E分别为增强扫描动脉期、门静脉期、平衡期轴位，F为延迟期冠状位。脾脏见一类球形异常信号影，边缘清晰，大小约1.3cm×1.1cm×1.4cm，信号不均匀，T1WI呈等、稍低信号，T2WI-FS为高信号，增强扫描病灶呈环形渐进性强化。

图14-42　脾脏海绵状血管瘤，MRI平扫及多期增强扫描图像

第二十三节　脾脏病变：脾脏淋巴瘤

一、脾脏淋巴瘤概述及放射科住培要求

淋巴瘤是起源于淋巴造血系统的常见恶性肿瘤之一。脾脏淋巴瘤（splenic lymphoma）是最常见的脾脏恶性肿瘤，分为原发性和继发性，以继发性常见。病理类型分为四种：①弥漫型（脾脏均匀增大，无明显肿块形成），②粟粒结节型（弥漫分布直径 1—5mm 的微小结节），③多发结节型（直径可达几个厘米），④巨块型（> 10cm）。临床症状表现多样，无特异性，早期可无明显症状，或表现为触及包块、右上腹部不适、贫血等。

脾脏淋巴瘤是放射科住培学员第三年需要掌握的疾病。

二、脾脏淋巴瘤的影像特点及示例

CT 作为脾脏淋巴瘤的重要检查手段之一，对病灶的定性诊断有一定价值；而在 CT 诊断不明确的情况下，MRI 的多序列、多参数成像尤其重要，在诊断及鉴别诊断上较 CT 具有更大优势。

1. 典型脾脏淋巴瘤的 CT 表现

（1）弥漫型、粟粒型：CT 平扫往往无法显示病灶的形态、大小，表现为脾脏体积增大，密度普遍降低。

（2）多发结节型、巨块型：CT 平扫常表现为单发、多发低密度灶，边缘模糊。

（3）增强扫描病灶强化程度明显低于脾脏实质，呈轻 – 中度均匀强化，表现为乏血供肿瘤的特点。

（4）可发生其他器官和（或）淋巴结转移。

示例　男，54 岁，反复左上腹隐痛，发现脾占位 6 个月余，伴乏力，夜间盗汗，行腹部 CT 平扫 + 增强扫描检查。图像如图 14-43。

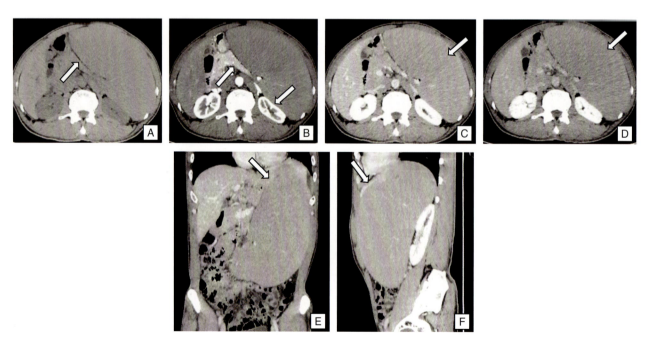

A—D 分别为 CT 平扫、增强扫描动脉期、门静脉期、平衡期轴位，E、F 分别为门静脉期冠状位、矢状位重建。脾脏明显弥漫性肿大，大小约 15cm×12cm×25cm，前缘超过腹中线、下缘明显超过肝下缘，脾脏密度普遍减低，CT 值约 60HU，增强扫描呈中等度均匀强化；肝外左叶、胰腺、左肾受压变形、推移，邻近肠管向右、向下推移。

图 14-43　脾脏淋巴瘤（弥漫型），腹部 CT 平扫及多期增强扫描图像

2. 典型脾脏淋巴瘤的 MRI 表现

（1）平扫 T1WI 呈等或稍低信号，T2WI 脂肪抑制呈不均匀稍高信号；DWI 呈明显高信号，相应 ADC 图为低信号。

（2）增强扫描呈轻 – 中度均匀强化，强化程度低于脾实质，呈乏血供肿瘤表现。

（3）可发生其他器官和（或）淋巴结转移。

示例　女，59 岁，因腹胀入院，行上腹部 MRI 平扫及增强扫描检查。图像如图 14-44。

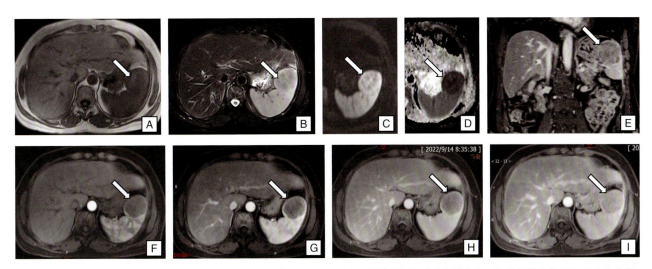

A、B 分别为平扫 T1WI、T2WI-FS 轴位，C、D 分别为高 b 值 DWI 及 ADC 图，E 为增强扫描延迟期冠状位，F—I 分别为增强扫描动脉早期、动脉晚期、门静脉期、平衡期轴位。脾脏前部可见椭圆形异常信号肿块影，边界清晰，大小约 3.7cm×3.1cm×4.1cm，T1WI 呈等信号，T2WI-FS 信号低于脾实质，信号欠均匀；DWI（高 b 值 =1000）呈高信号，相应 ADC 图呈明显低信号；增强扫描病灶呈轻 – 中度均匀强化，强化信号低于周围正常脾脏信号。

图 14-44　脾脏淋巴瘤（结节型），上腹部 MRI 平扫及多期增强扫描图像

第二十四节　附加：胃及十二指肠病变 – 胃淋巴瘤

一、胃淋巴瘤概述及放射科住培要求

原发性胃肠道淋巴瘤（primary gastrointestinal lymphoma，PGIL）是原发于胃肠道黏膜下淋巴组织的恶性肿瘤，是最常见的结外淋巴瘤。PGIL 可发生于整个消化道，最常见的部位是胃（占 50%—70%），其次是小肠、大肠和食管。胃淋巴瘤（gastric-lymphoma）占胃肿瘤的 3%—5%，可发生于胃壁任何部位，但以胃窦部及幽门前区最多见。病理类型多为非霍奇金淋巴瘤，以弥漫性大 B 细胞型和黏膜相关淋巴组织型最多见。病因及发病机制不明确，可能与 HIV、炎症性肠病、免疫抑制状态等多种因素有关。临床症状无特异性，表现为上腹痛、恶心、呕吐、消化不良、消瘦等改变。

本书将胃淋巴瘤列为放射科住培学员第三年需掌握的疾病。

二、胃淋巴瘤的影像特点及示例

CT 和 MRI 检查可同时观察胃壁、胃腔内外及邻近脏器、淋巴结等情况，在胃淋巴瘤的诊断中发挥着重要作用。CT 薄层扫描，可行多种后处理重建观察，而 MRI 的 DWI 功能成像有助于鉴别诊断。典型胃淋巴瘤的影像表现如下。

（1）胃壁增厚及范围：增厚程度多较明显，可对称或不对称，可弥漫性、节段性、局限性，一般受累范围较广。

（2）胃腔改变：病变胃壁有一定的柔软度和扩张性，因肿瘤可侵犯固有层的内脏神经丛导致胃壁肌张力降低，有时胃腔反而扩张，或即使肿块大，但胃腔狭窄不明显，即肿块大小与胃腔狭窄不成正比，为特征性表现。

（3）胃壁黏膜及浆膜改变：病变沿黏膜固有层及黏膜下层生长，累及黏膜较晚，增强扫描见病变胃壁黏膜呈细线样强化，累及黏膜时可有浅溃疡，但 CT 及 MR 不易显示；未累及浆膜时浆膜面光整。

（4）病变密度及强化：密度相对均匀，坏死少见，增强扫描呈轻 - 中度均匀强化。

（5）向腔外生长浸润：表现为胃周脂肪密度增高、增厚和条索影，周围见明显增大淋巴结，包绕相应的血管及周围脂肪，形成"三明治征"。

（6）DWI 呈明显高信号，ADC 值明显降低，扩散受限明显。

示例　女，60 岁，腹痛 1 个月余，胃镜发现胃体多发大溃疡，行上腹部 CT 平扫 + 增强扫描检查。图像如图 14-45。

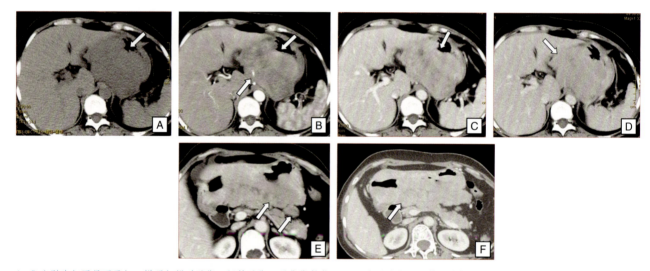

A—D 分别为相同层面平扫、增强扫描动脉期、门静脉期、平衡期轴位，E、F 为另外层面门静脉期轴位。胃体 - 胃窦部胃壁弥漫性明显增厚形成肿块，较厚处厚约 4cm，胃腔狭窄与肿块大小不成正比，病变密度较均匀，增强扫描呈中等度均匀强化，局部黏膜破坏形成浅溃疡，病变局部向外蔓延，胃周见肿大融合的淋巴结包绕邻近血管。

图 14-45　胃弥漫大 B 细胞淋巴瘤，上腹部 CT 平扫及多期增强扫描图像

第二十五节　附加：结直肠病变 - 结直肠淋巴瘤

一、结直肠淋巴瘤概述及放射科住培要求

原发性结直肠淋巴瘤（primary colorectal lymphoma）是指原发于结直肠黏膜下淋巴组织的恶性肿瘤，占原发性胃肠道淋巴瘤的 6%—15%。结直肠淋巴瘤是一种少见肿瘤，最常见发病部位是盲肠（与回盲部淋巴组织丰富有关），其次是直肠和升结肠。病理类型绝大多数为非霍奇金淋巴瘤，主要为弥漫性大 B 细胞淋巴瘤。临床症状与其他结直肠肿瘤一样，主要是体重减轻、疼痛、肠道出血及排便习惯改变等。

本书将结直肠淋巴瘤列为放射科住培学员第三年需要额外掌握的疾病。

二、结直肠淋巴瘤的影像表现及示例

结直肠淋巴瘤的影像表现特点与小肠淋巴瘤相似，详见本章第十三节的"空回肠病变：小肠肿瘤 – 小肠淋巴瘤"。

示例 1　女，54 岁，解血便 1 周，行全腹部 CT 平扫 + 增强扫描、MRI 平扫 +DWI 检查。图像如图 14–46、图 14–47。

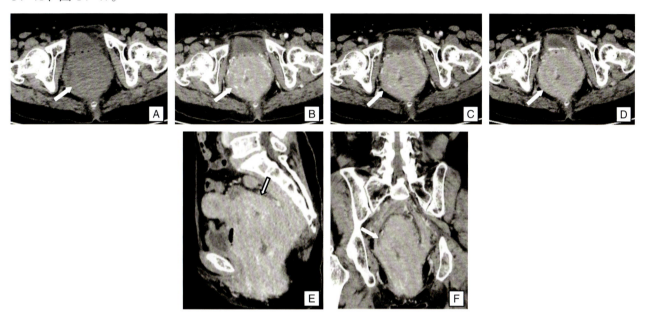

A—D 分别为 CT 平扫、增强扫描动脉期、静脉期、平衡期轴位，E、F 分别为静脉期矢状位、冠状位。直肠壁环形较均匀增厚，厚约 4.3cm，累及长度约 12.5cm，密度均匀，增强扫描呈中等度均匀强化，肠腔狭窄，直肠壁无僵硬、无肠梗阻，外壁光整。

图 14–46　直肠弥漫大 B 细胞淋巴瘤，CT 平扫及多期增强扫描图像

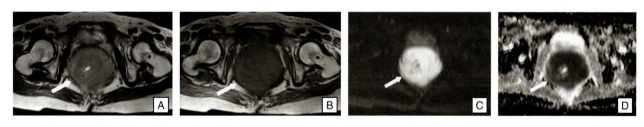

A、B 分别为 T2WI 轴位、T1WI 轴位，C 为 DWI 高 b 值轴位，D 为 ADC 图。直肠壁环形较均匀增厚，厚约 4.3cm，信号均匀，DWI（b=1000）呈明显高信号，ADC 值约 0.5×10^{-3} mm²/s，扩散受限明显，肠腔狭窄，直肠无僵硬、无肠梗阻，外壁光整。

图 14–47　直肠弥漫大 B 细胞淋巴瘤，MRI 平扫及 DWI 扫描图像

示例 2　男，58 岁，反复腹痛半个月余，行全腹部 CT 增强扫描检查。图像如图 14–48。

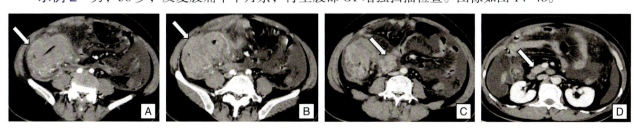

A、B 为不同层面动脉期轴位，C、D 为不同层面静脉期轴位。回盲部肠壁环形较均匀增厚，厚约 3.4cm，中等度较均匀强化，肠腔狭窄，肠壁无僵硬、无肠梗阻，外壁光整；肠系膜及腹主动脉旁见多发肿大融合的淋巴结，呈中等度均匀强化。

图 14–48　回盲部弥漫大 B 细胞淋巴瘤，CT 增强扫描图像

第二十六节　附加：肝脏病变 – 肝单发转移瘤

一、肝单发转移瘤概述及放射科住培要求

肝脏是恶性肿瘤常见的转移器官，肝转移瘤（liver metastases）是肝脏最常见的恶性肿瘤之一。恶性肿瘤转移至肝脏主要有以下四条途径：①经肝动脉转移，②经门静脉转移，③直接侵犯，④经肝门部淋巴结转移。易发生肝转移的肿瘤有消化道肿瘤、肺癌、乳腺癌等。大多数肝转移瘤为多发，少数肝转移瘤为单发；单发时易误诊为肝细胞癌、肝脓肿等，从而可能延误治疗。

放射科住培学员在第二年掌握肝多发性转移瘤的基础上，本书将肝单发转移瘤列为第三年需要额外掌握的内容。

二、肝单发转移瘤的影像特点与示例

需要特别注意的是 MRI 检查对于肝脏转移瘤的检出敏感性和特异性均优于 CT。肝脏转移瘤部分确实是单发，但有时并非真正的只有一个转移病灶，大病灶容易显示，但小病灶容易被忽视或 CT 检查无法显示，而在 MRI 检查时易于显示，尤其是在 T2WI 压脂、DWI（高 b 值）及肝胆期序列显示十分清楚，因此，MRI 是肝转移瘤首选的影像检查方法。当发现肝脏占位时首先需仔细查找肝脏有无其他病灶，这对于诊断及鉴别诊断有重要意义，同时观察上腹部扫描所及的胃肠道是否有病变。

示例 1　男，71 岁，体检超声发现肝占位，行上腹部 CT 平扫 + 增强扫描检查。图像如图 14-49。

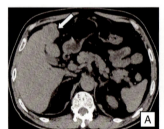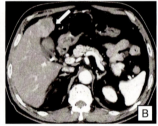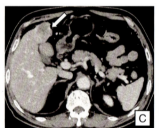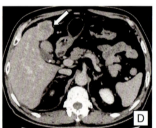

A—D 分别为 CT 平扫、增强扫描动脉期、门静脉期、平衡期轴位。肝 S4 见椭圆形稍低密度肿块影，边界不清，大小约 3.7cm×3.6cm×4.0cm，增强扫描动脉期呈不均匀明显强化，门静脉期、平衡期强化相对有所下降，难以和肝癌鉴别。

图 14-49　肝 S4 "单发" 转移瘤，上腹部 CT 平扫及多期增强扫描图像

入院后患者大便常规潜血阳性，遂行下腹部 CT 平扫 + 增强扫描检查。图像如图 14-50。

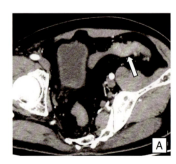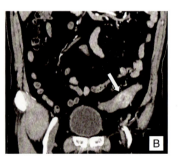

A、B 分别为动脉期斜轴位、冠状位。乙状结肠局部管壁不均匀增厚，增强扫描动脉期呈不均匀明显强化，较厚约 1.3cm，累及长度约 3.5cm，相应管腔明显狭窄。

图 14-50　乙状结肠癌，下腹部 CT 增强扫描图像

2天后患者进一步行上腹部 MRI 平扫 + 肝特异性对比剂增强扫描检查。图像如图 14-51。

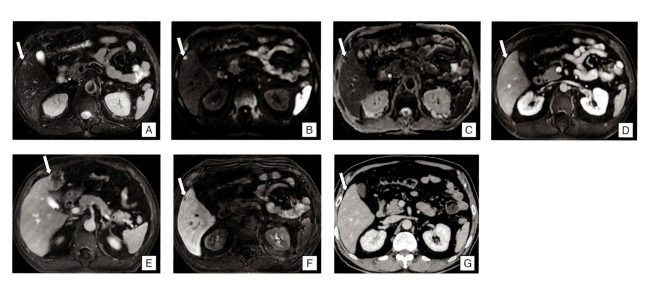

A 为 T2WI 压脂，B 为 DWI（b=1000），C 为 ADC 图，D、E 为 MRI 增强扫描门静脉期，F 为肝胆期，G 为 CT 增强扫描门静脉期。除了显示肝 S4 病灶以外，肝 S5 发现另一结节，大小约 0.7cm×0.6cm，T2WI 压脂呈稍高信号，DWI（b=1000）呈高信号，相应 ADC 图为低信号，扩散受限明显，增强扫描门静脉期肝 S5 结节显示不清，而肝胆期呈低信号结节。回看上腹部 CT 增强（G），该小结节亦未能显示。

图 14-51 肝 S4、S5 转移瘤，上腹部 MRI 平扫及增强（特异性对比剂）扫描轴位图像、CT 增强扫描轴位图像

示例 2 女，79 岁，超声发现肝占位，行上腹部 CT 平扫 + 增强扫描检查。图像如图 14-52。

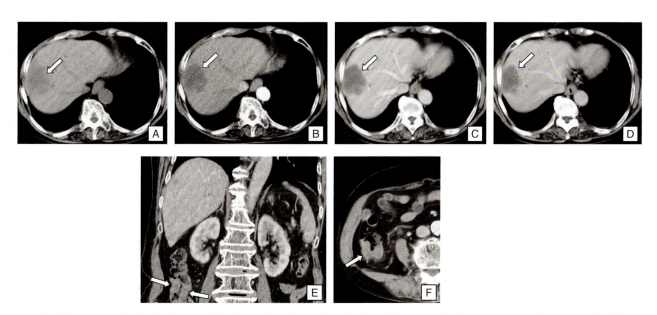

A—D 分别为 CT 平扫、增强扫描动脉期、门静脉期、平衡期轴位，E 为门静脉期冠状位，F 为门静脉期轴位。肝 S8 见椭圆形稍低密度肿块影，边界模糊，大小约 5.0cm×4.4cm×4.2cm，增强扫描动脉期病灶边缘轻度强化，门静脉期、平衡期呈相对低强化。升结肠管壁局部不均匀增厚，增强扫描呈不均匀强化，较厚约 1.2cm，累及长度约 3cm，相应管腔狭窄。

图 14-52 肝 S8 单发转移瘤，升结肠癌，上腹部 CT 平扫及多期增强扫描图像

示例3 女，51岁，上腹痛、腰痛1个月余，超声发现肝占位，外院CT怀疑肝脓肿，行上腹部CT平扫+增强扫描检查。图像如图14-53。

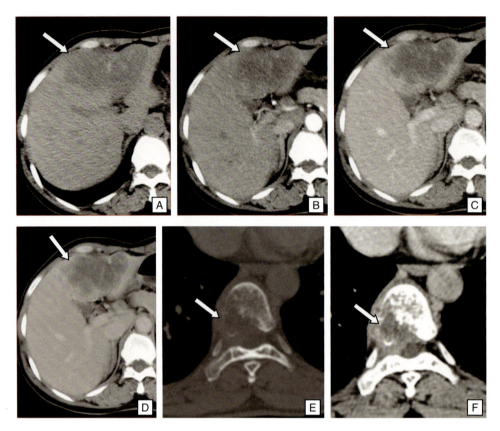

A—D分别为CT平扫、增强扫描动脉期、门静脉期、平衡期轴位，E、F分别为平扫胸椎骨窗、门静脉期胸椎软组织窗轴位。肝左叶见不规则形稍低密度肿块影，边缘欠清，大小约7.5cm×5.8cm×6.5cm，密度不均匀，增强扫描呈不均匀轻度强化（断续状的边缘及分隔强化）；胸11椎体见不规则溶骨性骨质破坏并形成软组织肿块，增强扫描呈不均匀强化，相应水平椎管狭窄。（注意：除分析肝脏病变外，还应仔细全面观察扫描所及范围骨质有无病变，本例发现脊椎骨质破坏并软组织肿块有助于肝脏病变的定性。）

图14-53 肝左叶单发转移瘤、胸11椎体转移瘤，上腹部CT平扫及多期增强扫描图像

入院后患者行大便常规检查提示大便潜血阳性，遂行下腹部CT平扫+增强扫描检查。图像如图14-54。

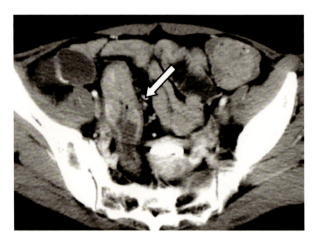

乙状结肠壁不规则增厚，增强扫描呈不均匀强化，相应肠壁黏膜破坏，肠腔狭窄；肠镜活检病理：腺癌。

图14-54 乙状结肠癌，CT增强静脉期轴位图像

第十五章 泌尿生殖系统疾病
（包括腹膜后病变，CT 和 MRI 检查为主）

第一节 肾病变：肾囊性病变

一、肾囊性病变概述及放射科住培要求

肾囊性病变是以肾脏出现"囊性病变"为特征的一类疾病。临床上常见，绝大多数为良性单纯性囊肿，但复杂多灶性肾囊性病变也较常见。可单发或多发，可一侧或双侧肾脏发病，一般无明显症状。

肾囊性病变是放射科住培学员第三年需要掌握的疾病。

二、肾囊性病变的影像特点及示例

超声是肾脏健康体检的主要手段，具有经济实惠、方便快捷的优势；CT、MRI 为肾囊性病变的进一步检查手段，对诊断及鉴别诊断具有重要价值。肾囊性病变的 CT 影像表现如下。

Bosniak 根据 CT 影像的特征性表现提出 Bosniak 分级系统，依据囊肿的大小、密度值、囊内有无分隔、囊壁及分隔厚度、囊壁分隔是否有强化以及是否伴有钙化等，将肾脏囊性病变分为 Bosniak Ⅰ、Ⅱ、ⅡF、Ⅲ、Ⅳ五级。随着分级系统不断完善，2019 年版 Bosniak 分级系统对 2005 年版作出了系统性更新及修订。

表 15-1 2019 年版 Bosniak 分级影像特点及对应处理方式

分级	特征	对应处理方式
Ⅰ级	边界清晰，壁薄（≤2mm）且光滑；均匀单纯液体密度（-9—20HU）；无分隔、钙化；囊壁可强化	无需随访
Ⅱ级	边界清晰，壁薄（≤2mm）且光滑，分为六种类型：①囊性病变伴少（1—3个）且薄的分隔；囊壁及分隔可强化；可伴任意类型的钙化。②CT 平扫上呈均匀高密度（≥70HU）。③病变均匀无强化，CT 值＞20HU，可伴任意类型的钙化。④未行增强 CT 检查时，病变密度均匀，CT 值 -9—20HU。⑤增强扫描实质期 CT 值为 21—30HU 的均匀密度病变。⑥太小而无法定性的均匀低密度病变。	无需随访
ⅡF级	囊壁光滑，略增厚（3mm）且强化，或略增厚的 1 个或多个强化分隔，又或多个（≥4个）强化的光滑、薄（≤2mm）分隔	需影像学随访，随访周期为 6 个月或 12 个月，随访需满 5 年
Ⅲ级	至少 1 个强化的厚（≥4mm）壁或分隔，或者壁或分隔强化且不规则（出现≤3mm 与囊壁或分隔呈钝角的凸起）	病变中等概率为恶性，无法明确时建议泌尿外科会诊
Ⅳ级	至少 1 个强化结节（≥4mm 与囊壁或分隔呈钝角的强化凸起，或者任意大小与囊壁或分隔呈锐角的强化凸起）	病变绝大多数为恶性，无法明确时建议泌尿外科会诊

示例 1　男，28 岁，体检超声发现左肾囊肿，行中腹部 CT 平扫 + 增强扫描检查。图像如图 15-1。

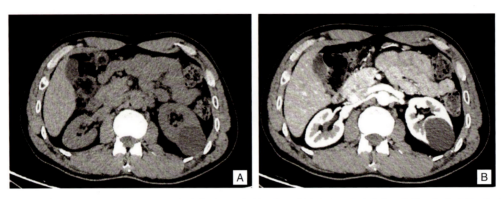

A 为 CT 平扫轴位，B 为 CT 增强扫描实质期轴位。左肾囊性灶，呈水样密度，边界清晰，囊壁菲薄、光整，未见分隔、钙化及实性成分，增强扫描未见强化。

图 15-1　左肾囊性病变（Bosniak 分级Ⅰ级），CT 平扫及增强扫描图像

示例 2　女，67 岁，检查发现左肾囊肿 10 年，行中腹部 CT 平扫 + 增强扫描检查。图像如图 15-2。

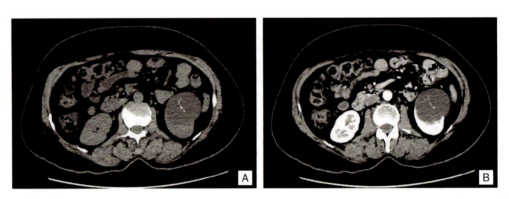

A 为 CT 平扫轴位，B 为 CT 增强扫描实质期轴位。左肾囊性病灶，呈水样密度，囊壁菲薄、光整，内见纤细分隔及钙化影，未见实性成分，增强扫描纤细分隔轻度强化，余未见强化。

图 15-2　左肾囊性病变（Bosniak 分级Ⅱ级），CT 平扫及增强扫描图像

示例 3　男，31 岁，解血便 1 周，行中腹部 CT 平扫 + 增强扫描检查。图像如图 15-3。

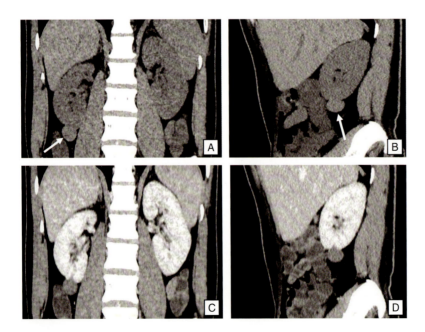

A、B 分别为 CT 平扫冠状位、矢状位，C、D 分别为 CT 增强扫描实质期冠状位、矢状位。右肾下极见类圆形中等高密度灶，稍高于肾实质密度，平扫 CT 值约 54HU，边缘光整，增强扫描未见强化，未见分隔、钙化及实性成分。

图 15-3　右肾囊性病变（Bosniak 分级Ⅱ级），CT 平扫及增强扫描图像

示例 4 女，30 岁，检查发现左肾占位 1 周，行中腹部 CT 平扫 + 增强扫描检查。图像如图 15-4。

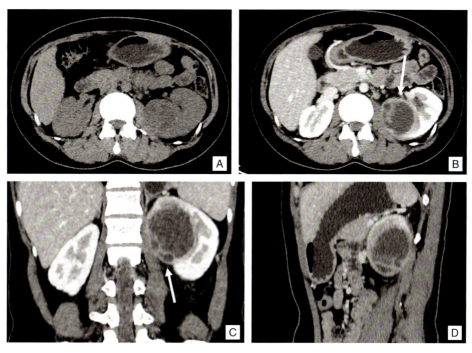

A 为 CT 平扫轴位，B—D 分别为 CT 增强扫描实质期轴位、冠状位、矢状位。左肾实质内见多房囊性病灶，大小约 5.6cm×5.2cm×5.8cm，内见数个略厚分隔，较厚分隔厚约 0.3cm，增强扫描分隔及囊壁均匀强化，未见明确壁结节。

图 15-4 左肾囊性病变（Bosniak 分级 ⅡF 级），CT 平扫及增强扫描图像

示例 5 女，39 岁，血尿查因，行中腹部 CT 平扫 + 增强扫描检查。图像如图 15-5。

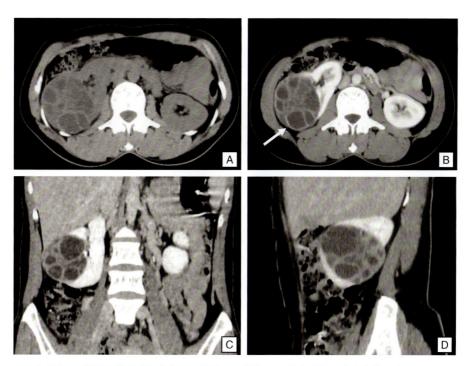

A 为 CT 平扫轴位，B—D 分别为 CT 增强扫描实质期轴位、冠状位、矢状位。右肾实质内见多房囊性病灶，大小约 6.7cm×5.4cm×5.8cm，内见厚薄不均分隔影，较厚分隔厚约 0.5cm，增强扫描分隔及囊壁较均匀强化，未见明确壁结节。

图 15-5 右肾囊性病变（Bosniak 分级 Ⅲ级），CT 平扫及增强扫描图像

第二节　肾病变：肾盂癌

一、肾盂癌概述及放射科住培要求

肾盂癌（renal pelvic carcinoma）是起源于尿路上皮的恶性肿瘤，90%以上为移行细胞癌。发病率在肾脏恶性肿瘤中居第二位，中老年男性多见。肿瘤可向下种植至输尿管和膀胱。典型临床表现是无痛性全程肉眼血尿，可伴有腹痛、肾积水。

肾盂癌是放射科住培学员第三年需要掌握的疾病。

二、肾盂癌的影像特点及示例

超声是肾脏疾病的首选影像检查方法，具有简单快捷、经济实惠的优势，可评估器官结构、大小、形态改变及病灶回声、血供情况；IVP可显示肾盂肾盏受累及变形的情况；CT平扫及增强扫描是肾盂癌的常规检查方法，可评估病变累及范围、肾脏积水情况及周围毗邻关系；MRI对疾病诊断及鉴别诊断具有重要价值。典型肾盂癌的影像表现如下。

（1）肾盂壁增厚或肾盂内、肾窦区软组织结节/肿块，密度/信号均匀或不均匀，肾窦脂肪受压变窄，可伴肾积水；肿瘤侵犯肾实质时，显示肾盂及肾实质内较大的软组织肿块。

（2）T1WI、T2WI信号与肾皮质信号强度相近，或表现为T2WI稍高信号；DWI扩散受限呈高信号，ADC图呈低信号。

（3）IVP、CTU、MRU可显示肾盂肾盏内充盈缺损及肾盂肾盏扩张积水程度。

（4）增强扫描肿瘤呈轻–中度强化，强化程度低于肾实质。

（5）少见累及肾静脉及下腔静脉。

（6）可见输尿管、膀胱种植转移及其他器官、淋巴结转移。

示例　女，45岁，血尿查因，分别行IVP、下腹部CT平扫+增强扫描检查。图像如图15-6。

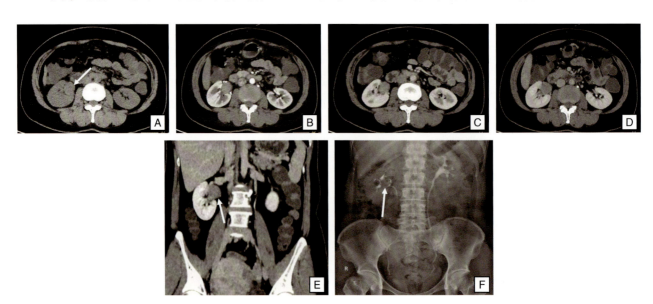

A—D分别为CT平扫、增强扫描皮质期、实质期、排泄期轴位，E为排泄期冠状位，F为IVP。右侧肾盂内见软组织密度肿块（箭头），边缘清楚，大小约2.4cm×1.9cm×2.2cm，邻近肾窦受压，增强扫描呈轻–中度强化；右肾实质未见异常密度，右肾盏未见扩张，腹膜后大血管旁未见肿大淋巴结。IVP示右肾盂扩大，内见类圆形充盈缺损影。

图15-6　右侧肾盂癌，CT平扫及多期增强扫描、IVP图像

患者进一步行肾脏 MRI 平扫 + 增强扫描检查。图像如图 15-7。

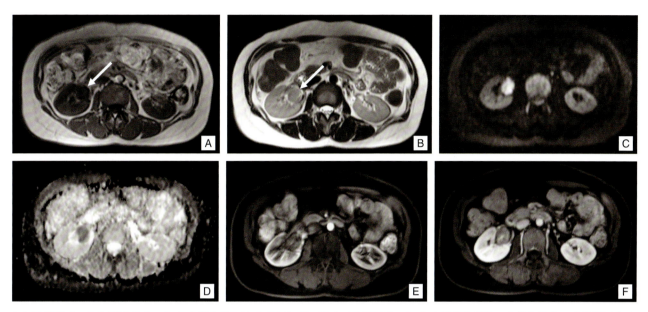

A 为 T1WI 轴位，B 为 T2WI 轴位，C、D 分别为 DWI（b=1000s/mm²）、相应 ADC 图轴位，E、F 分别为皮质期、实质期轴位。右侧肾盂内见 T1WI、T2WI 等信号肿块，边缘清楚，大小约 2.4cm×1.9cm×2.2cm，邻近肾窦脂肪受压变窄，DWI 呈高信号，ADC 值降低，增强扫描病灶呈轻 - 中度强化；右肾实质未见异常信号，右肾盏未见扩张，腹膜后大血管旁未见肿大淋巴结。

图 15-7　右侧肾盂癌，MRI 平扫、DWI 及多期增强扫描图像

第三节　肾病变：肾盂肾炎

一、肾盂肾炎概述及放射科住培要求

肾盂肾炎（pyelonephritis）是由于下尿路感染逆行累及肾脏所致，多见于女性。依病程及病理变化不同分为急性和慢性肾盂肾炎。急性者起病急，常表现寒战、高热、尿频、尿急、尿痛等症状；慢性者临床表现较复杂，可从隐匿性、间断发热和尿频、尿急、血尿，直至严重感染表现。

肾盂肾炎是放射科住培学员第三年需要掌握的疾病。

二、肾盂肾炎的影像特点及示例

超声是肾脏疾病的首选影像检查方法，具有简单快捷、经济实惠的优势，可评估器官结构、大小、形态改变及病灶回声、血供情况；CT 平扫及增强是肾盂肾炎的常规检查方法，可评估病变范围、血管及毗邻情况；MRI 对疾病诊断及鉴别诊断有重要价值。典型肾盂肾炎的 CT 表现如下。

（1）多数急性肾盂肾炎 CT 平扫常无异常发现，少数可见肾脏肿大。

（2）增强扫描可见多个自肾乳头向皮质表面辐射的楔形低密度区，与正常肾实质分界清楚，表现为高强化和低强化交替出现，使肾脏呈条纹样、地图样改变；随着时间延迟分界不明显。

（3）肾周可见炎性渗出性病变，肾脂肪囊密度增高，肾周筋膜增厚。

（4）慢性肾盂肾炎常表现为肾体积变小，肾实质变薄，肾表面有多个切迹。

示例 男，84岁，反复腹痛2个月余，行腹部CT平扫+增强扫描检查。图像如图15-8。

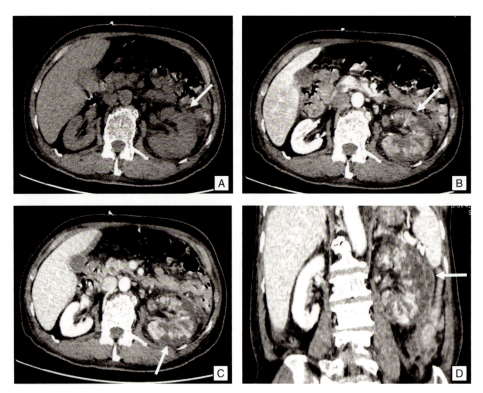

A—C分别为CT平扫、增强扫描皮质期、实质期轴位，D为增强扫描实质期冠状位。左肾明显肿大，平扫肾实质密度欠均匀，增强扫描左肾较右肾强化程度减低，并见多个楔形低强化区，从肾乳头向皮质表面辐射呈条纹状，与正常肾实质分界清楚，左肾包膜下见少许积液积气，肾周筋膜增厚，脂肪囊密度增高，可见片絮状渗出影。

图15-8 左侧急性肾盂肾炎，CT平扫及多期增强扫描图像

第四节 输尿管及膀胱肿瘤：输尿管癌

一、输尿管癌概述及放射科住培要求

输尿管癌（ureter carcinoma）较为少见，占全部泌尿系统肿瘤的1%—2%。包括移行细胞癌、鳞状细胞癌和腺癌，其中以移行细胞癌最为常见，常为乳头状生长，突入腔内；鳞状细胞癌和腺癌少见，常为浸润性生长，累及输尿管壁各层。输尿管癌好发于下段，多见于男性，平均发病年龄为60岁。常见临床表现是全程无痛肉眼血尿，由于肿瘤多引起输尿管梗阻，故腹部常可触及肾积水所致的包块。

输尿管癌是放射科住培学员第三年需要掌握的疾病。

二、输尿管癌的影像特点及示例

超声检查可作为首选的影像检查，能较早发现输尿管腔内占位性病变及梗阻引起的肾积水，但特异性不高；CT与MRI检查对于输尿管癌的诊断具有较高敏感性与特异性，并可了解肿瘤浸润范围从而进行分期。

1. 典型输尿管癌的 CT 表现及示例

（1）病变区输尿管壁不规则增厚，腔内可见软组织占位，较小者呈球形，边缘光滑或有棘状突起，较大者形态常不规则，并可累及周围组织。

（2）病变区输尿管狭窄或闭塞，上方的输尿管、肾盂肾盏常有不同程度扩张积水。

（3）增强检查肿瘤呈轻 – 中度不均匀强化，排泄期可显示腔内充盈缺损。

（4）中晚期病例，常有肿瘤侵犯邻近组织及淋巴结转移。

示例 男，73 岁，解肉眼血尿 3 天，行腹部 CT 平扫 + 增强扫描检查。图像如图 15–9。

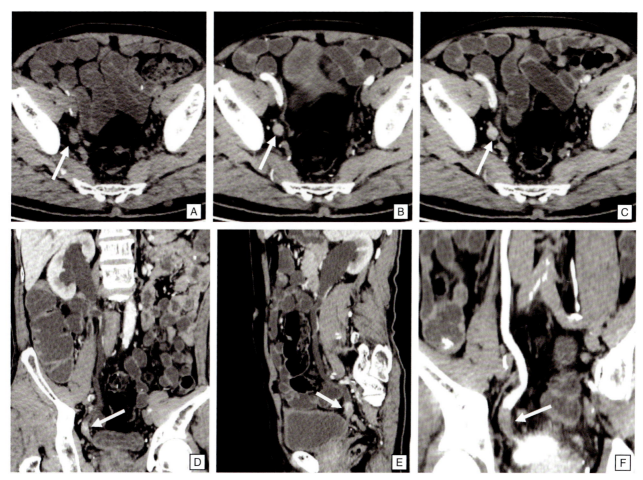

A—C 分别为 CT 平扫、增强扫描皮质期、实质期轴位，D、E 为实质期右侧输尿管曲面重建图，F 为排泄期右侧输尿管曲面重建图。右输尿管下段（近膀胱入口）见结节状软组织密度影，累及输尿管长度约 2.4cm，边界不清，增强扫描病灶呈不均匀中度强化，排泄期可见腔内充盈缺损，病灶上方输尿管及肾盂肾盏扩张积水。

图 15–9 右侧输尿管移行细胞癌，CT 平扫及多期增强扫描图像

2. 典型输尿管癌的 MRI 表现及示例

（1）在腔内尿液的衬托下，可显示病变区输尿管管壁不规则增厚及管腔狭窄。

（2）于输尿管梗阻部位可发现占位，其长轴与输尿管一致，肿瘤在 T1WI 上呈等或稍低信号，T2WI 呈等或稍高信号，DWI 呈明显高信号，相应的 ADC 图呈低信号。

（3）增强扫描肿瘤呈轻 – 中度不均匀强化。

（4）肿瘤上方的输尿管、肾盂肾盏不同程度扩张积水。

（5）中晚期病例，常有肿瘤邻近组织的侵犯及淋巴结转移。

示例 男，73岁，解肉眼血尿3天，行腹部MRI平扫＋增强扫描检查。图像如图15-10。（与上述CT示例为同一病例）

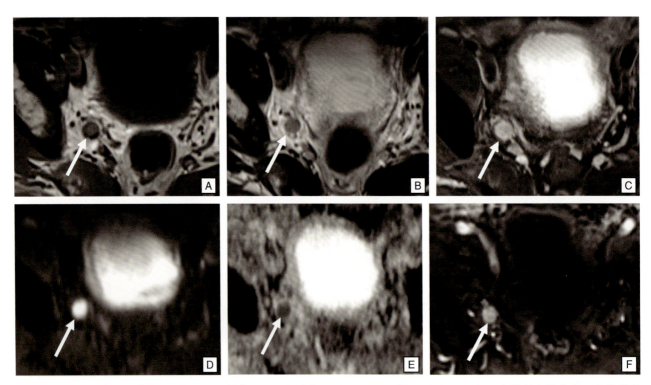

A为T1WI轴位，B为T2WI轴位，C为T2WI-FS轴位，D、E分别为DWI（b=1000s/mm²）及相应ADC图，F为增强扫描轴位。右输尿管下端（近膀胱入口）见结节状异常信号影，呈T1WI稍低、T2WI稍高信号，DWI呈明显高信号，相应的ADC图呈低信号，病灶大小约1.3cm×1.3cm×2.4cm，增强扫描呈中度强化，周围脂肪间隙清晰。

图15-10 右侧输尿管移行细胞癌，MRI平扫、DWI及增强扫描图像

第五节 输尿管及膀胱肿瘤：膀胱癌

一、膀胱癌概述及放射科住培要求

膀胱癌（bladder cancer，BC）起源于膀胱尿路上皮，是泌尿系统最常见的恶性肿瘤之一，多为移行细胞癌，少数为鳞状细胞癌和腺癌。移行细胞癌常呈乳头状生长，自膀胱壁突向腔内；鳞状细胞癌和腺癌常呈浸润性生长，造成膀胱壁局限性增厚。膀胱癌好发于50—70岁男性，常见的临床表现为无痛性肉眼血尿，伴有尿频、尿急和尿痛等症状。

膀胱癌是放射科住培学员第三年需要掌握的疾病。

二、膀胱癌的影像特点及示例

超声是最常用的影像检查方法，具有简单便捷、经济实惠的优势；CT平扫及增强检查对评估膀胱癌浸润范围及判断有无淋巴结、远处转移具有一定价值；MRI具有软组织分辨力高、多方位、多参数成像的优势，现已广泛应用于膀胱癌的诊断和分期，尤其对于术前无创性评估膀胱癌肌层浸润与非肌层浸润具有

重要价值。

1. 典型膀胱癌的 CT 表现及示例

（1）多位于膀胱侧壁和三角区，表现为自膀胱壁突入腔内的单发或多发软组织密度肿块；肿块大小不等，呈菜花、结节、分叶状或不规则形；密度常较均匀，少数肿块表面可有点状或不规则钙化。

（2）部分膀胱癌无明确肿块，仅表现为膀胱壁局部不规则增厚，表面常凹凸不平。

（3）增强扫描肿瘤多为明显强化，少部分内有坏死无强化低密度区，延迟期膀胱腔内对比剂充盈，肿瘤显示更为清楚。

（4）当膀胱癌发生壁外侵犯时，表现为病变处膀胱壁外缘毛糙，周围脂肪密度增高；可进一步侵犯周围器官，精囊受累时精囊角消失，受累精囊增大；侵犯前列腺时使之增大、变形；当肿块部分或全部包绕子宫或直肠时，则提示这些器官已受累；可见盆腔或腹膜后转移性肿大的淋巴结。

示例 女，83 岁，尿痛伴肉眼血尿 7h，行腹部 CT 平扫＋增强扫描检查。图像如图 15-11。

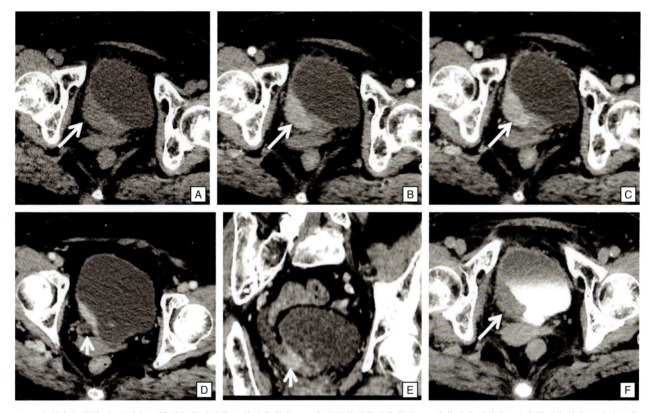

A—C 分别为相同层面 CT 平扫、增强扫描动脉期、静脉期轴位，D 为不同层面静脉期轴位，E 为静脉期冠状位，F 为排泄期轴位。膀胱三角区－右侧壁局限性增厚，呈团块状软组织密度肿块（长箭头），边界清晰，大小约 3.7cm×1.8cm×3.5cm，密度均匀，增强扫描病灶呈明显均匀强化，病灶侵犯右侧输尿管膀胱壁内段（短箭头），其以上输尿管扩张积水。

图 15-11 膀胱移行细胞癌侵犯右侧输尿管，CT 平扫及多期增强扫描图像

2. 典型膀胱癌的 MRI 表现及示例

（1）多位于膀胱侧壁和三角区，表现为自膀胱壁突入腔内的单发或多发软组织肿块；肿块大小不等，呈菜花、结节、分叶状或不规则形。

（2）肿瘤在 T1WI 的信号强度类似于正常膀胱壁，在 T2WI 多为中等或稍高信号；DWI 呈明显高信号，相应 ADC 图呈低信号。

（3）增强扫描肿瘤多呈不均匀性明显强化。

（4）膀胱周围脂肪模糊不清，出现软组织信号，提示发生壁外侵犯，进一步发展则可累及前列腺和精囊，使膀胱精囊三角消失。

示例 男，65岁，尿频、尿急、尿痛1个月余，行膀胱MRI平扫＋增强扫描检查。图像如图15-12。

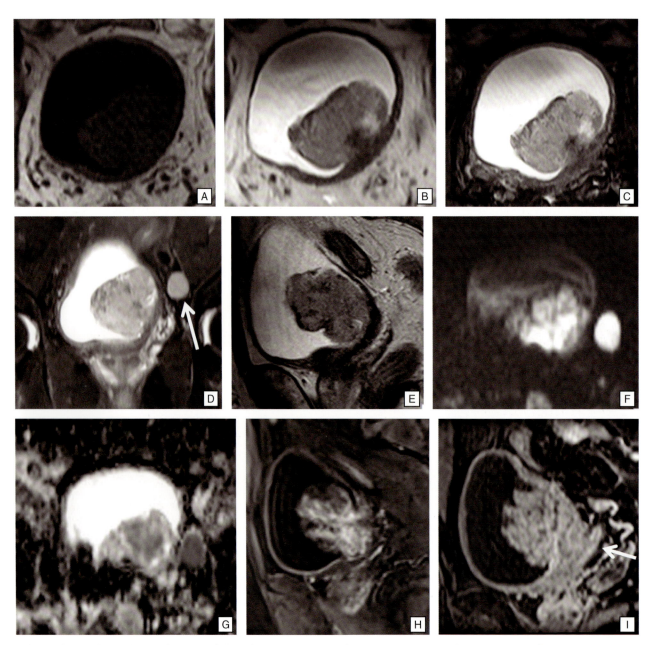

A 为T1WI轴位,B 为T2WI轴位,C 为T2WI-FS轴位,D 为T2WI-FS冠状位,E 为T2WI矢状位,F、G分别为DWI(b=1000s/mm²)及相应ADC图轴位,H 为增强扫描早期矢状位,I 为增强扫描晚期矢状位。膀胱左后壁见团块状带蒂肿块向腔内生长,大小约4.3cm×3.8cm×4.0cm,T1WI呈等信号,T2WI以稍高信号为主,内见混杂斑片状等、中高信号影,DWI呈明显高信号,相应ADC图呈低信号,增强扫描早期病灶呈不均匀明显强化,晚期持续强化,膀胱肌层受累;左输尿管下端管壁增厚且强化明显(I中箭头),相应管腔狭窄;左侧盆壁髂血管旁见肿大淋巴结(D中箭头),大小约1.9cm×1.4cm。

图 15-12 膀胱移行细胞癌并左侧输尿管侵犯、盆腔淋巴结转移，MRI 平扫、DWI 及增强扫描图像

第六节　肾上腺病变：嗜铬细胞瘤

一、嗜铬细胞瘤概述及放射科住培要求

肾上腺嗜铬细胞瘤（adrenal pheochromocytoma）多起源于肾上腺髓质内成熟的神经嵴细胞（嗜铬细胞），亦可起源于沿交感神经节、副交感神经节链任何部位的嗜铬组织或嗜铬体如 Zukerkandl 器官，因细胞能被铬盐染色而得名。嗜铬细胞瘤 90% 来源于肾上腺髓质，肾上腺外嗜铬细胞瘤，也称副神经节瘤，占10%，常发生于腹主动脉旁、后纵隔、颈总动脉旁或膀胱壁。嗜铬细胞瘤也称为 10% 肿瘤，即 10% 肿瘤位于肾上腺外，10% 为双侧、多发肿瘤，10% 为恶性肿瘤和 10% 为家族性。以 20—40 岁最多见，典型临床表现为阵发性高血压以及头痛、心悸、多汗三联征，常发作数分钟后缓解。实验室检查，24h 尿儿茶酚胺的代谢产物香草基扁桃酸（VMA）明显高于正常。尿去甲肾上腺素及肾上腺素超过正常值的 2 倍即具有诊断意义。

嗜铬细胞瘤是放射科住培学员第三年需要掌握的疾病。

二、嗜铬细胞瘤的影像特点及示例

CT、MRI 是嗜铬细胞瘤的重要影像检查方法，可准确定位、明确病灶数目、范围，MRI 具有一定的特征性影像表现。

1. 典型嗜铬细胞瘤的 CT 表现

（1）肾上腺球形或椭圆形肿块，多数直径为 3—5cm，边界清晰。

（2）密度均匀或不均匀，中央可见更低密度出血、坏死、囊变区，CT 值约 15—55HU。坏死囊变形态规则且境界清楚对诊断有较大提示性。

（3）少数肿瘤具有钙化，少数肿瘤表现为厚壁囊状。

（4）增强扫描可见明显强化，表现为肿瘤实质快速、显著、持续性强化，坏死囊变区不强化。

示例　女，42 岁，发现高血压 2 年，头晕 10 个月余，行腹部 CT 平扫及增强扫描检查。图像如图 15–13。

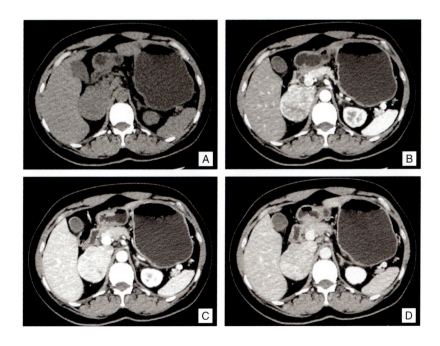

A 为 CT 平扫轴位，B 为 CT 增强扫描动脉期轴位，C 为 CT 增强扫描门静脉期轴位，D 为 CT 增强扫描平衡期轴位。右肾上腺区见类球形软组织肿块，边界清晰，大小约 5.2cm×4.6cm×5.4cm，平扫 CT 值约 44HU，密度欠均匀；增强扫描动脉期肿块呈不均匀明显强化，门静脉期及平衡期呈持续不均匀强化。双肾及所示各脏器未见异常密度影及异常强化灶；腹主动脉旁未见肿大淋巴结，腹膜腔未见积液。

图 15-13　右肾上腺嗜铬细胞瘤，CT 平扫及多期增强扫描图像

2. 典型嗜铬细胞瘤的 MRI 表现

（1）T1WI 上信号类似肌肉，略低于肝脏；T2WI 上由于肿瘤富含水分和血窦而常常表现为明显高信号，中央区可囊变坏死而呈更高信号，表现为"灯泡征"，具有特征性。

（2）肿瘤有出血时，肿瘤内可见 T1WI 高信号灶。

（3）MRI 增强：肿瘤实性部分快速、明显强化，排空缓慢，坏死囊变区无强化。

（4）MR-DWI：因仅 10% 的嗜铬细胞瘤为恶性，所以大部分嗜铬细胞瘤 DWI 无扩散受限征象，仅少部分可见 DWI 扩散受限表现。

示例 女，42 岁，发现高血压 2 年，头晕 10 个月余，行肾上腺 MRI 平扫及增强扫描检查。图像如图 15-14。（与上述 CT 示例为同一病例）

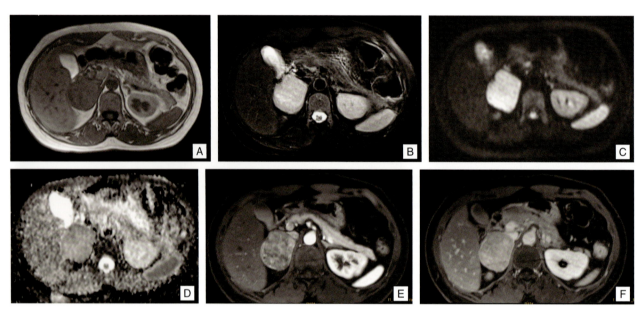

A 为 T1WI 轴位，B 为 T2WI 脂肪抑制轴位，C、D 分别为 DWI（b=1000s/mm²）、相应 ADC 图轴位，E、F 为增强扫描轴位。右侧肾上腺区见一类球形肿块，T1WI 呈等信号、T2WI 呈高信号，大小约 5.2cm×4.5cm×5.6cm，边界清晰，信号欠均匀，内可见小片状 T1WI 稍低、T2WI 明显高信号影；DWI 病灶呈高信号，ADC 图呈等、稍高信号；增强扫描肿块呈持续不均匀明显强化。左侧肾上腺及所示腹腔脏器未见异常信号影及异常强化灶，腹主动脉旁未见肿大淋巴结，腹膜腔未见积液。

图 15-14 右肾上腺嗜铬细胞瘤，MRI 平扫及多期增强扫描图像

第七节 肾上腺病变：肾上腺转移瘤

一、肾上腺转移瘤概述及放射科住培要求

肾上腺转移瘤（adrenal metastases）是肾上腺常见肿瘤。肾上腺由于血运丰富，是转移瘤好发部位之一，仅次于肺、肝、骨骼而居第四位。多见于老年患者，临床上近一半为双侧受累，一般无症状，偶可出现肾上腺功能不全。

肾上腺转移瘤是放射科住培学员第三年需要掌握的疾病。

二、肾上腺转移瘤的影像特点及示例

CT、MRI 是肾上腺转移瘤的重要影像检查方法，可准确定位，明确病灶数目、范围，同时观察肾上腺周围侵犯情况，观察腹腔其他脏器、淋巴结有无转移。

1. 典型肾上腺转移瘤的 CT 表现

（1）平扫：单侧或双侧肾上腺实性结节或肿块，球形、分叶状或不规则形，病变较小者密度均匀、边界清晰，较大者密度不均匀，常见坏死、囊变及出血，罕见钙化。

（2）增强：转移瘤呈不同程度强化，常为不均匀强化或环形强化，延迟扫描可持续强化。

（3）可见原发恶性肿瘤征象及其他器官和（或）淋巴结转移征象。

示例 男，48 岁，肝细胞癌术后 1 年，腹痛 10 余天，行全腹部 CT 平扫 + 增强扫描检查。图像如图 15-15。

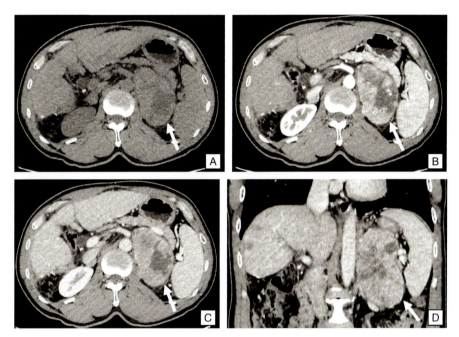

A—C 分别为 CT 平扫、增强扫描动脉期、静脉期轴位，D 为静脉期冠状位。左侧肾上腺见椭圆形肿块，密度不均匀，其内见斑片状低密度区，局部边缘欠清，大小约 9.4cm×5.6cm×12.1cm，增强扫描动脉期病灶呈不均匀明显强化，静脉期强化有所减退，其内见片状无强化低密度坏死区；胰腺及脾静脉受压前移；右侧肾上腺未见异常密度影及强化灶。

图 15-15 左侧肾上腺转移瘤，CT 平扫及多期增强扫描图像

2. 典型肾上腺转移瘤的 MRI 表现

（1）肿瘤在 T1WI 上与肝脏相比呈低或等信号，在 T2WI 上信号强度明显高于肝实质；中心常有 T1WI 更低、T2WI 更高信号囊变、坏死区。

（2）肿瘤实性部分 DWI 扩散受限呈高信号，ADC 图呈低信号。

（3）增强扫描：肿瘤呈不同程度强化，常为不均匀强化或环形强化，延迟扫描可持续强化。

（4）可见原发恶性肿瘤征象及其他器官和（或）淋巴结转移征象。

示例 男，48岁，肝细胞癌术后1年余，腹部痛10余天，行腹部MRI平扫＋增强扫描检查。图像如图15-16。（与上述CT为同一病例不同时期）

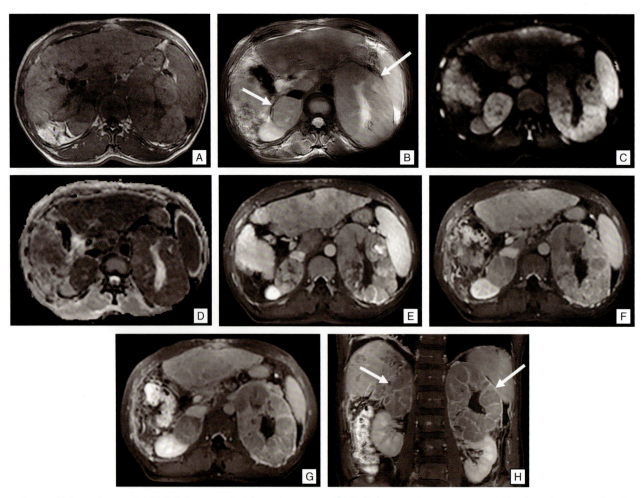

A为T1WI轴位，B为T2WI脂肪抑制轴位，C、D分别为DWI（b=1000s/mm²）及相应ADC图轴位，E—G分别为增强扫描动脉期、门静脉期、平衡期轴位，H为增强扫描延迟期冠状位。双侧肾上腺分别可见椭圆形肿块影，信号不均匀，以T1WI等信号、T2WI稍高信号为主，内混杂条片状T1WI低、T2WI高信号影，大者位于左侧，约11.5cm×8.4cm×13.2cm，DWI实质部分扩散受限呈高信号，ADC图呈低信号；增强扫描动脉期病灶呈不均匀明显强化，内见多发肿瘤血管，门静脉期及平衡期强化程度减退，其内见片状无强化液化坏死区；所示肝实质内见多发环形强化转移灶；少量腹水。

图15-16 双侧肾上腺转移瘤，MRI平扫、DWI及多期增强扫描图像

第八节 附加：肾上腺病变 – 肾上腺皮质癌

一、肾上腺皮质癌概述及放射科住培要求

肾上腺皮质癌（adrenocortical carcinoma，ACC）是一种起源于肾上腺皮质的恶性肿瘤。根据肿瘤是否具有内分泌功能分为功能性ACC和无功能性ACC，功能性肿瘤约占60%。ACC好发于5岁以下儿童和40—50岁成人，女性多于男性。临床表现与功能状态及肿瘤体积有关：功能性ACC儿童多见，85%以上表现为性征异常（男性化、女性化、性早熟）和库欣综合征（向心性肥胖、满月脸、皮肤紫纹、痤疮、毛

发多、高血压），高醛固酮表现（高血压、低血钾）少见；无功能性 ACC 成人多见，65%—85% 临床起病隐匿，与肿瘤局部进展有关，表现为腹胀、低热、贫血、疼痛、消瘦、纳差，约 50% 可有腹部肿块。

本书将肾上腺皮质癌列为放射科住培学员第三年需要掌握的疾病。

二、肾上腺皮质癌的影像特点及示例

CT、MRI 是肾上腺皮质癌的重要影像检查方法，可准确定位，明确病灶数目、范围，同时观察邻近组织受侵情况，观察腹腔其他脏器、淋巴结有无转移。

1. 典型肾上腺皮质癌的 CT 表现

（1）肿瘤体积较大，呈类球形、分叶状或不规则形，边界清晰或不清，可推挤或累及周围结构。

（2）密度常不均匀，中心可见出血、坏死，部分可见钙化。

（3）增强扫描：动脉期病灶呈斑片状、结节状不均匀强化，病灶内可见大量血管影，MPR、VR 可以显示肿瘤供血动脉；静脉期、延迟期强化范围扩大，呈持续性渐进性强化方式；延迟期可见包膜强化；坏死、囊变区不强化。

（4）可并发肾静脉和（或）下腔静脉癌栓。

（5）可发生其他器官和（或）淋巴结转移。

示例　女，36 岁，检查发现左肾上腺肿物 1 天，行腹部 CT 平扫 + 增强扫描检查。图像如图 15-17。

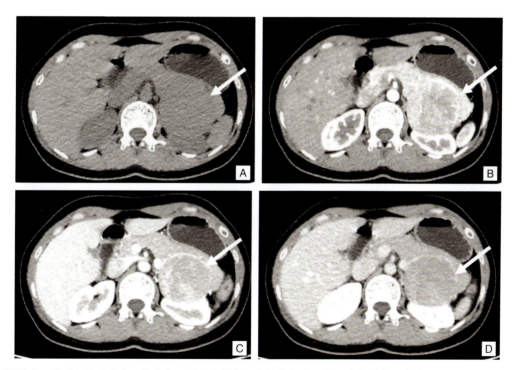

A—D 分别为 CT 平扫、增强扫描动脉期、静脉期、延迟期轴位。左侧肾上腺区域见类球形等密度肿块（箭头），边界清晰，大小约 6.8cm×6.3cm×6.4cm，平扫 CT 值约 51HU，密度均匀；增强扫描呈不均匀明显强化，内见多支肿瘤血管，延迟期可见包膜强化；胰腺尾部、左侧肾脏受压移位，脾静脉向前推移。右侧肾上腺及所示脏器未见异常密度影及异常强化灶；腹主动脉旁未见肿大淋巴结影。

图 15-17　左肾上腺皮质癌，CT 平扫及多期增强扫描图像

2. 典型肾上腺皮质癌的 MRI 表现

（1）MRI 平扫肿瘤总体呈 T1WI 等或稍低、T2WI 稍高信号为主的混杂信号肿块。

（2）囊变坏死区呈 T1WI 低、T2WI 高信号；T1WI 高信号区提示出血；肿瘤内疤痕组织呈星芒状、粗条状 T1WI 等低、T2WI 低信号区；如含脂质成分，则在化学位移反相位图像上见局灶性信号减低区。

（3）肿瘤实性部分 DWI 扩散受限呈高信号，ADC 图呈低信号。

（4）增强扫描：病灶呈持续渐进性强化方式，内可见大量血管影；坏死、囊变区不强化；包膜及瘢痕呈延迟强化。

（5）可并发肾静脉和（或）下腔静脉癌栓。

（6）可发生其他器官和（或）淋巴结转移。

示例 女，36 岁，检查发现左肾上腺肿物 1 天，行腹部 MRI 平扫 + 增强扫描检查。图像如图 15–18。（与上述 CT 示例为同一病例）

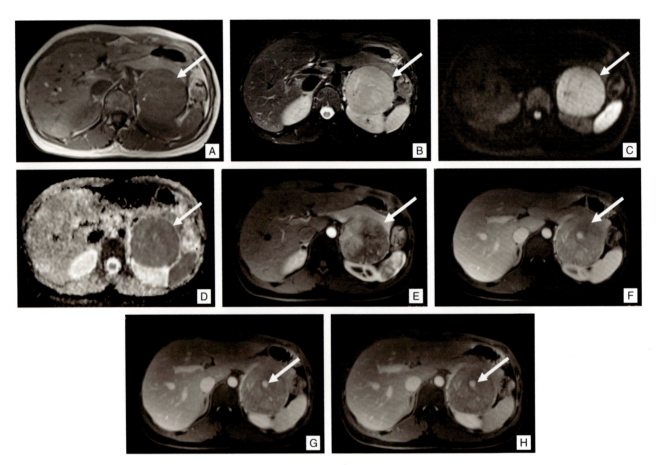

A 为 T1WI 轴位，B 为 T2WI 脂肪抑制轴位，C、D 分别为 DWI（b=1000s/mm²）及相应 ADC 图轴位，E—H 为多期增强扫描轴位。左侧肾上腺区见一类球形肿块，边缘清楚，大小约 6.8cm×6.3cm×6.4cm，呈 T1WI 等信号、T2WI 稍高信号，信号稍不均匀，内可见斑片状 T1WI 高信号影，DWI 呈中等高信号，相应 ADC 图呈低信号；增强扫描动脉期肿块呈不均匀明显强化，实质期强化减退，其内见斑点状及结节状持续明显强化灶，并见环状强化的包膜；病灶与周围邻近结构分界清楚，左肾及胰腺体尾部受压推移，左侧肾上腺未见显示。右侧肾上腺及所示各脏器未见异常信号影及异常强化灶；腹主动脉旁未见肿大淋巴结影。

图 15–18 左肾上腺皮质癌，MRI 平扫、DWI 及多期增强扫描图像

第九节　前列腺病变：前列腺增生

一、前列腺增生概述及放射科住培要求

概述详见第二篇第九章第十节前列腺病变：前列腺增生。绝大部分前列腺增生伴有前列腺体积增大，然而会有一部分下尿路梗阻症状十分严重但前列腺体积无增大或增大不明显（前列腺体积 < 40cm³）的病例，临床统称为小体积前列腺增生（小体积 BPH）。小体积 BPH 多以平滑肌增生纤维化为主，而非腺体结节性增生。

前列腺增生是放射科住培学员第二、第三年需要掌握的疾病，难度逐年递进，其中第三年要求掌握前列腺体积无增大或增大不明显、易漏诊的 BPH 病例。

二、前列腺增生的影像特点及示例

超声检查简单便捷、经济实惠，是 BPH 的首选检查方法；MRI 软组织分辨率高，能清楚分辨前列腺各解剖带，有助于 BPH 和早期前列腺癌的鉴别诊断。小体积 BPH 的 MRI 表现如下。

（1）前列腺体积无增大或增大不明显（前列腺体积 < 40cm³），前列腺体积计算方法：0.52 × 横径 × 前后径 × 上下径。

（2）可表现为内腺（移行带与中央带）轻度增大，内外腺比例失调，伴或不伴增生结节形成。增生结节于 T2WI 上多呈不均一等或高信号，增强扫描呈不均匀明显强化。

示例　男，73 岁，排尿不出半天，血尿 6h 余，行前列腺 MRI 平扫 + 增强扫描检查。图像如图 15-19。

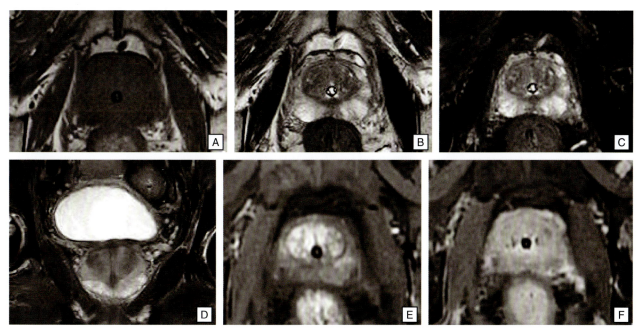

A 为 T1WI 轴位，B 为 T2WI 轴位，C 为 T2WI-FS 轴位，D 为 T2WI-FS 冠状位，E 为增强扫描早期轴位，F 为增强扫描晚期轴位。前列腺体积无明显增大，大小约 4.4cm×3.2cm×3.3cm（体积约为 25cm³），T1WI 示前列腺呈均匀稍低信号，T2WI 示内腺轻度增大，见数个结节状等或稍高信号，周围见环状低信号假包膜，增强扫描增生结节呈不均匀明显强化，两侧外周带未见明显受压变扁；前列腺包膜完整。

图 15-19　前列腺增生，MRI 平扫及增强扫描图像

第十节　前列腺病变：前列腺癌

一、前列腺癌概述及放射科住培要求

概述详见第二篇第九章第十一节前列腺病变：前列腺癌。

前列腺癌是放射科住培学员第二、第三年需要掌握的疾病，难度逐年递进，其中第三年掌握向周围组织器官侵犯及远处转移的进展期前列腺癌病例。

二、前列腺癌的影像特点及示例

对于进展期前列腺癌，CT 与 MRI 检查均能显示肿瘤向被膜外侵犯，还可发现盆腔淋巴结转移、远隔器官和骨的转移；其中 MRI 检查是前列腺癌分期的最佳影像检查方法，对于临床手术治疗及预后评估具有重要意义。

1. 进展期前列腺癌的 CT 表现

（1）常表现为前列腺形态消失，代之以较大的分叶状肿块，增强扫描呈不均匀明显强化。

（2）如果肿瘤侵犯精囊，可造成精囊不对称、精囊角消失和精囊增大；侵犯膀胱时，膀胱底部不规则增厚，甚至出现突向膀胱腔内的分叶状肿块；侵犯肛提肌时可使其不规则增厚。

（3）可见盆腔或其他部位的淋巴结肿大。

（4）前列腺癌血行转移以骨转移多见，且多为成骨性转移。

示例　男，75 岁，尿频、尿急 5 个月余，右下腹痛 4 个月余，行盆腔 CT 平扫＋增强扫描检查。图像如图 15-20。

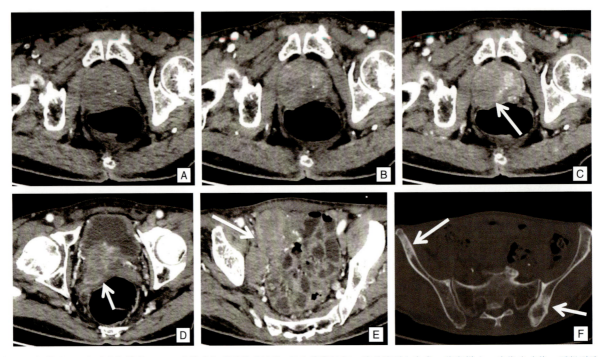

A 为 CT 平扫轴位，B 为动脉期轴位，C—E 为静脉期不同层面轴位，F 为骨窗轴位。前列腺形态失常、体积增大，边缘分叶状、不规则隆起；增强扫描前列腺呈不均匀明显强化，局部形成大小约 4.4cm×2.8cm×4.6cm 的软组织肿块（C 中箭头），向后侵犯右侧精囊腺（D 中箭头）；盆腔内见多发肿大淋巴结（E 中箭头），部分融合，较大约 5.1cm×2.2cm，增强扫描呈不均匀明显强化；两侧髂骨成骨性转移（F 中箭头）。

图 15-20　前列腺癌侵犯右侧精囊腺，盆腔淋巴结转移、骨盆骨转移，CT 平扫及多期增强扫描图像

2. 进展期前列腺癌的 MRI 表现

（1）前列腺不对称增大，轮廓不规则。

（2）前列腺癌多发生于外周带，T2WI 表现为较高信号的腺体内出现单发或多发低信号结节、肿块；肿瘤较大时，可表现为前列腺各区带结构消失，腺体信号弥漫不均匀降低；DWI 可见明显扩散受限。

（3）动态增强扫描多为早期显著强化，晚期病灶对比剂廓清致信号降低。

（4）当前列腺被膜局部表面不光整，连续性中断，被膜突出，两侧神经血管丛不对称，前列腺直肠角消失时，均提示被膜已受累。

（5）精囊受侵：受累侧精囊角消失，精囊增大并 T2WI 信号降低。

（6）膀胱受侵：膀胱壁局限性不规则增厚，甚至出现突向膀胱腔内的分叶状肿块。

（7）可见盆腔或其他部位的淋巴结肿大。

（8）前列腺癌血行转移以骨转移多见，且常为成骨性转移。

示例 男，68 岁，排尿困难伴尿频 1 个月余，行前列腺 MRI 平扫＋增强扫描检查。图像如图 15-21。

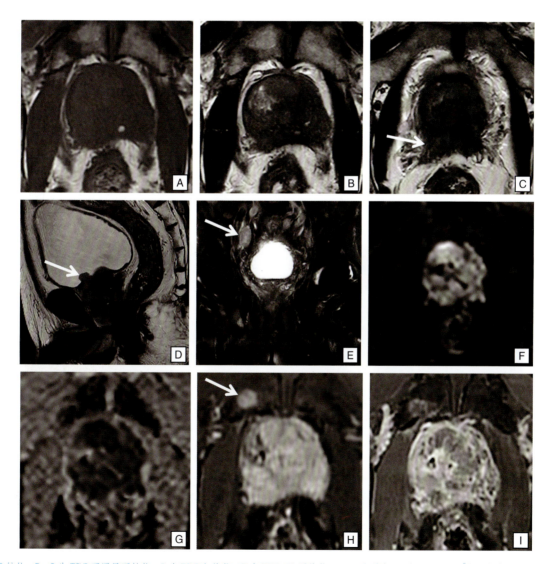

A 为 T1WI 轴位，B、C 为 T2WI 不同层面轴位，D 为 T2WI 矢状位，E 为 T2WI-FS 冠状位，F、G 分别为 DWI（b=1000s/mm²）及相应 ADC 图轴位，H 为增强扫描早期，I 为增强扫描晚期。前列腺不规则增大，边缘分叶状、不规则隆起，各区带结构消失，内见不规则结节、肿块影，T1WI 呈等信号，T2WI 呈稍低信号，内混杂斑片状 T1WI 高、T2WI 高信号影，DWI 呈不均匀高信号，相应 ADC 图呈低信号；肿瘤向后侵犯两侧精囊腺（C 中箭头）、向上侵犯膀胱颈（D 中箭头），增强扫描早期病灶呈不均匀明显强化，晚期强化减退；盆腔内淋巴结肿大（E 中箭头），右侧耻骨骨转移（H 中箭头）。

图 15-21 前列腺癌侵犯两侧精囊腺、膀胱，盆腔淋巴结转移、骨盆骨转移，MRI 平扫、DWI 及增强扫描图像

第十一节　前列腺病变：前列腺炎

一、前列腺炎概述及放射科住培要求

前列腺炎（prostatitis）是成年男性的常见病，分为Ⅰ—Ⅳ型，分别是急性细菌性前列腺炎、慢性细菌性前列腺炎、慢性前列腺炎/慢性骨盆痛综合征、无症状性前列腺炎。以慢性前列腺炎/慢性骨盆痛综合征最为常见，约占90%，慢性者也可急性发作，少部分前列腺炎可发展为前列腺脓肿。临床表现为高热、寒战、后背及会阴痛，伴尿频、尿急、尿道灼痛及排尿困难、直肠刺激症状。

前列腺炎是放射科住培学员第三年需要掌握的疾病。

二、前列腺炎的影像特点及示例

经直肠超声检查常为首选影像检查方法，但累及外周带的前列腺炎与早期前列腺癌鉴别困难。MRI软组织分辨率高，能清楚分辨前列腺各解剖带，对前列腺癌和前列腺炎的鉴别诊断具有重要价值。前列腺炎的MRI表现如下。

（1）急性前列腺炎：前列腺体积常增大，病变多在外周带，呈楔形或地图样T2WI稍高信号，DWI呈稍高信号；可形成脓肿，DWI扩散受限明显，增强脓肿壁强化。

（2）慢性前列腺炎：前列腺体积可不大，T2WI显示外周带信号不均匀减低，DWI呈稍高信号，扩散受限程度低于前列腺癌；增强扫描呈持续轻度强化。

示例　男，63岁，进行性排尿困难半年余，加重2周，行前列腺MRI平扫+增强扫描检查。图像如图15-22。

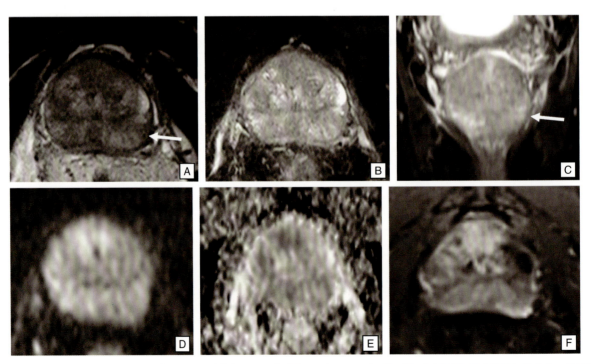

A为T2WI轴位，B为T2WI-FS轴位，C为T2WI-FS冠状位，D、E分别为DWI（b=1000s/mm²）及相应ADC图，F为增强扫描轴位。前列腺体积稍增大，大小约5.1cm×5.0cm×5.3cm，中央腺体区见多发不均匀T2WI等、高信号结节影；两侧外周带稍受压，T2WI信号不均匀减低（箭头），DWI扩散受限不明显，增强扫描呈不均匀强化。

图15-22　前列腺增生伴慢性前列腺炎，MRI平扫、DWI及增强扫描图像

第十二节　女性生殖系统病变：子宫内膜癌

一、子宫内膜癌概述及放射科住培要求

子宫内膜癌（endometrial cancer）是女性生殖系统三大恶性肿瘤之一，近年来发病率呈上升趋势。多发生于绝经后女性，病理学类型主要为子宫内膜样癌。临床症状主要有阴道流血、阴道异常排液、下腹疼痛，以及贫血、消瘦等恶病质表现。

子宫内膜癌是放射科住培学员第三年需要掌握的疾病。

二、子宫内膜癌的影像特点及示例

超声检查是子宫疾病首选的影像筛查方法，具有简单便捷、经济实惠的优势；对于超声检查发现的子宫占位性病变，还需要进行 CT 或 MRI 平扫及增强进一步检查，其中 MRI 可明确子宫肌层浸润深度、宫颈间质受累情况，并可观察有无邻近器官侵犯、淋巴结转移等，更利于肿瘤分期。

1. 子宫内膜癌的 CT 表现

（1）子宫内膜局限性或弥漫性异常增厚，形成宫腔内软组织密度肿块。

（2）增强扫描肿瘤强化不均匀，并低于明显强化的肌层而呈相对低密度，使病灶得以显示清楚。

（3）肿瘤侵犯宫颈时，表现为宫颈不对称增大，堵塞宫颈内口可产生宫腔积液。

（4）肿瘤向宫外侵犯，表现为宫旁软组织密度影，宫旁间隙不清，甚至盆腔脂肪间隙消失，并可累及阴道、附件、膀胱、直肠等盆腔内其他结构。

（5）可发生其他器官和（或）淋巴结转移。

示例　女，68 岁，绝经 18 年余，阴道流血 3 个月余，行全腹部 CT 平扫及增强扫描检查。图像如图 15–23。

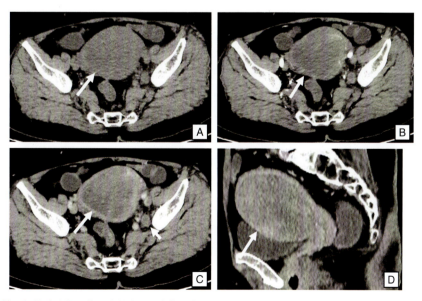

A—C 分别为 CT 平扫、增强扫描动脉期、静脉期轴位，D 为静脉期矢状位。子宫体积增大，子宫内膜弥漫性增厚形成宫腔内稍低密度肿块（长箭头），大小约 8.3cm×7.2cm×6.6cm，密度欠均匀，边界不清，增强扫描呈不均匀强化，强化程度低于子宫肌层，宫旁脂肪间隙清晰；左侧髂血管旁见数枚肿大淋巴结（C 中短箭头），较大者约 1.5cm×1.1cm，增强扫描可见中等度强化。子宫颈、膀胱、直肠未见受侵；盆腔未见积液。

图 15–23　子宫内膜癌，CT 平扫及多增强扫描图像

2. 子宫内膜癌的 MRI 表现

（1）子宫内膜弥漫性或局限性异常增厚，形成宫腔内肿块。

（2）弥漫性子宫内膜癌多累及大部分或全部子宫内膜，肿块充满宫腔，并可向宫颈管突出；局限性者常呈息肉、结节状，多位于宫底或宫角部。

（3）肿瘤 T1WI 呈等或稍低信号，T2WI 呈等或稍高信号，DWI 可见扩散受限高信号，边界清或不清。

（4）增强扫描呈轻 - 中度强化，强化程度低于子宫肌层，TIC 曲线呈速升平台型或速升缓降型。

（5）子宫结合带中断或消失，是判断肌层受侵的观察标准。

（6）可侵犯宫颈、阴道、附件、膀胱、直肠等盆腔内其他结构。

（7）可发生其他器官和（或）淋巴结转移。

示例 女，54 岁，反复阴道流液 1 个月余，行盆腔 MRI 平扫及增强扫描检查。图像如图 15-24。

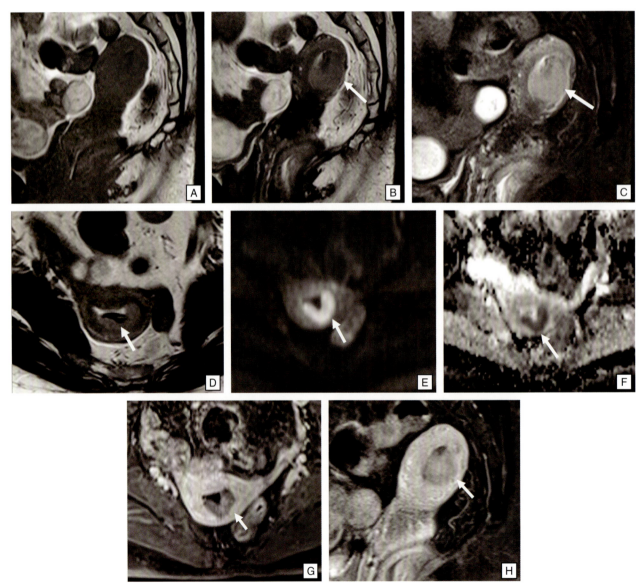

A、B 分别为 T1WI、T2WI 矢状位，C 为 T2WI 脂肪抑制矢状位，D 为 T2WI 轴位，E、F 分别为 DWI（b=1000s/mm²）及相应 ADC 图轴位，G、H 分别为增强扫描轴位、矢状位。子宫大小、形态正常，子宫体后壁见团片状异常信号（箭头），大小约 2.5cm×1.0cm×2.0cm，呈 T1WI 等信号、T2WI 稍高信号，结合带连续性中断，DWI 呈明显高信号，ADC 图信号减低；增强扫描呈不均匀中度强化，强化程度低于子宫肌层，病灶浸润超过肌壁 1/2 但未超出子宫；宫旁间隙清晰，子宫颈、膀胱、直肠未见受侵，盆腔内未见肿大淋巴结。宫腔内见小片状 T2WI 低信号积血（D）。

图 15-24 子宫内膜癌，MRI 平扫、DWI 及增强扫描图像

第十三节　女性生殖系统病变：子宫颈癌

一、子宫颈癌概述及放射科住培要求

子宫颈癌（cervical cancer）是女性生殖系统最常见的恶性肿瘤，我国是子宫颈癌的高发国，患病人群年龄分布呈现双峰状：40—50 岁和 60—70 岁。子宫颈癌的病理类型多为鳞癌（80%—90%），其次为腺癌，其转移途径主要为直接蔓延及淋巴转移，血行转移少见。临床主要表现为自发性或接触性阴道出血，阴道分泌物增多，继发感染时分泌物可有恶臭；晚期病灶侵及盆腔、盆壁、压迫输尿管或直肠、坐骨神经时，可出现尿频、尿急、肛门坠胀、里急后重等。

子宫颈癌是放射科住培学员第三年需要掌握的疾病。

二、子宫颈癌的影像特点及示例

超声检查是子宫疾病首选的影像筛查方法，具有简单便捷、经济实惠的优势；对于超声检查发现的子宫颈占位性病变，还需要进行 CT 或 MRI 平扫及增强进一步检查，其中 MRI 可准确定位、明确病灶范围，并可观察有无宫旁侵犯、盆腔其他脏器侵犯及淋巴结转移，更有利于肿瘤分期；CT 的软组织分辨率不如 MRI，在评估肿瘤侵犯范围及远处转移、淋巴结转移方面有一定价值。

1. 子宫颈癌的典型 CT 表现

（1）宫颈增大，形态不规则，可见菜花状、不规则软组织密度肿块。

（2）增强扫描肿瘤强化程度低于正常宫颈组织，其内可见不强化坏死区。

（3）肿瘤向宫外侵犯，表现为宫颈边缘毛糙、不规则，宫旁软组织密度影，宫旁脂肪间隙消失，并可侵犯阴道、盆壁、膀胱、输尿管、直肠等盆腔内其他结构。

（4）可发生其他器官和（或）淋巴结转移。

示例　女，49 岁，不规则阴道流血 1 个月余，下腹痛 20 天，行腹部 CT 平扫 + 增强扫描检查。图像如图 15-25。

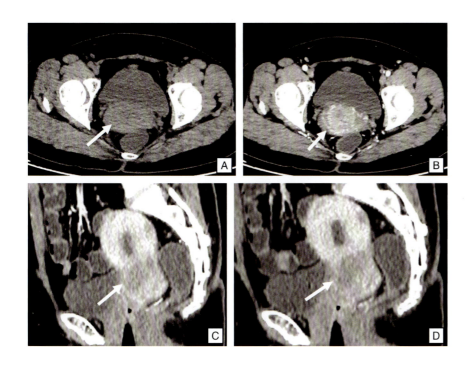

A 为 CT 平扫轴位，B 为动脉期轴位，C、D 分别为动脉期、静脉期矢状位。子宫颈增大、增厚，并见软组织密度肿块影，边界不清，大小约 3.4cm×3.0cm×3.1cm，增强扫描病灶呈不均匀强化，强化程度低于子宫肌层；宫旁脂肪间隙清晰，阴道、膀胱、直肠未见受侵，盆腔内未见肿大淋巴结。宫腔内见少量积液。

图 15-25　子宫颈癌，CT 平扫及多期增强扫描图像

2. 子宫颈癌的典型 MRI 表现

（1）宫颈增大，形成不规则软组织肿块，T1WI 呈等或稍低信号，T2WI 呈稍高信号。

（2）DWI 扩散受限呈明显高信号，ADC 图呈低信号。

（3）动态增强呈"速升缓降"或"速升速降"型，早期明显强化，强化程度高于正常宫颈组织，晚期强化明显低于正常宫颈组织。

（4）宫颈基质低信号环可中断或破坏。

（5）肿瘤向宫外侵犯，表现为宫旁出现肿瘤信号，宫旁脂肪间隙消失，并可侵犯阴道、盆壁、膀胱、输尿管、直肠等盆腔内其他结构。

（6）可发生其他器官和（或）淋巴结转移。

示例 女，49 岁，不规则阴道流血 1 个月余，下腹痛 20 天，行盆腔 MRI 平扫 + 增强扫描检查。图像如图 15-26。（与上述 CT 示例为同一病例）

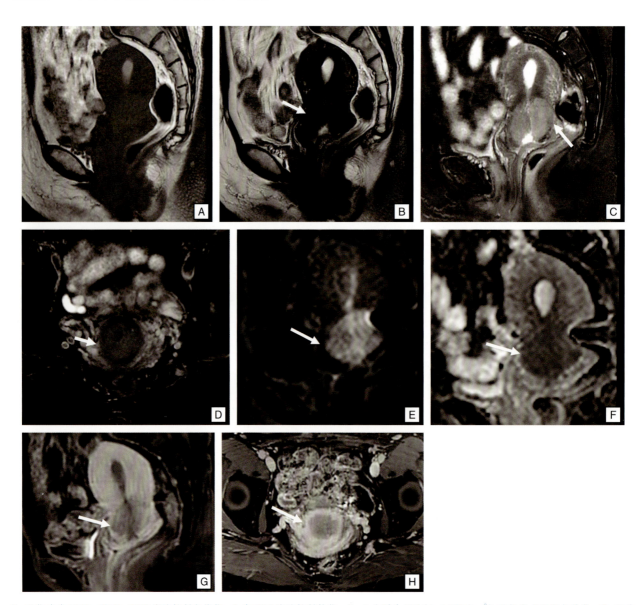

A—C 依次为 T1WI、T2WI、T2WI 脂肪抑制矢状位，D 为 T2WI 脂肪抑制轴位，E、F 分别为 DWI（b=1500s/mm²）及相应 ADC 图矢状位，G、H 分别为增强扫描矢状位、轴位。子宫颈管壁不规则增厚并形成肿块，边缘较清，大小约 3.4cm×3.0cm×3.1cm，T1WI 呈等信号，T2WI 呈稍高信号，信号均匀，宫颈基质环局部中断，病灶 DWI 呈高信号，ADC 图呈低信号；增强扫描病灶呈轻－中度强化，强化较均匀，强化程度低于子宫肌层；宫旁脂肪间隙清晰，阴道、膀胱、直肠未见受侵，盆腔未见肿大淋巴结。宫腔内见少量积液。

图 15-26 子宫颈癌，MRI 平扫、DWI 及增强扫描图像

第十四节　女性生殖系统病变：卵巢癌

一、卵巢癌概述及放射科住培要求

卵巢癌（ovarian cancer）是威胁女性健康最严重的恶性肿瘤之一，发病率在女性生殖系统恶性肿瘤中位居第三位，而死亡率却居妇科恶性肿瘤首位，好发于中老年女性。卵巢肿瘤根据组织病理学特征主要分为上皮性肿瘤、生殖细胞肿瘤、性索 – 间质肿瘤和转移瘤，以上皮性肿瘤最为常见（占比超过 90%），其中上皮性肿瘤又以浆液性囊腺癌最多见。临床表现为腹痛、腹胀、腹部肿块，晚期出现恶病质表现。

卵巢癌是放射科住培学员第三年需要掌握的疾病。

二、卵巢癌的影像特点及示例

超声是妇科疾病首选的影像筛查方法，具有简单便捷、经济实惠的优势；对于超声检查发现的盆腔包块病例，还需要进行 CT 或 MRI 平扫及增强进一步检查，其中 CT 检查对判断远处器官和淋巴结转移有很高价值；MRI 检查可多方位多参数成像，对判断盆腔肿瘤起源、肿瘤内组织成分、邻近器官侵犯及肿瘤分期等更具优势。

1. 卵巢癌的典型 CT 表现

（1）盆腔内囊实性或实性肿块，边缘不规则，内有多发大小不等、形态不规则的低密度囊性区，其间隔和囊壁厚薄不均，有呈软组织密度的实性成分。

（2）增强检查肿瘤的囊壁、间隔和实性成分强化明显。

（3）可侵犯子宫、输卵管、盆腔内其他结构（乙状结肠、直肠、膀胱、输尿管等）。

（4）可发生其他器官和（或）淋巴结转移。肿瘤发生腹膜腔转移时，在腹膜表面形成多发结节，可造成大网膜弥漫性增厚、密度不均匀增高，形如饼状，称为网膜饼。

（5）常伴有腹水。

示例　女，51 岁，反复下腹部疼痛 25 天，加重 4 天，行全腹部 CT 平扫 + 增强扫描检查。图像如图 15-27。

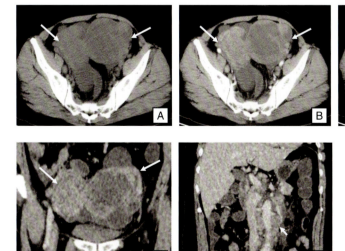

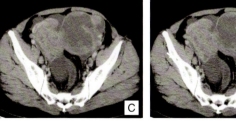

A—D 分别为 CT 平扫、增强扫描动脉期、静脉期、延迟期轴位，E、F 为 CT 增强扫描静脉期冠状位。盆腔内双侧附件区各见一囊实性肿块（长箭头），边界较清，大小分别约8.7cm×8.7cm×7.0cm（左）、7.5cm×5.7cm×7.3cm（右），囊壁厚薄不均，可见较多结节状、团块状软组织密度实性成分，增强扫描囊壁及实性成分强化明显，肿块周围组织受压推移；腹主动脉及两侧髂血管旁见多发肿大淋巴结影（短箭头），部分相互融合，较大者直径约 2.5cm。盆腔内少量积液。

图 15-27　双侧卵巢低分化浆液性癌，CT 平扫及多期增强扫描图像

2. 卵巢癌的典型 MRI 表现

（1）盆腔内囊实性或实性肿块，边缘不规则，信号不均匀，囊性成分 T1WI 呈低、等或稍高信号，T2WI 呈高、稍高信号；囊壁和间隔不规则增厚，可见较多乳头状或团块状实性成分，T1WI 呈等信号，T2WI 呈稍高信号，DWI 扫描可见扩散受限。

（2）增强扫描肿瘤的囊壁、间隔和实性成分强化明显。

（3）可侵犯子宫、输卵管、盆腔内其他结构（乙状结肠、直肠、膀胱、输尿管等）。

（4）可发生其他器官和（或）淋巴结转移。

（5）常伴有腹水。

示例 女，51 岁，绝经 1 年余，下腹隐胀痛伴阴道流血半个月，行盆腔 MRI 平扫 + 增强扫描检查。图像如图 15-28。

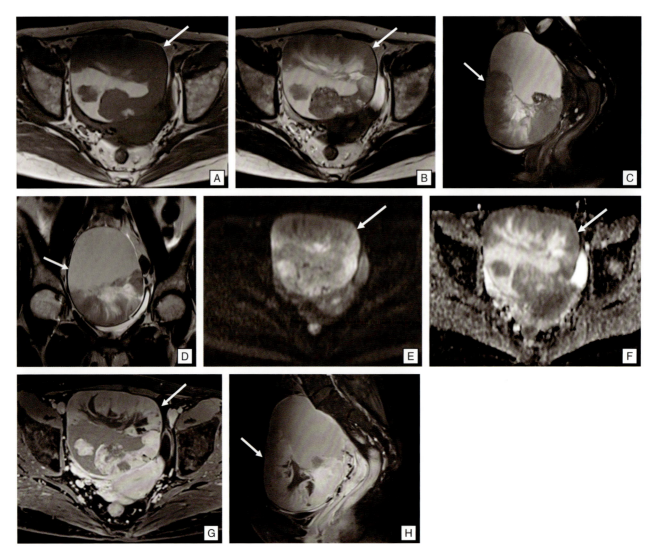

A、B 分别为 T1WI、T2WI 轴位，C 为 T2WI 脂肪抑制矢状位，D 为 T2WI 冠状位，E、F 分别为 DWI（b=1000s/mm²）及相应 ADC 图轴位，G、H 分别为增强扫描轴位、矢状位。盆腔内子宫前方见一囊实性巨大肿块（箭头），边界清晰，大小约 10.0m×8.8cm×11.2cm，囊性部分呈 T1WI、T2WI 高信号，囊壁不均匀增厚，可见团块状软组织信号实性成分，呈 T1WI 等信号，T2WI 稍高、高信号，DWI 实性成分可见扩散受限，增强扫描实性成分呈不均匀明显强化，子宫受压向左后方移位，膀胱受压明显。盆腔内少量积液，未见肿大淋巴结。

图 15-28 右侧卵巢中分化浆液性癌，MRI 平扫、DWI 及多期增强扫描图像

第十五节　女性生殖系统病变：卵巢性索－间质肿瘤

一、卵巢性索－间质肿瘤概述及放射科住培要求

卵巢性索－间质肿瘤（sex cord-stromal tumor, SCST）是一类相对少见的卵巢肿瘤，占卵巢肿瘤的 5%—8%，可分为多种亚型，其中卵巢纤维瘤和卵泡膜细胞瘤是最常见的性索－间质肿瘤，也是卵巢最常见的良性实性肿瘤，来源于间质细胞。SCST 好发于青春期及育龄期女性，部分亚型多见于围绝经期及绝经后妇女。多数患者无临床症状，肿瘤较大时产生腹痛、腹胀等压迫症状，少数患者可出现 Meigs 综合征（腹腔、胸腔积液，切除肿瘤后消失）；SCST 部分亚型具有内分泌功能，可出现异常子宫出血、子宫内膜增厚等高雌激素相关症状。

卵巢性索－间质肿瘤是放射科住培学员第三年需要掌握的疾病，重点掌握卵巢纤维瘤和卵泡膜细胞瘤的 MRI 表现。

二、卵巢性索－间质肿瘤的影像特点及示例

超声是妇科疾病首选的影像筛查方法，具有简单便捷、经济实惠的优势；对于超声检查发现的盆腔包块病例，还需要进行 CT 或 MRI 平扫及增强进一步检查，其中 MRI 检查可多方位、多参数成像，对判断肿瘤起源、肿瘤内组织成分等更具优势。

（一）典型卵巢纤维瘤的 MRI 表现及示例

（1）盆腔附件区实性或实性为主的肿块，大多为单侧，少数为双侧，类球形或分叶状，边界清晰。

（2）T1WI 呈等或稍低信号，T2WI 呈低信号，信号通常均匀，较大肿瘤可见散在片状水肿或囊变区。

（3）DWI 序列多无明显扩散受限表现。

（4）增强扫描几乎无强化或呈延迟轻度强化。

（5）可有腹腔、胸腔积液。

示例 女，48 岁，检查发现盆腔包块 1 个月余。行盆腔 MRI 平扫 + 增强扫描检查。图像如图 15-29。

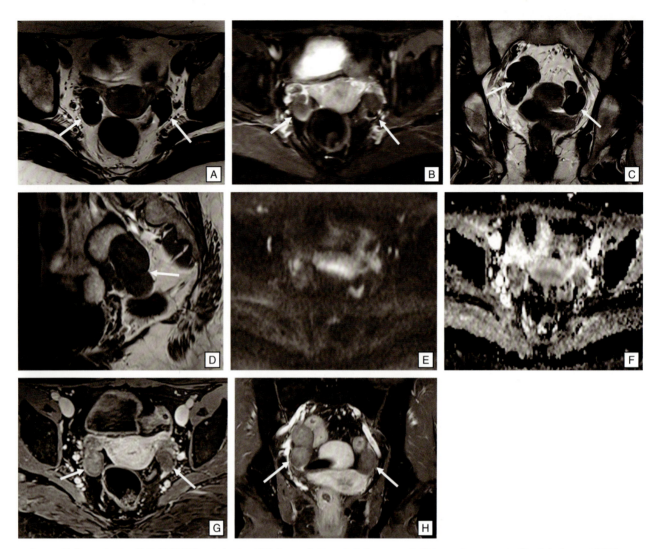

A 为 T2WI 轴位，B 为 T2WI 脂肪抑制轴位，C 为 T2WI 冠状位，D 为 T1WI 矢状位，E、F 分别为 DWI（b=1000s/mm²）及相应 ADC 图轴位，G、H 分别为增强扫描轴位、冠状位。盆腔内双侧附件区分别见一分叶状、椭圆形肿块（箭头），边界清晰，大小分别约 4.2cm×2.8cm×2.0cm（右），3.0cm×2.3cm×2.1cm（左），T1WI 呈稍低信号，T2WI 呈明显低信号，信号较均匀，DWI 未见明显扩散受限，增强扫描呈延迟轻度强化，强化程度明显低于子宫肌层。盆腔未见积液及肿大淋巴结。

图 15-29　双侧卵巢纤维瘤，MRI 平扫、DWI 及多期增强扫描图像

（二）典型卵巢卵泡膜细胞瘤的 MRI 表现及示例

（1）盆腔附件区实性或实性为主的肿块，大多为单侧，少数为双侧，球形、类球形或分叶状，边界清晰。

（2）T1WI 呈等或等低混杂信号，T2WI 以低、稍低信号为主，内夹杂条片状、裂隙状高信号影。

（3）DWI 序列多无明显扩散受限表现。

（4）增强检查早期强化不明显，延迟扫描呈渐进性轻 - 中度强化，但强化程度低于子宫肌层。

（5）部分肿瘤有分泌雌激素的功能，引起子宫内膜增生、息肉，甚至子宫内膜癌。

（6）可有腹腔、胸腔积液。

示例 女，52岁，体检发现盆腔包块9年余，行盆腔MRI平扫+增强扫描检查。图像如图15-30。

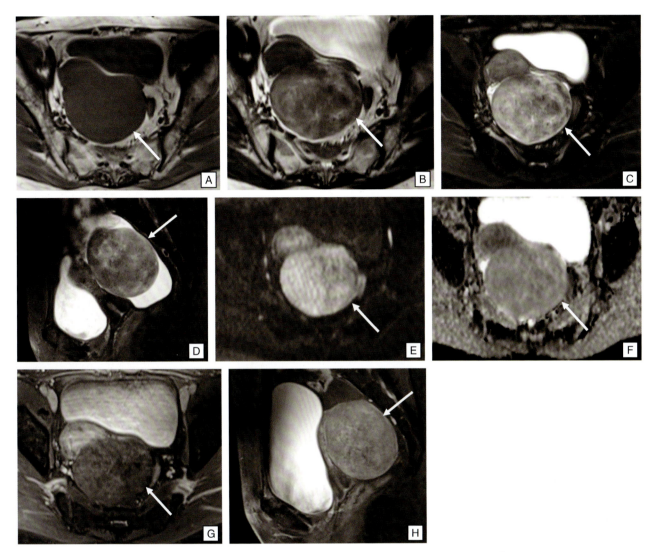

A为T1WI轴位，B为T2WI轴位，C、D分别为T2WI脂肪抑制轴位、矢状位，E、F分别为DWI（b=1000s/mm²）及相应ADC图轴位，G、H分别为增强扫描轴位、矢状位。盆腔内子宫直肠间隙见一类球形肿块（箭头），边界光滑清晰，大小约8.0cm×6.4cm×7.9cm，T1WI呈稍低信号，T2WI以稍低信号为主，内混杂条片状、裂隙状高信号影，DWI未见明显扩散受限，增强扫描肿块呈延迟不均匀轻度强化，子宫及直肠受压推移。盆腔见少量积液，未见肿大淋巴结。

图15-30 右侧卵巢卵泡膜细胞瘤，MRI平扫、DWI及多期增强扫描图像

第十六章 骨骼肌肉系统疾病
（X 线平片、CT 和 MRI 检查为主）

第一节 骨肿瘤：软骨肉瘤

一、软骨肉瘤概述及放射科住培要求

软骨肉瘤（chondrosarcoma）是一种发生于软骨或成软骨结缔组织细胞的恶性骨肿瘤，发病率仅次于多发性骨髓瘤、成骨肉瘤，约占恶性骨肿瘤的 10%，可发生于全身所有骨骼，好发于四肢长骨、肩胛骨及骨盆等，男性多于女性。软骨肉瘤分为原发性和继发性，原发性较为常见，约占 4/5，多见于 20—30 岁；继发性多见于 30 岁以上和老年人，发病峰值位于 40—60 岁，通常由软骨瘤、多发性骨软骨瘤、Ollier 病、血管瘤及放射后骨病等恶变而来。临床表现以患病部位疼痛及软组织肿块为主要症状，同时可伴有肿瘤周围软组织僵硬、相邻关节功能受限及病理性骨折等。软骨肉瘤晚期可通过血行转移，容易侵犯静脉形成瘤栓。

软骨肉瘤是放射科住培学员第三年需要掌握的疾病，通过典型影像征象及临床特点分析掌握该病。

二、软骨肉瘤的影像特点及示例

X 线平片、CT 及 MRI 检查为常用的影像检查方法，典型软骨肉瘤通过 X 线平片检查即可诊断。X 线检查可以显示肿瘤的位置、大小、形状及瘤软骨钙化或象牙样瘤骨等；CT 检查显示肿瘤髓腔内及周围软组织累及范围、骨皮质受侵犯情况、病变内钙化形态（如点状、不规则状、环状等）及分布等有显著优势，增强检查可了解肿瘤血供及受侵犯静脉有无瘤栓；MRI 检查对肿瘤边界、骨髓腔受侵范围、瘤周水肿、周围软组织侵犯及关节软骨侵犯等方面评价更佳，能为肿瘤分期及协助制订诊疗方案提供很大帮助。典型软骨肉瘤的影像表现如下。

（1）骨髓腔膨胀性、溶骨性骨质破坏。

（2）髓腔内肿块呈分叶状，可见环状或弧形、点状、不规则形、爆米花样钙化。

（3）骨皮质局部不规则或波浪状增厚，层状骨膜反应，少见 Codman 三角及放射状骨针。

（4）可出现软组织肿块及钙化。

（5）T1WI 呈稍低或等信号，T2WI 多呈混杂或稍高信号，钙化呈低信号。

（6）增强扫描肿瘤边缘呈弧形或环形强化。

示例 男，65岁，右大腿肿痛1个月余，行右股骨正侧位平片、CT及MRI平扫检查。图像如图16-1。

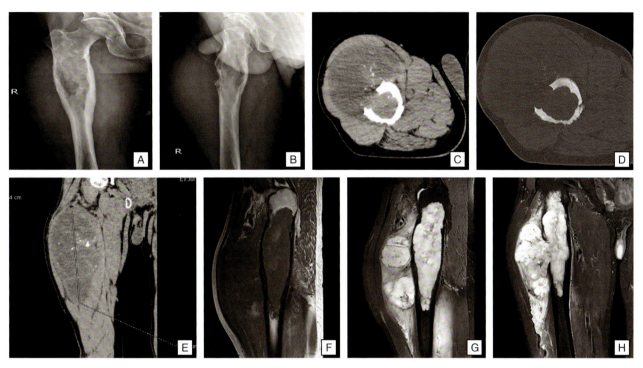

A、B分别为X线正、侧位片，C—E分别为CT平扫轴位软组织窗、轴位骨窗、冠状位软组织窗，F—H分别为MRI平扫T1WI矢状位、PDWI压脂矢状位、PDWI压脂冠状位。X线正、侧位片示右股骨中上段膨胀性、溶骨性骨质破坏，内可见斑点状钙化，骨皮质欠规整并邻近软组织肿块；CT平扫示右股骨中上段髓腔内及邻近软组织肿块，边界不清，内散在点状钙化，局部骨皮质缺损；MRI示右股骨中上段骨髓腔内及邻近软组织分叶状肿块，T1WI呈等/稍低信号，PDWI压脂呈不均匀高信号，边界不清。

图16-1 右股骨中上段高分化软骨肉瘤，右股骨平片、CT及MRI平扫图像

第二节 骨肿瘤：脊索瘤

一、脊索瘤概述及放射科住培要求

脊索瘤（chordoma）是一种罕见的、生长缓慢的、具有局部侵袭性的恶性骨肿瘤，起源于脊索的胚胎残余组织，占骨恶性肿瘤的1%—4%，发病率为0.08/10万。脊索瘤好发于中老年男性，好发部位为颅底骨、骶骨及活动脊柱，临床症状与肿瘤位置密切相关，颅底来源的脊索瘤可能侵犯颅神经，骶骨及活动脊柱的脊索瘤可能会出现与发生水平相关的局部深痛或神经根病。

脊索瘤是放射科住培学员第三年需要掌握的疾病，骶骨来源肿瘤首先需要排除脊索瘤，颅底斜坡的肿瘤则应根据发病时间及其影像表现进行诊断与鉴别，颅底斜坡的脊索瘤恶性程度较高，范围较大时与侵袭性垂体瘤、鼻咽癌鉴别困难。

二、脊索瘤的影像特点及示例

脊索瘤具有较为典型的好发部位，不同影像检查方法对脊索瘤的诊断价值不一，影像评价主要依靠CT和MRI，X线平片的价值在于发现病变。CT检查是观察骨破坏和钙化的最佳方法。MRI因具有极高的软组织分辨力对颅底脊索瘤的诊断更有优势，不仅能清晰显示肿瘤范围及对周围结构的侵犯情况，还可显示肿瘤与脑干、垂体、视束、海绵窦及窦内血管神经的关系，对确定手术方式及入路有重要意义。MRI为术前诊断和术后评价的最佳影像检查手段。典型脊索瘤的CT、MRI表现如下。

（1）CT表现：大多数脊索瘤呈膨胀性、溶骨性骨质破坏伴软组织肿块，其内见散在斑点、斑片状钙化或残留骨，不伴有或少见反应性骨硬化。脊柱脊索瘤的溶骨性病灶可累及2个邻近的椎体。增强扫描肿瘤呈轻-中度不均匀强化。

（2）MRI表现：脊索瘤常因出血、囊变、钙化及残留骨组织，MRI表现为不均匀信号，T1WI主要为等或略低信号，内见斑点状高信号（陈旧出血或含蛋白黏液），T2WI多呈高信号，内见散在低信号，提示死骨、钙化或纤维间隔，增强扫描呈轻-中度持续性强化。

示例 女，44岁，头痛1个月余，行头颅CT平扫及垂体MRI平扫+增强扫描检查。图像如图16-2。

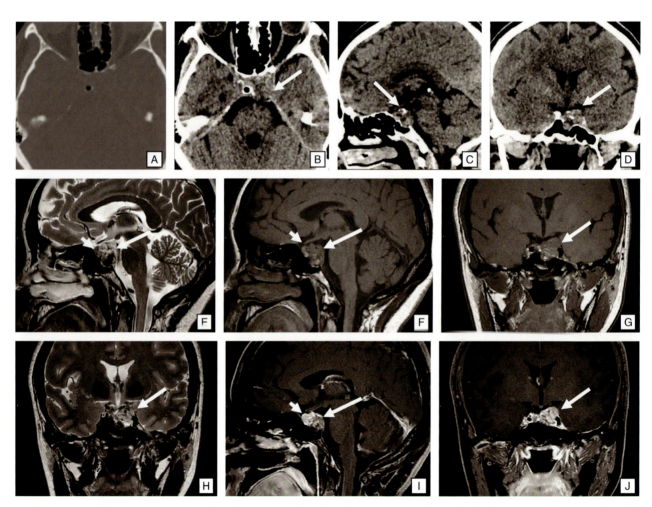

A、B分别为CT平扫横断位骨窗、脑窗图，C、D分别为CT平扫矢状与冠状位脑窗图，E、F分别为矢状位T2WI、T1WI，G、H分别为冠状位T1WI、T2WI，I、J分别为T1WI增强扫描矢状位、冠状位。CT示颅底斜坡及蝶鞍左侧骨质破坏并鞍区不规则形等密度软组织肿块，密度不均匀，内见点状钙化，与垂体分界欠清；MRI示鞍区偏左后部不规则形肿块，T1WI以等信号为主，内见点状高信号，T2WI呈高、等、低混杂信号，增强扫描肿块呈不均匀明显强化，垂体与垂体柄受压推移变形（短箭头），垂体后缘与病灶分界欠清

图16-2 鞍区脊索瘤，头颅CT平扫、垂体MRI平扫及动态增强扫描图像

第三节　骨肿瘤：骨髓瘤

一、骨髓瘤概述及放射科住培要求

骨髓瘤（myeloma）是一种以浆细胞异常增生为特征的恶性肿瘤，起源于骨髓中的浆细胞，目前 WHO 将其归为 B 淋巴细胞瘤的一种，称为浆细胞骨髓瘤或浆细胞瘤。骨髓瘤好发于 40—70 岁男性，约占恶性骨肿瘤的 18%，临床分为单发性、多发性及骨髓瘤病。单发者是指个别部位局部病灶，多发者是指全身多处病灶，骨髓瘤病为全身骨髓内出现瘤细胞弥漫性浸润（瘤细胞与造血细胞混合）及瘤结节（骨髓瘤细胞形成肿块取代造血细胞），同时外周血中亦可以查到骨髓瘤细胞。骨髓瘤可发生于全身骨骼，特别是富含红骨髓的扁骨（如颅骨、肋骨、骨盆、胸骨）、脊椎骨及长骨近侧干骺端，病因尚未完全明确，可能与遗传、抗原慢性刺激、电离辐射、病毒感染等有关。早期可无明显症状及体征，或仅表现全身无力、体重减轻，中晚期主要表现为骨痛、贫血、肾功能不全、关节肿痛、肝脾及淋巴结肿大、病理性骨折等。实验室检查显示为血清蛋白电泳出现异常 M 蛋白、贫血（正常细胞性正常色素性贫血）、红细胞缗线状排列、高钙血症、蛋白尿、尿本周蛋白阳性。骨髓瘤的诊断标准是血液学、免疫学和影像学三结合的原则。

骨髓瘤是放射科住培学员第三年需要掌握的疾病，需与老年性骨质疏松、溶骨性骨转移、椎体压缩性骨折及甲状旁腺功能亢进等所致骨质改变进行鉴别诊断。

二、骨髓瘤的影像特点及示例

X 线平片、CT 及 MRI 为常用的影像检查方法。早期或不典型骨髓瘤 X 线平片显示阴性或骨质稀疏；CT 检查较为敏感，可以发现较小病灶和骨质密度变化；MRI 检查直接显示骨髓及骨髓腔病变，诊断效能优于 X 线，对软组织病变观察优于 CT。典型骨髓瘤 X 线平片具有一定特征性，CT 三维重建技术在显示肿瘤分布、病变大小及形态、周围软组织累及范围等方面有显著优势；MRI 在显示早期病变或可疑病变、骨髓腔内病变、周围软组织病变、关节及其周围结构等方面更佳。

典型骨髓瘤的影像表现如下。

（1）单发性骨髓瘤：膨胀性或溶骨性骨质破坏，软组织肿块。

（2）多发性骨髓瘤：

①广泛性骨质疏松；

②溶骨性骨质破坏（弥漫性、膨胀性、穿凿样），"雨滴状"颅骨；

③病理性骨折；

④骨质硬化性改变（少见）；

⑤关节改变，关节周围软组织肿胀；

⑥T2WI 呈稍高或高信号，T1WI 为低信号，散在弥漫性分布时表现为"椒盐征"。

（3）骨髓瘤病：全身骨质丢失，无散在肿瘤病变，椎骨变扁。

示例　女，65岁，重度贫血、骨关节疼痛多年，尿本周氏蛋白阳性，尿免疫固定电泳单克隆免疫球蛋白类型为 IgG-κ 型。行颅骨、骨盆、胸腰椎平片及胸、腰椎 MRI 检查。图像如图 16-3。

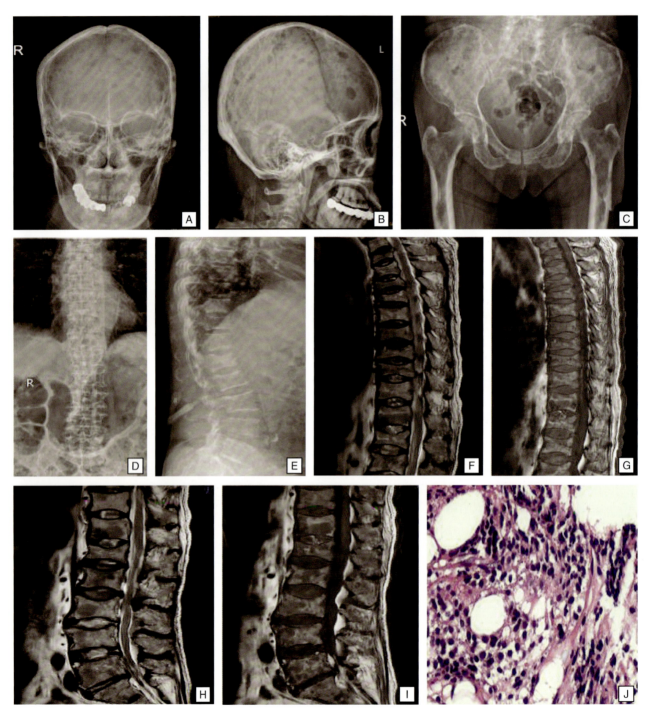

A、B 分别为颅骨正、侧位片，C 为骨盆正位片，D、E 分别为胸腰椎正、侧位片，F、G 分别为胸椎 T2WI、T1WI 矢状位图像，H、I 分别为腰椎 T2WI、T1WI 矢状位图像，J 为病理图。平片示颅骨、骨盆及胸腰椎弥漫性骨质疏松并多发穿凿样、地图样骨质破坏区，边缘清、无硬化边，"雨滴状"颅骨；MRI 示胸腰椎体广泛分布斑点状、结节样 T1WI 稍低、T2WI 稍高信号病灶，边界清晰，多个胸腰椎体楔形变或双凹变形。病理提示骨髓增生极度活跃，各系造血成分可见，局灶可见成熟的淋巴细胞或浆细胞样弥漫灶性分布，伴网状纤维增生；免疫组化：CD138（+，局灶弥漫；大部分散在灶性），CD38（+），Kappa（+），Lambda（-），MPO（+），CD45（++），CD15（+），CD56（-），CD117（-），CK（-），符合浆细胞骨髓瘤累及骨髓组织。

图 16-3　多发性骨髓瘤，颅骨、骨盆、胸腰椎平片及胸、腰椎 MRI 检查图像

第四节　骨关节炎症：强直性脊柱炎

一、强直性脊柱炎概述及放射科住培要求

强直性脊柱炎（ankylosing spondylitis，AS）是一种病因未明的慢性、非特异性、以中轴关节侵犯为主的全身性疾病，病灶几乎均累及骶髂关节并常造成脊椎广泛韧带骨化、骨性强直，脊柱关节突关节、肋椎关节、髋关节亦常受侵犯，其中髋关节侵犯约 50%。AS 好发于 15—30 岁，男性发病率为女性的 4—10 倍，超过 90% 的病例 HLA-B27 抗原阳性。AS 病理为非特异性炎症，关节滑膜增生、血管翳形成伴淋巴细胞与浆细胞浸润，随后软骨破坏、软骨下侵犯、关节囊纤维化和骨性强直。本病起病隐匿、缓慢且临床症状轻微，早期可仅为臀部、骶髂关节或大腿后侧隐痛；病变进展出现骶髂关节、耻骨联合、脊柱棘突、坐骨结节等非特定部位疼痛；晚期脊柱强直后反而疼痛减轻或消失。

强直性脊柱炎是放射科住培学员第三年需要掌握的疾病。

二、强直性脊柱炎的影像特点及示例

X 线平片、CT、MRI 是诊断强直性脊柱炎的常见影像检查方法。X 线平片操作简便，费用低，临床应用广泛，但其敏感性低，出现 X 线改变即为中后期；CT 敏感性相对较高，可以较好地显示骨质细微病变；MRI 的早期诊断价值显著优于 X 线和 CT 检查，可以更好地发现软骨异常、骨髓水肿和滑膜炎等早期征象，并可初步判断病变处于活动期还是相对静止期。

1. 典型强直性脊柱炎的 X 线与 CT 表现

AS 通常起自骶髂关节，逐渐向上延伸至脊柱并侵犯关节。

（1）起初骶髂关节对称性边缘模糊以髂骨侧为著；随后骶髂关节软骨受侵蚀，关节间隙增宽（假性增宽），关节面呈锯齿状或串珠状破坏，周围骨质硬化；最终关节间隙逐渐变窄、消失并骨性强直。骶髂关节炎分级：0 级（正常）；Ⅰ级（骶髂关节可疑异常，边缘模糊、轻微硬化）；Ⅱ级（骶髂关节轻度异常，局限性侵蚀、硬化）；Ⅲ级（骶髂关节明显异常，关节间隙变窄、关节边缘模糊伴明显的骨密度增高、明显的囊性变）；Ⅳ级（骶髂关节严重异常，完全性强直）。

（2）脊椎受累常自下而上发展，早期脊柱改变的特征为椎角局部侵蚀伴反应性硬化，典型者可见方形椎（即椎体前缘凹形消失），脊柱韧带、关节及椎间盘骨化形成所谓"手推车辙征"，关节突和肋椎关节炎、强直，骨质广泛性疏松、可见病理性骨折。

2. 典型强直性脊柱炎的 MRI 表现

（1）AS 骶髂关节炎早期表现为骨髓水肿（T1WI 低、压脂 T2WI 或 PDWI 高信号）、滑膜炎 / 血管翳和附着点炎（T1WI 增强序列滑膜肿胀增厚）、关节少量积液。

（2）软骨早期病变表现为关节面软骨肿胀、表面毛糙、信号异常，中晚期骶髂关节间隙狭窄、骨性强直。

（3）脊柱侵犯可见椎角炎、椎间盘炎及椎体终板炎，呈斑片状 T1WI 低信号、T2WI 高信号，边缘模糊，增强扫描出现异常强化。

（4）椎小关节炎可累及全脊椎各部小关节，引起脊柱椎弓根、关节突、肋椎关节的骨髓水肿和周围附着点炎，晚期椎小关节间隙狭窄甚至消失、骨性强直。

（5）脊柱韧带附着点炎可发生于棘上韧带、棘间韧带、黄韧带，韧带骨赘和慢性骨桥形成，最终形

成脊柱强直和竹节样脊柱。

（6）MRI 可同时显示继发的病理骨折周围血肿、椎管内改变。

（7）外周关节侵犯的 MRI 早期表现为受累关节滑膜血管翳、关节积液及骨髓水肿，晚期关节软骨破坏、关节间隙消失及骨性强直。

示例 1 男，51 岁，双髋关节疼痛 30 年，查体脊柱曲度变直、活动受限，实验室检查提示 HLA-B27 阳性。行腰椎正侧位片、骨盆正位片检查。图像如图 16-4。

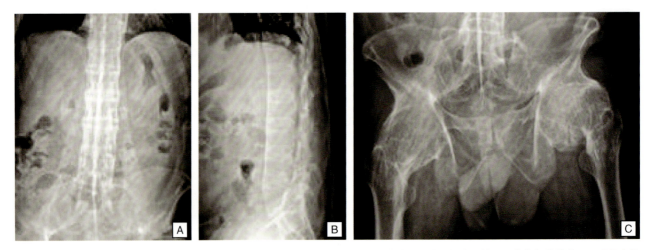

两侧骶髂关节、髋关节间隙消失、骨性强直，脊柱呈竹节、方椎样改变，椎小关节模糊不清，椎旁、棘间、棘上韧带骨化示"手推车辙征"，广泛性骨质疏松，腰椎生理曲度变直。

图 16-4 强直性脊柱炎并髋关节侵犯，腰椎正侧位片、骨盆平片图像

示例 2 男，20 岁，腰骶部疼痛不适 1 年，实验室检查血清 HLA-B27 阳性、血沉加快、C 反应蛋白阳性。行骶髂关节 CT 平扫 + 重建检查。图像如图 16-5。

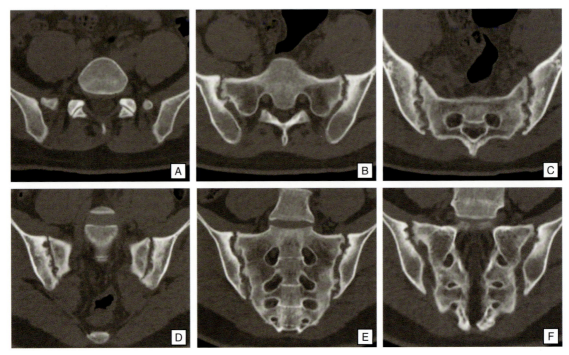

A—C 为骶髂关节横断位骨窗图像，D—F 为骶髂关节斜冠状位骨窗图像。骶髂关节对称性侵蚀，关节面毛糙、凹凸不平并关节面下片带状骨质硬化，关节间隙假性增宽，韧带未见钙化，腰骶椎小关节未见侵犯。

图 16-5 早期强直性脊柱炎（双侧骶髂关节炎 Ⅱ 级），CT 平扫及重建图像

示例 3 男，15 岁，腰骶部与右髋关节疼痛 3 个月。行骨盆正位片、髋关节 MRI 平扫检查。图像如图 16-6。

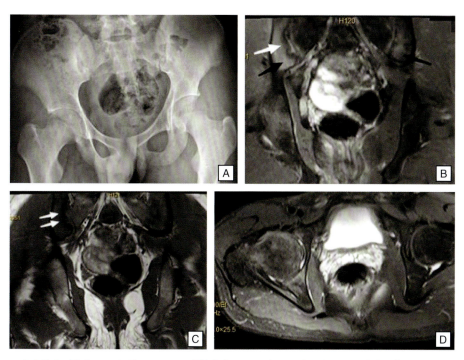

A 为骨盆正位片，B、C 分别为冠状位 PDWI 压脂、T1WI，D 为横断位 PDWI 压脂。平片示右侧骶髂关节面中下部模糊、毛糙，关节面下斑片状骨质硬化，关节间隙假性增宽，左骶髂关节与双髋关节未见明显异常；MRI 示双侧骶髂关节软骨肿胀、毛糙，以关节面下髂骨侧为著，见 T1WI 低、PDWI 压脂高信号（骨髓水肿）及低信号区（骨质硬化），骶髂关节少量积液，提示存在活动性炎症，以右侧更显著；右髋臼、股骨头见不均匀骨髓水肿异常信号，同侧股骨大转子附着部组织肿胀，符合右髋关节侵犯。

图 16-6 幼年性强直性脊柱炎并右髋关节侵犯，骨盆平片及 MRI 平扫图像

第五节 退行性骨关节病：椎间盘退行性变 – 脊椎间盘突出与髓核游离

一、椎间盘突出及髓核游离概述及放射科住培要求

椎间盘突出（disc protrusion）是由于脊椎间盘发生退行性改变，椎间盘髓核脱水、变性、弹性减低，纤维环出现裂隙、周围韧带松弛和（或）急慢性损伤造成椎间盘内压增大、纤维环破裂等内外因作用的结果。诊断标准为椎间盘突出物小于椎间盘 25%（90°），以腰椎好发（占 90%）、颈椎次之、胸椎少见。如突出髓核形成窄颈征（基底部径线小于突出结构径线）时称为椎间盘（髓核）脱出；椎间盘突出髓核与本体分离时称为髓核游离；经相邻椎体软骨终板薄弱区突入椎间形成压迹时则称为许莫氏（Schmorl）结节或椎间盘疝。根据病变位置椎间盘突出可分为中央型、旁中央型 / 后外侧型、椎间孔型 / 外侧型、极外侧型 / 远外侧型。椎间盘突出及髓核游离常造成椎管、椎间孔狭窄，主要临床症状为局部刺激及脊髓、马尾和神经根压迫表现，好发于 30—50 岁，男性发病高于女性。

脊柱退行性疾病是放射科住培学员三年都需要掌握的内容，难度逐年递进，其中髓核游离需与椎管内肿瘤鉴别，是住培第三年需要掌握的疾病。

二、椎间盘突出及髓核游离的影像特点及示例

X线检查具有简便、经济实用的特点，但仅可显示间接征象如椎间隙改变。椎间盘突出及髓核游离应首选 CT 或 MRI 检查，两种方法均可直接显示病变及其继发的非骨性椎管狭窄，与 CT 相比，MRI 可进一步评价脊髓、神经根的信号异常，更有利于发现髓核游离并进行鉴别诊断。椎间盘突出及髓核游离的典型影像表现如下。

1. X线表现

X线平片无特异性，当出现以下征象可提示诊断：①椎间盘狭窄或前窄后宽，椎体上下缘凹陷切迹并边缘硬化；②椎体后缘增生肥大、骨赘形成或游离骨块；③脊柱曲度异常或侧弯。

2. CT表现

（1）直接征象：①椎间盘局限性膨隆（小于90°），与椎间盘密度一致或类似病变；②突出椎间盘可伴钙化、Schmorl结节；③髓核游离常位于硬膜外或椎间孔，密度高于硬膜囊。

（2）间接征象：①硬膜外脂肪间隙变窄、推移或消失；②神经根移位、脊髓受压变形；③椎体骨质增生硬化和（或）骨赘形成。

3. MRI表现

（1）直接征象：①突出于低信号纤维环之外的圆形、卵圆形、扁平状或不规则结构，呈T1WI等信号、T2WI等信号或稍高信号，变性显著者呈T2WI低信号；②髓核游离表现为与本体不连续的病灶（信号表现同①），增强扫描不强化，但可出现边缘强化征象［反应性炎性肉芽组织和（或）静脉滞留］；③Schmorl结节表现为椎体终板凹陷切迹、其内容物与髓核相连且信号一致伴边缘硬化。

（2）间接征象：与CT大致相似，但可发现脊髓、神经根信号改变，并显示马尾推移、冗余及邻近骨髓异常。

示例1 男，57岁，反复腰痛并向左下肢放射1个月。行腰椎正侧位片、腰椎CT平扫＋三维重建检查。图像如图16-7。

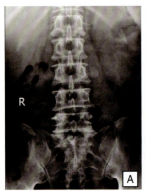 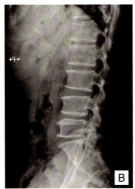 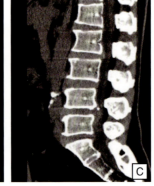 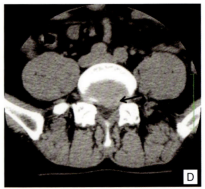

A、B分别为腰椎正、侧位片，C、D分别为CT平扫矢状位、横断位图像。腰椎生理曲度变直，腰椎及椎小关节增生肥大；腰4-骶1椎间隙狭窄，腰4/5椎间盘向左后局限性突出，密度与椎间盘一致伴边缘钙化，硬膜囊左前部受压，左侧侧隐窝狭窄并同侧神经根受压。

图16-7　腰椎退行性变并腰4/5椎间盘左旁中央型突出，腰椎平片及CT平扫图像

示例2 女，70岁，腰部疼痛并活动障碍10天。行腰椎MRI平扫+增强扫描。图像如图16-8。

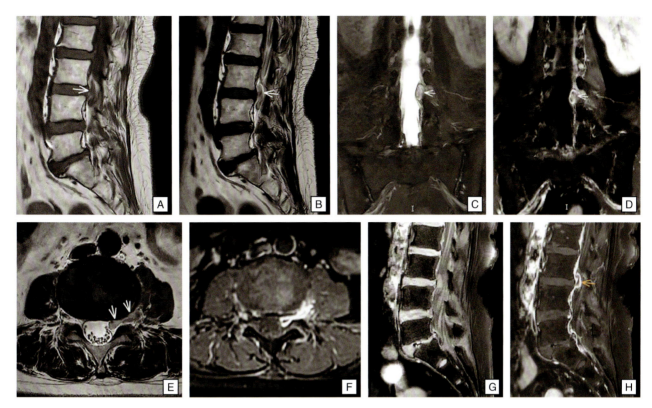

A—C分别为矢状位T1WI、矢状位T2WI、冠状位T2WI压脂，E、G分别为腰3/4椎间盘水平横断位T2WI、矢状位T1WI压脂，D、F、H分别为冠状位、横断位、矢状位增强扫描T1WI压脂。腰椎生理曲度变直，椎体边缘骨质增生；各椎间盘T2WI信号减低并向四周膨隆，腰3/4左侧椎间孔区见哑铃状T1WI等信号、T2WI等及稍高信号病变，致左侧侧隐窝、椎间孔狭窄，病灶截面大小约为1.9cm×0.5cm，增强扫描病灶边缘环形强化，内部未见强化，左侧神经根受压并向外上方推移。

图16-8　腰椎退行性变并腰3/4左侧椎间孔髓核游离，MRI平扫及增强扫描图像

第六节　骨代谢病：甲状旁腺功能亢进症

一、甲状旁腺功能亢进症概述及放射科住培要求

甲状旁腺功能亢进症（hyperparathyroidism）是由于甲状旁腺分泌过多的甲状旁腺激素（parathyroid hormone，PTH），导致高钙血症和低磷血症引起的一系列疾病，常分为原发性、继发性和三发性。原发性甲状旁腺功能亢进症简称原发甲旁亢，系甲状旁腺组织原发病变（甲状旁腺腺瘤、甲状旁腺增生、甲状旁腺癌）致PTH分泌过多，以绝经后女性多见，男女比例约为1∶3，儿童期发病少见，若该年龄段发病应考虑遗传性内分泌病的可能。继发性甲状旁腺功能亢进症简称继发甲旁亢，常为各种原因导致的低钙血症刺激甲状旁腺增生肥大、分泌过多PTH所致，常见于慢性肾病、骨软化症、肠吸收不良综合征、维生素D缺乏与羟化障碍等疾病。三发性甲状旁腺功能亢进症是指继发甲旁亢长期未治愈，甲状旁腺腺瘤产生并自主分泌过量的PTH，原发病去除后依然存在甲状旁腺功能亢进。PTH长期升高导致骨重吸收过多，

骨重吸收过程中，参与骨生长和愈合的特化骨细胞（破骨细胞）会分解骨组织，并将其矿物质释放到血液中，从而造成钙从骨组织转移入血的数量增加，并最终导致骨质疏松症和与骨质流失相关的其他疾病。早期甲状旁腺功能亢进症引起骨质病变尚不典型，后期引起的骨质病变可能造成骨畸形不可逆，因此需要认真仔细判断有无代谢性疾病的存在。

甲状旁腺功能亢进症是放射科住培学员第三年需要掌握的疾病，早期诊断主要通过血清钙、磷及PTH水平检测，后期引起的骨骼病变影像表现结合血清学检查不难诊断。

二、甲状旁腺功能亢进骨病的影像特点及示例

甲状旁腺功能亢进骨病的常规影像检查方法主要为X线平片和CT检查，根据病情需要可选择MRI进一步评估。40%以上的患者X线平片可见骨骼异常改变，主要为骨质疏松、骨质硬化、骨膜下与软骨下骨吸收及骨骼囊性变等。典型甲状旁腺功能亢进骨病的X线、CT表现如下。

（1）全身骨骼广泛性骨质疏松：为本病的主要表现，表现为广泛性骨密度减低，骨小梁稀疏，皮质变薄，严重者骨密度与周围软组织相似，并可继发病理性骨折；颅骨疏松的骨板可见颗粒样改变。

（2）骨膜下骨吸收与软骨下骨吸收：X线特征为骨皮质外侧边缘粗糙、模糊不清，或不规则缺损，常见于双手指骨，并以指骨骨外膜下骨质吸收最具有特异性（但这并非早期X线征象）；双手掌骨、牙周膜、尺骨远端、锁骨、胫骨近端及肋骨等处亦可见骨质吸收；另外，尚可见皮质内骨质吸收、骨内膜下骨质吸收及关节软骨板下骨质吸收。

（3）骨质硬化：多见于合并肾性骨病患者。脊椎硬化于侧位X线平片可见椎体上下终板区带状致密影，与其相间椎体中部的相对低密度影共同形成"橄榄衫"或"鱼骨状"影像；颅板硬化增厚使板障间隙消失，并可伴有多发的"棉团"样改变。

（4）局灶性囊状骨质破坏（棕色瘤）：骨骼囊性改变为纤维囊性骨炎所致，处于病变中晚期阶段，多见于四肢管状骨，皮质和髓质均可受累。如囊肿内含棕色液体（合并出血及黏液性变），即所谓的"棕色瘤"，X线表现为偏心性、囊状溶骨性破坏，边界清晰锐利，囊内可见分隔。

（5）关节软骨钙化：好发于肩、膝关节和腕部三角软骨处。

（6）软组织钙化：好发于关节周围。

示例 女，48岁，反复四肢关节疼痛2年余，查体多处关节畸形，甲状旁腺激素明显增高。行右肘、右膝及左踝关节X线正、侧位片检查。图像如图16-9。

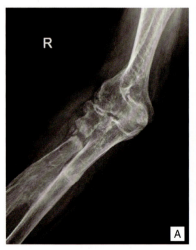
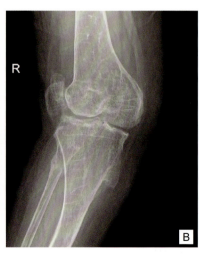
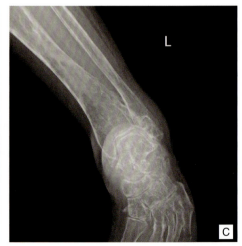

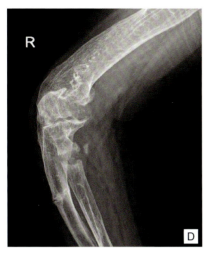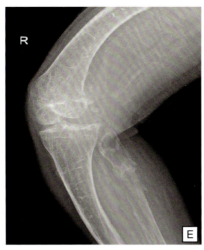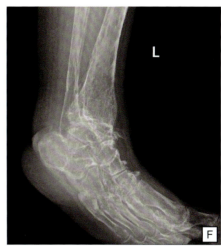

A、D 分别为右肘关节正、侧位片，B、E 分别为右膝关节正、侧位片，C、F 分别为左踝关节正、侧位片。右肘关节间隙狭窄，关节面不平整；尺、桡骨上段多处陈旧性骨折，断端毛糙；局部骨质边缘欠规整，可见不规则骨质密度减低区。右膝关节骨质稀疏，皮质变薄，骨髓腔增宽，股骨及胫骨上段弯曲畸形，关节间隙狭窄，关节面欠光整；腓骨上段骨折，骨折端未见明显移位，周围见骨痂形成，右腓骨头见圆形低密度影，边界清晰，直径约 1.7cm；关节周围软组织内见多发高密度影。左踝关节骨质稀疏，胫、腓骨下段可见骨小梁稀疏、紊乱，皮质变薄，骨髓腔增宽，局部骨质边缘欠规整，见多发囊状低密度影，未见硬化边，部分关节间隙变窄，关节面毛糙。

图 16-9　甲状旁腺功能亢进骨病，右肘、右膝及左踝关节 X 线平片图像

第七节　骨代谢病：痛风性关节炎

一、痛风性关节炎概述及放射科住培要求

痛风性关节炎（gouty arthritis，GA）是由于嘌呤代谢紊乱或尿酸排泄障碍所致血尿酸增高，形成尿酸盐结晶沉积导致关节滑膜、滑囊、软骨及皮下组织的反复发作性关节炎性疾病。中年男性多见，好发于肢体远端关节，尤其是第一跖趾关节。疼痛为主要临床表现，并与其分期及严重程度有关，轻则无症状，部分病例可表现为单关节或单发性、游走性关节疼痛反复发作。慢性痛风关节炎以破坏性关节变化为表现，以尿酸盐结晶沉积、形成痛风结节为特征，关节边缘皮质破坏或囊性缺损，最终可发生关节纤维性或骨性强直、畸形；皮下痛风结节破溃时出现溃疡、瘘道及尿酸盐结晶排出。实验室检查血尿酸水平升高，常伴尿酸性尿路结石。

根据 2018 年版《欧洲抗风湿病联盟痛风诊断专家建议》，痛风及高尿酸血症分期分为：①无症状期，包括无症状高尿酸血症期（无单钠尿酸盐晶体沉积）和无症状单钠尿酸盐晶体沉积期（无痛风性关节炎发作）；②有症状期，包括痛风性关节炎发作期及发作间期（有单钠尿酸盐晶体沉积）和进展性 / 慢性痛风性关节炎期（痛风结节、骨破坏等）。

痛风性关节炎是放射科住培学员第三年需要掌握的疾病。

二、痛风性关节炎的影像特点及示例

影像检查在痛风性关节炎诊断中起关键作用。X 线平片因其普及性与经济性，目前仍是 GA 的首选影像检查手段，可用于对 GA 中晚期病程的复查对照；CT 检查对细微骨吸收、缺损及软组织痛风结晶的评价优于 X 线检查，特异性高；MRI 的检查优势在于早期检出软组织炎症、骨髓水肿及关节少量积液，尤

其对关节滑膜及韧带受侵的显示效果最佳，但缺乏特征性，常需结合临床及实验室检查来进行鉴别诊断，包括类风湿性关节炎、强直性脊柱炎的早期改变。因此，X线、CT检查病灶性质难以确定时可进一步行MRI检查。在临床应用中，应根据实际情况灵活选择影像检查方法。典型GA的X线、CT影像表现如下。

（1）早期：可仅见软组织肿胀，常见于手足小关节周围，呈球形或梭形密度增高，最常见于第1跖趾关节；可侵犯骨皮质，呈波浪状凹陷，但无骨破坏和骨膜反应。

（2）中期：痛风性结节，软组织肿胀内出现细微钙化，骨皮质被侵蚀破坏，并累及骨松质，继而关节间隙变窄，关节面出现不规则或圆形、囊状、穿凿状破坏缺损，常呈偏心性，可有硬化边。

（3）晚期：软组织肿块更为肿大，呈山岭状，密度增高，内有条片状钙化；关节面大范围的穿凿状破坏，关节间隙消失，边缘呈锯齿状，关节半脱位或全脱位；跖（掌）骨远端塌陷、凹入，如倒杯状或钳状，最常见于掌指骨和跖趾骨，"悬挂边缘征"是常见的特征性表现；关节相对两骨端的杯状破坏，相互扣紧，则呈"扣碗状"。

病变广泛而严重者，可累及跖趾、腕、肘关节诸骨，最后关节均以纤维性强直而告终，骨性强直少见。

示例1　男，56岁，左肘和双手、双足多发肿块并疼痛8年，血尿酸升高10年，疑为痛风性关节炎。行左肘侧位片、双手及双足斜位片检查。图像如图16-10。

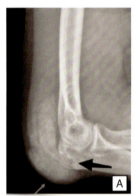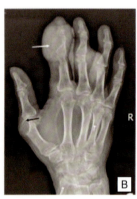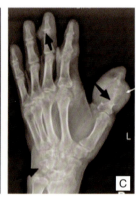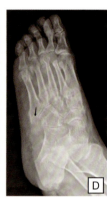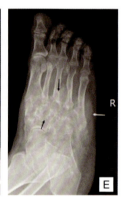

A为左肘侧位片，B、C为双手斜位片，D、E为双足斜位片。左肘关节肱三头肌腱区、双手掌指及指间关节旁可见多发软组织肿块，双足跗跖及跖趾关节亦见类似病变，伴有钙盐沉积，相邻骨质压迫性吸收或穿凿样、囊样骨质破坏，右第1掌骨头部示"悬挂边缘征"。

图16-10　痛风性关节炎，左肘、双手及双足X线检查图像

示例2　男，28岁，血尿酸升高5年伴左踝关节间歇性疼痛3年，近期疼痛加重、活动障碍。行左踝关节CT平扫检查。图像如图16-11。

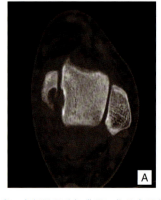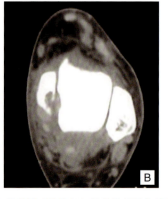

A为轴位骨窗，B为轴位软组织窗。左侧胫距后韧带区、位于内踝与距骨间可见软组织结节伴邻近骨质穿凿样破坏、边缘硬化，软组织结节内见散在细小高密度灶（即痛风结晶），踝关节少量积液并关节周围软组织肿胀。

图16-11　左踝关节痛风性关节炎，CT平扫图像

第八节　骨代谢病：肾性骨病

一、肾性骨病概述及放射科住培要求

肾性骨营养不良（renal osteodystrophy，ROD）也称为肾性骨病，是指在慢性肾功能衰竭的基础上，由于钙磷代谢障碍、体内酸碱平衡失调、维生素 D 代谢障碍及继发性甲状旁腺功能亢进等所导致的骨代谢功能损害；同时，铝中毒、酸中毒也是诱发肾性骨病的常见原因。肾性骨病发病基础是肾小球功能障碍（先天性：多囊肾、迷走神经压迫输尿管、输尿管瓣膜等，后天性：慢性肾盂肾炎、肾结核等）或肾小管病变（先天性肾小管功能缺陷）。肾小球功能障碍所致骨病是由于维生素 D 代谢障碍，胃肠道钙吸收减少，进而直接影响骨内矿物质沉积，引起软骨病、佝偻病改变；同时，因继发甲状旁腺功能亢进，甲状旁腺素（PTH）增高使破骨细胞活动增强，骨吸收增加，进一步导致弥漫性骨质脱钙、纤维囊性骨炎及软组织内多发钙化灶；病程较长的肾小球功能障碍亦可见骨质硬化。

肾性骨病临床上有慢性肾功能不全病史，尿毒症期肾性贫血、继发性甲状旁腺功能亢进症，全身性骨痛（下肢持重部位）、骨折、骨变形。实验室检查低血钙、高血磷、碱性磷酸酶升高、PTH 升高等。肾性骨病不可治愈，但可经药物及手术治疗维持血液中钙、磷及 PTH 的正常水平，补充维生素 D，使骨代谢恢复平衡，缓解临床症状，延缓疾病发展；继发甲旁亢如果药物治疗不佳可以进行手术治疗。

肾性骨病是放射科住培学员第三年需要掌握的疾病，通过典型影像征象及临床特点分析掌握该病。

二、肾性骨病的影像特点及示例

X 线平片、CT 为常用的影像检查方法，必要时可行 MRI 检查。典型肾性骨病的 X 线平片有特征性表现，用以分析骨骼损伤的具体类型，常见骨质疏松（皮质变薄、骨小梁减少）、骨硬化（骨小梁增多、增粗，骨皮质增厚）、骨软化（骨小梁模糊、皮质变薄、骨骼变形）、钙化（骨膜新生骨、软组织、血管壁钙化）四种；CT 或 MRI 检查可以发现早期骨质病变，同时对周围软组织显示有显著优势。典型肾性骨病的 X 线、CT 影像表现如下。

（1）成人骨质疏松、骨质软化：普遍性骨质稀疏，广泛性骨皮质变薄、假骨折、"三叶样"骨盆，多发椎体变扁（出现"夹心饼征"）。

（2）佝偻病表现：干骺端增大并呈毛刷样改变，临时钙化带模糊，骨骼发育延迟且容易弯曲变形。

（3）继发甲旁亢：普遍性骨质稀疏，虫蚀样骨质吸收，边缘毛糙或花边样，颅骨骨质密度减低，板障增厚、内外板结构不清，出现纤维囊性骨炎（棕色瘤）。

（4）骨质硬化。

（5）多发血管壁及软组织钙化、泌尿系结石、肾钙盐沉着症。

示例1 女，38岁，尿毒症患者肢体乏力并右髋关节疼痛、活动受限3年。行头颅、胸部、右肱骨、胸椎、骨盆X线平片及头颅CT平扫检查。图像如图16-12。

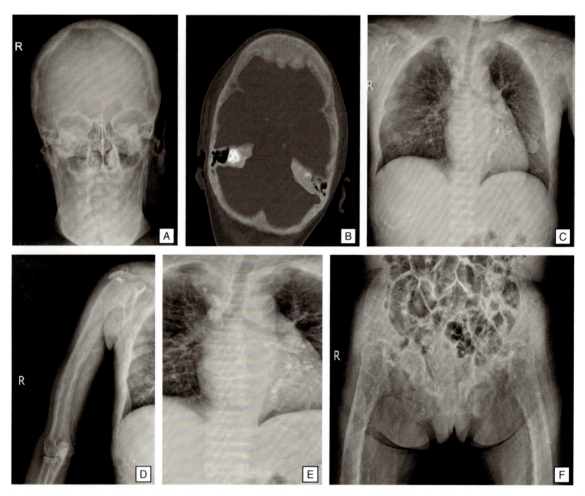

A、C—F分别为头颅、胸部、右肱骨、胸椎、骨盆正位片，B为头颅CT平扫轴位骨窗。颅骨增厚，内外板及板障分界不清；两侧锁骨、肱骨头、肩胛骨骨皮质变薄；两侧多发肋骨骨质破坏；右肱骨中下段局部弯曲；"三叶样"骨盆，双侧股骨颈病理性骨折；多发椎体变扁（出现"夹心饼征"）；盆腔及双侧大腿上部多发血管钙化。

图16-12 肾性骨病并继发甲旁亢，X线平片及头颅CT平扫图像

示例2 男，32岁，尿毒症病史2年。行胸、腹部X线正位片检查。图像如图16-13。

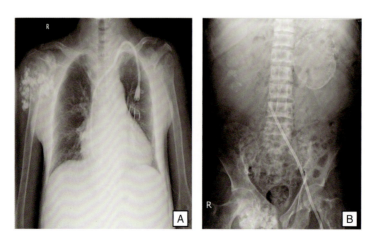

双侧肋骨、锁骨、腰椎及骨盆骨质稀疏，右肩关节及右髋关节周围软组织见团片状钙化灶，左上腹示椭圆形钙化灶，双肾结石。

图16-13 肾性骨病，胸、腹部正位片图像

第九节　骨代谢病：佝偻病

一、佝偻病概述及放射科住培要求

佝偻病（rickets）或称营养性维生素 D 缺乏性佝偻病（vitamin-D deficiency rickets），属于比较常见的一种营养性骨病，是由于儿童营养缺乏或阳光照射不足导致婴幼儿、儿童时期维生素 D 吸收或自体产生不足，继而引发机体内钙、磷代谢失调并影响钙磷吸收与结合，新生的骨样组织和软骨中因钙盐沉积不足，所以成熟软骨细胞未能及时钙化，导致骨质无法正常生长。该病以 6—12 月龄多见，5 岁以上少见，临床症状主要表现为容易激惹、烦躁不安、夜惊、抽搐等。体格检查可见方颅、颅骨软化、囟门增大并闭合延时、双侧腕关节及踝关节肿胀、鸡胸、双下肢畸形（"O"形或"X"形腿）、出牙延时等。实验室检查血钙正常或降低、血磷降低、血清碱性磷酸酶升高。影像表现为骨质疏松、骨骺板增宽、临时钙化带不规则、干骺端受压呈杯口状及边缘呈毛刷状改变等。如病情进一步发展，可导致骨骼畸形，并影响小儿正常生长发育。

佝偻病是放射科住培学员第三年需要掌握的疾病。

二、佝偻病的影像特点及示例

X 线平片为常用的影像检查方法，必要时可结合 CT 或 MRI 检查，典型佝偻病通过 X 线平片检查就能作出诊断。典型佝偻病的 X 线表现如下。

常见于肋骨胸骨端、尺桡骨远端、股骨远端、胫骨近端及远端等骨骼生长快速部位。

1. 活动期

（1）骨骺软骨板临时钙化带模糊、变薄或消失，骨骺板间隙增宽。

（2）周围骨质密度减低，骨质疏松改变，骨小梁稀少而粗大。

（3）干骺端膨大并杯口状凹陷，边缘毛刷状改变。

2. 恢复期

（1）临时钙化带重新出现。

（2）干骺端杯口状凹陷及边缘毛刷状征象减轻或消失。

（3）骨骺密度增高。

（4）骨骺板间隙变窄，并恢复正常。

（5）生长障碍线出现。

3. 后遗症期

（1）骨关节畸形：常见双下肢"O"形或"X"形腿、骨盆畸形、脊柱畸形等。

（2）鸡胸，肋骨与肋软骨交界处膨大（肋串珠），佝偻病肺炎。

（3）囟门闭合延迟、方颅等。

示例 图像如图 16-14。

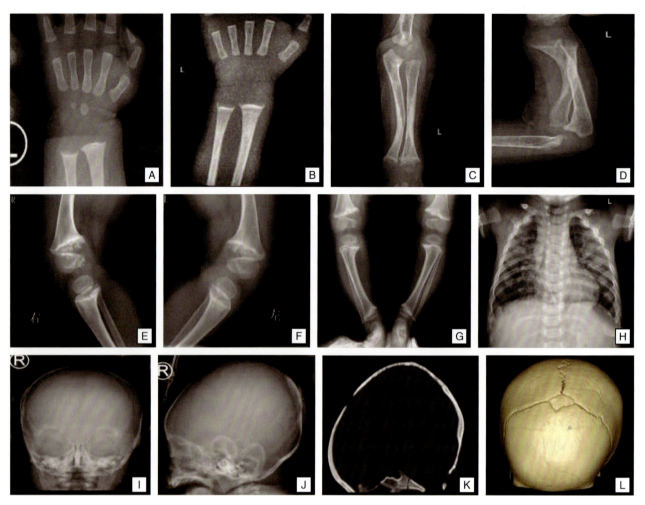

A、B为腕关节正位片：尺、桡骨骨端骨质疏松，骨骺板增宽，干骺端增宽、膨大，尺骨远端杯口状凹陷，边缘呈毛刷状改变，临时钙化带消失。C、D为尺桡骨正、侧位片：尺、桡骨发育弯曲畸形，骨质疏松，骨骺板增宽，尺、桡骨远端干骺端膨大并呈杯口状凹陷，边缘呈毛刷状改变，临时钙化带消失。E—G为双侧膝关节正、侧位片：双侧膝关节外翻、"O"形腿，双侧股骨下端、胫骨近端及远端骨骺板增宽，干骺端膨大，边缘毛刷状改变伸入骨骺。H为胸部正位片：两肺野多发小斑片状病灶，边缘模糊；肋骨前端膨大，肋串珠改变。I—L分别为头颅正、侧位片及CT重建矢状位骨窗、VR图像：颅骨骨质疏松，方形颅，囟门闭合延时。

图 16-14 佝偻病图像

第十节 附加：色素沉着绒毛结节性滑膜炎

一、色素沉着绒毛结节性滑膜炎概述及放射科住培要求

色素沉着绒毛结节性滑膜炎（pigmented villonodular synovitis，PVNS）是发生在关节滑囊、腱鞘及滑膜的较为罕见的慢性增生性疾病，属于腱鞘巨细胞瘤的一种亚型。发病机制目前尚不清楚，多数学者认为与关节反复微小创伤等因素相关。病理表现为关节滑膜呈广泛绒毛状、结节状增生及含铁血黄素沉着，大量新生血管形成，可侵及关节软骨和软骨下骨质。PVNS好发于青壮年，男女发病率相近，多见于膝关节，其次是髋关节、踝关节等，常单关节发病。临床症状没有特异性，可表现为关节肿痛、关节不适等，发病

缓慢，病程长。根据临床表现和生物学行为可分为弥漫型和局限型，以弥漫型多见。

本书将 PVNS 列为放射科住培学员第三年需要额外掌握的疾病。

二、色素沉着绒毛结节性滑膜炎的影像特点及示例

PVNS 早期 X 线表现多无特异性；CT 对早期诊断有一定价值，尤其是骨质侵蚀范围及细节优于 X 线检查，但对于软组织病变的显示不如 MRI 检查；虽然 X 线、CT 对病变性质难以作出明确诊断，但可发现病灶内是否存在钙化及邻近骨质破坏等；MRI 具有良好的软组织分辨率及对比度，在一定程度上可反映出 PVNS 的病理组织学特点，为 PVNS 的首选影像检查方法。典型 PVNS 的影像表现如下。

1. X 线、CT 表现

（1）早期：可能仅显示为关节周围组织肿胀。

（2）中晚期：表现为骨侵蚀，软骨下骨囊肿及继发性退行性骨关节病等，无骨膜反应，钙化少见；CT 还可显示关节积液、滑膜增厚及突向关节腔内的滑膜结节（表现为近似或略高于肌肉密度）。

2. MRI 表现

（1）早期：滑膜增生表现为绒毛状、结节状，当病变较小且出血相对较少时，T1WI 呈等或稍低信号，T2WI 呈等或稍高信号，增强扫描滑膜强化明显；关节腔积液。

（2）中晚期：关节腔内多发、不规则、弥漫性分布信号混杂的滑膜结节，可伴囊变、出血、坏死及脂肪沉积；关节腔内外散在多发含铁血黄素沉积，T1WI 及 T2WI 均呈低信号，其中 T2WI 低信号为特征性表现；关节软骨及软骨下骨质破坏可呈穿凿样缺损、囊状骨质病变，界限清楚，周围可见线状低信号硬化边；伴有骨性关节炎改变；可累及半月板、关节软骨、韧带及关节外组织。

示例　男，60 岁，左膝疼痛 4 年，20 年前膝关节曾外伤。行左膝关节 X 线、CT 及 MRI 平扫检查。图像如图 16-15。

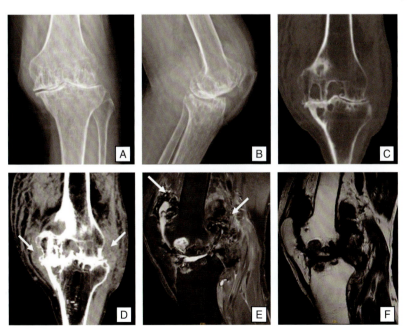

A、B 分别为正、侧位平片，C、D 分别为 CT 平扫冠状位骨窗、软组织窗，E、F 分别为矢状位 PDWI 压脂、T1WI。平片示左膝关节对应关系不佳、关节间隙明显狭窄、关节面下多发囊状边缘硬化低密度区、骨质增生等骨关节炎改变，周围软组织明显肿胀、密度增高；CT 除显示软骨下骨囊肿及继发性退行性骨关节病外，还可见关节周围不规则形等密度影（近似肌肉密度），边界不清，相邻骨结构破坏，未见钙化及骨膜反应；MRI 清晰显示关节滑膜广泛增生呈结节状、不规则形，含铁血黄素多处沉积，PDWI 及 T1WI 均为低信号，关节软骨及软骨下骨质破坏呈穿凿样缺损、囊变，骨髓水肿，关节腔少量积液，左膝关节周围软组织肿胀。

图 16-15　色素沉着绒毛结节性滑膜炎，左膝关节 X 线、CT 及 MRI 平扫图像

第十一节 附加：骨嗜酸性肉芽肿

一、骨嗜酸性肉芽肿概述及放射科住培要求

骨嗜酸性肉芽肿（eosinophilic granuloma of bone，EGB）是局限于骨组织的朗格汉斯组织细胞增生症，具有骨质改变及嗜酸性粒细胞浸润的特点，属于良性肿瘤样病变。病理过程分为3个阶段：Ⅰ期（朗格汉斯细胞聚集和增生期），Ⅱ期（肉芽肿期），Ⅲ期（恢复期，常有结缔组织增生、纤维化及骨化）。EGB好发于儿童及青少年，男性发病率较女性高。临床表现主要有局部肿痛，常无全身症状，病程缓慢，预后良好，有自愈倾向。

本书将骨嗜酸性肉芽肿列为放射科住培学员第三年需要额外掌握的疾病。由于本病具有多样性与易变性，诊断难度较大，放射科住培学员应当熟悉其病理生理过程并与影像相结合，以作出正确的影像诊断。

二、骨嗜酸性肉芽肿的影像特点及示例

X线平片是诊断EGB的首选和基本影像检查方法，CT及MRI有助于平片不能诊断或难以确定病变范围的病例。骨嗜酸性肉芽肿的影像表现如下。

骨嗜酸性肉芽肿多为单骨受累，发生于颅骨、长骨、脊柱骨及骨盆等，局部可有肿块或病理性骨折。多发病例全身骨骼均可受累，由于发病年龄、部位及病程不同，可出现病灶新旧交替的情况。

（1）颅骨：①穿凿样骨质破坏，其内可见"纽扣样"死骨；②内外板破坏程度不同，呈"斜面征"改变；③若发生于下颌骨，则可见齿根周围"浮牙征"；④无骨膜反应，可形成软组织肿块。

（2）脊柱：①椎体呈楔形改变，横径及纵径均失常，但邻近椎间隙正常；②可有椎旁软组织肿胀；③恢复期椎体密度局限性增高，部分可恢复正常。

（3）长骨：①病变多累及干骺端及骨干骨髓腔；②膨胀性生长，边界清晰；③骨皮质内缘可见压迹；④可见硬化边；⑤若穿破骨皮质可见轻度骨膜反应；⑥可合并病埋性骨折。

（4）CT表现：骨嗜酸性肉芽肿一般表现为密度均匀的软组织病变，骨皮质可见特征性"钻孔样破坏"，增强扫描呈中度至明显强化。

（5）MRI表现：通常呈T1WI等或低信号、T2WI稍高或高信号，周围可见骨髓水肿；治疗后肿块消退、局部骨质硬化，T1WI、T2WI均为低信号。

示例 男，57岁，右上臂疼痛1周。行右肱骨X线平片及MRI平扫检查。图像如图16-16。

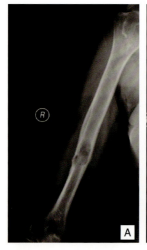 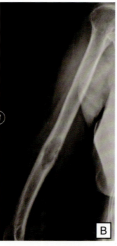 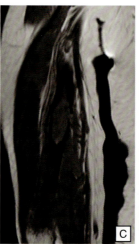 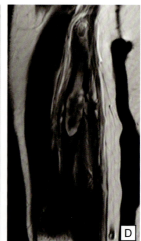

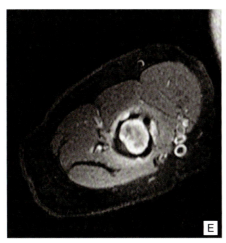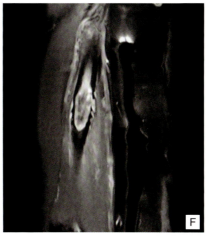

A、B分别为右肱骨正、侧位片，C、D分别为冠状位T1WI、T2WI，E为轴位压脂T2WI，F为冠状位压脂PDWI。平片示右肱骨中下段局部轻度膨胀，髓腔内见椭圆形不均匀低密度骨破坏区，局部边界不清，未见明显骨膜反应；MRI平扫示病灶呈T1WI等或稍低、T2WI低及稍高混杂信号，T2WI及PDWI压脂呈不均匀高、低信号，大小约4.7cm×1.7cm，相应骨皮质变薄及局部中断，伴多发虫蚀样骨质破坏，邻近骨髓及肌肉水肿，骨膜反应不明显，周围未见软组织肿块。

图16-16 骨嗜酸性肉芽肿，右肱骨平片及MRI平扫图像

第十二节 附加：滑膜肉瘤

一、滑膜肉瘤概述及放射科住培要求

滑膜肉瘤（synovial sarcoma，SS）是最常见的、恶性程度相对较高的软组织肉瘤之一，属于一种起源未定的肿瘤，约占软组织肉瘤的7%—10%。滑膜肉瘤好发于20—30岁，男性稍多于女性。多见于四肢近端深部软组织，如膝关节、踝关节、肩部、肘部、腕部等部位。早期临床表现为深部无痛性肿物，边界不清，活动度差，后期肿瘤逐渐增大可出现疼痛，严重时压迫或侵犯周围组织，出现相应的症状与体征。40%—50%的病例可发生转移，肺部为最常见的转移部位。滑膜肉瘤组织学形态多样，导致诊断困难，常需要借助免疫组化、分子检测及电子显微镜进行鉴别诊断和确诊。影像检查的目的是为临床提供病变累及范围，以进行肿瘤分期。

本书将滑膜肉瘤列为放射科住培学员第三年需要额外掌握的疾病。

二、滑膜肉瘤的影像特点及示例

影像检查对于确定肿瘤大小与累及范围非常重要，目前临床上滑膜肉瘤的影像检查方法主要包括X线平片、CT和MRI检查。与X线比较，CT与MRI能更清楚地显示肿瘤内部、肿瘤与周围组织的关系；MRI是评估软组织肿瘤的最佳影像检查方法，对软组织肿瘤的定位、良恶性区分和肿瘤分期具有重要价值。滑膜肉瘤的影像表现如下。

1. X线表现

主要是发现软组织肿块，可有局部骨质破坏、钙化或骨化，其中最重要的是钙化或骨化，钙化或骨化可位于肿瘤的边缘或中央，呈斑点状或斑片状，有的形成不连续的骨壳。

2. CT 表现

表现为邻近关节的不规则、结节状软组织肿块，密度类似或略低于肌肉密度，边缘清楚或不清，其内密度不均，病灶内可有钙化或骨化；肿瘤邻近骨质可发生骨质破坏、受压骨吸收等改变。

3. MRI 表现

肿瘤多位于关节附近，清楚显示肿块和关节、肌腱以及滑膜囊的关系，从而明确肿瘤的始发部位；肿瘤侵犯关节可沿肌腱、腱鞘生长，对其形成包绕和浸润，也可压迫、破坏关节骨端；T1WI、T2WI 肿瘤可见高、中、低混杂信号，为"三重信号征"，提示病灶内出血、坏死、钙化或骨化；T2WI 压脂有时表现为特征性的"铺路石征"，其间存在低信号分隔；增强扫描肿瘤呈不均匀明显强化。

示例 男，52 岁，发现右肘部肿物 1 年。行右肘关节 DR 及 MRI 检查。图像如图 16-17。

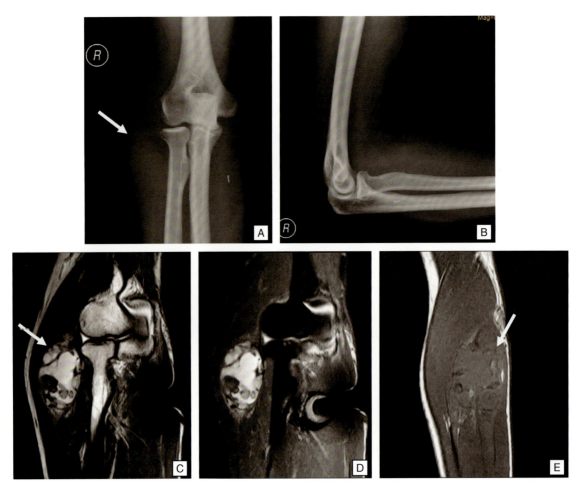

A、B 分别为正、侧位片，C、D 分别为冠状位 T2WI 与压脂 T2WI，E 为矢状位 T1WI。平片示右前臂邻近肘关节见软组织肿块，密度尚均匀，相邻骨结构未见骨质破坏；MRI 示右肘关节外侧椭圆形混杂信号软组织肿块，T1WI 呈等、低信号，T2WI 及压脂序列呈高、等、低混杂信号，呈"三重信号征"，内伴坏死、囊变、陈旧性出血，病灶与关节滑膜分界不清。

图 16-17 右肘关节旁滑膜肉瘤，右肘关节 X 线平片及 MRI 平扫图像

第十三节 附加：横纹肌肉瘤

一、横纹肌肉瘤概述及放射科住培要求

横纹肌肉瘤（rhabdomyosarcoma，RMS）是一种起源于横纹肌细胞或向横纹肌细胞分化的原始间叶细胞的恶性肿瘤，是儿童软组织肉瘤中最常见的一种，发病率仅次于恶性纤维组织细胞瘤和脂肪肉瘤，居软组织肉瘤的第三位。2020年版的WHO分类将横纹肌肉瘤分为四型：胚胎型、腺泡型、多形性型及梭形细胞性横纹肌肉瘤。不同组织类型横纹肌肉瘤与发病年龄及部位相关，胚胎型最常见，约占2/3，多见于儿童及青少年，头颈部及泌尿生殖道好发。不同部位的横纹肌肉瘤临床表现不同，无特异性。

本书将横纹肌肉瘤列为放射科住培学员第三年需要额外掌握的疾病。

二、横纹肌肉瘤的影像特点及示例

CT和MRI是诊断RMS的主要影像检查手段，但RMS属于软组织恶性肿瘤，具有软组织肿瘤的一般影像表现，CT和MRI表现缺乏特异性，影像检查的目的是为临床提供病变累及范围，以进行肿瘤分期。横纹肌肉瘤的影像表现如下。

1. X线表现

多表现为单发、实性、边界较清楚但无明显包膜的软组织肿块，较大肿瘤有液化坏死区，钙化少见。

2. CT表现

平扫表现为等或低密度肿块，密度均匀或不均；增强扫描呈均匀或不均匀性明显强化，病灶边界清或不清。

3. MRI表现

平扫T1WI呈等信号，T2WI可为高、等、低混杂信号，病灶内可有出血、液化坏死；增强扫描呈均匀或不均匀明显强化，一般不侵及邻近骨骼。

RMS影像表现缺乏特异性，正确诊断有赖于对患者临床资料进行综合分析，年龄及发病部位在诊断中具有重要意义，最终确诊依靠病理。

示例 男，11岁，发现左大腿根部肿物1周。行左大腿CT及MRI平扫+增强扫描检查。图像如图16-18。

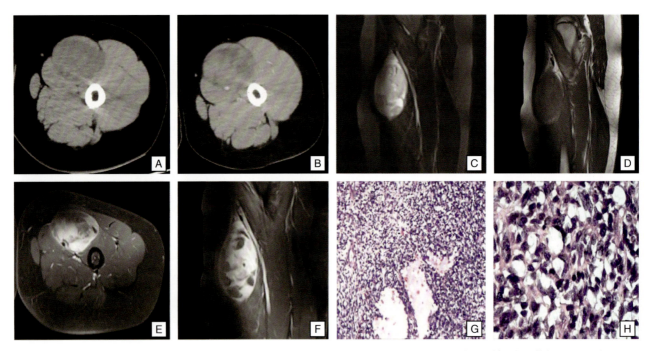

A、B分别为CT平扫、增强扫描横轴位，C、D分别为MRI平扫T2WI压脂、T1WI矢状位，E、F分别为MRI增强扫描横轴位、矢状位，G、H为病理图片。CT示左大腿上部肌间隙可见类球形稍低密度肿块，密度均匀，边界清晰，增强扫描呈不均匀中度强化；MRI病灶T1WI呈等信号，T2WI压脂呈不均匀稍高、高信号，边界清晰，增强扫描呈不均匀明显强化，坏死区不强化；病理示横纹肌肉瘤。

图16-18 左缝匠肌后肌间隙横纹肌肉瘤，左大腿CT及MRI检查、病理图像

第十四节 附加：原发性骨淋巴瘤

一、原发性骨淋巴瘤概述及放射科住培要求

原发性骨淋巴瘤（primary lymphoma of bone，PLB）是起源于骨髓淋巴组织、累及骨骼及邻近软组织的一类罕见结外淋巴瘤。该病大多数为非霍奇金淋巴瘤（non-Hodgkin's lymphoma），70%—80%为弥漫大B细胞淋巴瘤，约占原发性骨骼恶性肿瘤的5%。病变单发或多发，最常见于股骨，其次为骨盆、脊椎、颌骨、胫骨、肱骨和肩胛骨，任何年龄均可发病，以40—60岁多见，男女比例（2—2.8）:1。症状和体征主要为患骨持续性钝痛，长骨病变常有活动障碍，脊椎病变侵犯或压迫神经而出现神经症状甚至截瘫。实验室检查外周血白细胞增多，淋巴细胞可达50%。

国内外目前统一的PLB诊断标准为：①肿瘤首发部位必须是骨骼；②临床和影像检查排除骨骼外其他系统病灶；③初诊仅存在局部转移，或至少原发病灶出现6个月后才有转移；④病理组织学和免疫学证实病灶为淋巴瘤。

本书将PLB列为放射科住培学员第三年需要掌握的疾病。

二、原发性骨淋巴瘤的影像特点及示例

X线平片是骨骼病变最常用的诊断方法，具有简单快捷、经济实惠的特点，但在显示复杂或深部结构病变及其对邻近组织的影响方面存在明显局限性；CT和MRI扫描作为断层成像技术则可以更好、更全面地显示相关信息。X线及CT在发现骨质破坏、骨膜反应方面有明显优势，MRI在显示骨髓病灶、病变范围及周围软组织浸润程度方面具有较高敏感性及特异性，在临床应用中，可以根据实际情况灵活选择影像检查方法。典型原发性骨淋巴瘤的影像表现如下。

1. X线及CT表现

（1）骨质破坏：以髓腔溶骨性骨质破坏为主，可呈筛孔样、小斑点状、虫蚀样或地图样；有些患者骨质破坏较重但临床症状较轻。

（2）骨质硬化：少见，表现为大小、形态不整的骨硬化，发生于椎体者可如象牙质样。

（3）骨膜反应：病变累及四肢长骨时，可呈层状或放射状骨针，可出现"Codman三角"。

（4）软组织肿块：相对较大，常超过骨质破坏的范围，并包绕肿瘤骨（包裹征），其内无肿瘤骨和钙化，一般不出现坏死；有些病例骨质形态较完整，出现不伴有广泛骨皮质破坏的软组织肿块是该病特征之一（骨皮质开窗征）。

2. MRI表现

（1）MRI显示病变的范围常大于X线及CT所显示范围，提示病变沿髓腔浸润生长。

（2）肿瘤表现为T1WI等或低信号，T2WI信号变化多样，可呈低、等或高信号，且信号多不均匀，可能与肿瘤血供、瘤组织变性和坏死有关。

（3）DWI扩散受限明显呈高信号，ADC值明显降低。

（4）增强扫描呈轻-中度均匀或不均匀强化。

示例1　男，63岁，右股骨外伤疼痛1天。行右股骨X线、CT平扫+重建检查。图像如图16-19。

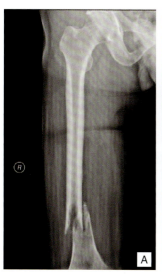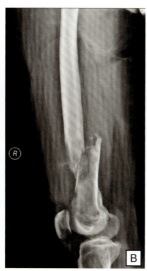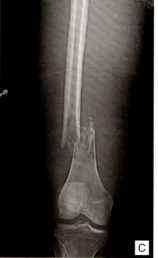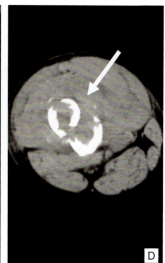

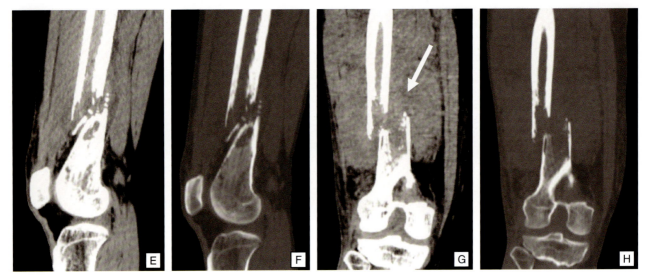

A、B 分别为正、侧位平片，C 为 CT 定位像，D 为轴位软组织窗重建图，E、F 分别为矢状位软组织窗、骨窗重建图，G、H 分别为冠状位软组织窗、骨窗重建图。右股骨下段病理性骨折，骨折端毛糙不整、错位及轻微成角，骨折处骨质见不规则虫蚀样破坏、边缘不清，未见骨质硬化、坏死或残留骨，无骨膜增生，相应部位形成软组织肿块，明显超过骨质破坏的范围，并包绕肿瘤骨呈"包裹征"，视野内右胭窝未见增大淋巴结。

图 16-19　右股骨下段原发性骨淋巴瘤伴病理性骨折，X 线及 CT 平扫图像

示例 2　女，87 岁，右颧部无痛性肿物 4 个月。行颌面部 CT 平扫、MRI 平扫 + 增强扫描检查。图像如图 16-20。

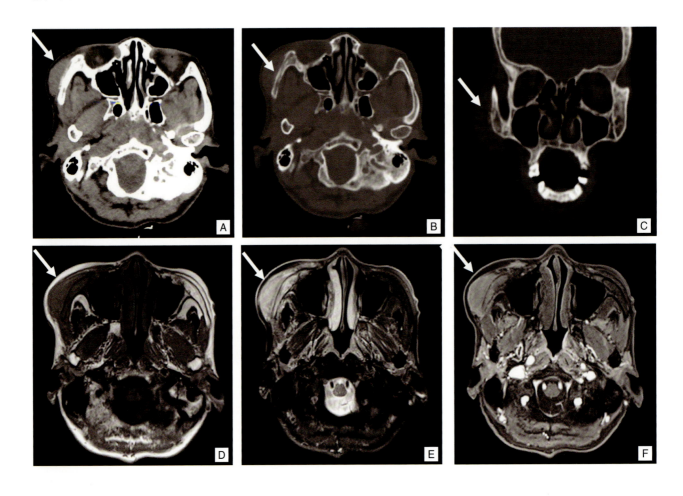

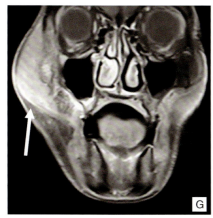
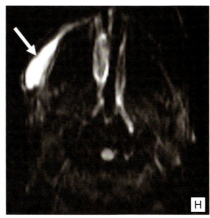
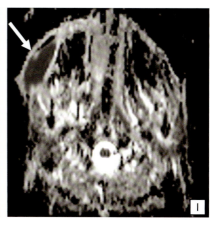

A、B为CT平扫轴位软组织窗、骨窗，C为CT冠状位骨窗，D、E分别为MRI平扫T1WI、T2WI压脂轴位，F、G分别为MRI增强扫描轴位、冠状位，H、I分别为DWI（b=1000s/mm²）及相应ADC图轴位。CT平扫示右侧颧骨骨质密度不均匀，骨髓腔呈虫蚀样骨质破坏，局部骨皮质点线样中断，表面可见不连续层状骨膜反应，周围梭形软组织肿块形成，边缘欠清，密度均匀，内无钙化及肿瘤骨；MRI示右侧颧骨及上颌骨骨髓腔信号不均匀，局部骨皮质破坏中断，邻近皮下见梭形软组织肿块包绕，呈T1WI等信号、T2WI稍高信号，DWI为明显高信号、ADC图信号明显降低，提示病变显著扩散受限，增强扫描右侧颧骨及上颌骨呈中度不均匀强化，软组织肿块轻-中度均匀强化，大小约4.5cm×2.5cm×6.3cm，肿块后下缘与右侧咬肌分界不清，视野内未见增大淋巴结。

图16-20　右侧颧骨及上颌骨弥漫大B细胞淋巴瘤，CT及MRI图像

第十七章　乳腺疾病（钼靶和 MRI 检查为主）

第一节　乳腺病变：乳腺增生 – 乳腺腺病

一、乳腺腺病概述及放射科住培要求

乳腺腺病（breast adenosis）是乳腺增生性病变的一种病理类型，可单独发生，也可与囊性增生病伴发，多见于 20—40 岁女性。其特点是生理性增生与复旧不全造成的乳腺组织结构紊乱，既不是炎症也不是肿瘤，与女性的内分泌失调有关，主要是雌激素水平过高及孕激素水平降低。根据病变的发展可分为三期：早期小叶增生、中期纤维腺病和晚期硬化性腺病。各期并非孤立静止，可以移行或混合出现。临床表现常有与月经周期相关的乳房疼痛、乳腺局限性或多发性肿块等，肿块硬度随腺病发展程度不一。

乳腺腺病是放射科住培学员第三年需要掌握的疾病。

二、乳腺腺病的影像特点及示例

乳腺腺病的发生发展是一个连续复杂的过程，病变形态及影像表现各异。

1. 典型乳腺腺病的 X 线表现及示例

（1）肿块：乳腺局限性或弥漫性分布大小不等的类结节状等密度影，形态为圆形或椭圆形，边缘可清楚或模糊。

（2）钙化：钙化的形态多呈圆形或点状，少数为模糊不定形钙化，常呈集群样、弥漫性或区域性分布。

（3）结构扭曲：表现为形态随拍摄体位改变、中心透亮、周围放射状排列的细长、柔软条索状影。

（4）不对称：可表现为不对称、局灶性不对称、大团状不对称致密影。

示例　女，26 岁，发现左乳肿物半个月，行双侧乳腺钼靶检查。图像如图 17-1。

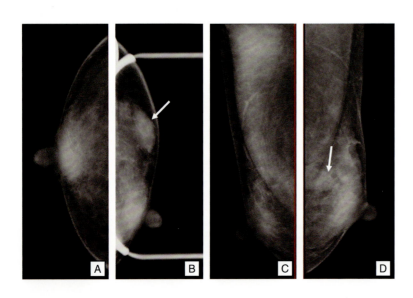

A、B 分别为右乳 CC 位、左乳局压位；C、D 分别为右乳、左乳 MLO 位。双侧乳腺外形对称，呈散在纤维腺体型，腺体主要分布于前中带。左乳外份（约 3 点钟）见一单发椭圆形等密度肿块，边缘遮蔽，大小约 2.6cm×1.2cm×2.5cm。右乳未见明显肿块及异常钙化。双乳皮肤及乳头影未见异常。所示两腋下未见肿大淋巴结。

图 17-1　左乳腺腺病，双侧乳腺钼靶检查图像

2. 典型乳腺腺病的 MRI 表现及示例

（1）点状强化：双乳弥漫性、对称性分布的点状强化灶，多发且部分聚集成簇。

（2）肿块样强化：形状多为圆形或卵圆形，边缘清楚或不规则且体积较小，早期强化程度较轻，延迟期呈渐进性强化，内部强化较均匀。TIC 曲线多数为流入型（Ⅰ型），部分平台型（Ⅱ型），极少呈现流出型（Ⅲ型）。

（3）非肿块样强化：表现为弥漫性、区域性或局灶性分布强化，一般早期强化不明显，呈渐进性延迟强化，内部强化方式可均匀或不均匀。

（4）DWI 序列多数轻度或无明显扩散受限表现。

示例　女，29 岁，左乳肿物性质待查，行乳腺 MRI 平扫 + 增强扫描检查。图像如图 17-2。

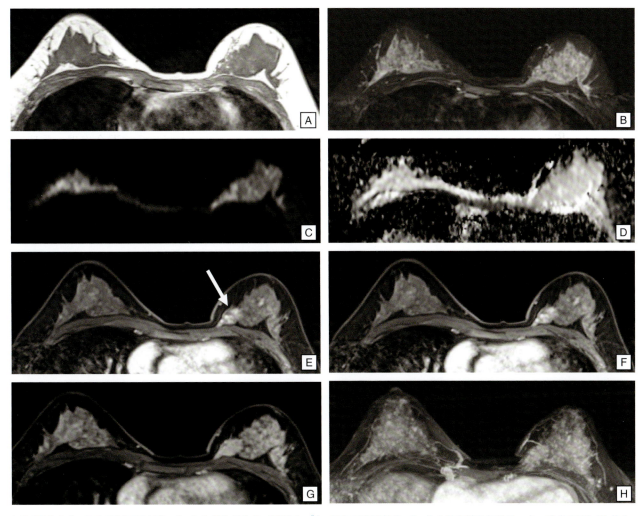

A 为 T1WI 轴位，B 为 T2WI-FS 轴位；C、D 分别为 DWI（b=1000s/mm²）、相应 ADC 图轴位；E—G 分别为增强扫描早、中、晚期 T1WI-FS 轴位；H 为 MRI-MIP。左乳内上象限见一局灶性分布非肿块强化病变，T1WI 呈等信号，T2WI 呈等、稍高信号，范围约 2.1cm×1.6cm×1.8cm，DWI 呈稍高信号，ADC 图信号未见减低，动态增强扫描病变呈渐进性强化，延迟期内部强化较均匀。

图 17-2　左乳腺腺病，双侧乳腺 MRI 平扫 + 增强扫描图像

第二节　乳腺病变：乳腺纤维腺瘤

一、乳腺纤维腺瘤概述及放射科住培要求

乳腺纤维腺瘤（fibroadenoma，FA）是最常见的乳腺良性肿瘤，多见于青春期至绝经前女性，发病高峰年龄为15—25岁，占年轻女性所有肿瘤的75%，单发常见，也有15%的病例表现为双乳多发病灶，多发纤维腺瘤患者多有家族史。FA病程较长，多数病变缓慢增大或无变化，少数可自然消退或快速增大，极少发生癌变，癌变率为0.12%—0.30%，且癌变者大多为小叶原位癌。FA患者一般无自觉症状，常表现为偶然发现的乳腺肿块，一般不伴有疼痛，触诊光滑、移动度好、质地实韧、边界清晰，与皮肤无粘连。FA起源于末梢导管的小叶，由上皮和间质组成，根据组成成分比例的不同分为腺瘤、纤维腺瘤及腺纤维瘤。

FA是放射科住培学员第三年需要掌握的疾病。

二、乳腺纤维腺瘤的影像特点及示例

乳腺钼靶、超声检查是乳腺FA的主要影像检查方法，而MRI检查则有助于进一步确诊及鉴别诊断。

1. 典型FA的X线表现及示例

（1）在脂肪型及少量腺体型乳腺中，通常表现为圆形或卵圆形肿块，边缘光滑锐利，部分边缘呈分叶状，密度均匀呈等密度，周围可出现透明晕，为肿瘤周围被推压的脂肪组织。部分出现钙化，钙化可位于肿块的边缘或中心，呈环形（蛋壳状）、粗颗粒状、粗糙或爆米花样钙化，钙化可逐渐发展并相互融合，占据肿块的大部或全部。

（2）在致密型乳腺中，乳房结构比较致密，脂肪含量少，而FA本身密度与正常腺体组织相似，缺乏自然对比，故肿瘤常被致密的腺休遮盖呈假阴性，这种情况应结合超声或MRI检查诊断。

示例　女，36岁，发现右乳肿物2个月，行双侧乳腺钼靶检查。图像如图17-3。

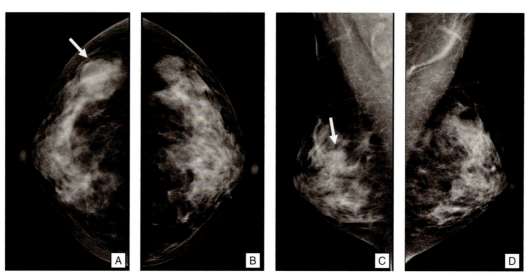

A、B分别为右乳、左乳CC位；C、D分别为右乳、左乳MLO位。双侧乳腺外形对称，纤维腺体呈不均匀致密型，腺体主要分布于前中带。右乳外上象限中带见一单发圆形等密度肿块，边缘光滑锐利，大小约2.0cm×1.9cm×2.1cm，周围可见透明晕。左乳未见明显肿块及异常钙化。双乳皮肤及乳头影未见异常。所示两腋下未见肿大淋巴结。

图17-3　右侧乳腺纤维腺瘤，双侧乳腺头尾位（CC位）、内外侧斜位（MLO位）图像

2. 典型 FA 的 MRI 表现及示例

（1）FA 的 MRI 表现与其组织成分有关。T1WI 多表现为低信号或等信号肿块，T2WI 上细胞少、纤维成分含量多及瘤体变性发生钙化者信号强度低，而水及细胞含量多的 FA 信号强度高，边缘清晰，圆形或卵圆形，信号较均匀。约 64% 的 FA 内有胶原纤维形成的分隔，分隔在 T2WI 及脂肪抑制序列上表现为低或中等信号，此征象为 FA 较特征性表现。钙化区呈低信号。DWI 检查 ADC 值多较高。

（2）动态增强检查，大多数（80%）表现为缓慢渐进性的均匀强化或中心向外围扩散的离心样强化，TIC 曲线一般为 I 型及 II 型，少数亦可呈快速显著强化（如黏液性及腺性纤维腺瘤），其强化类型有时难与乳腺癌鉴别，所以准确诊断除依据强化程度、TIC 类型外，还需结合病变形态学及 DWI 表现来综合考虑，以减少误诊。

示例 女，27 岁，体检发现左乳肿物，行乳腺 MRI 平扫 + 增强扫描检查。图像如图 17-4。

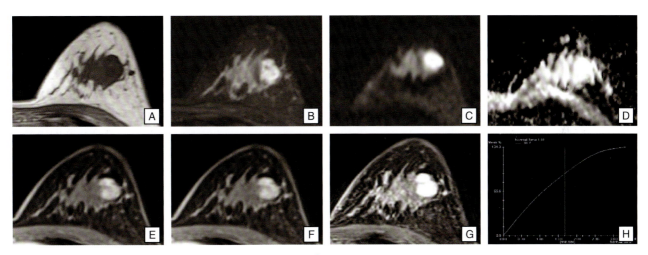

A 为 T1WI 轴位，B 为 T2WI-FS 轴位；C、D 分别为 DWI（b=1000s/mm²）、相应 ADC 图轴位；E—G 分别为增强扫描 T1WI-FS 早期、中期、晚期轴位；H 为 TIC 曲线。左乳外上象限中带见一椭圆形肿块，T1WI 呈稍低信号，T2WI 中等高信号，大小约 2.0cm×1.5cm×1.8cm，边缘光整，DWI 呈高信号，ADC 值无降低，动态增强扫描肿块呈缓慢渐进性强化，内部见少许低信号分隔，TIC 曲线呈流入型（I 型）。

图 17-4 左侧乳腺纤维腺瘤，乳腺 MRI 平扫 + 增强扫描图像

第三节 乳腺病变：乳腺癌

一、乳腺癌概述及放射科住培要求

乳腺癌（breast carcinoma）现如今是我国女性最常见的恶性肿瘤，发病率呈快速上升趋势。根据 2020 年最新癌症统计数据显示，全球新发乳腺癌 226.1 万例，死亡 68.5 万例，乳腺癌已成为全球发病第一位的恶性肿瘤，严重危害女性生命和健康。乳腺癌 5 年生存率在原位癌为 100%，早期诊断乳腺癌尤为重要。乳腺疾病的临床诊断包括 3 种主要方法：临床触诊、影像检查及穿刺活检。其中，影像检查能发现临床触诊阴性的乳腺疾病，在乳腺癌的筛查和早期诊断中发挥着不可替代的作用；同时，对于已经确诊的乳腺癌，影像检查在其术前分期、疗效评估、检测复发等方面也发挥了重要作用。

乳腺癌是放射科住培学员第三年需要掌握的疾病。

二、乳腺癌的影像特点及示例

目前，临床最常用的乳腺影像检查方法包括乳腺超声、乳腺X线摄影和乳腺MRI检查等。乳腺X线摄影因其可较好显示乳腺内肿块和细小钙化，且诊断费用低、操作简单，而与乳腺超声一起成为乳腺疾病首选的筛查和诊断组合方法。但是，由于我国女性致密型乳腺相较于欧美女性而言占比较高，因此组织分辨率更高的乳腺MRI检查也常用于乳腺疾病的诊断和鉴别诊断。乳腺MRI检查因其多序列、多参数、动态增强扫描、功能成像等特点，对乳腺病灶的检出具有更高的敏感性和特异性，在乳腺癌的诊断、分期、疗效评估及高危人群的筛查等方面体现出更大价值，已经成为继乳腺超声、乳腺X线摄影的重要后续诊断方法。

1. 典型乳腺癌的X线表现及示例

乳腺癌X线摄影征象分为直接征象和间接征象两大类，直接征象包括肿块、钙化、结构扭曲及不对称；间接征象包括皮肤回缩、皮肤增厚、乳头凹陷、乳腺小梁结构增粗、腋窝淋巴结肿大、结构扭曲、钙化等。

（1）肿块：是乳腺癌最常见、最基本的X线征象。肿块的形状大多数为不规则形，边缘多呈小分叶、模糊、毛刺，或兼而有之，密度多为高密度。肿块的大小绝大多数小于临床触诊，此为恶性征象之一。

（2）钙化：钙化的形态多呈细小多形性钙化、细线或细线分支样钙化，常呈集群、线样或段样分布。

（3）结构扭曲：表现为形态相对固定、中心高密度周围放射状排列的粗乱条索状影，多数为肿块、不对称致密或钙化的伴随征象。

（4）不对称：在随访过程中新发的、增大的局灶性不对称或形态较前更可疑，表现为进展性不对称。

示例1 女，62岁，发现右乳肿物1个月余，行双侧乳腺钼靶检查。图像如图17-5。

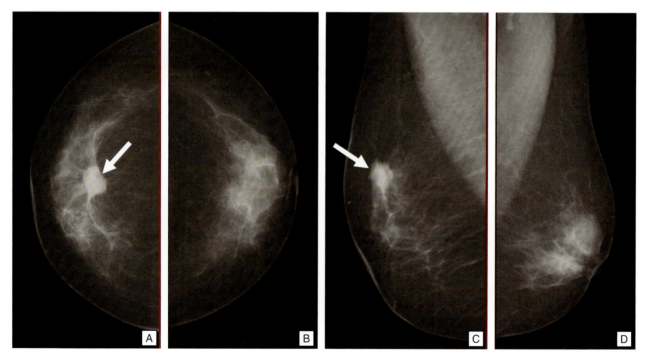

A、B分别为右乳、左乳CC位，C、D分别为右乳、左乳MLO位。双侧乳腺外形对称，呈散在纤维腺体型，腺体主要分布于前中带。右乳中上（约12点钟）见一单发椭圆形高密度肿块，边缘小分叶、毛刺，大小约2.0cm×1.9cm×2.1cm。左乳未见明显肿块及异常钙化。双乳皮肤及乳头影未见异常。所示两腋下未见肿大淋巴结。

图17-5　右侧乳腺癌，双侧乳腺头尾位（CC位）、内外侧斜位（MLO位）图像

示例 2　女，37 岁，体检要求行钼靶检查。图像如图 17-6。

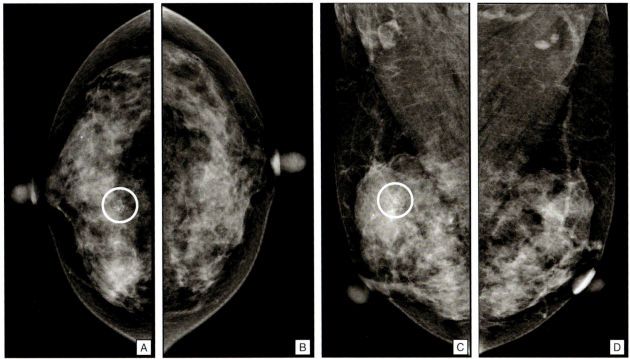

A、B 分别为右乳、左乳 CC 位，C、D 为右乳、左乳 MLO 位。双侧乳腺外形对称，纤维腺体呈不均匀致密型。右乳内上象限中带见集群样分布细小多形性钙化，范围约 0.7cm×0.7cm×0.8cm。左乳未见明显肿块及异常钙化。双乳皮肤及乳头影未见异常。所示两腋下未见肿大淋巴结。

图 17-6　右侧乳腺癌，双侧乳腺头尾位（CC 位）、内外侧斜位（MLO 位）图像

2. 典型乳腺癌的 MRI 表现及示例

（1）乳腺癌在 T1WI 多表现为稍低信号，T2WI 由于肿瘤内部成分不同而表现各异，通常呈不均匀高信号。DWI 上多呈高信号，ADC 值较低。

（2）肿块型乳腺癌：形状多为不规则形，边缘不清楚（不规则或毛刺），动态增强扫描多呈不均匀强化或环形强化，部分病变强化方式可由边缘强化逐渐向中心渗透，呈向心性强化。早期强化率通常为快速强化，TIC 曲线呈流出型（Ⅲ型）。

（3）非肿块型乳腺癌：呈线样、段样分布强化（特别见于导管原位癌），内部不均匀强化、簇状环形强化。

（4）伴随征象：腋窝淋巴结肿大、皮肤回缩、皮肤增厚、乳头凹陷、周围腺体结构扭曲等。

示例 1 女，60 岁，发现左乳肿物 3 个月，行乳腺 MRI 平扫 + 增强扫描检查。图像如图 17-7。

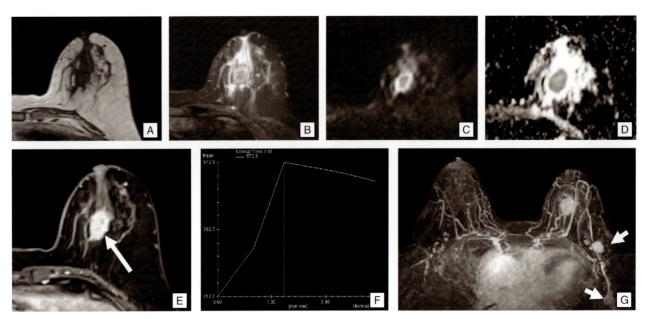

A 为 T1WI 轴位，B 为 T2WI-FS 轴位；C、D 分别为 DWI（b=1000s/mm²）、相应 ADC 图轴位；E 为增强扫描后 T1WI-FS 轴位；F 为 TIC 曲线；G 为 MRI-MIP。左乳中央区见一椭圆形肿块（长箭头），T1WI 呈稍低信号，T2WI 呈稍高信号，信号不均匀，大小约 2.4cm×1.8cm×2.7cm，边缘不规则，DWI 呈高信号，ADC 值降低，增强扫描肿块呈不均匀明显强化，TIC 曲线呈流出型（Ⅲ型），左侧腋窝见多发肿大淋巴结（短箭头）。

图 17-7 左侧乳腺癌，乳腺 MRI 平扫 + 增强扫描图像

示例 2 女，47 岁，右乳头血性溢液 1 个月余，行乳腺 MRI 平扫 + 增强扫描检查。图像如图 17-8。

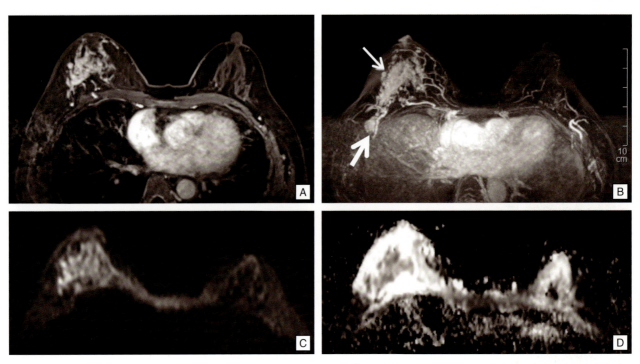

A 为增强扫描后 T1WI-FS 轴位；B 为 MRI-MIP；C、D 分别为 DWI（b=1000s/mm²）、相应 ADC 图轴位。右侧乳腺段样分布非肿块强化病变（细箭头），内部不均匀强化，DWI 呈高信号，ADC 值降低，周围供血血管增多、增粗，右侧腋窝见肿大淋巴结（粗箭头）。

图 17-8 右侧乳腺癌，乳腺 MRI 平扫 + 增强扫描图像

第四节 附加：乳腺病变 – 乳腺脓肿

一、乳腺脓肿概述及放射科住培要求

乳腺脓肿（breast abscess）为乳腺感染性病变的一种，通常为炎性病变坏死后形成。大多发生于产后哺乳期妇女，以初产妇多见，发病多在产后 1 个月左右，多为金黄色葡萄球菌和大肠杆菌感染，少见为溶血性链球菌感染。急性感染期通常伴有典型的症状和体征，如寒战、高热，白细胞增高，乳房肿大、疼痛，表面发红、发热，常伴有同侧腋窝淋巴结肿大。如脓肿没有及时诊断及处理，转为慢性，则易破溃、形成窦道等。

本书将乳腺脓肿列为放射科住培学员第三年需要额外掌握的疾病。

二、乳腺脓肿的影像特点及示例

1. 乳腺脓肿的 X 线表现

（1）可表现为肿块、不对称致密等征象，边缘模糊，可伴有结构扭曲。

（2）乳腺 X 线摄影检查对脓肿显示的敏感性较低，尤其对年轻致密型乳腺妇女的显示率更低，应进一步行 MRI 检查。

2. 乳腺脓肿的 MRI 表现

（1）单发或多发肿块，肿块可见外周的脓肿壁和内部的脓腔，脓腔在 T1WI 呈中低信号，T2WI 呈明显高信号，DWI 扩散受限区为病灶中心脓液，脓肿壁不受限；肿块周围炎性渗出、间质水肿，呈 T1WI 稍低信号、T2WI 稍高信号，边缘模糊不清。

（2）增强扫描脓肿壁呈渐进性环形强化，壁厚薄均匀，内壁光滑，无壁结节，脓腔无强化，部分脓肿内部可有多个脓腔，呈蜂窝状改变。

（3）伴随征象：同侧腋窝淋巴结肿大、皮肤增厚、乳头凹陷等。

示例 女，23 岁，发现右乳肿物 9 个月，行双侧乳腺钼靶检查及乳腺 MRI 平扫 + 增强扫描检查。图像如图 17–9、图 17–10。

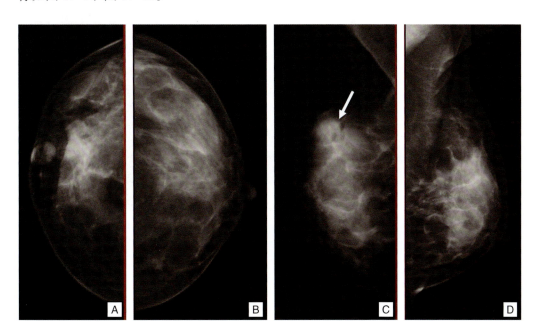

A、B 分别为右乳、左乳 CC 位；C、D 分别为右乳、左乳 MLO 位。右乳上象限见椭圆形等密度肿块伴不对称致密，边缘模糊，右侧乳头及皮肤局部凹陷。

图 17–9 右侧乳腺脓肿，双侧乳腺头尾位（CC 位）、内外侧斜位（MLO 位）图像

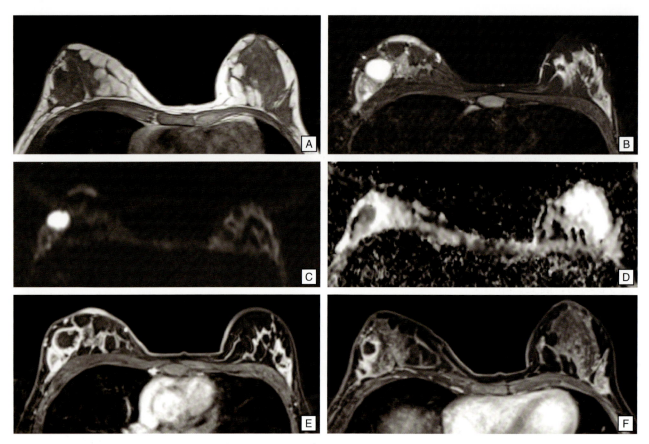

A 为 T1WI 轴位，B 为 T2WI-FS 轴位；C、D 分别为 DWI（b=1000s/mm²）、相应 ADC 图轴位；E、F 为增强扫描 T1WI-FS 不同层面轴位。右乳外上象限中后带见椭圆形肿块，T1WI 为低信号，T2WI 呈明显高信号，大小约 2.5cm×2.3cm×3.3cm，边缘规则，DWI 呈高信号，ADC 值降低，增强扫描肿块壁呈明显环形强化，壁厚薄均匀，中央无强化。

图 17-10　右侧乳腺脓肿，双侧乳腺 MRI 平扫＋增强扫描图像

第五节　附加：乳腺病变－乳腺淋巴瘤

一、乳腺淋巴瘤概述及放射科住培要求

乳腺淋巴瘤（breast lymphoma）比较罕见，包括原发性乳腺淋巴瘤（PBL）和继发性乳腺淋巴瘤（SBL），大部分为继发性。PBL 仅占乳腺恶性肿瘤的 0.05%—0.53%，占所有结外原发性非霍奇金淋巴瘤的 1.7%—2.2%；SBL 为全身淋巴瘤的一部分，或作为其他器官淋巴瘤的一个复发部位。乳腺淋巴瘤多为非霍奇金淋巴瘤，几乎均来源于 B 细胞，其中弥漫大 B 细胞淋巴瘤是最常见的病理类型。临床表现多为无痛性单发或多发肿块，伴或不伴腋窝淋巴结肿大，可累及单侧或双侧乳腺，肿块质韧，多可活动，少数患者乳腺弥漫性肿大伴皮肤水肿增厚。由于缺乏典型的临床症状及体征，易被误诊为乳腺癌或其他乳腺肿瘤。

本书将乳腺淋巴瘤列为放射科住培学员第三年需要额外掌握的疾病。

二、乳腺淋巴瘤的影像特点及示例

1. 乳腺淋巴瘤的 X 线表现

（1）分为两种类型：肿块型和致密浸润型。

（2）肿块型：等或高密度肿块，边界光整，无毛刺，无钙化，无皮肤凹陷，容易误诊为良性。

（3）致密浸润型：患乳密实浸润，边界不清。

（4）如为致密型乳腺，病变有可能被乳腺实质遮盖而呈假阴性。

（5）乳腺 X 线摄影检查很少能在术前作出正确诊断，应进一步行 MRI 检查。

2. 乳腺淋巴瘤的 MRI 表现

（1）PBL 与 SBL 影像表现无明显区别，但双侧、多发病变多见于 SBL。

（2）平扫：单发或多发圆形、椭圆形或不规则形肿块，T1WI 呈等或稍低信号，T2WI 呈稍高或高信号，信号较均匀，囊变、坏死少。

（3）增强：主要为肿块样强化，边缘清楚，内部多均匀强化，部分病灶增强后期可见勾边样强化，毛刺征象少见，非肿块样强化病灶较少见。可出现"血管穿行征""贴边血管征"。

（4）TIC 以 Ⅱ 或 Ⅲ 型为主，多表现为恶性肿瘤的血流动力学改变。

（5）DWI 呈明显高信号，ADC 值显著降低，呈明显扩散受限表现。

（6）伴随征象：腋窝淋巴结肿大、皮肤弥漫性增厚，一般不伴有乳头凹陷，也不引起周围腺体结构纠集、紊乱。

示例 女，60 岁，发现左乳肿物 1 个月余，行乳腺 MRI 平扫＋增强扫描检查。图像如图 17-11。

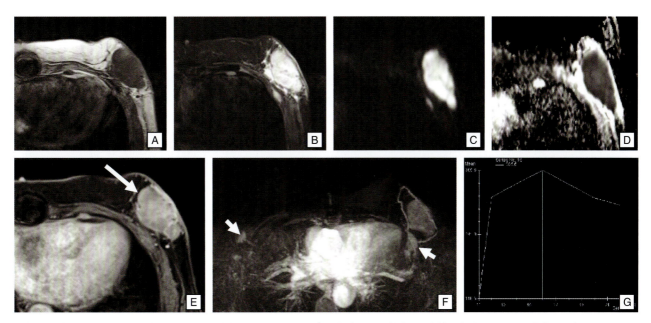

A 为 T1WI 轴位，B 为 T2WI-FS 轴位；C、D 分别为 DWI（b=1000s/mm²）、相应 ADC 图轴位；E 为增强扫描后 T1WI-FS 轴位；F 为 MRI-MIP；G 为 TIC 曲线。左乳外下象限见一椭圆形肿块（长箭头），边界清晰，大小约 5.1cm×3.1cm×4.1cm，表现为 T1WI 稍低信号、T2WI 高信号，DWI 呈明显高信号，ADC 值显著降低，增强扫描肿块内部较均匀强化，TIC 曲线呈流出型（Ⅲ型），两侧腋窝见多发肿大淋巴结（短箭头）。

图 17-11 左侧乳腺淋巴瘤，乳腺 MRI 平扫＋增强扫描图像

参考文献

［1］AZIZ M U, SINGH S.Computed tomography of coronary artery atherosclerosis：A review［J］. J Med Imaging Radiat Sci, 2021, 52（3S）: S19–S39.

［2］BANKS P A, BOLLEN T L, DERVENIS C, et al.Classification of acute pancreatitis—2012: revision of the Atlanta classification and definitions by international consensus［J］. Gut, 2013, 62（1）: 102–111.

［3］BECKER C D, MENTHA G, TERRIER F.Blunt abdominal trauma in adults：role of CT in the diagnosis and management of visceral injuries.Part 1: liver and spleen［J］. Eur Radiol, 1998, 8（4）: 553–562.

［4］CARTER B W, OKUMURA M, DETTERBECK F C, et al. Approaching the Patient with an Anterior Mediastinal Mass：A Guide for Radiologists［J］. Journal of thoracic oncology, 2014, 9（9 Suppl 2）: S110–S118.

［5］CLAUDE-DESROCHES M, BIERRY G, TOUITOU-GOTTENBERG D, et al. Focal dependent pleural thickening at MDCT：Pleural lesion or functional abnormality?［J］. Diagnostic and Interventional Imaging, 2012, 93（5）: 360–364.

［6］CROCE M A, FABIAN T C, KUDSK K A, et al. AAST organ injury scale：correlation of CT–graded liver injuries and operative findings［J］. J Trauma, 1991, 31（6）: 806–812.

［7］DHAR D, BAGLIERI J, KISSELEVA T, et al. Mechanisms of liver fibrosis and its role in liver cancer［J］. Exp Biol Med, 2020, 245（2）: 96–108.

［8］EIBSCHUTZ L S, FLORS L, TARAVAT F, et al. Imaging Approach to Disease of the Pleura［J］ Semin Nucl Med, 2022, 52（6）: 797–805.

［9］ERBEL R, ABOYANS V, BOILEAU C, et a1.2014 ESC Guidelines on the diagnosis and treatment of aortic diseases：Document covering acute and chronic aortic diseases of the thoracic and abdominal aorta of the adult.The Task Force for the Diagnosis and Treatment of Aortic Diseases of the European Society of Cardiology (ESC)［J］. Eur Heart J, 2014, 35（41）: 2873–2926.

［10］FASSETT D R, PINGREE J, KESTLE J R.The high incidence of tumor dissemination in myxopapillary ependymoma in pediatric patients：Report of five cases and review of the literature ［J］. J Neurosurg, 2005, 102（1 Suppl）: 59–64.

［11］GAETKE-UDAGER K, WASNIK A P, KAZA R K, et al.Multimodality imaging of splenic lesions and role of non–vascular, image–guided intervention［J］. Abdom Imaging, 2014, 39（3）: 570–587.

［12］GUTSCHOW S E, WALKER C M, MARTINEZ-JIMENEZ S, et al.Emerging concepts in intramural hematoma imaging［J］. Radiographics, 2016, 36（3）: 660–674.

［13］HALLIFAX R J, TALWAR A, WRIGHTSON J M, et al.State-of-the-art：Radiological investigation of pleural disease［J］. Respiratory Medicine, 2017, 124（0）: 88–99.

［14］HOEKSTRA L T, BIEZE M, ERDOGAN D, et al. Management of giant liver hemangiomas：an update［J］. Expert Rev Gastroenter Hepatol, 2013, 7（3）: 263–268.

［15］HUMBERT M，KOVACS G，HOEPER M M，et al. 2022 ESC/ERS Guidelines for the diagnosis and treatment of pulmonary hypertension［J］. Eur Heart J.2022，43（38）：3618-3731.

［16］ISSELBACHER E M，PREVENTZA O，HAMILTON BLACK J，et al. 2022 ACC/AHA guideline for the diagnosis and management of aortic disease：a report of the American Heart Association/American College of Cardiology Joint Committee on clinical practice guidelines［J］. Circulation，2022，146（24）：e334-e482.

［17］JAKUBCZYK E，PAZUREK M，MOKROWIECKA A，et al. The position of a duodenal diverticulum in the area of the major duodenal papilla and its potential clinical implications［J］. Folia Morphol，2021，80（1）：106-113.

［18］JEAN-FRANCOIS B，FABRICE B，FRANCOISE C，et al. 垂体 MRI［M］.王守森，朱先理，肖慧，译.北京：人民卫生出版社，2018.

［19］KOCH B L，HAMILTON B E，HUDGINS P A，et al. 头颈部影像诊断学：第 3 版［M］.王振常，鲜军舫，燕飞，等，译.江苏：凤凰科学技术出版社，2019.

［20］KOCH C.Spinal dural arteriovenous fistula［J］. Curr Opin Neurol，2006，19（1）：69-75.

［21］KOZAR R A，CRANDALL M，SHANMUGANATHAN K，et al.Organ injury scaling 2018 update：spleen，liver，and kidney［J］. Journal of Trauma and Acute Care Surgery，2018，85（6）：1119-1122.

［22］KRUIS W，GERMER C T，BÖHM S，et al.German guideline diverticular disease/diverticulitis：Part Ⅰ：Methods，pathogenesis，epidemiology，clinical characteristics（definitions），natural course，diagnosis and classification［J］. United European Gastroenterol J，2022，10（9）：923-939.

［23］LEIPSIC J，ABBARA S，ACHENBACH S，et al.SCCT guidelines for the interpretation and reporting of coronary CT angiography：A report of the Society of Cardiovascular Computed Tomography Guidelines Committee［J］. Journal of Cardiovascular Computed Tomography，2014，8（5）：342-358.

［24］LIN Y M，CHIU N C，LI A F，et al.Unusual gastric tumors and tumor-like lesions：Radiological with pathological correlation and literature review［J］. World J Gastroenterol，2017，23（14）：2493-2504.

［25］LOUIS D N，PERRY A，WESSELING P，et al. 2021 年 WHO 中枢神经系统肿瘤分类概述［J］.申楠茜，张佳璇，甘桐嘉，等，译.放射学实践，2021，36（7）：818-831.

［26］LU Y B，ZHOU J R，MO Y M，et al.Characteristics of Chest high resolution computed tomography images of COVID-19 A retrospective study of 46 patients［J］. Pak J Med Sci，2021，37（3）：840-845.

［27］LOMBARDI M. EACVI 心血管磁共振教程［M］.徐磊，译.北京：中国科学技术出版社，2022.

［28］MENG H，RUAN J，YAN Z，et al.New Progress in Early Diagnosis of Atherosclerosis［J］. Int J Mol Sci.2022，23（16）：8939.

［29］NOUGARET S，HORTA M，SALA E，et al.Endometrial Cancer MRI staging：Updated Guidelines of the European Society of Urogenital Radiology［J］. European Radiology，2019，29（2）：792-805.

［30］RAFFETTO J D.Pathophysiology of chronic venous disease and venous ulcers［J］. Surg Clin North Am，2018，98（2）：337-347.

［31］RAGHU G, REMY-JARDIN M, RICHELDI L, et al.Idiopathic pulmonary fibrosis（an update）and progressive pulmonary fibrosis in adults：an official ATS/ERS/JRS/ALAT clinical practice guideline ［J］. American Journal of Respiratory and Critical Care Medicine, 2022, 205（9）：e18-e47.

［32］RAGHU G, REMY-JARDIN M, MYERS J L, et al.Diagnosis of Idiopathic Pulmonary Fibrosis.An Official ATS/ERS/JRS/ALAT Clinical Practice Guideline ［J］. Am J Respir Crit Care Med, 2018, 198（5）：e44-e68.

［33］RIVEROS GILARDI B, MUÑOZ LÓPEZ J I, HERNÁNDEZ VILLEGAS A C, et al. Types of cerebral herniation and their imaging features ［J］. Radiographics, 2019, 39（6）：1598-1610.

［34］RIZZO A, DADDUZIO V, LOMBARDI L, et al.Ampullary Carcinoma：An Overview of a Rare Entity and Discussion of Current and Future Therapeutic Challenges［J］. Curr Oncol,2021,28（5）：3393-3402.

［35］SUEYOSHI E, MATSUOKA Y, SAKAMOTO I, et al. CT and clinical features of hemorrhage extending along the pulmonary artery due to ruptured aortic dissection ［J］. Eur Radiol, 2009, 19（5）：1166-1174.

［36］SUN R, LIU M, LU L, et al. Congenital heart disease：causes, diagnosis, symptoms, and treatments ［J］. Cell Biochem Biophys, 2015, 72（3）：857-860.

［37］SUNG H, FERLAY J, SIEGEL R L, et al. Global cancer statistics 2020：GLOBOCAN estimates of incidence and mortality worldwide for 36 cancers in 185 countries［J］. CA Cancer J Clin, 2021, 71（3）：209-249.

［38］TAKX R A, PARTOVI S, GHOSHHAJRA B B.Imaging of atherosclerosis ［J］. Int J Cardiovasc Imaging, 2016, 32（1）：5-12.

［39］TAMARA H J, ALEXANDER A B, RONALD L E.Solid Pleural Lesions ［J］. American Journal of Roentgenology, 2012, 198（6）：W512-W520.

［40］TSCHOPP J M, BINTCLIFFE O, ASTOUL P, et al.ERS task force statement：diagnosis and treatment of primary spontaneous pneumothorax ［J］. The European respiratory journal, 2015, 46（2）：321-335.

［41］WAN S, HE Y H, ZHANG X, et al.Quantitative measurements of esophageal varices using computed tomography for prediction of severe varices and the risk of bleeding：a preliminary study ［J］. Insights into Imaging, 2022, 13（1）：47.

［42］WANG L, YE G, LIU Z, et al. Clinical characteristics, diagnosis, treatment, and prognostic factors of pulmonary mucosa-associated lymphoid tissue-derived lymphoma ［J］. Cancer Med, 2019, 8（18）：7660-7668.

［43］WANG N, QU J M, XU J F.Bronchiectasis Management in China, What We Can Learn from European Respiratory Society Guidelines ［J］. Chin Med J (Engl), 2018, 131（16）：1891-1893.

［44］WILMS G, SMITS J, BAERT A L.CT of the orbit：current status with high resolution computed tomography ［J］. Neuroradiology, 1983, 24（4）：183-192.

［45］奥斯本, 迪格雷.神经影像学［M］.娄昕, 江桂华, 译.北京：北京大学医学出版社, 2019.

［46］白人驹, 韩萍, 于春水, 等.医学影像诊断学［M］.4版.北京：人民卫生出版社, 2018：111-112.

［47］白人驹, 徐克.医学影像学［M］.8版.北京：人民卫生出版社, 2018.

［48］白人驹, 张雪林.医学影像诊断学［M］.3版.北京：人民卫生出版社, 2011.

[49] 白石.CT、MRI 影像诊断急性颅脑损伤中的诊断价值比较［J］.中国医药指南，2020，18（33）：62-63.

[50] 包迎伟，纪建松，傅立平，等.螺旋 CT 对肠扭转的诊断价值［J］.放射学实践，2010，25（1）：79-82.

[51] 边爽，雷伟.肺错构瘤的研究进展［J］.中华结核和呼吸杂志，2021，44（10）：934-938.

[52] 郏雨，周宇婧，刘杨颖秋，等.影像学预测自发性脑出血血肿扩大的研究进展［J］.放射学实践，2021，12（36）：1596-1601.

[53] 蔡爱露.附件非赘生性包块的影像学诊断［J］.中国实用妇科与产科杂志，2001（8）：450-451.

[54] 蔡后荣.2011 年特发性肺纤维化诊断和治疗循证新指南解读［J］.中国呼吸与危重监护杂志，2011，10（4）：313-316.

[55] 蔡利强，毛新峰，刘东，等.腹部 CT 检查对结肠肿瘤性肠梗阻的诊断价值及其临床意义［J］.中华肿瘤防治杂志，2020，27（A1）：98-99.

[56] 蔡燚，李汉忠，张玉石.肾上腺皮质癌的诊治进展［J］.中华医学杂志，2016，96（16）：1307-1309.

[57] 曹来宾.实用骨关节影像诊断学［M］.济南：山东科学技术出版社，1998.

[58] 曾祥芹，胡道予，庞颖，等.MSCTA 诊断肠扭转［J］.放射学实践，2011，26（10）：1075-1078.

[59] 曾学军，张昀.《2018 版欧洲抗风湿病联盟痛风诊断循证专家建议更新》解读［J］.中华内科杂志，2019，58（10）：745-750.

[60] 陈帆，郭传瑸.颌骨骨纤维异常增殖症研究进展［J］.上海口腔医学，2009，18（5）：540-544.

[61] 陈海松，柳澄.骨病变良恶性的影像学鉴别诊断［J］.中国中西医结合影像学杂志，2019，17（1）：106-110.

[62] 陈慧，罗建国.先天性马蹄肾影像诊断［J］.中国辐射卫生，2009，18（1）：105-106.

[63] 陈慧，周俊芬，罗建国.神经纤维瘤病Ⅱ型的 CT、MRI 表现［J］.临床放射学杂志，2017，36（12）：1896-1899.

[64] 陈吉，孙月，高亚，等.慢性鼻窦炎指南的评价与内容分析［J］.中国全科医学，2020，23（13）：1583-1591.

[65] 陈凌影，卢春燕.胃印戒细胞癌的临床病理特征及 CT 诊断研究进展［J］.中国普外基础与临床杂志，2022，29（3）：376-381.

[66] 陈敏胜.腹腔镜下开窗引流术治疗肝囊肿患者的疗效［J］.中华消化病与影像杂志（电子版），2022，12（5）：310-311.

[67] 陈秋智，胡杉杉，陈松，等.慢性肺源性心脏病影像学研究进展［J］.实用放射学杂志，2018（12）：1970-1972，1980.

[68] 陈任政，张雪林，曲华丽，等.原发性骨淋巴瘤的 MRI 常见和特征表现［J］.临床放射学杂志，2011，30（6）：863-866.

[69] 陈天武，曹金明.食管和食管-胃交界部癌 AJCC 第八版 TNM 分期指南更新解读［J］.西部医学，2021，33（4）：473-477.

[70] 陈孝平，夏锋，李雪松.肝血管瘤诊断和治疗多学科专家共识（2019 版）［J］.临床肝胆病杂志，2019，35（9）：1928-1932.

[71] 陈星荣，沈天真，段承祥，等.全身 CT 和 MRI［M］.上海：上海医科大学出版社，1994.

[72] 陈雁，欧阳汉，张洵.肾上腺嗜铬细胞瘤 MRI 与病理学表现的相关性研究［J］.中国医学影像技术，2007（2）：239-242.

［73］陈樱，周芸芸，武犁.眼眶炎性假瘤的发病机制、临床表现及治疗研究进展［J］.国际眼科纵览，2014，38（6）：410-414，419.

［74］陈颖，蔡恩明，申敏，等.MDCT扫描精确评估气胸压缩比［J］.中国医学影像技术，2018，34（9）：1356-1359.

［75］陈颖瑜，潘爱珍，雍昉，等.多排螺旋CT对胃肠道穿孔的定位与病因诊断价值［J］.实用医学杂志，2014（24）：4000-4002.

［76］陈勇，王苏贵，张晓雨，等.多排螺旋CT在结肠癌壁外血管侵犯评估中的临床应用［J］.中华临床医师杂志（电子版），2020，14（8）：604-607.

［77］陈云涛，袁登翔，宋丽华，等.胃肠道穿孔的多层螺旋CT诊断价值［J］.中国临床医学影像杂志，2007，18（12）：902-904.

［78］陈智慧，陈任政，司徒敏婷，等.64排螺旋CT在进展期胃癌与胃淋巴瘤的诊断及鉴别诊断的应用价值［J］.实用放射学杂志，2020，36（5）：756-758，803.

［79］陈智慧，陈任政，司徒敏婷，等.脑膜瘤影像分析及鉴别诊断［J］.中国CT和MRI杂志，2020，18（2）：54-56.

［80］陈子敏，李振辉，董兴祥，等.结直肠黏液腺癌的CT表现［J］.中国临床医学影像杂志，2016，27（10）：729-731，735.

［81］程平，王秋香，程辉，等.20例原发性胃肠道非霍奇金淋巴瘤临床分析［J］.临床内科杂志，2023，40（5）：342-343.

［82］中华医学会放射学分会骨关节学组，中国医师协会放射医师分会肌骨学组，中华医学会骨科学分会骨质疏松学组，等.骨质疏松的影像学与骨密度诊断专家共识［J］.中国骨质疏松杂志，2020，26（9）：1249-1256.

［83］褚相乐，刘海燕，黄勇华，等.腮腺多形性腺瘤和腺淋巴瘤的MSCT征象鉴别诊断价值［J］.中国临床医学影像杂志，2023，34（1）：10-14.

［84］崔福生，王秀锋，孙瑞雪.小儿化脓性脑膜炎的临床特点及MRI影像学表现分析［J］.贵州医药，2017，41（12）：1311-1313.

［85］崔若棣，马常友，杨光勇，等.儿童视网膜母细胞瘤CT、MRI影像特征及临床应用价值［J］.中国CT和MRI杂志，2022，20（6）：23-25.

［86］崔延安，李静，袁翠平，等.卵巢性索间质类肿瘤的CT、MRI特征及相关临床病理［J］.临床放射学杂志，2017，36（1）：74-79.

［87］戴辉，陈晓曦，文丹.脾脏多发占位性病变的CT、MRI表现［J］.医学影像学杂志，2018，28（2）：254-257，262.

［88］德纳特.医学影像学诊断与鉴别诊断：第6版［M］.梁长虹，曾辉，译.北京：人民军医出版社，2013.

［89］丁恩慈，沈婕，陆东燕，等.动脉粥样硬化易损斑块无创检测的分子影像研究进展［J］.中国CT和MRI杂志，2022，20（12）：184-187.

［90］丁可，黄瑞岁，刘满荣.肿瘤TNM分期及影像诊断［M］.南宁：广西科学技术出版社，2022.

［91］董影，叶春涛，嵇鸣.原发性骨淋巴瘤影像学研究进展［J］.实用癌症杂志，2014（2）：240-241，244.

［92］段姣妞，高晋芳，张莉芸.复发性多软骨炎的诊治进展［J］.中华风湿病学杂志，2019，23（5）：356-360.

［93］范蕾，张硕辛，陈裴裴，等.以气道受累为主的复发性多软骨炎一例［J］.中华肺部疾病杂志（电子版），

2022, 15 (5): 768-770.

[94] 方翠, 王丹, 沈莺, 等. 脾脏多发占位性病变多层螺旋 CT、MR 影像学表现特征分析 [J]. 中国 CT 和 MRI 杂志, 2021, 19 (12): 106-108.

[95] 方冬, 李学松. 上尿路尿路上皮癌诊断与治疗中国专家共识 [J]. 中华泌尿外科杂志, 2018, 39 (7): 485-488.

[96] 方伟军, 何玉麟, 许传军, 等.《肺结核影像诊断标准》解读 [J]. 新发传染病电子杂志, 2021, 6 (1): 73-78.

[97] 方鑫, 刘义军. Revolution CT 能谱成像在 CTPA 成像中的应用进展 [J]. 临床放射学杂志, 2023, 42 (3): 511-514.

[98] 冯绵烨, 娄燕. 病毒性脑炎的诊治研究进展 [J]. 中华诊断学电子杂志, 2019, 7 (1): 66-70.

[99] 冯世波, 王蔚, 张力, 等. MRI 评估脊柱外伤后脊髓功能损伤的临床价值研究 [J]. 影像科学与光化学, 2022, 40 (6): 1612-1616.

[100] 伏平友, 邢璐, 张煜, 等. 膝关节滑膜骨软骨瘤病的影像学诊断价值 [J]. 医学影像学杂志, 2019, 29 (7): 1249-1251.

[101] 符莉莉, 李长清, 周洁, 等. 多模态 MR 小肠口服造影法与 CT 小肠造影在小肠肿瘤性病变诊断中的对比 [J]. 中国老年学杂志, 2016, 36 (11): 2741-2743.

[102] 高二击, 李扬, 郭翔, 等. 肺挫伤的诊断与治疗进展 [J]. 中华胸部外科电子杂志, 2019, 6 (1): 28-32.

[103] 高雪涵, 陈野野, 张家齐, 等. 18 例原发性纵隔卵黄囊瘤的临床诊治及预后特点 [J]. 中国胸心血管外科临床杂志, 2023, 30 (9): 1280-1289.

[104] 高亚洲, 王霞, 张晓智. 胃癌术前分期的多层螺旋 CT 影像评估价值研究 [J]. 中国 CT 和 MRI 杂志, 2016, 14 (6): 91-94.

[105] 葛夕洪, 朱月莉, 高光峰, 等. MSCT 平扫诊断双上腔静脉 [J]. 中国医学影像技术, 2008 (7): 1118-1120.

[106] 龚启勇, 卢光明, 陈敬亮. 中华影像医学—中枢神经系统卷 [M]. 3 版. 北京: 人民卫生出版社, 2004.

[107] 龚树生, 熊伟. 慢性中耳炎的规范化诊治 [J]. 临床耳鼻咽喉头颈外科杂志, 2017, 31 (16): 1221-1224.

[108] 龚志文, 姚小晓, 由广强, 等. 腹膜后支气管源性囊肿 1 例报告 [J]. 临床肝胆病杂志, 2018, 34 (3): 616-617.

[109] 顾方明, 周伟平. 肝内胆管癌影像学诊断 [J]. 中国实用外科杂志, 2020, 40 (6): 738-740.

[110] 顾敏, 华伟, 陈柯萍, 等. 经永存左上腔静脉植入起搏电极导线 9 例分析 [J]. 中国循环杂志, 2020, 35 (8): 771-776.

[111] 顾伟杰, 朱耀. 2022 版《CSCO 前列腺癌诊疗指南》更新要点解读 [J]. 中国肿瘤外科杂志, 2022, 14 (3): 224-232.

[112] 顾玉婷, 李春燕, 史晓天, 等. 肠系膜上动脉与腹主动脉夹角的分型及临床意义 [J]. 实用放射学杂志, 2020, 36 (6): 912-916.

[113] 郭志华, 赵大庆, 邢园, 等. 复发性多软骨炎并发喉气管狭窄的诊断和治疗 [J]. 临床耳鼻咽喉头颈外科杂志, 2020, 34 (6): 524-527.

[114] 国家癌症中心, 国家肿瘤质控中心喉癌质控专家委员会. 中国原发性喉癌规范诊疗质量控制指标 (2022 版) [J]. 中华肿瘤杂志, 2022, 44 (12): 1235-1241.

［115］国家癌症中心，国家肿瘤质控中心结直肠癌质控专家委员会.中国原发性结直肠癌规范诊疗质量控制指标（2022版）［J］.中华肿瘤杂志，2022，44（7）：623-627.

［116］国家癌症中心，国家肿瘤质控中心膀胱癌质控专家委员会.中国膀胱癌规范诊疗质量控制指标（2022版）［J］.中华肿瘤杂志，2022，44（10）：1003-1010.

［117］国家癌症中心，国家肿瘤质控中心肾癌质控专家委员会.中国肾癌规范诊疗质量控制指标（2022版）［J］.中华肿瘤杂志，2022，44（12）：1256-1261.

［118］国家卫生健康委员会脑卒中防治工程委员会神经影像专业委员会，中华医学会放射学分会神经学组.脑血管病影像规范化应用中国指南［J］.中华放射学杂志，2019，53（11）：919-940.

［119］韩春杰.COPD合并慢性肺源性心脏病患者临床特点及MSCT影像诊断价值［J］.中国CT和MRI杂志，2022，20（11）：58-60.

［120］韩萍，于春水，郑传胜，等.医学影像诊断学［M］.5版.北京：人民卫生出版社，2022.

［121］蒿崑，孙珊珊，赵斌.规范化应用影像学检查对乳腺疾病诊断价值的研究进展［J］.国际放射医学核医学杂志，2016，40（1）：70-76.

［122］郝华，徐芬，汪庆余，等.前纵隔前肠囊肿1例［J］.实用医学杂志，2015，31（19）：3240.

［123］郝志勇.CT在诊断肝损伤中的价值［J］.广东医学，2013，34（23）：3649-3650.

［124］何慕真，张盛箭，马明平，等.原发性乳腺弥漫性大B细胞淋巴瘤MRI表现及与病理对照［J］.放射学实践，2016，31（8）：743-746.

［125］何文琪，伍兵.胃癌术前cTN分期的影像研究进展［J］.国际医学放射学杂志，2019，42（1）：76-80.

［126］何勇飞.肝血管瘤广西医科大学第一附属医院真实世界研究［D］.南宁：广西医科大学，2020.

［127］何瑜，贺国庆，张顺源.CT动态增强与MRI在肝脓肿病理分期中的诊断及临床价值［J］.中国CT和MRI杂志，2016，14（6）：60-63.

［128］贺欢，高峰.门静脉高压食管胃静脉曲张诊断研究进展［J］.实用肝脏病杂志，2017，20（6）：790-793.

［129］贺文.胸部影像学［M］.2版.北京：北京大学医学出版社，2012.

［130］衡海艳，丁雪，王晗，等.肾脓肿误诊为肾癌2例报道并文献复习［J］.重庆医科大学学报，2019，44（7）：965-968.

［131］胡梦瑶，余宏辉，龚良庚.腹部血管压迫综合征及其影像特征［J］.临床放射学杂志，2022，41（6）：1165-1169.

［132］胡知文.X线钡餐造影、螺旋CT扫描单独及联合检查在食管癌术前分期评估中的应用价值分析［J］.现代消化及介入诊疗，2020，25（1）：120-123.

［133］黄丹萍，蔺红梅，杨蕊梦，等.胃肠道间质瘤临床、MSCT特征与病理危险度分级的相关性分析［J］.临床放射学杂志，2021，40（5）：935-940.

［134］黄健.中国泌尿外科和男科疾病诊断治疗指南（2019版）［M］.北京：科学出版社，2020.

［135］黄梦庭，吴林霞，刁楠，等.原发性小肠淋巴瘤（Ⅰ）：组织学类型及CT诊断［J］.国际医学放射学杂志，2022，45（2）：210-214，223.

［136］黄日升，蔡雅丽，汪林，等.前纵隔淋巴瘤的CT特征与分型初探［J］.临床放射学杂志，2020，39（7）：1332-1336.

［137］中国医师协会神经介入专业委员会，中国颅内动脉瘤计划研究组.颅内动脉瘤影像学判读专家共识［J］.中国脑血管病杂志，2021，18（7）：492-504.

［138］纪晨光，赵东强．《2018 国际指南：慢性胰腺炎截面影像学诊断和严重程度评分》解读［J］．河北医科大学学报，2019，40（5）：501-503.

［139］纪承寅，胡国友，雷著斌，等．心包疾病和心脏压塞［M］．北京：军事医学科学出版社，2006.

［140］冀庆军，丁伟，柴伟，等．上颌窦恶性肿瘤侵及骨壁的 CT 影像与组织病理对比观察分析［J］．中国耳鼻咽喉头颈外科，2017，24（2）：90-94.

［141］贾艳秋，侯艳鹏，邰旭辉，等．筛窦骨瘤 10 例临床分析［J］．中国耳鼻咽喉颅底外科杂志，2015，21（5）：426-427.

［142］江浩．急腹症影像学［M］．2 版．上海：上海科学技术出版社，2017.

［143］江曼，张京刚，陈杰，等．CT 评估胰腺癌血管侵犯分级的研究进展［J］．国际医学放射学杂志，2021，44（6）：688-691，697.

［144］蒋健，张学凌，白亮彩，等．弥漫性星形细胞瘤的少见 MRI 表现［J］．临床放射学杂志，2020，39（11）：2147-2151.

［145］金开元，陈晓曦，李邦国．卵巢囊性病变的 CT、MRI 表现［J］．实用放射学杂志，2019，35（5）：776-779.

［146］金英虎，王锡山．肠结核的诊断与治疗［J］．中华结直肠疾病电子杂志，2015，4（2）：57-58.

［147］金征宇．放射学高级教程［M］．北京：中华医学电子音像出版社，2018.

［148］靳二虎，蒋涛，张辉．磁共振影像入门［M］．2 版．北京：人民卫生出版社，2016.

［149］荆利娜，高培毅，周剑，等．脊髓室管膜下瘤与星形细胞瘤的 MRI 对照［J］．中国医学影像技术，2015，31（9）：1304-1307.

［150］康欢欢，白旭，王海屹．2019 版肾脏囊性病变 Bosniak 分级标准解读［J］．中华放射学杂志，2020，54（8）：729-736.

［151］康宇航，周永杰，严律南，等．多囊性肝病的诊断治疗进展［J］．中国普外基础与临床杂志，2022，29（10）：1368-1375.

［152］孔令文，黄光斌，易云峰，等．创伤性肋骨骨折手术治疗中国专家共识（2021 版）［J］．中华创伤杂志，2021，37（10）：865-875.

［153］蒯新平，王胜裕，陶晓峰，等．脊膜瘤的 MRI 诊断及临床分析［J］．实用放射学杂志，2011，27（6）：830-832.

［154］郎景和．子宫肌瘤的诊治中国专家共识［J］．中华妇产科杂志，2017，52（12）：793-800.

［155］雷嫚嫚，李卓，郭蔚莹．继发性骨质疏松发病机制［J］．中国骨质疏松杂志，2018，24（11）：1514-1520.

［156］黎良山，徐甜甜，柯勤兵，等．硬化性肺泡细胞瘤的 CT 表现［J］．临床放射学杂志，2017，36（2）：227-230.

［157］李超，梁磊，王明达，等．肝血管平滑肌脂肪瘤的诊断及治疗选择（附 130 例回顾性分析）［J］．腹部外科，2019，32（6）：404-407.

［158］李德志，孔德生，郝淑煜，等．2447 例椎管内肿瘤的流行病学特点［J］．中华神经外科杂志，2014，30（7）：653-657.

［159］李多，吕岩，王岳，等．颅内结核核磁共振影像分型与患者预后的关系［J］．中华结核和呼吸杂志，2020，43（1）：27-34.

［160］李冠军，钱伟军．多层螺旋 CT 鉴别恶性胸膜间皮瘤与胸膜转移瘤的应用价值［J］．临床肺科杂志，2022，27（8）：1162-1165.

［161］李海燕，王道芸，黄莉.眼眶炎性假瘤多层螺旋CT、磁共振影像学表现及诊断价值研究［J］.中国CT和MRI杂志，2021，19（10）：22-24.

［162］李宏军.新型冠状病毒肺炎影像学辅助诊断指南［J］.中国医学影像技术，2020，36（3）：321-331.

［163］李佳铮，唐磊.早期胃癌影像学诊断及价值［J］.中国实用外科杂志，2019，39（5）：437-442.

［164］李晶，吴妙芳，林仲秋.《FIGO 2018妇癌报告》——卵巢癌、输卵管癌、腹膜癌诊治指南解读［J］.中国实用妇科与产科杂志，2019，35（3）：304-313.

［165］李坤成，苏壮志.胆管结石的影像学诊断及进展［J］.中国实用内科杂志，2007，27（3）：170-174.

［166］李麟荪.评布加综合征定义与分型［J］.介入放射学杂志，2007（2）：75-79.

［167］李萌菲，方明，王姝慧，等.原发性纵隔卵黄囊瘤的多层螺旋CT特征［J］.中国医学影像学杂志，2020，28（11）：849-851.

［168］李青薛.MRI、CT对原发性胆囊癌分期和手术可切除性评价［J］.中国CT和MRI杂志，2022，20（10）：87-88.

［169］李胜华，孙庚喜，马海锋，等.卵巢卵泡膜细胞瘤MR表现与病理对照分析［J］.实用放射学杂志，2016（1）：156-158.

［170］李世宽.急性阑尾炎诊治策略［J］.中国实用外科杂志，2020，40（11）：1331-1335.

［171］李泰焕.心脏CT和MRI实用教程［M］.李保，牛金亮，译.天津：天津科技翻译出版有限公司，2019.

［172］李婷，鲜军舫.眼眶和颅脑磁共振成像促进视网膜母细胞瘤精准诊疗——视网膜母细胞瘤影像检查与诊断专家共识解读［J］.磁共振成像，2021，12（11）：74-79.

［173］李向荣，龙莉玲，黄仲奎，等.27例非典型性脑膜瘤的CT、MRI表现与病理对照分析［J］.重庆医学，2011，40（26）：2659-2661.

［174］李雪，孙琨，柴维敏，等.原发性乳腺弥漫性大B细胞淋巴瘤MRI表现及文献复习［J］.肿瘤影像学，2021，30（5）：368-375.

［175］李烨，刘爱连，孙美玉，等.多参数MRI对卵巢子宫内膜异位囊肿的诊断价值［J］.中华放射学杂志，2016，50（3）：201-204.

［176］李永华，李彦，毛磊，等.肺泡蛋白沉积症的CT表现［J］.放射学实践，2012，27（4）：399-401.

［177］李正军，董宝明，蔡定萍，等.硬化性肺泡细胞瘤的CT表现与病理对照研究［J］.实用放射学杂志，2016，32（10）：1525-1528.

［178］梁碧玲.骨与关节疾病影像诊断学［M］.4版.北京：人民卫生出版社，2016.

［179］梁辰，王颖奕，熊廷伟.纵隔原发性精原细胞瘤的临床表现及CT征象分析［J］.中华肺部疾病杂志（电子版），2021，14（5）：672-674.

［180］梁辉顺，段青，邹松，等.包膜期脑脓肿的MRI表现［J］.实用放射学杂志，2004（5）：398-400.

［181］梁萍.Lemmel's综合征的MSCT表现及诊断价值［J］.医学影像学杂志，2020，30（1）：83-86.

［182］梁锐烘，曾庆思，刘琴，等.原发性纵隔精原细胞瘤影像学表现与病理学基础［J］.临床放射学杂志，2021，40（6）：1111-1115.

［183］梁树生，莫永灿，朱玉莉，等.急性阑尾炎的临床及影像学特征分析［J］.中国临床新医学，2019，12（2）：207-210.

［184］梁长虹，胡道予.中华影像学·消化道卷［M］.3版.北京：人民卫生出版社，2019.

［185］林雪花，郑贤应，曹代荣，等.胃肠道穿孔腹部平片和多层螺旋CT诊断比较研究［J］.临床放射学杂志，2013，32（11）：1655-1658.

［186］刘斌，郑穗生.MRI 诊断与临床：体部［M］.合肥：安徽科学技术出版社，2018.

［187］刘勃，张增俊，施伟栋，等.肠旋转不良伴中肠扭转的 CT 诊断［J］.实用放射学杂志，2009，25（9）：1313-1315.

［188］刘丹，伍兵.胃癌影像学的研究进展［J］.中国普外基础与临床杂志，2018，25（9）：1124-1129.

［189］刘峰，汤林梦，朱月香，等.CT 诊断肺栓塞研究进展［J］.临床放射学杂志，2023，42（2）：353-356.

［190］刘贯清，杨姗，龚良庚，等.肝细胞腺瘤亚型 MRI 影像分析［J］.临床放射学杂志，2021，40（3）：499-504.

［191］刘国芳，张健，龚明福，等.肺泡蛋白沉积症的高分辨 CT 诊断分析［J］.中华肺部疾病杂志（电子版），2018，11（5）：555-558.

［192］刘行仁，邓菲，邹俊，等.大叶性肺炎治疗前后胸部 CT 平扫特征对比分析［J］.中国 CT 和 MRI 杂志，2017，15（7）：33-35.

［193］刘衡，黄可忻，柏永华，等.肾上腺恶性肿瘤的 CT、MRI 表现及其病理基础［J］.实用放射学杂志，2016，32（7）：1077-1080.

［194］刘宏，刘光耀，周俊林.肝硬化食管静脉曲张及出血风险影像学研究进展［J］.磁共振成像，2021，12（9）：109-112.

［195］刘婧，王可，秦乃姗，等.胃癌增强 CT 术前分期结构式报告可行性研究［J］.实用放射学杂志，2021（5）：781-785.

［196］刘婷，李楠.CT 血管成像及重组技术在移植肾动脉狭窄中的应用［J］.临床放射学杂志，2021，40（8）：1588-1593.

［197］刘万花，崔文静，侯娴，等.乳腺疾病影像诊断学［M］.江苏：江苏科学技术出版社，2011.

［198］刘文飞，金航，伍建林，等.纵隔神经源性肿瘤 MRI 的诊断价值［J］.中国临床医学影像杂志，2017，28（2）：101-104.

［199］刘小玲，陈怡，黄丽云，等.肝内胆管癌的组织学分型及其临床价值［J］.中华实验外科杂志，2022，39（5）：941-945.

［200］刘晓霞，翟曜耀，卢再鸣.黄色肉芽肿性肾盂肾炎的 CT 影像诊断及病理分析［J］.临床放射学杂志，2021，40（5）：941-944.

［201］刘垚，徐伟，黄英，等.鼻窦囊肿 81 例临床及影像学分析［J］.中国中西医结合耳鼻咽喉科杂志，2016，24（5）：363-366.

［202］刘运财，郭献日.壶腹癌的 MRI 诊断［J］.中国医学影像学杂志，2007，15（3）：224-225.

［203］龙莉玲，黄仲奎，丁可，等.多层螺旋 CT 肝脏灌注成像评价慢性肝纤维化、肝硬化的价值［J］.中华放射学杂志，2012，46（4）：317-321.

［204］卢淮武，许妙纯，张钰豪，等.《2021 NCCN 卵巢癌包括输卵管癌及原发性腹膜癌临床实践指南（第1版）》解读［J］.中国实用妇科与产科杂志，2021，37（4）：457-466.

［205］卢醒，翟翔，李海艳，等.CT 脑池造影与核磁水成像对脑脊液鼻漏的诊断价值［J］.临床耳鼻咽喉头颈外科杂志，2022，36（11）：859-864.

［206］卢志超，陈水斌，赖建钟.肝脏局灶性增生与炎症型腺瘤的 MRI 诊断和鉴别诊断［J］.中国 CT 和 MRI 杂志，2022，20（5）：134-136，147.

［207］陆海迪，强金伟.子宫腺肌症的 MRI 研究现状及进展［J］.实用放射学杂志，2016，32（5）：792-795.

［208］陆丽娟，强金伟．卵巢子宫内膜异位囊肿的影像进展［J］．放射学实践，2020，35（2）：242-245.

［209］陆录，钦伦秀．美国癌症联合委员会肝癌分期系统（第8版）更新解读［J］．中国实用外科杂志，2017，37（2）：141-145.

［210］陆杨，赵亚娥，杨春燕，等．MSCT对低危型、高危型胸腺瘤及胸腺癌的鉴别诊断价值［J］．放射学实践，2017，32（2）：149-152.

［211］路涛，蒲红，杨诚，等．脾脉管瘤的CT表现及其鉴别诊断［J］．临床放射学杂志，2015，34（3）：397-400.

［212］罗刚，泮思林，纪志娴，等．儿童孤立性永存左上腔静脉合并完全性房室分离1例［J］．介入放射学杂志，2022，31（1）：66-68.

［213］罗海涛，祝新根，程祖珏．可局限性移动的椎管内肿瘤的研究进展［J］．中华神经外科杂志，2020，36（6）：642-644.

［214］罗红兵，周鹏，任静，等．卵巢囊腺瘤与囊腺癌的CT征象及鉴别诊断价值［J］．中国医学影像技术，2013，（10）：1699-1702.

［215］吕圣秀，李春华，戴欣，等．276例颅内结核的临床及CT影像学特征分析［J］．重庆医学，2014，43（36）：4884-4886.

［216］马芙蓉，柯嘉．慢性化脓性中耳炎的分型与诊断治疗进展［J］．临床耳鼻咽喉头颈外科杂志，2017，31（16）：1225-1227.

［217］马静，方佳，波拉提，等．儿童胼胝体发育异常的磁共振成像影像分析及临床价值［J］．中国CT和MRI杂志，2014，12（5）：21-23+42.

［218］马晓欣，向阳，狄文，等．卵巢囊肿诊治中国专家共识（2022年版）［J］．中国实用妇科与产科杂志，2022，38（8）：814-819.

［219］慢性阻塞性肺疾病中西医结合管理专家共识写作组，何权瀛，冯淬灵．慢性阻塞性肺疾病中西医结合管理专家共识（2023版）［J］．中国全科医学，2023，26（35）：4359-4371.

［220］冒韵东．输卵管阻塞性病变的诊断选择［J］．中国实用妇科与产科杂志，2019，35（1）：68-72.

［221］梅磊磊，聂蕾，唐文英，等．孤立性纤维瘤的影像表现及临床病理特征［J］．放射学实践，2022，37（5）：566-570.

［222］孟涛，杨小龙，赵云，等．小体积前列腺增生症的诊断治疗现状［J］．中国男科学杂志，2014（7）：67-68.

［223］孟雅琪，刘艳阳，田海萍，等．肾动脉狭窄血运重建的治疗现状及发展趋势［J］．中国全科医学，2023，26（11）：1404-1410.

［224］牛晓婷，胡红，高杰，等．原发性及继发性肺淋巴瘤40例临床分析［J］．中华结核和呼吸杂志，2014，37（7）：502-506.

［225］潘红利，侯唯姝，李小虎，等．气肿性肾盂肾炎的影像学诊断及临床特点分析［J］．临床放射学杂志，2020，39（8）：1572-1576.

［226］潘晶，王林，龚沈初，等．后纵隔节细胞神经瘤3例报道并文献复习［J］．中国临床医学影像杂志，2022，33（9）：672-674.

［227］潘敏，王凯，李绍钦，等．肠系膜上动脉-腹主动脉夹角在孤立性肠系膜上动脉夹层中的意义［J］．介入放射学杂志，2022，31（1）：87-90.

［228］亓俊霞，张翔，闫建华，等．自身免疫性胰腺炎影像学研究进展［J］．国际医学放射学杂志，2018，41（5）：576-579.

［229］齐红艳，孙逊，安锐.骨转移瘤影像学检查方法及相关进展［J］.华中科技大学学报（医学版），2015，44（1）：121-124.

［230］齐洪武，郭洪均，曾维俊.儿童室管膜瘤的临床研究进展［J］.国际神经病学神经外科学杂志，2020，47（6）：667-672.

［231］齐英斌，李丽，马涤辉，等.急性脊髓炎55例的临床特征及影像评估［J］.中国实验诊断学，2018，22（9）：1592-1593.

［232］祁吉，放射学高级教程［M］.北京：人民军医出版社，2014.

［233］乔贵宾，陈刚.自发性气胸的处理：广东胸外科行业共识（2016年版)[J].中国胸心血管外科临床杂志，2017，24（1）：6-14.

［234］邱丽萍，赵小英.原发性骨淋巴瘤的研究进展［J］.实用肿瘤杂志，2018，33（5）：470-475.

［235］全程化综合诊治全国专家共识专家组.2022纵隔及胸壁肿瘤围手术期及全程化综合诊治中国专家共识［J/OL］.中国胸心血管外科临床杂志，2023，30（3）：1-8.

［236］任航莹，任克.《2022年欧洲肝病学会临床实践指南：囊性肝病管理》推荐意见［J］.临床肝胆病杂志，2022，38（12）：2712-2715.

［237］芮文婷，姚振威.多发性硬化的MRI研究进展［J］.国际医学放射学杂志，2018，41（1）：27-31.

［238］桑节峰，谷佃宝，张健，等.多层螺旋CT在胆囊结石合并胆囊炎患者腹腔镜胆囊切除术前的评估价值［J］.中国CT和MRI杂志，2017，15（12）：75-78，126.

［239］陕飞，李子禹，张连海，等.国际抗癌联盟及美国肿瘤联合会胃癌TNM分期系统（第8版）简介及解读［J］.中国实用外科杂志，2017，37（1）：15-17.

［240］尚克中.中华影像医学消化系统卷［M］.北京：人民卫生出版社，2003.

［241］申楠茜，张佳璇，甘桐嘉，等.2021年WHO中枢神经系统肿瘤分类概述［J］.放射学实践，2021，36（7）：818-831.

［242］沈爱军，戴工华，毛新清，等.卵巢畸胎瘤的MRI诊断及临床病理基础［J］.中国临床医学影像杂志，2011，22（5）：367-369.

［243］沈海林，郭亮，胡春洪，等.颅内结核性脑膜炎的MRI诊断［J］.临床放射学杂志，2000，（7）：408-410.

［244］石爱军，江开航，陈金叶，等.前列腺癌与前列腺增生的影像学诊断研究［J］.局解手术学杂志，2017，26（9）：682-686.

［245］史河水，韩小雨，樊艳青，等.新型冠状病毒（2019-nCoV）感染的肺炎临床特征及影像学表现［J］.临床放射学杂志，2020，39（1）：8-11.

［246］输卵管通畅性检查专家共识编写组.输卵管通畅性检查专家共识［J］.中华生殖与避孕杂志，2021，41（8）：669-674.

［247］税明才，叶丹丹，温均红，等.调强适形放疗技术同步化疗治疗食管癌的效果及CT表现［J］.分子影像学杂志，2023，46（1）：83-87.

［248］宋小玲，江广斌，姜伦，等.卵巢上皮性肿瘤的多模态MRI临床研究进展［J］.放射学实践，2021，36（11）：1440-1444.

［249］宋学林，杨世锋，顾慧，等.对比胃与小肠间质瘤多层螺旋CT征象及病理学特点［J］.中国医学影像技术，2021，37（1）：76-80.

［250］宋玉.复发性多软骨炎的临床特征与诊治研究［D］.太原：山西医科大学，2022.

［251］苏琯钊，朱权，赖文彬.鞍区脑膜瘤MRI影像学表现及鉴别诊断价值分析［J］.中国CT和MRI杂志，

2022, 20（3）：18-20.

［252］苏停停，尚进，袁佳，等.肾上腺皮质癌影像学表现［J］.中国医学影像技术，2020，36（12）：1839-1842.

［253］孙东瑞，顾晓，赵静燕，等.扬州地区838例泌尿系结石成分及相关因素分析［J］.临床泌尿外科杂志，2021，36（10）：776-781，784.

［254］孙钢，安维民，欧阳林.新型冠状病毒肺炎影像检查与诊断规范专家共识（第一版）［J］.传染病信息，2020，33（1）：7-9.

［255］孙明霞，刘中林.鼻腔鼻窦内翻性乳头状瘤的影像学分析［J］.临床放射学杂志，2017，36（1）：34-38.

［256］孙爽，尹眹丽.多模态磁共振成像技术对腮腺Warthin瘤与多形性腺瘤的鉴别价值［J］.江苏大学学报（医学版），2022，2：167-171.

［257］孙志强，陈信坚，金德勤，等.多形性胶质母细胞瘤的影像与病理分析［J］.放射学实践，2006（7）：653-656.

［258］谈东风.滑膜肉瘤［J］.中国组织化学与细胞化学杂志，2016，25（2）：174-178.

［259］覃夏丽，黄仲奎，陈钇地，等.单发性肝转移瘤的CT与MRI特征分析［J］.广西医科大学学报，2020，37（9）：1677-1680.

［260］汤艳萍，李令建.弥漫性星形细胞瘤的MRI与CT联合诊断及病理分析［J］.中国CT和MRI杂志，2017，15（4）：27-29.

［261］唐翠，王培军，徐津磊，等.MRI结构式报告在直肠癌术前评估中的应用［J］.实用放射学杂志，2021，37（6）：949-953.

［262］唐光健，秦乃姗.现代全身CT诊断学（上卷）［M］.3版.北京：中国医药科技出版社，2017.

［263］唐翎，仲建全，冯浩，等.MSCT对十二指肠乳头旁憩室分型和分级的临床应用价值［J］.中国中西医结合影像学杂志，2018，16（6）：598-600，603.

［264］唐敏，陈骏，韩鹏，等.肝细胞腺瘤Gd-EOB-DTPA MRI增强诊断（附2例报告并文献复习）［J］.中国临床医学影像杂志，2017，28（12）：899-902.

［265］唐小林，张伟国.多排螺旋CT评价钝性脾脏损伤临床价值的研究进展［J］.中华创伤杂志，2020，36（10）：938-943.

［266］唐晓丹，李光辉.2016年美国感染病学会曲霉病诊断处理实践指南［J］.中国感染与化疗杂志，2017，17（4）：456-462.

［267］王朝文，潘海锋，吴驰，等.前纵隔淋巴瘤的CT特征及误诊分析［J］.中国CT和MRI杂志，2017，15（7）：61-62，封2.

［268］王辰.肺血栓栓塞症诊治与预防指南［J］.中华医学杂志，2018，98（14）：1060-1087.

［269］王东，陆普选，袁虹，等.HRCT检查在泌尿系结核影像诊断与指导治疗中的应用价值［J］.首都医科大学学报，2016，37（4）：477-480.

［270］王刚，张汝鹏，张凤新，等.原发性结直肠淋巴瘤的诊治和预后分析［J］.中国全科医学，2012，15（11）：1248-1249，1253.

［271］王贵怀.目前我国脊髓肿瘤诊断及治疗技术的进展［J］.中华医学杂志，2014，94（19）：1441-1443.

［272］王佳妮，靳二虎.影像学诊断及鉴别诊断自身免疫性胰腺炎［J］.中国医学影像技术，2021，37（7）：1102-1105.

［273］王佳妮，张洁，杨大为，等.自身免疫性胰腺炎假包膜CT及MRI表现［J］.中国医学影像术，2021，

37（9）：1358-1362.

［274］王家鑫，杨凯，赵世华 .2020 SCMR 心血管磁共振临床指征专家共识解读［J］.磁共振成像，2021，12（5）：85-89.

［275］王静，陈波，郑建军，等 .经肝动脉、门静脉肝转移瘤分布及血供特点的比较研究［J］.临床放射学杂志，2017，36（12）：1816-1820.

［276］王军，余文华，黄田业，等 .容易被忽视的肝单发转移瘤螺旋 CT 表现特点［J］.放射学实践，2005，20（8）：676-678.

［277］王敏杰，周智红，徐博良，等 .肠梗阻的 CT 诊断价值［J］.放射学实践，2004，19（4）：264-266.

［278］王南薇，古今，韩萍，等 .肺动静脉畸形的 CT 与临床表现分析［J］.临床放射学杂志，2021，40（9）：1736-1740.

［279］王荣靖，何文通，何选峰 .闭合性腹部创伤的 CT 诊断与评价［J］.实用放射学杂志，2006，22（9）：1156-1158.

［280］王天真，曹孟淑 .肺泡蛋白沉积症的诊治进展［J］.临床肺科杂志，2022，27（4）：598-602.

［281］王团结，肖爱菊，吴湘涛，等 .头颅 MRI、CT 在诊断小儿病毒性脑炎中的应用价值［J］.中国 CT 和 MRI 杂志，2020，18（5）：72-74，88.

［282］王文红，白人驹，孙浩然 .肾上腺转移瘤的动态 CT、MRI 检查［J］.实用放射学杂志，2011，27（2）：223-226.

［283］王洋，周朋利，韩新巍等 .肺动静脉畸形介入栓塞治疗的临床疗效观察［J］.实用放射学杂志，2022，38（1）：135-138.

［284］王屹 .结直肠癌肝转移瘤影像诊断［J］.中华肝胆外科杂志，2020，26（7）：500-502.

［285］王宇军，白玉贞，徐守军 .医学影像联盟经典丛书神经影像征象解析［M］.北京：科学技术文献出版社，2022.

［286］王玉娇，黄劲柏 .侧脑室内弥漫性星形细胞瘤一例［J］.临床放射学杂志，2015，34（1）：143-144.

［287］王云钊，梁碧玲 .中华医学影像：骨肌系统卷［M］.2 版 .北京：人民卫生出版社，2012.

［288］王兆宇 .肺结节与肿瘤病理影像学［M］.广州：暨南大学出版社，2022.

［289］王振常，龚启勇 .放射影像学［M］.北京：人民卫生出版社，2020.

［290］王振常，鲜军舫 .中华影像医学·头颈部卷［M］.3 版 .北京：人民卫生出版社，2019.

［291］王忠，商学军，邓春华 .良性前列腺增生诊疗及健康管理指南［J］.中华男科学杂志，2022，28（4）：356-365.

［292］魏渭，林伟，胡小艳，等 .原发性肠道淋巴瘤的多层螺旋 CT 表现［J］.中国 CT 和 MRI 杂志，2022，20（7）：158-160.

［293］文峰，顾强，赵振国，等 .螺旋 CT 对胃肠道穿孔部位的评价［J］.实用放射学杂志，2009，25（6）：808-811.

［294］文亮，韩丹 .弥漫性肺动静脉畸形的 CT 表现及临床意义［J］.实用放射学杂志，2017，33（11）：1804-1806.

［295］吴丹阳，高然，颜晓菁 .原发性骨淋巴瘤的诊疗进展［J］.白血病·淋巴瘤，2021，30（10）：634-636.

［296］吴文铭，陈洁，白春梅，等 .中国胰腺神经内分泌肿瘤诊疗指南（2020）［J］.协和医学杂志，2021，12（4）：460-480.

［297］伍发，王鹏，杜飞舟，等 .预测原发性脑出血患者发生血肿扩大的影像学特征［J］.实用心脑肺血管病

杂志，2023，31（4）：137-140.

［298］伍思婷，林佳才，马玉宝，等.肥厚性硬脑膜炎患者临床表现及影像学特点［J］.中国临床研究，2020，33（5）：633-637.

［299］武景连，任凤岩，孙秀琴，等.十二指肠球后溃疡并发出血的内镜特点［J］.中华消化内镜杂志，1996，13（1）：41-42.

［300］夏清艳，王天佐，桂海燕，等.基于增强CT的列线图鉴别胸腺瘤WHO简化病理分型的价值［J］.实用放射学杂志，2022，38（5）：726-729.

［301］夏维波，章振林，林华，等.原发性骨质疏松症诊疗指南（2017）[J].中国骨质疏松杂志,2019,25(3)：281-309.

［302］肖波，张小明，黄小华，等.急性胰腺炎：影像结构化报告的构建［J］.磁共振成像，2020，11（2）：149-154.

［303］谢玲玲，林荣春，林仲秋.《2022 NCCN子宫肿瘤临床实践指南（第1版）》解读［J］.中国实用妇科与产科杂志，2021，37（12）：1227-1233.

［304］谢秋霞，王霁朏，覃浩玲，等.伴发于急性Stanford-A型主动脉夹层的肺动脉鞘血肿的CT表现及预后［J］.中山大学学报（医学版），2018，39（2）：287-291.

［305］谢宗玉，马宜传.肝血管平滑肌脂肪瘤影像学诊断研究进展［J］.分子影像学杂志，2018，41（4）：457-460.

［306］徐丹阳，高振华，孟悛非.骨肉瘤影像组学的研究现状与进展［J］.中国CT和MRI杂志，2022，20（2）：181-186.

［307］徐东，朱小霞，曾学军，等.痛风诊疗规范［J］.中华内科杂志，2020，59（6）：421-426.

［308］徐克，龚启勇，韩萍.医学影像学［M］.8版.北京：人民卫生出版社，2018.

［309］徐黎，屈辉.动脉瘤样骨囊肿的影像学表现与鉴别诊断［J］.实用放射学杂志，2007（3）：404-407.

［310］徐瑞华，李进.CSCO尿路上皮癌诊疗指南2022［M］.北京：人民卫生出版社，2022.

［311］徐淑敏，江芮，赵新湘.肝腺瘤四种亚型的影像学表现与病理基础［J］.临床放射学杂志,2018,37(3)：541-543.

［312］徐田明，蔡栋阳，薛绛宇，等.硬脊膜动静脉瘘诊断、治疗和预后进展［J］.介入放射学杂志，2021，30（12）：1300-1304.

［313］徐文坚，袁慧书.中华影像医学骨肌系统卷［M］.3版.北京：人民卫生出版社，2019.

［314］徐绽蕾.肝外胆管细胞癌的影像学诊断现状与展望［J］.医学影像学杂志，2020，30（10）：1936-1939.

［315］薛挥，李伟之，马富权，等.布加综合征诊治现状［J］.临床外科杂志，2020，28（6）：593-595.

［316］闫成功，马诗国，隋海晶.急性阑尾炎及其伴相关并发症的CT影像表现及诊断价值分析［J］.中国CT和MRI杂志，2017，15（3）：106-108.

［317］严福华.肝硬化门静脉高压CT和磁共振成像的表现及研究进展［J］.临床肝胆病杂志，2016，32（6）：1079-1082.

［318］严映，杨斌，杨亚英.影像学检查在胃癌TNM分期中的研究进展［J］.临床放射学杂志,2020,39(1)：224-227.

［319］燕玉清，赵红.脉络膜黑色素瘤的核磁诊断价值［J］.中国CT和MRI杂志，2018，16（8）：29-30.

［320］阳明，杨敏，杨有优.肺错构瘤的CT征象：着重强调低密度低强化征和强化分界征［J］.临床放射学杂志，2021，40（11）：2110-2113.

［321］杨邦明，方曙．磁共振平扫结合 MRCP 对胆系结石的应用价值［J］．肝胆外科杂志，2021，29（4）：286-288.

［322］杨斌，汪道琦，周元，等．CT 和 AI 技术预测泌尿系结石成分的研究进展［J］．临床泌尿外科杂志，2023，38（2）：139-145.

［323］杨城斌，马永杰，张鸿祺．硬脊膜动静脉瘘的影像学研究进展［J］．中国脑血管病杂志，2021，18（8）：542-545.

［324］杨春波，王滨，刘静，等．低位梗阻性黄疸胆胰管扩张 CT 表现分析［J］．实用放射学杂志，2008，24（1）：129-130.

［325］杨甫兰，陈应柱，刘佩佩．急性横贯性脊髓炎预后影响因素的研究进展［J］．临床与病理杂志，2020，40（3）：743-748.

［326］杨红兵，刘小琨，温从香，等．MSCT 在小肠肿瘤影像诊断中的价值探讨［J］．中国医学计算机成像杂志，2019，25（1）：48-52.

［327］杨虹，李雪霜，赵辉，等．多层螺旋 CT 对溃疡型胃癌术前 T 分期的研究［J］．中国临床研究，2016，29（7）：940-942.

［328］杨华胜，张特，叶慧菁．基于影像学分类的眼眶炎性假瘤诊疗方法选择［J］．中华眼科杂志，2023，59（1）：8-12.

［329］杨军，张建生，康笃伦，等．脑脓肿 147 例临床分析［J］．中华神经外科杂志，2001（5）：48-50.

［330］杨丽，时高峰，刘辉，等．乳腺腺病的磁共振影像学特点［J］．临床放射学杂志，2014，33（2）：190-193.

［331］杨丽萍，王可铮，曹绍东．颅内脑膜瘤的不典型 MRI 表现及误诊分析［J］．实用放射学杂志，2019，35（2）：193-196，203.

［332］杨林，裴邦辉，陈晓燕．肺转移瘤 CT 影像学表现及其诊断价值研究［J］．中国 CT 和 MRI 杂志，2021，19（12）：57-58.

［333］杨梅，王钰娇，何为民．甲状腺相关眼病的影像学检查［J］．国际眼科杂志，2021，21（6）：1025-1028.

［334］杨荣涛，李祖兵．骨纤维异样增殖症病因及其发病机制的研究进展［J］．国际口腔医学杂志，2008，35（4）：424-426.

［335］杨松，卿仁强，唐亚琴，等．急性颅脑损伤患者 CT 表现及诊断价值研究［J］．中国 CT 和 MRI 杂志，2022，20（5）：35-37.

［336］杨素行，王屹．非肿瘤性疾病致梗阻性黄疸的影像学特征及鉴别诊断［J］．中华消化外科杂志，2017，16（4）：423-429.

［337］杨献峰，朱斌，蒋青．膝关节周围骨挫伤的临床与影像学研究进展［J］．中华放射学杂志，2013，47（2）：190-192.

［338］杨小菊，杨小兰．CT 平扫联合血清 CRP、ESR 水平检测对小儿支气管肺炎的诊断价值研究［J］．中国 CT 和 MRI 杂志，2019，17（8）：76-78，99.

［339］杨学华，张伟，高剑波，等．肝外胆管细胞癌的多层螺旋 CT 诊断价值［J］．实用放射学杂志，2010，26（4）：511-515.

［340］杨有优，范淼．先天性心脏病 CT 诊断学［M］.8 版．北京：人民卫生出版社，2018.

［341］杨志芳，张哲，吉日，等．超声评估纤维肌性发育不良致肾动脉狭窄［J］．中国医学影像技术，2022，38（5）：730-733.

［342］叶伟，陶晶，柳勇，等.纵隔未成熟畸胎瘤的 CT 表现及临床价值［J］.实用放射学杂志，2019，35（12）：1926-1929.

［343］易亚辉，周建胜，肖跃将.肝脏囊性转移瘤的 CT 诊断［J］.实用放射学杂志，2008，24（1）：133-134.

［344］于春水，马林，张伟国.颅脑影像诊断学［M］.3 版.北京：人民卫生出版社，2019.

［345］于春水，郑传胜，王振常，等.医学影像诊断学［M］.5 版.北京：人民卫生出版社，2022.

［346］于洋力，曾蒙苏，杨春，等.133 例肝血管平滑肌脂肪瘤的 MRI 特征及分析［J］.复旦学报（医学版），2020，47（5）：660-668.

［347］于泽伟.尿酸结石的预测模型及列线图的建立与应用［D］.青岛：青岛大学，2022.

［348］余步云.风湿热与风湿性心脏病［M］.广州：广东科技出版社，2008.

［349］鱼博浪.中枢神经系统 CT 和 MRI 鉴别诊断［M］.3 版.西安：陕西科学技术出版社，2017：403-404.

［350］俞婕妤，边云，陆建平.影像组学在胰腺癌诊治中的应用进展［J］.放射学实践，2022，37（2）：264-269.

［351］袁冬存，李兵.子宫输卵管造影技术的临床应用及新进展［J］.放射学实践，2023，38（2）：226-229.

［352］袁克美，姚倩倩，翟晓茜，等.神经鞘瘤影像表现与术前误诊分析［J］.中国矫形外科杂志，2021，29（15）：1424-1427.

［353］岳忠彬，梁勇，黄再红.应用 MSCT 后处理技术对眼眶外伤性骨折的诊断价值分析［J］.中国 CT 和 MRI 杂志，2021，19（1）：172-174.

［354］张海容.CT 检查诊断结肠癌致肠梗阻的价值研究［J］.重庆医学，2017，46（A1）：352-353.

［355］张沁，买买提明·马合木提，谭娟.CT 小肠造影对于鉴别肠结核与淋巴瘤的价值研究［J］.中国 CT 和 MRI 杂志，2023，21（7）：136-138，144.

［356］张晓鹏.肠梗阻的 CT 与螺旋 CT 诊断［J］.中国实用外科杂志，2000，20（3）：190-191，彩色插页 2.

［357］张鑫，叶梅萍，陈文倩，等.视神经脊髓炎谱系疾病的影像学诊断与鉴别诊断［J］.中华放射学杂志，2020，54（2）：172-176.

［358］张亚梅，张天宇.实用小儿耳鼻咽喉科学［M］.北京：人民卫生出版社，2011.

［359］张亚平，董光，耿海，等.DCE-MRI 和 DWI 对乳腺腺病和乳腺癌的诊断价值［J］.实用放射学杂志，2017，33（4）：533-536，553.

［360］张玉石，李汉忠.从 2022 年 WHO 分类看副神经节瘤与嗜铬细胞瘤相关概念的更新及解读［J］.中华泌尿外科杂志，2022，43（11）：807-811.

［361］张正峰，李祥彤，刘林祥.自发性气胸定量诊断的研究进展［J］.医学影像学杂志，2022，32（1）：160-163.

［362］张正平，侯晓婧，王志涛，等.胸腺上皮肿瘤 MRI 表现 WHO 组织病理分型相关性研究［J］.临床放射学杂志，2021，40（3）：457-460.

［363］赵红星.滑膜骨软骨瘤病的影像诊断价值［J］.实用放射学杂志，2008，24（12）：1655-1656，1675.

［364］赵静，宋彬.壶腹周围癌影像学诊断方法的研究现状与进展［J］.中国普外基础与临床杂志，2022，29（2）：239-242.

［365］赵君，周俊林.少突胶质细胞肿瘤的影像诊断与鉴别［J］.中华放射学杂志，2020，54（6）：621-624.

［366］赵秋枫，华佳.十大恶性肿瘤影像分级检查推荐方案（1.0 版）之膀胱癌［J］.中国医学计算机成像杂

志，2019（5）：478-481.

［367］赵森，庄琰，刘梦雯，等.MRI与CT联合检查肝血管平滑肌脂肪瘤的影像表现对其诊断价值分析［J］.中国CT和MRI杂志，2020，18（7）：140-143，177.

［368］赵文良，周智红，王敏杰，等.结肠癌的影像学诊断价值［J］.上海医学影像，2010，19（1）：50-51.

［369］赵玥，姚进，蒋沁.脉络膜骨瘤的影像学诊断［J］.中国肿瘤外科杂志，2016，8（3）：200-202.

［370］浙江省医学会呼吸病学分会.肺隐球菌病诊治浙江省专家共识［J］.中华临床感染病杂志，2017，10（5）：321-326.

［371］郑琪，丁彩霞，李索妮，等.胃印戒细胞癌伴"冰冻腹"1例病例报道［J］.消化肿瘤杂志（电子版），2022，14（3）：360-363.

［372］郑琪，张爱武，李宇龙.下肢动脉CT血管造影及血管重建技术在老年下肢动脉硬化闭塞症中的应用价值［J］.中国老年学杂志，2022，42（21）：5286-5288.

［373］郑仕钰，郑在勇，王洁，等.复发性多软骨炎的诊治进展［J］.风湿病与关节炎，2022，11（6）：72-76.

［374］郑兴邦，关菁.子宫输卵管造影的图像解读［J］.中国实用妇科与产科杂志，2019，35（1）：77-80.

［375］郑月宏，宋希涛.下肢动脉硬化闭塞症治疗进展与展望［J］.中华外科杂志，2021，12（59）：961-964.

［376］支气管扩张症专家共识撰写协作组，中华医学会呼吸病学分会感染学组.中国成人支气管扩张症诊断与治疗专家共识［J］.中华结核和呼吸杂志，2021，44（4）：311-321.

［377］中国妇幼保健协会放射介入专业委员会.输卵管造影技术规范中国专家共识（2022年版）［J］.中国实用妇科与产科杂志，2022，38（2）：165-169.

［378］中国抗癌协会妇科肿瘤专业委员会.卵巢恶性肿瘤诊断与治疗指南（2021年版）［J］.中国癌症杂志，2021，31（6）：490-500.

［379］中国抗癌协会妇科肿瘤专业委员会.子宫颈癌诊断与治疗指南（2021年版）［J］.中国癌症杂志，2021，31（6）：474-489.

［380］中国抗癌协会妇科肿瘤专业委员会.子宫内膜癌诊断与治疗指南（2021年版）［J］.中国癌症杂志，2021，31（6）：501-512.

［381］中国抗癌协会肝癌专业委员会胆管癌协作组.原发性肝癌诊疗指南之肝内胆管癌诊疗中国专家共识（2022版）［J］.中华消化外科杂志，2022，21（10）：1269-1301.

［382］中国抗癌协会泌尿男生殖系统肿瘤专业委员会前列腺癌学组.前列腺癌筛查中国专家共识（2021年版）［J］.中国癌症杂志，2021，31（5）：435-440.

［383］中国临床肿瘤学会指南工作委员会，中国临床肿瘤学会（CSCO）.头颈部肿瘤诊疗指南2020版［M］.北京：人民卫生出版社，2020.

［384］中国临床肿瘤学会指南工作委员会.中国临床肿瘤学会（CSCO）肾癌诊疗指南2020［M］.北京：人民卫生出版社，2020.

［385］中国企业管理研究会公共卫生与医疗健康管理研究院，浙江长三角健康科技研究院老年病急救技术研究部，浙江省增龄与理化损伤性疾病诊治研究重点实验室，等.成人食管异物急诊处置专家共识（2020版）［J］.中华急诊医学杂志，2021，30（1）：25-30.

［386］中国研究型医院学会肝病专业委员会，中国医师协会脂肪性肝病专家委员会，中华医学会肝病学分会脂肪肝与酒精性肝病学组，等.中国脂肪性肝病诊疗规范化的专家建议（2019年修订版）［J］.中华肝脏

病杂志，2019，27（10）：748-753.

［387］胡立文，杨磊，李骧婷，等 . 中国脑小血管病诊治专家共识 2021［J］. 中国卒中杂志，2021，16（7）：716-726.

［388］中国医师协会放射肿瘤治疗医师分会，中华医学会放射肿瘤治疗学分会，中国抗癌协会肿瘤放射治疗专业委员会 . 中国头颈部肿瘤放射治疗指南（2021 年版）［J］. 国际肿瘤学杂志，2022，49（2）：65-72.

［389］中国医师协会放射肿瘤治疗医师分会，中华医学会放射肿瘤治疗学分会 . 中国鼻咽癌放射治疗指南（2022 版）［J］. 中华肿瘤防治杂志，2022，29（9）：611-622.

［390］中国医师协会妇产科医师分会，中华医学会妇产科学分会子宫内膜异位症协作组 . 子宫内膜异位症诊治指南（第三版）［J］. 中华妇产科杂志，2021，56（12）：812-824.

［391］中国医师协会妇产科医师分会子宫内膜异位症专业委员会 . 子宫腺肌病诊治中国专家共识［J］. 中华妇产科杂志，2020，55（6）：376-383.

［392］中国医师协会神经内科医师分会脑血管病学组 . 急性脑梗死缺血半暗带临床评估和治疗中国专家共识［J］. 中国神经精神疾病杂志，2021，47（6）：324-335.

［393］中国医师协会外科医师分会多学科综合治疗专业委员会，中国抗癌协会大肠癌专业委员会 . 结直肠癌肺转移多学科综合治疗专家共识（2018 版）［J］. 肿瘤综合治疗电子杂志，2018，4（4）：1-15.

［394］中国医师协会心血管外科分会大血管外科专业委员会 . 急性主动脉综合征诊断与治疗规范中国专家共识（2021 版）［J］. 中华胸心血管外科杂志，2021，37（5）：257-269.

［395］中国医师协会心血管外科分会大血管外科专业委员会 . 主动脉夹层诊断与治疗规范中国专家共识［J］. 中华胸心血管外科杂志，2017，33（11）：641-654.

［396］中国医师协会胸外科医师分会创伤外科学组，中国研究型医院学会胸外科学专业委员会，中国医药教育协会胸外科专业委员会，等 . 肋骨胸骨肺部创伤诊治专家共识（2022 版）［J］. 中国胸心血管外科临床杂志，2023，30（1）：1-9.

［397］中国医师协会胸外科医师分会纵隔及胸壁学组，中国研究型医院学会胸外科学专业委员会，中国医疗保健国际交流促进会肺癌防治分会，等 .2022 纵隔及胸壁肿瘤围手术期及全程化综合诊治中国专家共识［J/OL］. 中国胸心血管外科临床杂志，2023，30（3）：1-8.

［398］中国医师协会肿瘤多学科诊疗专业委员会 . 中国恶性胸膜间皮瘤临床诊疗指南（2021 版）［J］. 中华肿瘤杂志，2021，43（4）：383-394.

［399］中国医师协会肿瘤多学科诊疗专业委员会 . 中国胸腺上皮肿瘤临床诊疗指南（2021 版）［J］. 中华肿瘤杂志，2021，43（4）：395-404.

［400］中国优生科学协会肿瘤生殖学分会，中国医师协会微无创医学专业委员会妇科肿瘤学组，中国医院协会妇产医院分会妇科肿瘤专业学组，等 . 卵巢生殖细胞肿瘤诊治的中国专家共识（2022 年版）［J］. 癌症进展，2022，20（20）：2054-2064.

［401］中国优生科学协会肿瘤生殖学分会，中国医师协会微无创医学专业委员会妇科肿瘤学组，中国医院协会妇产医院分会妇科肿瘤专业学组，等 . 卵巢性索 - 间质肿瘤诊治的中国专家共识（2022 年版）［J］. 癌症进展，2022，20（21）：2161-2172，2209.

［402］中华放射学杂志前列腺疾病诊疗工作组，中华放射学杂志编辑委员会 . 前列腺癌 MRI 检查和诊断共识（第二版）［J］. 中华放射学杂志，2018，52（10）：743-750.

［403］中华医学会耳鼻咽喉头颈外科学分会小儿学组 . 中国儿童气管支气管异物诊断与治疗专家共识［J］. 中华耳鼻咽喉头颈外科杂志，2018，53（5）：325-337.

［404］中华医学会放射学分会 . 新型冠状病毒肺炎的放射学诊断：中华医学会放射学分会专家推荐意见（第一

版)[J].中华放射学杂志，2020，54（4）：279-285.

[405] 中华医学会放射学分会传染病学组，中国医师协会放射医师分会感染影像专业委员会，中国研究型医院学会感染与炎症放射专业委员会，等.肺结核影像诊断标准［J］.临床放射学杂志，2020，39（11）：2142-2146.

[406] 中华医学会放射学分会介入学组.布加综合征介入诊疗规范的专家共识［J］.中华放射学杂志，2010，（4）：345-349.

[407] 中华医学会放射学分会介入专委会妇儿介入学组.子宫输卵管造影中国专家共识［J］.中华介入放射学电子杂志，2018，6（3）：185-187.

[408] 中华医学会放射学分会乳腺专业委员会专家组.乳腺磁共振检查及诊断规范专家共识［J］.肿瘤影像学，2017，26（4）：241-249.

[409] 中华医学会放射学分会头颈学组.甲状腺结节影像检查流程专家共识［J］.中华放射学杂志，2016，50（12）：911-915.

[410] 中华医学会风湿病学分会.复发性多软骨炎诊断和治疗指南［J］.中华风湿病学杂志，2011，15（7）：481-483.

[411] 中华医学会肝病学分会.肝硬化诊治指南［J］.实用肝脏病杂志，2019，22（6）：770-786.

[412] 范建高.非酒精性脂肪性肝病诊疗指南（2010年修订版）.中华肝脏病杂志，2010，18（3）：163-166.

[413] 中华医学会骨科学分会关节外科学组，中国医师协会骨科医师分会骨关节炎学组，国家老年疾病临床医学研究中心（湘雅医院），等.中国骨关节炎诊疗指南（2021年版）［J］.中华骨科杂志，2021，41（18）：1291-1314.

[414] 中华医学会骨质疏松和骨矿盐疾病分会，中华医学会内分泌分会代谢性骨病学组.原发性甲状旁腺功能亢进症诊疗指南［J］.中华骨质疏松和骨矿盐疾病杂志，2014，7（3）：187-198.

[415] 中华医学会呼吸病学分会间质性肺病学组，中国医师协会呼吸医师分会间质性肺疾病工作委员会.特发性肺纤维化急性加重诊断和治疗中国专家共识［J］.中华医学杂志，2019，99（26）：2014-2023.

[416] 中华医学会呼吸病学分会胸膜与纵隔疾病学组（筹）.胸腔积液诊断的中国专家共识［J］.中华结核和呼吸杂志，2022，45（11）：1080-1096.

[417] 中华医学会结核病学分会，颅内结核影像学分型专家共识编写组.颅内结核影像学分型专家共识［J］.中华结核和呼吸杂志，2015，38（11）：805-809.

[418] 中华医学会泌尿外科学分会，中国前列腺癌研究协作组.前列腺穿刺中国专家共识（2022年版）［J］.中华泌尿外科杂志，2022，43（11）：801-806.

[419] 中华医学会内分泌学分会.嗜铬细胞瘤和副神经节瘤诊断治疗专家共识（2020版）［J］.中华内分泌代谢杂志，2020，36（9）：737-750.

[420] 中华医学会神经病学分会，中华医学会神经病学分会脑血管病学组，中华医学会神经病学分会神经血管介入协作组.中国急性缺血性卒中早期血管内介入诊疗指南2022［J］.中华神经科杂志，2022，55（6）：565-580.

[421] 中华医学会神经病学分会，中华医学会神经病学分会脑血管病学组，中华医学会神经病学分会神经血管介入协作组.中国蛛网膜下腔出血诊治指南2019［J］.中华神经科杂志，2019，52（12）：1006-1021.

[422] 中华医学会神经病学分会神经免疫学组.多发性硬化诊断与治疗中国指南（2023版）［J］.中华神经科杂志，2024，57（1）：10-23.

[423] 中华医学会神经外科分会，中国医师协会急诊医学分会，中华医学会神经病学分会脑血管学组，等.高

血压性脑出血中国多学科诊治指南［J］.中国急救医学，2020，40（8）：689-702.

［424］中华医学会外科学分会，中国研究型医院学会感染性疾病循证与转化专业委员会，中华外科杂志编辑部.外科常见腹腔感染多学科诊治专家共识［J］.中华外科杂志，2021，59（3）：161-178.

［425］中华医学会外科学分会胆道外科学组.胆囊癌诊断和治疗指南（2015版）［J］.临床肝胆病杂志，2016，32（3）：411-419.

［426］中华医学会外科学分会外科感染与重症医学学组，中国医师协会外科医师分会肠瘘外科医师专业委员会.中国腹腔感染诊治指南（2019版）［J］.中国实用外科杂志，2020，40（1）：1-16.

［427］中华医学会外科学分会血管外科学组.下肢动脉硬化闭塞症诊治指南［J］.中华医学杂志，2015，95（24）：1883-1896.

［428］中华医学会外科学分会胰腺外科学组.中国急性胰腺炎诊治指南（2021）［J］.中华外科杂志，2021，59（7）：578-587.

［429］吴开春，梁洁，冉志华，等.炎症性肠病诊断与治疗的共识意见（2018年，北京）［J］.中华消化杂志，2018，38（5）：292-311.

［430］中华医学会消化内镜学分会儿科协作组，中国医师协会内镜医师分会儿科消化内镜专业委员会.中国儿童消化道异物管理指南（2021）［J］.中国循证医学杂志，2022，22（1）：2-18.

［431］中华医学会消化内镜学分会消化内镜隧道技术协作组，中国医师协会内镜医师分会，北京医学会消化内镜学分会.中国贲门失弛缓症诊治专家共识意见（2020，北京）［J］.中华消化内镜杂志，2021，38（4）：256-275.

［432］中华预防医学会妇女保健分会乳腺保健与乳腺疾病防治学组.乳腺纤维腺瘤诊治专家共识［J］.中国实用外科杂志，2016，36（7）：752-754.

［433］中华预防医学会妇女保健分会乳腺保健与乳腺疾病防治学组.乳腺增生症诊治专家共识［J］.中国实用外科杂志，2016，36（7）：759-762.

［434］钟晓南，胡学强.《多发性硬化诊断和治疗中国专家共识（2018版）》解读［J］.中国神经免疫和神经病学杂志，2019，26（2）：80-83.

［435］周璀，沈波，曲颖，等.布加综合征的临床管理现状［J］.临床肝胆病杂志，2022，38（7）：1474-1476.

［436］周衡，张星虎.脑脓肿诊断及治疗新进展［J］.中国神经免疫学和神经病学杂志，2022，29（2）：161-164.

［437］周晖，王东雁，罗铭，等.《FIGO 2021妇癌报告》——子宫颈癌指南解读［J］.中国实用妇科与产科杂志，2022，38（5）：538-544.

［438］周俊林，白亮彩.神经系统肿瘤影像与病理［M］.北京：科学出版社，2017.

［439］周世雄，胡远丽，罗凤鸣，等.18例以下呼吸道受累为首发表现的复发性多软骨炎临床分析［J］.中国呼吸与危重监护杂志，2021，20（3）：206-208.

［440］周小君，蔡雅倩，马玲，等.CT检测冠状动脉病变的形态学结合功能学进展［J］.临床放射学杂志，2020，39（11）：2340-2342.

［441］周长玉，许茂盛，喻迎星，等.乳腺原发性及继发性淋巴瘤的X线及MRI影像表现分析［J］.医学影像学杂志，2018，28（5）：762-765.

［442］周振宇，李晨蔚，吴志刚.胸部肿瘤（一）：纵隔及胸壁（胸膜）肿瘤诊治——浙江省胸外科专家共识［J］.浙江医学，2022，44（8）：787-800，811.

［443］朱风叶，李红，乔继红，等.CT平扫与增强扫描对纵隔畸胎瘤的诊断价值分析［J］.中国CT和MRI

杂志，2018，16（9）：148-150.

［444］朱红丽，黄益龙，罗保发，等.增强 CT 和 MRI 轮辐征在诊断肝脏局灶性结节增生中的价值［J］.临床放射学杂志，2022，41（3）：484-488.

［445］朱剑楠，孔杰俊，孙思庆，等.69 例肺淋巴瘤临床、CT 表现及病理特征分析［J］.临床肺科杂志，2023，28（4）：511-516.

［446］朱蕾，齐旭红，康群凤，等.脑胶质瘤肿瘤体积、瘤周水肿与肿瘤病理级别之间的相关性研究［J］.磁共振成像，2015，6（9）：656-662.

［447］朱望舒，石思雅，王东烨，等.MRI 检查弥散加权成像对肝门部胆管癌侵袭性的预测价值［J］.中华消化外科杂志，2018，17（3）：310-317.

［448］朱以诚.脑小血管病的影像学诊断［J］.中华神经科杂志，2021，54（6）：601-606.